上海社会办医
管理创新与发展

Innovation and Development of
Social Medical Management in Shanghai

主　编　闫东方　张苏华

副主编　郭惊涛　钟菊华

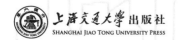
上海交通大学出版社
SHANGHAI JIAO TONG UNIVERSITY PRESS

内容提要

社会办医作为我国医疗卫生事业的重要组成部分和满足人民群众多层次医疗需求的重要力量,近年来发展迅猛。本书荟萃了上海社会办医十多年来的艰辛探索和经验,全面介绍了上海市社会医疗机构的办医历程。全书从行业概况、政策沿革、行业协会、模式创新、发展精粹等 5 个方面对社会办医进行了详细的阐述,并从不同类型的办医主体中选择了 19 家各具特色的社会医疗机构,一方面从管理创新角度出发,梳理总结上海社会办医服务品牌的具体做法与经验,从不同视角阐述上海一线的社会办医经营者、管理者在发展浪潮中的所思所想;另一方面,也可以更好地帮助读者了解上海社会办医经营管理者在发展浪潮中的心路历程。希望本书能够对广大社会医疗机构的投资者、管理者提供有益的帮助。

图书在版编目(CIP)数据

上海社会办医管理创新与发展/闫东方,张苏华主编.—上海:上海交通大学出版社,2022.8
　ISBN 978 - 7 - 313 - 26785 - 6

Ⅰ.①上… Ⅱ.①闫…②张… Ⅲ.①民营经济—医院—经营管理—研究—上海 Ⅳ.①R197.32

中国版本图书馆 CIP 数据核字(2022)第 072591 号

上海社会办医管理创新与发展
SHANGHAI SHEHUIBANYI GUANLI CHUANGXIN YU FAZHAN

主　　编:闫东方　张苏华	
出版发行:上海交通大学出版社	地　　址:上海市番禺路 951 号
邮政编码:200030	电　　话:021 - 64071208
印　　制:苏州市越洋印刷有限公司	经　　销:全国新华书店
开　　本:710mm×1000mm　1/16	印　　张:23.25
字　　数:427 千字	
版　　次:2022 年 8 月第 1 版	印　　次:2022 年 8 月第 1 次印刷
书　　号:ISBN 978 - 7 - 313 - 26785 - 6	
定　　价:98.00 元	

编 委 会

序　一

　　党的十九大以来，上海市委、市政府坚持以习近平新时代中国特色社会主义思想为指导，践行"人民城市人民建，人民城市为人民"重要理念，全力推进健康上海建设，打造健康上海品牌，增强上海健康服务能力，提高了社会民众健康的安全感、获得感、幸福感，进一步提升了上海的综合实力与核心竞争力。

　　实施健康上海战略，必须加快社会办医的发展，提高社会办医的服务能力和水平，使之成为上海医疗卫生服务体系不可或缺的重要组成部分，在维护社会民众健康服务中发挥更大的作用。

　　为此，上海市委、市政府制定了一系列鼓励社会办医的政策措施，优化社会办医的服务条件，在部分社会办医机构中配备乙类大型医用设备，并将部分社会办医机构纳入国外抗肿瘤药物先行定点使用的范围，鼓励社会办医机构与公立医疗机构在人才培养、技术交流、医院管理等方面开展合作，完善社会办医相关人员的资格认定政策，并将部分社会办医机构建设成为医学院校教学基地和住院医师、专科医师培养基地。

　　为了回顾多年来上海社会办医发展的历程，推广优秀社会办医创业的经验，闫东方、张苏华同志集诸多优秀社会办医案例，编辑了《上海社会办医管理创新与发展》一书，展现上海社会办医机构在党和政府的领导下，开拓进取、探索创新的良好风貌。希望广大社会办医管理者和工作者，从书中案例受到启迪和激励，秉持医者的初心和使命，积极营造大医精诚的行业风气，切实加强行业自律，推动行业稳定有序的发展，为人民健康提供良好的服务，为健康上海建设做出积极的贡献。

　　在本书即将付梓之时，献上数语，是为序。

高强

原中华人民共和国卫生部部长

2022 年 3 月

序 二

　　年初和闫东方会长见面,他热情地向我汇报了上海市社会医疗机构协会的工作,特别提到了正在编写中的《上海社会办医管理创新与发展》一书,并邀请我为书作序。我对上海社会办医这几年的规范健康发展深感欣慰和高兴。

　　社会办医作为我国医疗卫生事业的重要组成部分和满足人民群众多层次医疗需求的重要力量,近年来发展迅猛。作为全国社会办医的探索者,上海从政府和行业层面为推动社会办医,出台了一系列利好政策。在上海市"健康服务业 50 条"和"新虹桥 10 条"政策的支持及政府主管部门和社会各界的共同推动下,一批有影响力、有内涵的社会办医项目启动建设,取得了阶段性的良好成效,实现了快速、有序的高质量发展格局,初步形成了上海社会办医的品牌效应,有效地完善了医疗机构服务体系,为保护人民群众的健康发挥了积极作用。

　　当前,上海社会办医各类机构数量已达 3 000 余家,诊疗服务量持续增长,服务能力持续提升,人民群众的认可度越来越高。作为卫生健康领域的一位老同志,我见证了上海社会办医一路以来的探索前行,也见证了在政府主管部门及行业协会的管理、服务和协调下,各种工作机制日益完善,在社会办医发展过程中发挥着重要作用。可以说,上海对社会办医的探索为我国社会办医的发展提供了重要的借鉴和参考。

　　《上海社会办医管理创新与发展》荟萃了上海社会办医十多年来开拓奋进、创新求实、精益管理的艰辛探索和经验,全面介绍了上海市社会医疗机构朝着新时代人民健康事业伟大目标奋进的办医历程。本书的汇编和出版是十多年来上海社会办医具有里程碑意义的大事,衷心祝愿本书能够对广大社会医疗机构的投资者、管理者提供有益的帮助。

　　我衷心希望社会医疗机构在党和政府的领导下,围绕我国卫生健康事业发展的总体目标再接再厉,加强执业规范建设,推动服务品牌创新,提升技术服务能力,百尺竿头更进一步,推动上海社会办医的高质量发展,努力形成与公立医疗机构互相补充、互相促进的良好发展生态,更好地为满足人民群众多层次优质的医疗卫生需求做出应有的贡献。

上海市人大常委会委员

上海市人大教科文卫委员会主任委员

上海市医学会会长

上海市医师协会会长

2022 年 2 月

前　言

近年来,在政府促进社会办医规范健康发展各项政策的大力推动下,上海涌现出一批优质社会医疗机构。通过提供优质的医疗服务、落实创新有效的管理方式、秉承患者为中心的服务理念,形成了具有良好社会声誉的服务品牌,展示了上海社会办医的新气象。

我们深知,社会医疗机构的发展离不开政策的大力支持。在和同道们的日常交谈中,大家都谈到,以上海"健康服务业 50 条"和国家"社会办医新政 22 条"为代表的文件相继出台,为上海的社会医疗机构营造了良好的运营环境,在打造"亚洲医学中心城市"的建设目标下,通过上下一致的持续奋斗,上海社会医疗机构的整体办医水平已取得了阶段性成效,进入了一个全新的时代,为此,我感到十分欣喜。

上海市社会医疗机构协会作为社会医疗机构的主要管理组织,成立至今,一直都致力于沟通政策信息、规范行业管理、强化行业自律、推进学科建设、促进行业发展等各项工作。协会认真贯彻执行党和国家卫生工作方针政策,以活动为抓手,以组织为纽带,充分发挥协会的平台作用,整合力量,协调资源,当好会员单位的"娘家人",有效发挥了行业指导、自律、协调和监管作用,在提高上海社会医疗机构管理水平,推动社会医疗机构健康有序发展,努力营造和谐有序的经营环境和医疗秩序等方面发挥了行业组织的独特作用。

回望十几年前,与全国情况类似,上海社会办医的特点也是偏"小、散、乱",但近年来,上海社会办医出现了一些新趋势:从小型化到规模化、集团化,从一般专科到特色专科,从低技术到高技术,从普通服务到高端个性化服务,从粗放式到精品化,涌现出一批高水平和有良好口碑的社会医疗机构。

站在社会办医蓬勃发展的今天,我以为,我们有责任反思、归纳、总结过往发展的经验,为后者提供一些参考借鉴。因此,通过和上海交通大学社会医疗机构研究所、看医界及一些医院管理专家一起讨论,感到有必要编写一本社会办医方面的书籍。大家推选由我担任主编,我欣然应允。于是,我从不同类型的办医主体中选择了 19 家各具特色的社会医疗机构,一方面想从管理创新角度出发,梳理总结上海社会办医服务品牌的具体做法与经验,从不同视角阐述上海一线的社会办医经营者、管理者在发展浪潮中的所思所想;另一方面,更好地帮助读者了解上海社会办医经营管理者在发展浪潮中的心路历程。我亦希望借本书提炼上海社会办医发展至今的思想精华、办医经验,希望上海社会办医的实践探索和管理创新能够带给全国社会办医的同仁们一些启示。

上海的社会办医经过十多年的持续发展,管理水平不断提升,但本书因受篇幅限制难以涵盖所有优秀的社会办医案例及经验,希望今后能有机会进行补充与完善。如本书能够为全国社会办医同仁们提供一点启示和帮助,那我们编写本书的初衷也就实现了。

本书的编写出版得到了上海市卫健委领导和上海市社会医疗机构协会、上海交通大学中国医院发展研究院社会医疗机构研究所、上海交通大学教育发展基金会医学分会等单位的大力支持,在此一并鸣谢!

闫东方

上海市社会医疗机构协会会长

目　录

第一章　行业概况 …………………………………………… 1

一、发展现状 ……………………………………………… 1

二、制约因素 ……………………………………………… 9

三、发展前瞻 …………………………………………… 11

第二章　政策沿革 ………………………………………… 13

一、国家政策 …………………………………………… 13

二、上海政策 …………………………………………… 16

第三章　行业协会 ………………………………………… 19

一、协会概况 …………………………………………… 19

二、工作成效 …………………………………………… 20

第四章　模式创新 ………………………………………… 35

一、医生集团模式创新探索 …………………………… 35

二、共享医疗平台模式创新 …………………………… 38

三、大型医学园区创新发展模式 ……………………… 41

四、医、教、研协同创新发展模式 …………………… 42

第五章　发展精粹 ………………………………………… 45

一、上海新虹桥国际医学中心——大型共享医疗城的建设实践 ………… 45

二、上海国际医学中心——高水平大型平台化医院的运营管理 …… 66

三、上海天佑医院——高校附属医院人才学科建设和可持续发展 ……… 79

四、上海嘉会国际医院——驱动国际化高水平社会办医的创新活力 …… 98

五、上海杨思医院——提升基本医疗服务能力、坚守公益惠民办院
初心 …………………………………………………………… 115

六、上海冬雷脑科医院——医生集团兴办大型专科医院的模式创新 127

七、上海爱尔眼科医院——品牌眼科医院的管理之道 ……………… 142

八、上海德达医院——高水平外资医院心血管特色专科建设发展 …… 160

九、上海永慈康复医院——基于物联网思维的现代康复医学发展
模式 …………………………………………………………… 180

十、上海大学附属孟超肿瘤医院——研究转化型肿瘤医院的精准医学发
展之道 ………………………………………………………… 197

十一、上海康平医院——建设精神卫生"心灵港湾"的实践创新 ……… 211

十二、上海集爱遗传与不育诊疗中心——领跑中国辅助生殖医学发展
赛道 …………………………………………………………… 230

十三、上海全景医学影像诊断中心——创新型一站式独立医学影像诊疗
平台建设 ……………………………………………………… 249

十四、上海衡道医学病理诊断中心——服务便捷、数字创新、连锁覆盖的
病理诊断平台 ………………………………………………… 269

十五、上海曜影医疗——医生创办的国际化高品质医疗连锁 ………… 288

十六、上海圆和医疗——"管理式医疗"体系的构建与实践 …………… 308

十七、张强医生集团——国际领先的静脉病专科诊疗平台的模式
创新 …………………………………………………………… 321

十八、上海广德中医门诊部——传承创新,独树一帜,走符合中医发展的
办院之路 ……………………………………………………… 337

十九、上海全程玖玖健康门诊部——基于互联网数字化转型的创新型医
养结合健康管理 ……………………………………………… 348

第一章 行业概况

一、发展现状

截至 2021 年 12 月,上海市社会医疗机构总数为 3 174 家,较 2019 年 12 月的 2 648 家增长了 19.86%。

从机构类型来看,上海市 3 174 家社会医疗机构中包括:医院 227 家、护理院 86 家、护理站 322 家、门诊部 1 640 家、诊所 789 家、第三方检验中心(含实验室) 94 家、第三方影像中心 4 家、第三方病理中心 3 家、医疗消毒供应中心 4 家、养老院 内设医务室 5 家。

上海市社会医疗机构迈上健康发展的快车道,优质医疗资源进一步做强,优秀 医疗服务品牌不断涌现。通过创新管理模式,坚持医疗规范,打造人才梯队,注重 学科建设,致力社会公益,上海社会医疗机构已经成为上海医疗卫生服务体系中一 支不可或缺的重要力量。

目前,上海市社会医疗机构呈现如下特点。

1. 地区发展趋于平衡

在上海的 16 个区中,浦东新区的社会医疗机构数量最多,共有 626 家;其次闵 行区有 295 家,静安区有 277 家,长宁区有 273 家;崇明区的社会医疗机构数量最 少,共有 67 家(表 1-1)。目前社会医疗机构主要分布在浦东新区、闵行区等人口 大区,或静安区、长宁区等商业发达的中心城区。近年来随着推进上海"五大新城" 的建设举措的出台,许多投资主体把目光瞄准了嘉定区、青浦区、奉贤区等新城区, 这些区内的社会医疗机构的数量呈明显增长趋势。

表1-1　上海市社会医疗机构数量行政区分布

行政区划	机构数（家）
浦东新区	626
闵行区	295
静安区	277
长宁区	273
黄浦区	232
嘉定区	228
徐汇区	192
宝山区	179
青浦区	170
杨浦区	140
普陀区	110
奉贤区	110
金山区	106
虹口区	89
松江区	80
崇明区	67
总计	3 174

2. 规模不大，专科细分

虽然近年来上海市社会医疗机构在数量上大幅提升，但相比本市规模、体量庞大的公立医院，社会医疗机构在规模上普遍较小。社会资本举办综合性大型医院前期建设投入较大，学科建设和人才招募较困难，竞争发展难以与公立医院抗衡。因此社会资本往往青睐于兴建小而精的专科医疗机构，深入细分医疗市场，走与公立医院差异化竞争的发展路线。

从办院规模来看，目前上海市共有社会办医院227家，仅占全市社会医疗机构总数的7.15%，其中100张床位以上的社会办医院65家，占全市社会医疗机构总数的28.63%。而门诊部和诊所的数量庞大，其中门诊部1 636家，诊所789家，占全市社会医疗机构总数的76.40%。

目前，上海市社会医疗机构有综合性医疗机构436家，其中医院120家，门诊部258家，普通诊所58家，且大多以"小综合，大专科"的模式建立并发展。而各类社会办专科医疗机构占据了广大医疗市场，在所有专科中，口腔类、中医类、医疗美容类位居细分专科的前三位（表1-2）。

表1-2 口腔类、中医类、医疗美容类社会医疗机构数量分布

类别	医院	门诊部	诊所	合计
口腔类	13	858	470	1 341
中医类（含中西医结合）	11	218	178	407
医疗美容类	19	203	59	281

（1）口腔类。

目前上海的社会办口腔医疗机构共计1 341家，占本市社会医疗机构总数的42.22%。这些机构大多是以医生为主体的创业模式，部分发展成为合伙或者集团性质的门诊部或口腔医院，并受到社会资本的追捧，采用高科技手段，形成智能联合发展，能以更积极的态度、更开放的理念面对市场经济的各种挑战。作为医疗市场化特色最为明显、也最为成熟的学科，口腔科已经开始了从粗放式到精细化的发展转变，形成了加强行业自律和加速规范发展的"自我革新"。近年来，上海口腔医疗已经迈入了公立医疗机构与社会医疗机构相互融合、强化交流、合作共赢的良性发展轨道，涌现了一批技术领先、品牌鲜明、服务精致的社会办口腔医疗机构。例如，总部位于黄浦区的上海泰康拜博口腔医院，旗下拥有种植复杂病例诊断设计中心、口腔正畸学科联合体、EPC美学修复中心、牙周诊疗中心、儿牙临床中心、牙齿根管治疗中心等诊疗专科，在上海还有多家连锁门诊部。为提升泰康拜博口腔医疗集团整体的学术水平及医疗质量，锻造发展的核心灵魂与竞争力，不断吸引培养高素质医疗技术人才，实施高质量医疗服务，取得高层次技术成果，泰康拜博口腔医疗集团成立了八大专业学术委员会。整合泰康拜博口腔医疗集团种植专家、骨干种植医师以及国际优秀医疗资源，连接泰康拜博全国各医疗机构，开展复杂种植病例会诊及诊疗，形成"大中心，多基地"的口腔种植临床学科联合体。德真会口腔诊所（TSK齿科）成立于2001年，引进国际先进的医疗技术与高品质服务标准体系，坚持"以人为本、患者至上、诚信规范、竭尽全力、追求卓越"的经营理念，为国内外人群提供专业齿科医疗服务，受到社会的认可和患者的欢迎。上海TSK齿科的9家高端诊所都分布于市中心商务楼宇或高品质社区中，配备进口牙椅、CT和数字化影像诊断系统、数字化口内扫描系统、根管显微镜、超声骨刀、水激光等先进的诊疗设备，开展复杂拔牙和种植手术、数字化美学修复、隐形矫治、固定矫治、儿童齿科、牙体牙髓等专科。每个诊所都设置温馨的独立诊间，保证每位患者的隐私，配备了云管理系统，能及时处理患者因为不方便而要更改诊疗时间等情况，并能在连锁齿科内实现患者信息共享。

（2）中医类。

目前，上海市社会办中医医疗机构迅速发展，特别是2018年中医诊所备案制实施以后，社会办中医诊所从2018年的251家增加到2021年的407家，增幅达到62.15%。近年来，中医行业从业者中本、硕、博学历人员增加，更不乏上海市乃至全国著名的专家级教授、主任、博士生导师。机构数量和从业人员结构的发展变化引导社会办中医医疗机构和中医医疗行业实现规模化、品牌化、国际化的健康可持续发展，并在传承海派中医、弘扬发展上海中医药事业方面做出了积极的贡献。例如，上海泰坤堂中医医院由名中医俞瑾教授指导创建，现设20余个专家专病工作室，海派朱氏妇科、蔡氏妇科、陈氏妇科、何氏世医、钱氏肿瘤、石氏伤科等十余家百年流派传人云集医院，服务大众。医院坚持"患者第一，疗效第一，诚信第一"的理念，聚焦"名师带教，名方济世，名派传承"，致力于发掘、整理和传承中医药独具优势的学术思想、特色方剂和临证经验，打造专病专科特色，医、教、研结合，形成特色诊疗体系，先后获省部局级课题立项资助20余项、国家发明专利保护5项、立项开发新药2项，有4个专病获评"上海市社会医疗机构特色专病"，1个专科获评"上海市社会医疗机构优势专科"，并被列入国家中医重点专科建设协作组成员单位，荣膺"上海市创新医疗服务品牌""上海市首批国际医疗旅游试点机构"。上海广德中医门诊已成为一所具有相当规模的多元化中医门诊部。门诊部现有主任医师、副主任医师及教授逾50名，中高级职称医师占比达到82%，国家级、市级等名老中医达20余人，定期开设坐堂门诊，在中医人才及内涵建设方面，已构建成多个市、区级名中医传承工作室，形成了一支富有医疗实力与发展潜力的临床及科研骨干队伍。

（3）医疗美容类。

在经济快速发展的上海地区，人们的消费需求不断增加，其中也体现在对医疗美容服务需求量的增多上。同时，上海也是我国较早发展医疗美容的城市之一，汇聚了上海交通大学医学院附属第九人民医院（简称第九人民医院）、复旦大学附属华山医院（简称华山医院）等一批在整形外科和皮肤美容领域的顶级专家，因此上海社会办医疗美容机构发展迅速。随着近十年投资主体和整形医生创业的不断融入，截至2021年年底，上海已有281家社会办医疗美容机构，竞争非常激烈。在激烈的竞争下，除了具有与时俱进的运营思路以外，规范诚信、安全可靠是社会办医疗美容机构不被市场淘汰的重要管理准则。在卫生主管部门和行业协会的监督指导下，上海医疗美容市场正逐步成为国内良性发展的市场典范。上海时光整形外科医院在上海办院近20年，具备开展四级难度手术资质，先后获得上海市文明单位、上海市社会医疗机构协会星级示范单位、中国非公立医疗机构协会五星级服务单位等称号。上海薇琳医疗美容医院、上海首尔丽格医疗美容医院、上海生命树医疗美容门诊部获得"上海市首批国际医疗旅游种子培育机构"称号。上海生命树医疗美容门诊部还建立了生命树专修学院,获得教育部门颁布的医学教育教学资质。

(4) 眼科。

随着眼病种类的增多、非基本医疗需求的增加,中国眼科医院行业快速发展。眼科医生的市场化流动、就医环境的温馨舒适、眼科医疗机构的高复制性都促进了社会办眼科专科医疗机构的迅猛发展。相比于公立医院眼科,社会办眼科医院的针对性强,且往往拥有更先进的医疗设备和良好的就医环境,让越来越多的患者选择在社会办眼科医院就诊。据统计,在国家深化医疗、医保、医药联动改革,鼓励社会办医的大背景下,社会办眼科医院规模以 20% 左右的增速持续快速增长,速度远超公立眼科医院。目前爱尔眼科、新视界眼科、普瑞眼科、希玛瑞视眼科纷纷在上海建立了多家连锁眼科专科医院,此外美视美景眼科、志汇眼科、何氏眼科也开设多家致力于青少年眼健康的专科门诊部。2019 年上海新视界眼科医院与同济大学附属同济医院(简称同济医院)正式签约,携手打造眼科医疗中心——"同济大学附属同济医院上海新视界眼科中心"。此项合作模式为解决公立三甲医院"专家号紧张、手术预约周期长、住院病床紧缺"难题做了积极探索。医疗资源共享也将使眼病患者能得到及时、有效的医治。

(5) 老年护理与康复。

上海是我国最早进入老龄化社会的城市,也是我国老龄化程度最高的大型城市。数据显示,2021 年,上海市居民期望寿命 84.11 岁。上海 65 岁及以上的老年人口在总人口中占比高达 23%,已经超过了"超老龄社会"的标准(20%),并在总体上远超全国平均水平(11.9%),已提前进入"超老龄社会",因此开展老年护理服务的资源需求将逐年上升。上海社会办老年护理医疗机构坚持"贴近患者、贴近临床、贴近社会"为服务宗旨,健全制度体系,加强科学管理,提高服务能力,积极推进现代养老服务业,以适应社会经济发展和本市人民群众健康服务需求不断提高的要求。截至 2021 年年底,上海市共有社会办护理院 86 家,其中 100 张床位以上的护理院 53 家,另有护理站 321 家,社会办老年护理机构约占全市社会医疗机构总数的 10.11%。虽然开展老年护理服务的机构数量增加,但是区域布局不平衡,市中心除杨浦区老年护理院比较多以外,徐汇区、黄浦区、静安区等中心城区分布较少,浦东新区、宝山区、青浦区等区护理院或护理站资源比较充足。例如,上海市东海老年护理医院是一所集医疗、护理、康复、临终关怀为一体的非营利性专业医疗护理机构。目前已建立 8 个临床科室、18 个病区,核定床位 1 200 张,正在向 1 500张床位目标发展。位于闵行区的上海同康医院和上海同心护理院是由上海同欢医疗投资有限公司兴建的两家大型老年护理医院。医院秉承"仁孝同心"的办院理念和"帮天下儿女尽孝,替世上父母解难,为党和政府分忧"的宗旨,以患者为中心,让有医疗需求和养护需求的老年人得到优质的医养结合服务,真正实现"老有所养、老有所医、老有所乐",让住院老人都置身温馨的港湾,感受到同心的温暖,沐浴金色夕阳,乐享幸福晚年。上海爱以德医养投资集团有限公司是一家专业投资开办老年服务产业的投资管理公司,自 2006 年以来针对我国老龄事业的发展需求,采取公益性事业市场化运作方式,构建以老年养老生活、老年医疗护理、老年康复医疗为核心业务的老年服务产业链,打造"日月星"养老和"爱以德"护理连锁优良品牌。

《上海市康复医疗服务体系发展规划(2016—2020 年)》中明确指出要紧紧围绕健康上海建设战略要求,全面深化医药卫生体制改革,把康复医疗服务放在医疗服务体系建设的重要位置。鼓励社会资本举办康复专科医院,支持社会力量与市级医学中心、区域医疗中心康复医学科合作举办康复专科医院。社会资本举办康复专科医院,可享受政策扶持。这一规划的出台很大程度上促进了社会办康复专科医院的迅速发展。截至 2021 年年底,上海已有社会办康复专科医院 15 家,开设康复医学专科的社会医疗机构 106 家。上海永慈康复医院坐落在新虹桥国际医学园区,是一家以"医患合一"为理念,按三级康复医院设置的集临床与康复于一体的非营利性康复专科医院。经过几年的发展,医院逐步建设为"以重症康复为特色的物联网医疗生态平台",全力打造全员全社会参与的整体康复体系。此外,上海新起点康复医院、上海慈源康复医院、上海赫尔森康复医院、上海览海康复医院、上海太平康复医院等多家具有一定规模、一定水平的康复专科医院陆续建成开业,大幅提升了康复医疗服务供给能力,完善"治疗—康复—社区—家庭"的医疗服务链,满足人民群众日益增长和多元化的康复医疗服务需求。

(6)第三方医学诊断服务。

第三方医学检测、影像诊断、病理诊断等都属于"医疗服务"行业中的"医学诊断服务"细分领域。截至 2021 年年底,上海市有第三方检验中心(含实验室)94 家、第三方影像中心 4 家、第三方病理中心 3 家,共计占全市社会医疗机构数量的3.18%。这些行业正处于高速发展期,随着近年来广大消费者健康意识的增强,医疗需求的大幅增加,以及新型医学检测技术、先进影像诊断设备的创新发展,第三方医学诊断服务行业发展前景广阔。近几年,上海金域医学检验所、上海迪安医学检验所、上海兰卫医学检验所等均运营良好,特别是新冠肺炎疫情发生以后,全市有 21 家第三方医学检验所被纳入核酸定点检测机构,为疫情防控作出了积极的贡献。

3. 投资主体丰富多元

庞大的医疗市场存在的刚性需求,导致资本快速涌入医疗市场,支持引导民间资本、境外资本兴办多种形式的医疗机构,促进投资多元化,才能有效激活机构医疗市场,促进社会办医的持续发展。根据 2021 年 4 月上海市卫生健康委员会(简称上海市卫健委)发布的信息,本市目前有境外资本投资、中外合资(合作)的医疗机构共计 31 家。2004 年,上海和睦家浦西医院开业,许多上海市民认识的第一家外资医疗机构,就是和睦家。目前,和睦家医疗在上海浦西、浦东各有一所综合性医院。作为国际医疗服务品牌,和睦家拥有来自全球 25 个国家的员工,为来自不同国家、地区的患者提供个性化、高质量的服务。来自新加坡的百汇医疗是亚洲卓越的医疗品牌,隶属于 IHH 医疗保健集团。IHH 的医疗网络遍布全球,在 10 个国家经营 80 家医院。目前上海百汇医疗拥有多家门诊部,位于新虹桥国际医学园区的上海百汇医院开业后,拥有 450 张床位,建筑面积超过 8 万平方米,借助靠近虹桥交通枢纽的优越地理位置及医疗品牌,上海百汇医院也将为广大长三角客户提供更加全面的一站式卓越医疗服务。上海嘉会国际医院位于上海徐汇区,是一所大型国际化综合性医院。医院于 2017 年 10 月投入运营,与哈佛大学医学院附属教学医院麻省总医院实行联合挂牌,以肿瘤学、妇科学、儿科学为重点学科。

近年来,随着国家不断落实加速医疗行业改革的意见,国内外集团投资医疗行业的热度持续升温,众多医药企业和医疗器械企业也开始把目光聚焦到了医院机构中,而凭借着同属"医"的优势,这些企业纷纷开始了大规模的转型和医院投资。泰和诚控股长期致力于向中国医疗领域引进国际上前沿的治疗技术,投资运营合作中心,自建自营医疗机构。上海泰和诚肿瘤医院配备高端的医学影像诊断与放射治疗设备,为国内肿瘤患者提供优质的治疗服务。位于上海市嘉定区的上海慈源康复医院以"大康复,强综合"为特色,是国控医疗集团旗下首家现代化二级康复医院。

保险企业多年来一直在探索"保险+医疗"模式。近年来,保险公司加快了与医疗服务机构合作的步伐,保险公司探索投资医疗机构有利于促进保险业和医疗服务产业实现优势互补。例如,泰康保险全力打造"活力养老、高端医疗、卓越理财、终极关怀"四位一体的全新商业模式,通过遍布全国的线下实体网络和线上互联网平台,全面推进"大幸福、大民生、大健康"工程建设,为客户提供持续一生的全方位服务。健康管理是健康保险的核心功能。有了医院,泰康可以在健康保险与医院合作上进行更有益的探索,站在客户的角度,使客户得到更好的诊疗、更好的费率。泰康通过健康保险和支付的良性结合,形成客户购买健康险,在定点医院看病、报销结算的机制。同样是在上海,泰康斥资 43 亿兴建的国际标准大型综合医养社区——泰康之家·申园在上海松江已于 2016 年 7 月 18 日正式投入运营,项目包括高端养老社区、老年公寓、养老院,社区以医养结合、文化养老、候鸟连锁、国际标准为特色,为老年人提供养老、老人护理康复为核心的一站式养老综合服务方案,打造全功能高端护理型养老院。泰康拜博口腔依托"健康险＋医疗"模式(客户通过购买泰康口腔保险产品,就医时只需按照所购买保险的不同保障计划,即可享受不同的口腔医疗服务),整合支付与服务体系,致力于打造商业保险与口腔专科医疗相结合的闭环。

而在新医改和"健康中国"战略背景下,利好的政策导向促使越来越多的房地产企业涉足大健康产业。社区医疗、医疗综合体(medical mall)、社区养老等模式备受追捧。位于上海大虹桥板块的新东苑·快乐家园就是由新东苑国际投资集团开发建设的海派文化智慧养老综合社区,提供包括居家养老、机构服务、健康护理、社交文化的一站式持续养老服务,而上海快乐家园护理院以其高品质的护理照护成为该社区中的重要组成部分。

4. 品牌聚集效应显现

上海正逐步建设成为国际经济、金融、贸易、航运、科技创新中心和文化大都市,努力建设亚洲医学中心与上海国际大都市的城市定位和"卓越的全球城市"发展目标一脉相承。因此上海在高品质、个性化的医疗健康需求凸显,为注重精细化管理和消费体验的社会办医行业带来广阔的发展机遇。

聚集化的园区建设为社会办医形成了合力。上海早在 2002 年起就开始推进上海国际医学园区建设,该园区集聚了医疗服务、医学研究、医疗器械、生物医药及相关产业。国家卫生健康委员会(简称卫健委)十分重视园区建设,多年来一直与上海市政府加强合作,并在医疗机构的设置、审批、冠名等方面给予园区以极大的支持。上海国际医学园区已取得一定的成绩,园区已签约落户了一批高水平的医疗机构及生物医药企业,构筑起了医疗器械和生物医药以及现代医疗服务两条完整的产业链。2010 年,上海又决定推进新虹桥国际医学中心的建设,上海市卫健委为新虹桥医学园区制定了"1＋2＋10＋X"的发展规划,即 1 个医技共享服务平台、2 家国际综合性医院、10 家高端专科医院、X 家综合或专科门诊部。园区贯彻"集约化"原则,探索创新"医技、能源、信息化"三位一体园区共享发展模式,其中医技中心内入住了医学检验所、医学影像中心、药品配送和零售、消毒供应中心,包括商业配套设施,以满足园区内各种类型的医疗机构业务开展和运营需求。随着上海浦东国际医学园区和上海新虹桥国际医学中心建设的不断推进,一批具有一定的规模、社会影响、品牌特色,高端化、国际化的社会办医品牌已崭露头角。今后上海将结合区域资源基础和发展定位,统筹推进"5＋X"健康服务业园区布局。"5"

即建设上海国际医学园区、新虹桥国际医学中心、嘉定精准医疗与健康服务集聚区、普陀桃浦国际健康创新产业园、徐汇枫林生命健康产业园区，"X"表示同时在杨浦区、奉贤区、金山区、崇明区、松江区等区域建设若干健康医疗服务业集聚区。许多社会办医疗机构纷纷落户在各大健康服务产业园区内。推进国际医学园区建设，满足群众多层次、多样化医疗需求的需要，是加快上海卫生事业发展的需要，也是上海优化综合服务功能、建设现代化国际大都市的需要。建设国际医学园区，是发展现代医疗服务业的一个新尝试，必须跳出传统的发展思路，用崭新的理念和方法来推进园区的发展，创新发展模式和政策，创新人才环境，创新医疗服务，以创新的理念建设国际医学园区。

随着我国新医改的不断深化，2015年起医生集团孕育而生，医生集团以其带动医生多点执业、合理调配现有医疗资源、提高基层医疗服务能力等优势，在一定程度上丰富了社会办医的多元化格局，推动了分级诊疗政策的进程，顺应了健康中国的时代要求。上海的医生集团以"名医、名术"为核心，具有良好的品牌特色和发展势头，部分医生集团已经进行实体化投资，建立了医疗机构。

社会办医品牌建设也获得了更多、更强的政策扶持。例如，上海市逐步推进自主定价高水平社会医疗机构纳入医保工作，目前，上海市已有5家社会医疗机构（上海国际医学中心、嘉会国际医院、德达医院、泰和诚医疗诊所、全景医学影像诊断中心）纳入了医保结算，这意味着医保患者在这5家医疗机构就医，医保部分费用由医保基金予以结算，剩余部分由患者自己承担或由商业健康保险结算。

鼓励发展社会办医，是深化医改、改善民生、提升全民健康素质的必然要求。上海始终走在推进社会办高端医疗服务发展的前列，同时面向全球，开展国际化医疗服务，大力培育国际名医名科名院品牌建设。

二、制约因素

从理论上说，上海社会医疗机构所提供的基本医疗服务应该是对公立医疗机构服务的重要补充，有助于促进公立医疗机构进一步提高服务效率，提升服务水平，还能起到满足市民多层次医疗需求，特别是满足部分人群对优质、个性化医疗服务需求的作用。但在实践中，社会办医在卫生服务体系中的作用仍需进一步明确，无论是从区域卫生规划、医疗机构设置规划、分级诊疗的推进、获取社会医疗保险资源、大型医用设备配置、医疗技术临床应用准入、医师执业注册，还是从社会医疗机构自身等角度看，上海社会医疗机构进一步发展的空间仍然不够充分。

1. 公立医院资源高度集中

为落实市政府《关于本市"十四五"加快推进新城规划建设工作的实施意见》，支持新城高水平规划建设，满足新城人民群众高品质医疗卫生服务需求，上海市卫健委出台《关于加强新城医疗卫生资源规划配置的方案》，预计未来两年上海市将新增17所三级医院。同时进一步推进分级诊疗体系，全面启动区域性医疗中心创建工作，做好国家城市医疗联合体试点。目前，只有少部分社会医疗机构纳入分级诊疗体系。

与此同时，新一轮社区卫生服务的发展已经到来。2021年上海市重点建设一批示范性康复中心，"十四五"期间所有社区卫生服务中心均建成社区康复中心。对达到上海新一轮社区卫生服务发展的功能与要求的，予以挂牌为社区医院，根据实际需求，选择增设专科科目，以护理、康复功能为主设置床位。公立医院进一步做大做强，对社会办医形成正面冲击。不少社会办医的投资者和管理者纷纷表示，从政策层面上，对社会办医的发展足够重视，国家和地方先后出台了多项鼓励和促进社会办医健康发展的文件，均提出要完善和落实优惠政策，消除阻碍非公立医疗机构发展的政策障碍，确保非公立医疗机构在准入、执业等方面与公立医疗机构享受同等待遇。但事实上，政府在区域卫生规划和区域医疗机构设置规划中，还没有真正将社会办医纳入规划中。

2. 人员结构存在缺陷

医疗业务人员的流动性大，缺乏高精尖的卫生人才是社会办医发展壮大的另一个瓶颈。大部分社会医疗机构存在"人难招、人难留"的问题，人才基本处于"沙漏型"结构，主要以新毕业学生和退休人员为主，缺乏年富力强且有一定经验的中青年骨干队伍，而大部分社会医疗机构无法纳入住院医师规范化培训基地或专科医师培训基地，又不具备医、教、研一体化的医学人才培养实力，不利于机构的长远稳健发展。

医师多点执业政策虽然在一定程度上缓解了社会医疗机构的人才短缺问题，但在实际执行层面遇到了很多的障碍。例如，一些公立医院不支持高级职称医师开展多点执业，为此对开展多点执业的医师个人进行了很多限制。此外，多点执业期间发生医疗纠纷或医疗事故后的保险赔付和司法诉讼难以妥善解决，也是阻碍医师多点执业的一大问题。

社会医疗机构也应从如何改善医务人员收入和福利、满足医务人员职业发展需求、实现中青年卫生人才梯队培养、建立科学有效的人力资源管理模式等问题上进行探索和创新。

3. 准入开放有待拓宽

近年来在社会医疗机构购置大型设备或医疗服务项目技术准入上没有进一步

放开,或存在区域差异化的情况。此前,国家卫健委已发布了《关于发布 2018—2020 年大型医用设备配置规划的通知》,其中指出,支持非公立机构发展,不以医疗机构等级、床位规模等业务量因素作为非公立医疗机构的主要配置标准,重点考核机构人员资质与技术服务能力等保障应用质量安全的要求。但很多社会医疗机构遇到了通过自筹资金购置大型设备方便,但不能使用,需等待排队审批的尴尬局面。在医疗服务项目技术准入方面也遇到了备案审批过程中的种种设限。

医保也是很多社会医疗机构一直在努力突破的问题。上海市现有 325 家社会医疗机构成为医保定点或医保购买专项服务单位,约占上海 3 174 家社会医疗机构总数的 10.23%。常见的问题有:部分社会医疗机构只有部分科室纳入医保,例如,某骨科医院只给骨科医保,有其他内科合并症的治疗不能进医保;综合性医院口腔科比较容易随医院整体纳入医保,而口腔专科医疗机构纳入医保的则较少;还有不同行政区在医保开放和管理的标准上有差异,不能实现同质化管理。这些情况在一定程度上也束缚了社会办医的进一步发展。

4. 缺乏正面舆论导向

长期以来,"边缘地位""技术不行""质量堪忧""管理混乱"等印象深植众人脑海中,成为国内社会医疗机构的标签。特别是在新冠肺炎疫情暴发后,社会上出现了一些对社会办医的误解和歪曲,认为社会办医在抗疫战场上做了"逃兵",遇到疫情时只有公立医疗机构扛起了责任。但事实却是在疫情面前,无论是公立医院,还是私立医院,医务人员都义无反顾地投入疫情防控之中,冲锋陷阵。但舆论往往对社会办医在抗疫中作出的努力和贡献缺乏正面宣传,甚至小部分媒体深挖行业发展痛点,制造负面新闻,以小放大,以偏概全,激发普通民众对社会办医的恶意抨击,这些都不利于维护医患关系的和谐,促进健康产业的和谐发展。因此,营造社会办医良好的社会舆论环境依然迫在眉睫。

三、发展前瞻

最新印发的《长江三角洲区域一体化发展规划纲要》明确指出:打造健康长三角,优化配置医疗卫生资源,大力发展健康产业,持续提升人民健康水平。推动大中城市高端优质医疗卫生资源统筹布局,扩大优质医疗资源覆盖范围,建设一批国际知名的健康医疗服务、养生养老基地。政策的导向和赋能为上海社会办医的快速发展提供了良好的机遇,打开了广阔的空间。

(1) 以市场需求为导向,鼓励发展若干高水平、国际化、特色化的社会办综合医疗中心。

（2）鼓励公立医院与社会医疗机构建立合作关系，支持社会力量提供多层次、多样化医疗服务。鼓励社会医疗机构参与医联体建设。支持高水平社会医疗机构成为医学院校教学基地，并作为住院医师、专科医师规范化培训基地。

（3）支持社会力量深入专科细分领域，建设一批品牌化专科医疗集团，培育一批具竞争优势的专科医疗品牌。鼓励发展各类医生集团和特色诊所。

（4）鼓励发展与国际接轨、有商业健康保险支撑的家庭医生集团服务市场，支持社会力量举办全科诊所，培育一批连锁品牌。

（5）引导和鼓励海派中医特色技术服务聚焦发展。鼓励社会力量举办规范的中医养生保健机构，培育一批技术成熟、信誉良好的知名中医养生保健集团或连锁机构。以"名医、名药、名科、名术"为核心，提供优质的中医医疗、康复等服务。促进有实力的社会办中医诊所和门诊部等机构做大做强，鼓励跨地区连锁经营、规模发展。

（6）支持发展高水平、国际化、集团化的医学检验、病理诊断、医学影像、消毒供应、血液净化、安宁疗护等第三方专业机构，推动专业技术资源集约共享。

（7）建立和完善医疗市场退出机制。建立完善医疗机构、医师不良执业行为积分管理制度、不良诚信医疗机构黑名单制度，强制严重违规医疗机构退出医疗服务市场。

（撰稿人：王洁）

第二章 政策沿革

一、国家政策

"十一五"规划中,中共中央提出要坚定不移地推进改革开放,同时转变我国经济增长方式,扩大国内需求。在这个大背景下,中央及地方政府关于社会办医的相关支持政策应运而生。

2009 年,中共中央、国务院出台《关于深化医药卫生体制改革的意见》,明确提出鼓励民营资本举办非营利性医院,形成以公立医疗机构为主导、非公立医疗机构共同发展的医疗服务体系。自此,中国政府鼓励社会办医的基调及原则被正式确立。2013 年,国家卫生和计划生育委员会(卫计委,现为卫健委)发布了《关于加快发展社会办医的若干意见》,要求各级卫生计生等行政管理部门转变职能,将社会办医纳入区域卫生规划统筹考虑。同时,发挥政府引导职能,提升社会办医的管理和质量水平,推动非公立医疗机构与公立医疗机构共同发展。2016 年,中共中央、国务院印发《"健康中国 2030"规划纲要》,进一步提出优先支持社会力量举办非营利性医疗机构,推进和实现非营利性民营医院与公立医院同等待遇的目标。2019 年,国家卫健委、国家发展改革委员会(简称发改委)等十部委联合印发《关于印发促进社会办医持续健康规范发展意见的通知》,提出政府要加大对社会办医机构的支持力度,如各地要严格控制公立医院数量和规模,为社会办医留足发展空间等。

2018 年,上海市出台了《上海市人民政府关于推进本市健康服务业高质量发展加快建设一流医学中心城市的若干意见》(又称"健康服务业 50 条"),这也是进入新时代以来我国首个省级健康服务业发展政策。放宽规划限制、淡化等级要求、放松从业限制、放宽科目设置、推广管理模式、简化审批流程等突破性改革举措,给上海市众多的社会办医机构打了一针"强心剂"。

在中央及地方政府的政策支持下,社会办医进入了高速发展阶段,并已逐步转向高质量发展阶段。

通过政策梳理可看出国家近年来已着力提升民营医院的社会地位,消除公立医院与民营医院的差别化对待现象。此外,在政策方面刺激民营医院加强内涵建设,强化医院的管理和服务能力,推动民营医院与公立医院科学合理竞争,逐步实现"公立医疗机构为主导、非公立医疗机构共同发展"的战略规划目标。从政策发布的趋势看,我国对社会办医释放出几个方面的支持信号。

1. 社会办医的政策突破

在办医层面上,我国政策上持续督促各地方有关部门解放思想观念,调整政策制度,修改涉及社会资本办医相关准入、执业等方面的文件,完善鼓励、引导社会资本举办医疗机构的配套文件,为非公立医疗机构的发展突破政策,营造社会办医的良好政策氛围。

例如,2010年发布的《关于进一步鼓励和引导社会资本举办医疗机构的意见》,提出了放宽社会资本举办医疗机构的准入范围、进一步改善社会资本举办医疗机构的执业环境等意见。在具体细则中则明确了鼓励和支持社会资本举办各类医疗机构、将符合条件的非公立医疗机构纳入医保定点范围等具体鼓励事项。此外,2011年,卫生部(现为国家卫健委)发布《关于进一步做好非公立医疗机构设置审批和管理工作的通知》,提出应允许社会资本参与新建医疗机构的竞争,且卫生行政部门应及时核定和批准非公立医疗机构合理设置的诊疗科目。2018年发布的《关于优化社会办医疗机构跨部门审批工作的通知》,提出了要明确社会办医疗机构准入跨部门审批流程和事项清单,简化优化部分项目建设相关审批条件,为社会资本在办医的流程中实质性增加了便捷性。

我国着力为社会资本办医突破政策瓶颈,对社会资本举办医疗机构、机构诊疗科目的合理设置、机构纳入医保定点范围等具体事项表现了明确的支持态度,为非公立医疗机构的筹建、开设及运营创造了便捷、开放的外部环境,有效降低了社会资本办医的门槛。

2. 扩大社会办医疗机构发展空间

我国社会医疗机构面临的一大风险是单体医院发展空间有限,受政府部门或公立医院的限制大。为向社会医疗机构创造发展空间,加强社会办医的整体活力与健康发展,我国也发布了系列政策,从发展空间、硬件条件等方面,为社会医疗机构的发展空间提供了政策保障。

例如,2012发布的《关于做好区域卫生规划和医疗机构设置规划促进非公立医疗机构发展的通知》,明确地方需为非公立医疗机构预留发展空间,在新增和调整医疗卫生资源时,优先考虑社会资本举办,打造有规模、有特色的医疗机构。

2016年国家卫计委发布《关于印发医疗机构设置规划指导原则(2016—2020年)的通知》,提出严格调控公立医院总体规模和单体规模,加快社会办医规模及水平层面的发展。其中包括为社会医疗机构预留床位、大型设备等资源配置空间,取消对社会医疗机构数量和地点的限制。

在保障层面上,我国发布的系列政策从医院建设空间、规模设置、硬件配置等方面提供发展保障,确保医疗机构发展的各个方面均具备发展潜力。在发展阶段上,对医疗机构自建设到运营及改扩建等各阶段均进行了覆盖,为医疗机构持续发展保障活力。综上,我国在政策上为社会办医疗机构积极拉开发展空间,并在一定程度上为社会办医与公立医院创造了一个良性竞争平台。

3. 保障社会办医的市场化特性

社会办医疗机构有别于公立医疗机构,受政府部门的资金支持的力度小,运营受市场经济影响大,唯有在实现收入稳定、营利合理的前提下,才可向社会持续提供优质医疗服务,发展创新健康服务内容。因此,充分发挥市场调节作用,通过政策鼓励、促进提高社会办医疗机构服务效率、推动社会办医的持续健康发展则尤为重要。

例如,2014年,国家多部门发布《关于非公立医疗机构医疗服务实行市场调节价有关问题的通知》,提出非公立医疗机构医疗服务价格实行市场调节机制,行政部门不得对非公立医疗机构医疗服务价格进行不当干预。2016年的发布《推进医疗服务价格改革的意见》,建议对于非公立医疗机构落实市场调节价政策。医保经办机构需考虑医疗服务成本等综合因素,与非公立医疗机构谈判确定合理支付标准,引导价格合理形成。

对于社会办医,我国充分体现出尊重市场化规则及机制的态度,支持社会医疗机构根据服务成本等因素在合理范围内调节服务价格,并配套医保支付谈判调整等机制,为社会医疗机构的服务定价拉开浮动空间并提供政策保障。

4. 提升社会办医的内涵建设

我国在持续支持社会资本办医的同时,对于社会办医疗机构的内涵建设要求进一步提升,并针对性加强非公立医疗机构的监管行为,为社会资本办医打造良好的外部环境,并筛选出医疗行为可靠、软硬件资源优质的非公立医疗机构,积极促优质医疗机构的长远发展。

例如,2017年国家卫计委发布《关于深化"放管服"改革激发医疗领域投资活力的通知》,在拓宽医疗服务行业社会投资领域的同时,制定独立设置的健康体检中心、中小型眼科医院等机构的基本标准及管理规范,推动实现卫生计生领域的治理体系和治理能力现代化。2020年8月起,国家卫健委及国家中医药管理局共同组织开展为期 3 年的"民营医院管理年"活动,切实指导民营医院加强内涵建设、规范执业行为、全面提升服务能力和管理水平,从而促进中国民营医院持续健康发展。

我国在对社会办医疗机构管理上,不断明确细化管理规范,并探索科学合理、易于接受的管理模式。未来我国将进一步加强对社会办医疗机构的管理及监管,推动医疗机构科学发展,并鼓励社会办医承担起我国医疗卫生体系重要补充部分的社会责任。

在国家持续的政策支持下,我国社会办医疗机构将长期保持发展态势,但过去盲目设立、模糊定位、粗放式管理的发展模式将被市场淘汰。相反,通过优化升级医疗能力、管理能力、服务能力,实现优质医疗服务稳定输出、社会公信力品牌成功建设的社会办医疗机构,将获得政策方面的持续扶持,并迎来巨大的发展机会。通过合理发展医院规模、配置优质软硬件资源,建立与公立医院差异化的发展路径,满足我国患者多阶层、个性化医疗需求的科学发展模式将成为未来社会办医疗机构科学发展的必由之路。

二、上海政策

为了积极响应国家号召,促进社会办医政策落地。上海市政府根据自身特点,结合"改革开放排头兵"的宝贵经验,陆续出台了多项具有上海特色的社会办医政策。

通过对上海市社会办医政策的梳理可以看出,上海市政府在响应国家政策促进社会办医发展的同时,积极地思考具有上海特色的社会办医改革方向。既大胆创新,又小心求证,将上海改革开放桥头堡的经验充分运用于社会办医试点工作。从 2013 年年初开始探讨社会多元办医模式,到 2021 年 7 月将社会办医作为重要组成部分以实现"建设全球公共卫生体系最健全城市之一"目标的《上海市卫生健康发展"十四五"规划》,上海市社会办医政策经历了几个重要的阶段。

1. 响应国家政策,试点建设具有上海特色的社会办医机构

2013 年年初,在国家出台了一系列社会办医鼓励政策后,上海市人民政府正式发布《上海市区域卫生详细规划(2011—2020 年)》(以下简称《规划》),《规划》中首次提出上海市要加强社会办卫生资源配置,营造有利于现代医疗卫生服务业发展的环境,探索利用社会多元办医模式。

同年,上海市还提出以鼓励、引导、规范社会资本举办医疗机构为手段,加快推进形成公立医疗机构为主导、社会医疗机构共同发展的多元化办医格局。

2016—2017年,依托于国家"十三五"规划的大背景,上海市人民政府发布《上海市卫生计生改革和发展"十三五"规划》,进一步提出发展社会办医,满足人民群众多层次、多元化的医疗服务需求。通过引进优质资源,提升社会办医机构的信誉度,同时加速发展国际化、市场化、高端化的现代医疗服务,与公立医疗系统形成互补。

2. 作为改革开放排头兵,上海市率先创新健康服务业政策

在国家持续支持社会资本办医的大背景下,为了将政府的鼓励与支持落到实处,进一步加强社会资本进入医疗服务行业的决心,上海市政府积极采纳各方建议,主动细化社会办医鼓励政策,我国进入新时代以来首个省级健康服务业发展政策应运而生。

2018年7月,上海市出台《上海市人民政府关于推进本市健康服务业高质量发展加快建设一流医学中心城市的若干意见》(以下简称"健康服务业50条"),提出要推进医疗服务供给侧结构性改革,促进人才、技术、资本等产业要素合理流动,激发社会办医活力,培育一批高水平、有特色的社会办医品牌,形成公立医疗机构与非公立医疗机构协同发展的多元办医格局,打造与卓越全球城市相匹配的高品质健康医疗服务业体系。具体内容表现为:

(1) 放宽规划限制,即先行放开100张床位及以上的高水平社会办医疗机构、全科诊所和中医诊所规划限制。

(2) 社会办医机构经认定后可享受高新技术企业或技术先进型服务企业的税率优惠政策。

(3) 对在高水平社会办医机构就医的医保患者,基本医疗服务费用按公立医院同等收费标准结算。

(4) 放宽从业限制,支持注册全科医生自主执业开办全科医生诊所,并实行备案制。

(5) 允许在医生多点执业方面有所突破,探索护士执业区域注册。

"健康服务业50条"明确了上海市对社会办医的支持态度,也为社会医疗机构的茁壮成长提供了政策保障。上海力求通过深化"放管服"改革、加强政策引导和支持,进一步优化营商环境,构建多元主体协同发展的健康服务产业体系,以此来更好满足群众多样化健康需求。同时,着力推动健康服务业集聚化、特色化、高质量发展,从而加快建设亚洲医学中心城市,进一步提升上海健康服务发展能级与核心竞争力。

同年11月,上海市卫健委发布《关于优化本市社会办医疗机构设置的管理意见》,引导上海社会办医向集团化、专业技术型发展迈进;引导上海社会办医助力分

级诊疗制度建设,促进医疗服务下沉。

2019年8月,《关于发布上海市首批国际医疗旅游试点机构名单的通知》的出台,一举填补了上海作为世界著名旅游城市在医疗旅游领域的政策空白。在医疗旅游这个健康服务新业态中,上海市政府取长补短,利用社会办医体制机制灵活的优势,解决了以往公立医院因基础医疗服务任务繁重、院内部门协调及专科合作流程长且复杂,因此无余力支持国际医疗旅游服务的问题。

3. 加快建设亚洲医学中心城市,进一步宽松社会办医政策

"十四五"后,上海市政府根据规划内容,调整政策制度,通过政府规划预留、鼓励校企合作等方面,进一步宽松政策。鼓励、引导社会资本进入医疗服务行业,努力实现上海医疗服务行业的全面发展。

2021年7月,《上海市卫生健康发展"十四五"规划》出台,明确提出对社会办医预留规划发展空间,将部分规划数量内的乙类大型医用设备配置,用于支持社会办医发展。加强与公立医院合作、建立学校教学基地、纳入医保标准等,均是上海市政府为了推动社会办医发展、实现"十四五"规划的重要举措。

上海市政府着眼未来、全局规划,将社会办医纳为上海市医疗服务行业发展的重要组成部分,为社会医疗机构提供了开放、有利的外部环境,有效提高了社会资本进入医疗服务行业的积极性。

(撰稿人:张苏华)

第三章　行业协会

一、协会概况

上海市社会医疗机构协会（Shanghai Association for Non-government Medical Institutions，SANMI，以下简称"协会"）成立于 2009 年 12 月 18 日，是全国第一家省市级由社会医疗机构和与社会医疗机构工作相关的其他企事业单位和社会团体，以及在促进上海市社会医疗机构发展的相关领域中具有一定影响力的社会人士自愿组成的专业性非营利性社会组织，具有社团法人资格，是上海市社团管理局登记的一级学会。协会至今共发展会员单位 748 家，联系各区分会 15 家，各专业及管理分支机构 23 个。2017 年年底，协会通过评审，成为国家 5A 级行业社团组织。

在上海市社会团体管理局和卫健委的领导下，协会始终坚持"以理想和信念的旗帜引领，以开放和严谨的平台整合，以求真和务实的作风组织，以开拓和创新的思维实施"的办会宗旨，忠实遵守宪法和法律法规，认真执行国家卫生工作方针政策，有效发挥行业指导、服务、自律、协调和监管的作用，依法加强行业管理，维护会员合法权益。在提高本市社会医疗机构管理水平，推动社会医疗机构健康有序发展，当好政府参谋、加强行业监管、反映行业诉求、加强人才培训、扩大信息交流、推广科普宣传、加速技术革新、推进继续教育、开展信用评价、实施政策咨询、进行业务指导、制定服务标准、举行论证评审、组织学术交流，依法维护社会医疗机构的合法权益，努力营造和谐、有序的社会医疗机构经营环境和秩序等方面做了大量卓有成效的工作，得到了上级部门和会员单位的广泛认可。

近年来，《人民日报》《解放日报》《文汇报》《新民晚报》等媒体相继报道了协会的主要工作和行业发展动态 250 余次。协会也分别接受了媒体的多次专访，《人民日报》还就专访配发了评论员文章，协会会同《新民周刊》出版的《社会办医新景象》

特刊,获得了广大会员单位的高度好评,也引起了社会各界的高度关注,对行业形象的重塑起到了重要作用。

二、工作成效

在上海市卫健委和社会团体管理局的领导下,协会忠实遵守宪法和法律法规,认真执行国家卫生工作方针政策,努力践行社会主义核心价值观,积极做好政府在社会办医中的桥梁和纽带,充分发挥协会在行业发展中的引领作用,致力于探索创新行业自律机制,坚持引导本市社会医疗机构走规范发展之路。

(一) 充分发挥建言献策作用,在调查研究中提升作为

协会充分发挥行业组织优势,积极开展行业调研与课题研究,为促进社会医疗机构健康有序发展,为政府制定相关政策提供客观、真实的参考依据,发挥协会"智库"作用。多年来,协会先后组织参与了一系列由上级领导部门交给的政策研究和调研项目,广泛听取意见、反映呼声并积极建言献策,为促进上海市社会医疗机构健康发展,满足人民群众多元化、多层次的医疗服务需求起到了积极作用。

2012年,协会参与了上海市《关于进一步促进本市社会医疗机构发展的实施意见》(简称"28条")的起草前期工作,就上海落实国务院文件精神,组织召开了各种层面的座谈会,广泛听取意见并积极建言献策。2013年文件出台后,协会又对"28条"的实施情况开展调研,形成报告提交上海市卫计委。

协会积极配合上海市委办公厅督查室对上海社会医疗机构现状的调研,推荐具有代表性的社会医疗机构进行实地调研,并组织部分医院参加座谈会,就上海社会医疗机构的经营状况、业务发展、技术准入、医保定点、医师多点执业等方面做了客观反映,也提出了积极的建议,引起了市委办公厅的高度重视,并最终由市委办公厅行文向市委主要领导递交了情况专报。

"健康服务业50条"出台前,协会积极征询本市有关社会医疗机构意见,为政策出台建言献策。"健康服务业50条"出台后,为帮助广大会员单位深刻领会文件要领,协会利用各种平台广泛宣传和解读新政。

2019年为做好《上海中医药促进条例》的修订工作,市人大召开了"中医药法律法规执法检查座谈会",协会领导代表行业在市人大召开的相关座谈会上就加强社会办中医医疗机构建设和规范管理,推进相关政策落地向市人大领导及执法组做了专题汇报,引起了市人大的重视。

近年来,协会还就上海社会医疗机构现状及发展、民办老年护理院的建设、卫

生人才"十三五"规划、本市医师多点执业管理办法、上海国际医疗园区发展模式研究、社会医疗机构信息化建设、《中国医疗健康行业发展报告》起草撰写了一系列专题报告,组织广大会员单位开展调研和座谈。这些调研工作为政府制定法律、法规和相关政策以及宏观决策提供了第一手的客观、真实依据;为促进本市社会医疗机构健康发展,满足人民群众多元化、多层次的医疗服务需求起到了积极的作用,协会在其中所做的工作得到了上级领导部门的充分肯定。

据统计,2022年上海市社会医疗机构中共有区人大代表17人,政协委员22人,他们在促进本市社会医疗机构的健康发展中发挥了积极作用。

(二)充分发挥引导扶持作用,在精准谋划中展示作为

社会医疗机构的核心竞争力就是技术和人才。在上海市卫健委的支持下,协会着眼于社会医疗机构的临床质量和技术内涵的提升,从"优势专科"和"特色专病"两个层面推出建设计划,引导上海市社会医疗机构中一批专科专病特色鲜明的单位,打响服务品牌,用技术实力提升社会影响力。协会积极推动部分优秀的社会医疗机构参与医联体建设。如今,社会办医科研课题——继续教育项目申报通道全面打通,社会办医人才招聘专场常规举办,高级技术人员职称晋升通道顺畅,多位专家进入高评专家库。

1. 专科专病彰显特色,技术推动临床发展

为进一步发挥社会医疗机构的积极性,引导和鼓励上海市社会医疗机构中一批具有专科优势、专病特色的单位更好发挥自身业务,协会先后从优势专科建设和特色专病评选两个层面来进一步加大推进本市社会医疗机构专科专病工作的力度,旨在使更多的社会医疗机构在更大范围打出自己的服务品牌,用技术实力提升在社会上的影响力,切实满足人民群众多层次的医疗服务需求。经过公平、公正、公开的汇报答辩和专家评审过程,评选出36个优势专科项目和33个特色专病项目,涵盖了大部分医疗专科领域。《文汇报》《新民晚报》分别以"民营医院发出闪亮'名片'""社会医疗机构'优势专科'交出成绩单"为题,对协会开展的专科专病建设作了专题报道,2013年5—9月,《新闻晨报》在A版新闻版设立了《上海社会办医特刊》,对优势专科、特色专病进行了23期的报道;其他主流媒体也对上海社会医疗机构优势专科、特色专病建设的管理创新给予了极大的关注。协会也编印了3辑《上海市社会医疗机构优势专科、特色专病风采录》画册,集中呈现了所有入选上海市社会医疗机构优势专科、特色专病建设单位的概况。上海市卫生主管部门领导还亲自审阅了首批优势专科的文稿,并作序,对编好画册作了专门指示。通过优势专科和特色专病的建设,许多医疗机构的业务量普遍呈明显上升之势;临床新

技术不断涌现,专科技术优势得到进一步确立;诊疗规范不断完善,临床质量不断提升;科研课题立项、论文发表、继续教育项目均取得明显突破;优势专科的人才队伍建设得到高度重视;诊疗设备设施不断更新;内部管理机制不断完善,特色服务彰显优势。

2. 助力科研创新突破,蓄力学科内涵建设

近年来,上海市涌现出了一批高品质社会医疗机构,也吸引了一批高学历、高水平的医疗卫生人才投身于社会医疗机构。协会努力推动上海社会医疗机构学科建设,积极引导上海市社会医疗机构走科技兴院之路。2011—2021年,协会向上海市卫健委(卫计委)共申报科研课题205项,中标89项,中标率达43.41%。此外,协会还承接上海市继续医学教育办公室有关继续医学教育项目申报和执行督查工作。2011—2021年,协会共组织申报了117项继续医学教育项目,获批34项国家级继续教育项目和29项市级继续教育项目。协会还成功推荐上海国际医学中心丁罡主任成为上海市医学领军人才培养对象,推荐上海美视美景眼科门诊部、上海集爱遗传与不育诊疗中心成为第三批上海市健康科普文化基地,推荐上海泰坤堂东馆中西医结合门诊部、上海广德中医门诊部、上海群力中医门诊部3家社会办中医医疗机构纳入新一批上海市基层名老中医专家传承工作室建设工作。

协会还积极推动部分优秀的社会医疗机构"嫁接"高等医学院校,推进与公立医院合作,并参与了医联体建设。同济大学与新希望集团旗下的上海天佑医院、上海蓝十字脑科医院共建同济大学附属医院,上海新视界眼科医院签约加盟成为同济医院医疗集团成员单位,同济大学附属同济医院和上海远大心胸医院联合成立远大心胸中心,同济大学附属第十人民医院(简称第十人民医院)和上海爱以德医养投资集团合作签约形成医联体,联新国际上海禾新医院和上海赫尔森康复医院成为上海健康医学院附属医院,上海孟超肿瘤医院成为上海大学附属医院。

协会为会员单位的学科建设和人才培育创造有利条件,提供多项渠道,极大地提升了广大社会医疗机构从事卫生临床专项研究,重视继续医学教育,加强学科人才梯队建设的积极性。

3. 打通人才晋升通道、服务行业"筑巢引凤"

协会积极与上海市卫生人才交流中心保持紧密联系,打通社会医疗机构卫生人才职称晋升通道。根据行业归口管理原则,协会于2013年起承担上海市卫生系列高级专业技术职务任职资格评审委员会办公室授予的社会医疗机构卫生专业技术人员职称晋升统一申报工作。2013—2021年,共接受了431名医务人员职称晋升申报。经筛选和评审,有382名符合申报资格,最终199名社会医疗机构医务人员获得高级职称,通过率达52.09%。协会还先后成功推荐了宋冬雷、朱莉、章建

全、沈刚等7位教授担任上海市卫生系列高级技术人才评审工作专家组成员,实现了社会医疗机构专家进入高评委"零"的突破。本着服务会员的宗旨,协会联合上海市卫生人才交流服务中心积极调研社会办医人才需求状况,自2018年起,每年举办两次社会办医专场人才招聘会,满足了上海市社会医疗机构对专业技术人才和管理人才的需求。

4. 整合优质医疗资源,开展国际医疗旅游

受上海市卫健委的委托,协会承担并完成了上海市首批国际医疗旅游试点机构的遴选工作,包括标准起草、申报选拔、实地考察、宣传推进等一系列工作任务。经评审,上海泰坤堂中医医院等10家试点机构和上海和睦家新城医院等10家种子培育机构承担了打造上海市国际医疗旅游品牌,探索具有上海特色的国际医疗旅游服务模式,培育富有竞争力的医疗旅游服务产品,当好上海市国际医疗旅游服务发展的排头兵和先行者的重任。由协会主编的《上海国际医疗旅游品牌荟萃》介绍了全国首批健康旅游示范基地上海新虹桥医学中心和首批开展国际医疗旅游试点工作的20家机构在专科团队、专业技术、服务理念、环境设施等方面的优势与亮点,旨在通过宣传优质特色医疗资源,打造国际健康旅游目的地,打响上海国际医疗旅游服务品牌,助力上海市向全球健康城市典范迈进。

(三)充分发挥典型效应作用,在行业引领中体现作为

协会始终坚持开展医德医风、医疗质量和医疗安全等方面的行业监督、检查及评估,促进社会医疗机构医疗质量和服务水平上台阶、出成效。通过树立典型、弘扬新风,星级单位、诚信单位、文明单位等一系列评审体系的建立,使得社会医疗机构的社会信誉逐年提升。

1. 积极创建星级医院,持续推动质量改进

为了引导和培育一批管理规范、质量可靠、群众满意的优质社会医疗机构,协会遵循"公开、公平、公正"的准则,围绕社会医疗机构内部管理、执业行为、医疗质量、医疗安全、医疗服务等,依托相关协会、专家等第三方力量,建立符合社会医疗机构特点的评价评审制度,旨在推动社会医疗机构管理和质量的持续改进。协会于2012组织专家编写制订了《上海市社会医疗机构星级评审标准》,经过多年的评审经验,标准要点逐步完善,覆盖了医院全面管理及医疗服务全过程,内容翔实完整。鉴于社会医疗机构的专业特点,《上海市社会医疗机构星级评审标准》的制订逐步细分,分别形成了针对医疗体检机构、独立实验室、老年护理机构、医疗美容机构、康复医疗机构、中医门诊部的评审细则。

2012—2017年,上海市共展开了四批星级社会医疗机构评审,申报单位达150

家,根据评审管理办法,进入评审程序的单位达81家。评审办根据参评单位的专业分类共组织专家近1500人次开展评审。专家们在评审中坚持客观公正,严格依据《上海市社会医疗机构星级评审标准》,切实执行评审工作程序,采取听取汇报、座谈与访谈、现场查看、核查文件材料、理论与技术操作考核、问卷调查等方式开展现场评审。经过严格的专家评审及评审委员会的把关,目前共有63家社会医疗机构获上海市星级社会医疗机构称号,其中四星级示范单位21家,三星级达标单位42家。参与评审的所有单位均高度重视星级医院的创建工作,大部分参评单位均表示参加星级评审是自建院以来规模最大、涉及最广、要求最严的一次评审。参加过星级评审的社会医疗机构对照评审标准以评促建、以评促改、评建结合,通过创建过程促使社会医疗机构的管理能力和服务水平都迈上了一个新的台阶。

星级评审同时也引起了新闻媒体的高度关注,多家主流媒体都对星级评审做了跟踪报道,发表了"上海星级医院评审,市民说了算""星级医院评审,市民参与投票"等多篇报道;还对部分星级示范单位、星级达标单位进行了大版面的集中宣传。"上海市社会医疗机构星级评审"作为医改新亮点已被列入《民营医院蓝皮书:中国民营医院发展报告1984—2012》,同时引起了国家和外省市的关注。2012年在"喜迎十八大——上海社会建设创新项目"的评选中,协会申报的《建立民营医院星级评价机制,推进管理规范服务创新》从261个项目中脱颖而出,经过终审获得上海市社会建设优秀创新项目。2019年《上海市社会医疗机构星级评价标准》被确定为"2019年度上海市卫生健康委卫生标准预研制项目计划"之一(2019WB09),提升了本市社会办医医院管理和服务创新的正能量。

2. 上海经验推广全国,"双评"工作助推发展

上海市是最早建立对社会医疗机构进行评审评价体系的城市,积累了一定的经验。2015年,中国非公立医疗机构协会委托上海承担了中国非公立医疗机构评审评价体系的课题研究,这是对上海工作的充分肯定。协会与上海卫生发展研究中心在上海星级评审工作的实践基础上,历时7个月,完成了《非公立医疗机构评审评价体系建设与应用调研》的课题研究,并在北京圆满结题。协会还积极推动课题研究成果转化,上海星级评审的经验和模式在全国广泛推广,根据中国非公立医疗机构协会《关于加快推进社会办医评价工作的通知》精神,在全国分片区推进非公立医疗机构的社会信用和服务能力评价工作(简称"双评")。"双评"是社会医疗机构提升自身规范化管理和服务水平,实现治理体系和治理能力现代化的重要抓手,只有通过"评"来体现和促进社会医疗机构发挥标杆示范、引领作用,使社会医疗机构成为行业的领跑者、示范者。2020年,上海主动积极将上海"星级评审"和中国非公立医疗机构国家行业评价(服务能力评价和信用评价)并轨。

2020年,受中国非公立医疗机构协会委托,协会牵头组织华东地区双评工作。至2021年,上海地区的21家单位榜上有名,19家单位获得了3A五星标杆单位、1家获得3A四星示范单位、1家获得2A四星示范单位。协会还推荐上海蓝十字脑科医院作为"双评"标杆单位代表在中国非公立医疗机构协会年会上进行"创评"经验交流。

3. 树立行业标杆形象,打响创新服务品牌

协会除了注重社会医疗机构的内涵建设外,还积极推动社会医疗机构的精神文明建设,在推优评选,树立行业标杆形象,促进本市社会医疗机构健康发展中发挥着正面导向作用。受上海市文明办委托,协会对部分社会医疗机构开展精神文明单位的推荐和检查工作。自2014年起,先后有上海和平眼科医院、上海安达医院、上海爱尔眼科医院、上海德济医院等35家单位荣获"上海市文明单位"称号;上海新视界眼科医院、上海时光整形外科医院、上海蓝十字脑科医院、上海杨思医院等33家单位荣获"上海市卫生健康系统文明单位"称号。

经协会推荐,上海冬雷脑科医院宋冬雷教授荣获上海市首届"医德楷模提名奖",上海圆和新永门诊部缪晓辉教授荣获第四届"仁心医者·上海市仁心医师奖",上海新视界眼科医院、上海全程玖玖健康门诊部、上海国际医学中心、上海德济医院荣获上海市卫生健康系统"医疗服务品牌",上海蓝十字脑科医院、上海安达医院、上海泰坤堂中医医院、上海天佑医院4项服务新模式入选上海市卫生健康系统"创新医疗服务品牌"。

协会下发《关于进一步加强本市社会办老年护理院"全国爱心护理工程建设基地"管理通知》,积极推进"全国爱心护理工程基地"建设。通过深入基层考察和指导,将老年护理院打造成"爱心护理基地"。经过努力,上海亲和源医院(护理院)等11家护理院成为"全国爱心护理工程建设基地",接受中国老龄事业发展基金会的颁奖、授牌和表彰。

4. 加强党团组织建设,激发工会聚力赋能

协会还高度重视社会医疗机构党工团组织的建设与活动。2013年,协会和上海市卫计委党办共同承担并完成了课题《上海市社会医疗机构党建工作的调查分析与思考》,得到了上海市委组织部的表扬。2016年又承担了上海社会工作委员会交办的《上海市社会医疗机构党建状况调查》课题研究。2018年上海市卫计委党办领导来协会调研社会医疗机构党建工作,协会组织部分社会医疗机构党务工作者针对社会医疗机构党组织建设及党员活动现状和问题做了深入交流,就加强本市社会医疗机构党建提出了积极建议。2021年在中国共产党成立100周年之际,协会邀请市委党校专家为广大会员单位的党政领导班子围绕国家安全教育和

国内外时政形势分析进行了授课

为进一步贯彻落实团中央、团市委关于推进群团组织改革试点工作的要求,促进行业共青团工作创新发展,探索在群团改革背景下团建联建工作新机制。在上海市卫健委团委指导下,组建了上海市社会医疗机构团建联盟,对本市社会医疗机构团员青年健康成长、成才起到了积极的引领和助推作用。上海外服门诊部有限公司青年团队荣获"2020年度上海市青年五四奖章集体"称号;上海德济医院防疫先锋队荣获"2020年度上海市青年岗位建功行动青年突击队"称号;上海蓝十字脑科医院后勤保障部荣获"上海市青年岗位建功行动青年安全生产示范岗"称号;上海爱尔眼科医院有限公司团支部荣获"2020年度上海市基层团组织典型"称号;上海快乐家园护理院护理部、上海德济医院创面治疗创新工作室、上海蓝十字脑科医院神经内科、上海宏康医院口腔科、上海蓝生万众医院康复科、上海博爱医院检验科、上海集爱遗传与不育诊疗中心胚胎实验室等7家社会办医集体成功创建2019—2020年度上海市卫生健康行业青年文明号;上海德达医院"一带一路"天使之旅先心病救治队荣获"第二届上海市卫生健康行业青年志愿者服务项目大赛"铜奖。

5. 推行医疗公益善举,弘扬行业仁心正气

协会把"多尽一份心,多出一份力"作为服务社会的基本要求,把开展社会公益慈善活动当作履行医疗机构社会责任的重要举措,最大限度组织会员单位积极投身社会公益活动。协会响应上海市民政局的号召,组织了20家会员单位募集善款100万元用于资助新疆喀什地区20个乡村卫生室建设改造。协会组织的本次捐助活动受到了上海市民政局、上海市社团局和上海援疆前线指挥部的表扬。"社会责任重如山,大爱汇聚沪疆情",协会募集善款,援助新疆喀什地区的做法被评为上海市社会医疗机构协会精神文明"十佳"好事。2009年,协会积极促成上海新视界眼科医院与上海市老龄办共同主办"迎世博——申城老人白内障复明"公益活动,使3位百岁老人复明,并出资出力安排老人圆梦世博会。为充分发挥优势专科的专家优势,协会还利用上海社区健康大讲堂的平台,组织社会医疗机构中著名专家教授深入社区向市民宣传健康知识。协会牵头组织了上海久久关爱艺术团赴老年护理院为老人提供高品质的文艺公演,为老年人送去"精神食粮",老人们对艺术团体公益演出表示极大的欢迎。协会致力于推动医疗资源和公益慈善的有效嫁接。2021年,协会发起成立安济医疗救助基金会元基金,打造社会办医公益活动平台,首批募集资金50万元,用于唇腭裂儿童治疗、宫颈癌疾病筛查、贫困人群口腔疾病诊治的定向医疗救助。

2020年,在防控新冠肺炎疫情的紧急时刻,上海社会办医的白衣战士们挺身

而出,"舍小家,顾大家",负重前行,为打胜这场抗疫战斗发挥了重要作用。自上海市宣布启动重大突发公共卫生事件一级响应机制以来,协会在上海市卫健委的领导下,主动融入防控工作大局,持续关注疫情进展,及时指导本市社会医疗机构积极参与疫情防控工作,健全工作机制,压实工作责任,确保各项防疫工作落到实处。协会大力支持上海德济医院等单位快速组建援鄂医疗队奔赴武汉,谱写了逆行前行的光辉一页。据不完全统计,在上海市疫情防控期间,69 家社会医疗机构 2 378 人次志愿参加了机场、火车站、道口、社区、监狱等场所的防疫工作,坚守"国门、城门和家门"。捐款 13 042 920 元,捐赠物资价值达 1 346 874.8 元;无偿献血 452 人次,献血量 93 600 ml。2021 年又有一大批来自社会医疗机构的医护人员投入到了核酸检测、疫苗接种的疫情防控工作中。广大社会办医人主动服从防控工作大局,立足岗位,全力以赴抗击疫情,不畏艰险、不辞辛苦,为疫情防控做出了贡献。社会医疗机构中也涌现了"市级疫情防控先进个人""上海市优秀共产党员""上海市慈善之星""上海好护士""上海市杰出护理工作者"等模范典型。

2022 年 3 月以来,上海报告新增新冠病毒肺炎本土感染者数量不断升高,疫情防控形势严峻。疫情就是命令,岗位就是战场。不论是核酸采样,还是基本医疗保障,哪里有需要,哪里就有医务人员冲锋在前的身影。在这群白衣战士中,也包括了上海社会办医界的医疗队伍。据不完全统计,目前已有 400 多家社会办医疗机构在市、区卫健委的组织领导下,承担社区核酸检测任务,已累计出动达 50 000 人次。浦东新区的疫情防控形势最为严峻,上海杨思医院、上海安达医院、上海国龙医院、上海太平康复医院、上海御康医院等多家社会医疗机构都纷纷请战,组成了一支支"党员先锋队""志愿者突击队",踊跃争上一线。同样在此次新冠病例较为集中的闵行区,上海蓝十字脑科医院、上海永慈康复医院、上海百佳妇产医院、上海金城护理院、上海虹桥医院、上海同康医院等多家社会医疗机构均相继加入了抗疫队伍,每家机构都派出了数十人的采样小分队,前往学校、工业园区、临时采样点位等,每日采样量有的达万余人次。在普陀区卫健委的安排部署下,上海宏康医院、上海天佑医院、上海德济医院等多家社会医疗机构以疫情为号令,义无反顾地投入到了抗击疫情的战斗中,前往普陀区多个社区、集贸市场、养老院等采集核酸样本。在"金山社医支援核采"的群中,有 200 多人,涉及上海爱尔睛亮眼科医院、上海伊人医院、上海东慧口腔医院、上海九和堂中医医院等多家社会医疗机构,自 3 月 10 日以来,共计出动 400 余人次,足迹遍布 20 多个核酸采样点,采集样本 10 余万份。此外,徐汇、静安、长宁、杨浦、虹口、青浦等多个区域内,都不断涌现社会办医在抗疫路上忙碌奔波的身影,队员们披星戴月,早出晚归,默默地守护着市民的健康,为疫情防控贡献自己的力量。社会办检验机构的工作者们更是不知白天黑夜,只知奋战!决战时刻,社会办医人奉献着自己的力量,用医者的初心和本心,在抗疫一线上的实际行动彰显了责任担当。在疫情面前,上海社会医疗机构克服机构自身的压力和众多困难,服从指挥、快速集结、应急增援、勇挑重担、连续作战,同时间赛跑,与病毒较量,表现了社会办医人高度的组织性、纪律性和战斗力!疫情面前不分公私,每一位白衣战士付出的努力都值得尊敬,都是可爱的守门人、可敬的逆行者,都是守护城市平安的健康卫士,都是人民群众最值得信赖的白衣天使!

近年来,协会还在上海市社会医疗机构行业内组织开展了上海市社会医疗机构"先进集体""优秀科室""十佳优秀管理者""优秀护士""精神文明十佳好事"等评选活动。这充分表明上海市社会医疗机构在改善医疗服务、持续服务创新、弘扬先进典型、投入公益慈善活动、传递行业正能量、推进文明创建工作等方面都取得了长足的进步。

(四) 充分发挥学习借鉴作用,在行业交流中拓展作为

协会的组织建设在不断创新和拓展,强化了公私融合,以专家资源提升学术交流的内涵水平,带动了相关专业领域的技术进步,推动了本市社会医疗机构各学科的全面发展。协会促进社会医疗机构与政府主管部门、有关社会团体、新闻媒介的交流、沟通和协作,推动会员单位开展与国外和港、澳、台地区的工作交流合作,引入资源、拓宽视野、提升水平、扩大影响,使上海社会办医成为重要的国际交流工作平台。协会加强同兄弟省市协会间的工作交流合作,为推动我国社会办医行业协会的发展,积极发挥作用。

1. 积极组建专科分会,活跃行业学术交流

协会大力加强组织建设,成立了 20 个分会和专业委员会,引入公立医院的专家资源,在分会平台上,大手拉小手,公私融合发展。各分支机构充分运用自身的专业特色和人才优势,创新思维和工作方法,行之有效地开展各项业务交流、学术研讨和培训活动,为社会办医的健康有序发展注了一股繁荣学术、潜精研思的清流。影像医学专业委员会已经连续举办了 5 届浦江论坛暨《医学影像新技术的临床应用》国家级继续医学教育学习班,专委会的各位专家教授竞相在论坛上就各自领域的专业新动态进行学术交流,活跃了学术氛围,提升了专业水平。药学分会每年举办多次交流学习会,内容涉及药事管理政策文件解读,抗菌药物、精麻药品的管理,合理用药与安全,医保药品谈判背景下的药事管理等,激励药师们要不断学习,努力提升自身的专业技术水平,为人民群众的用药安全保驾护航。妇产科分会连续 4 年与上海市妇科质控中心联合举办基层医院宫颈疾病规范化筛查与诊治技

术培训班,邀请妇科行业内专家教授免费为广大社会医疗机构妇产科医师授课,并安排实操训练,大大提升了基层妇科医师的临床诊疗能力。超声分会和骨科分会根据各亚专业的特性,组建了多个专业委员会,定期举办各类诊断、质控、案例分析等学术报告,专家们分享了各自的经验,对上海市社会医疗机构青年医师的成长起着"传、帮、带"的作用。

2. 推广先进管理经验,共创行业发展蓝海

协会每年举办一届"上海市社会医疗机构协会管理学术年会",目前已连续举办9届。针对新医改下相关专业的社会办医趋势,协会聚焦社会医疗机构现状,就"社会办医政策落地""医生多点执业""分级诊疗制度""社会医疗高质量发展"等新医改中社会办医的焦点问题,连续举办了多届"社会医疗浦江论坛"。通过论坛的方式,让与会人员吐露心声,共同探寻上海社会医疗机构的发展之路。协会还积极推广国内外先进的管理理念、经验和做法,每年为会员单位提供高规格的学术交流机会,组织社会医疗机构管理者多次参加"中国健康服务产业峰会""医院管理高级论坛""中国非公立医疗机构协会医疗健康与社会办医发展创新论坛""中国医院领导者论坛""亚洲慢性病医疗大会""融媒体环境下助力医疗品牌发展战略"等一系列学术交流论坛或研讨会。

3. 开展各类业务培训,提升规范管理意识

协会积极开展各类专业培训,为会员单位各类管理人才和技术人才提供知识更新的多种途径。为提高社会医疗机构职业经理人、院长的法律法规意识,提升现代医院管理水平,协会成功举办了多期"社会医疗机构医院管理高级研修班"。邀请市卫健委、市医保办、市卫健委监督所及部分高等院校的领导、专家教授对社会医疗机构职业经理人、院长进行系统培训。联手市质控中心,组织开展了医疗质量与安全、护理质量、医院感染、超声技术、临床检验、放射技术、药事管理等基本临床模块质控标准,以及医学美容、皮肤性病、妇科质控、老年护理、手术管理等一系列的专科技术新进展的培训。针对社会医疗机构的经营特点,协会还组织了依法执业、医保政策、广告宣传、市场营销、服务礼仪等经营管理类的培训课程,这些课程从不同层面、不同程度上解决了医疗机构在实际运营中所遇到的关键问题。协会通过组织举办高质量的业务培训、专家辅导等来提高认识,强化认知,切磋交流,提升技能。协会开展的各项学术培训项目立足于学术地位领衔化、专科技术特色化、项目创新持续化的高度。坚持遵循科学发展理念,项目举办常态化;遵循以人为本理念,项目组织规范化;遵循创新驱动理念,项目设计优先化的"三遵循"做法,大力扶持具有学术高度、管理高度、技术高度的新生项目,得到了广大会员单位的一致好评。

4. 搭建业务协作平台,促成多方融合发展

协会促进社会医疗机构与政府主管部门、有关社会团体、新闻媒介的交流、沟通和协作,推动会员单位开展与国内外和港、澳、台地区的工作交流合作,引入资源、拓宽视野、提升水平,扩大影响,使上海社会办医在国内外影响力逐步提升。协会是中国非公立医疗机构协会的主要发起单位之一,协会闫东方会长当选为中国非公立医疗机构协会副会长,协会还推荐了一批上海专家学者担任中国非公医疗机构协会常务理事、理事及各专业委员会主任委员和副主任委员,充分体现了上海社会医疗机构的学术与行业地位。协会也多次在中国非公立医疗机构协会召开的省市级协会座谈会上做经验汇报。协会的工作得到了中国非公立医疗机构协会领导的充分肯定,人民网对此作了专题报道。

协会先后和重庆市社会医疗机构协会、江西省社会医疗机构协会、宁夏回族自治区医院协会民营医院分会等省市行业协会结成友好协会,开展两地社会办医管理者的交流互访活动,互相借鉴成功经验,探讨行业发展前景。协会发起创办了上海宁夏社会医疗机构发展论坛,多次带领上海市社会医疗机构管理者赴银川学习交流,组织社会医疗机构管理者考察学习国内优秀社会医疗机构;协会还先后接待了北京市医学会、北京市非公立医疗机构协会、佛山市卫健委和民营医院协会、吉林省延吉市协会、厦门市社会办医调研组、海南省民营医院协会、台湾私立医疗院所协会、深圳市福田区卫健委和卫监所、烟台市非公立医疗机构协会、大连市卫健委等外省市卫生主管部门和兄弟协会来沪学习参观任务。

协会还联手"渠道 PLUS"、《名流杂志》共同主办了"名流名医大使"授牌活动,开启了沪上名医为本市工商名流、社会贤达、文化体育名人提供高品质医疗保健服务的新平台。作为支持指导方,连续几年参与"上海医交会",利用医交会平台,宣传社会办医的政策方针,整合社会各方资源,交流社会办医经营策略,强化社会办医行业自律,为上海医交会品牌扩展提供了助力。

(五) 充分发挥监管协调作用,在行业自律中有所作为

协会始终坚持行业自律的宗旨,加强检查指导。针对媒体接连曝光社会办医行业出现的乱象,协会数次发表严正声明,谴责这些违规行为,召开数次行业自律大会,发布行业行为守则,公开行业诚信承诺,公布投诉举报电话,深入开展自查自纠,建立责任追查机制,一系列举措得到社会的广泛好评,还社会办医一个风清气正的局面。

1. 强化规范经营意识,坚守诚信自律底线

上海市"企业诚信创建"活动是一项精神文明建设的重要管理工作。2011 年年底,上海市社会医疗机构协会向上海市"企业诚信创建"活动组委会申请并获批成立了上海市"诚信企业创建办公室"。在协会的积极推动下,本行业内已有101家社会医疗机构参加到企业诚信创建活动中,经过协会推荐、创建培训、征信评价等多方综合考评,一大批社会医疗机构成为上海市星级诚信单位,树立了很好的形象。

2015年,为进一步落实上海市卫计委关于完善本市社会医疗机构医疗信息登记工作的指示要求,消除医疗安全隐患,促进社会医疗机构健康可持续发展,根据社会医疗机构医疗信息登记现状,协会下发了《关于加强和规范本市社会医疗机构医疗信息登记工作的通知》,要求社会医疗机构做好门诊日志、手术登记本、医生交接班记录本、护理交接班记录本的登记工作,做到格式统一,记录规范,使社会医疗机构依法执业整体水平得到有效提升。在各区(县)协会的配合下,协会根据《2015年上海市社会医疗机构医疗信息登记工作督查评分标准》,对本市46家社会医疗机构在规章制度建立、登记项目齐全、填写清晰准确等方面,采取百分制的记分方式进行医疗信息登记督查。通过督查,许多单位建立和修订了门诊日志登记管理制度,医生、护士病房交接班管理制度,手术登记管理制度及康复(理疗)登记管理制度,有效提升了医院精细化管理水平。

2016年"魏则西"事件发生以后,协会第一时间组织上海市社会医疗机构召开规范执业行为工作会议,下发《关于开展规范社会办医执业行为的自查通知》的文件,协会对全市各类社会医疗机构执业范围、医务人员聘用、规范诊疗行为、合理收费、医疗广告等内容开展自查。该行动引起新闻媒体高度关注,《新民晚报》以较大篇幅对此进行报道,称上海启动"史上最严"民营医院自查活动。

2018年,首届中国国际进口博览会在沪举办。为贯彻上海市卫健委《关于进一步加强社会医疗机构依法执业管理的通知》和《中国国际进口博览会医疗卫生行业窗口服务工作方案》的文件精神,协会紧紧围绕社会医疗机构"提高站位、守住底线、塑造亮点"三大目标,加强行业自律。协会对12个区的47家单位开展"迎进博会,规范医疗执业行为"专项行动检查,重点对医疗机构依法执业、诚信经营等方面进行宣传、引导和监管。2018—2021年,上海康平医院张少平等16人荣获上海市卫生健康系统"凝心聚力进博会、医疗服务创一流"立功竞赛活动岗位标兵;上海市社会医疗机构协会及其他17家社会医疗机构荣获上海市卫生健康系统"凝心聚力进博会、医疗服务创一流"立功竞赛活动优秀团队(班组)。

2019年,协会受中国非公立医疗机构协会的委托,起草了《社会办医服务承诺书》。《社会办医服务承诺书》被中国非公立医疗机构协会采纳后向全国公开发布,倡议各社会医疗机构签约,履行承诺,共同营造诚实守信氛围。在市区二级协会的积极动员下,上海共有 1 228 家签署全国社会办医服务承诺书,占全国签约总量31.75%,居全国第一。

为贯彻上海市卫健委《关于进一步加强本市医疗美容综合监管执法工作的通知》,营造规范执业、诚信行医的环境,充分发挥行业协会的管理作用。协会联合上海市卫健委监督所加强了对本市社会医疗美容机构的行业规范管理,向全市社会医疗美容机构发出了《依法守信倡议书》《自律公约承诺书》的自愿签约号召,签约社会医疗美容机构数达 299 家。2019 年起,为加强对医疗美容机构咨询师的管理,引导医疗美容机构规范诚信执业,编写完成了医务助理培训教材,并邀请了市内外著名教授担任授课老师,在国内率先启动了社会医疗机构医疗美容医务助理的培训工作。目前已经完成三期培训,本市共计 473 名医疗美容医务助理参加了此项培训,并取得合格证书。同时该培训项目也被立项获批为国家级继续医学教育项目。

2. 持续推进管理年活动,推动行业高质量发展

根据《关于促进社会办医持续健康规范发展的意见》、《关于开展"民营医院管理年"活动的通知》、上海市卫健委《关于印发〈上海市"民营医院管理年"活动实施方案(2020—2022 年)〉的通知》等文件精神,协会高度重视,将"民营医院管理年"活动纳入持续推进的重点工作,以"规范促发展、质量提内涵"为主题,开展系列活动。

为进一步加强上海市社会医疗机构医疗质量与控制和医疗安全风险防范,构建长效机制,全面提高医疗质量管理水平,保障医疗安全,促进本市社会医疗机构持续、健康、规范的高质量发展,协会根据国家、市卫健委开展"民营医院管理年"活动的相关要求,组织召开上海市社会医疗机构医疗质量与安全工作会议。成立了上海市社会医疗机构协会医疗质量与安全工作领导小组和医疗质量与安全专家委员会,以充分发挥行业监管和专家指导作用,为提升社会医疗机构的医疗质量与安全保驾护航。下发《关于加强本市社会医疗机构医疗质量与安全工作的若干意见》。协会积极推动广大会员单位深入学习"民营医院管理年"活动方案,在全市范围内组织开展依法执业、医疗质量与安全、院内感染防控、广告宣传管理等重点环节的培训,同时指导各区分会针对区内重点单位、重要岗位、重大活动进行调研和开展培训。

为规范社会办中医医疗机构执业行为,加强行业自律,推动中医药事业高质量发展,协会组织召开上海市社会办中医医疗机构规范化建设工作座谈会,出台了《上海市社会办中医门诊部综合评价标准》,旨在通过标准引导本市社会办中医医疗机构迈入规范化发展之路。协会领导还与上海市多家社会办中医医疗机构签署

了《上海市社会办中医医疗机构行业诚信自律公约》，并将签约工作推及本市各区社会办中医医疗机构。

3. 深入了解经营困境，协助突破发展瓶颈

协会一方面对社会医疗机构的服务质量、服务费用、经营性质等方面发挥监管作用，保证医疗质量和医疗安全；另一方面还经常走访会员单位开展调研，听取社会医疗机构在运营中遇到的各种困难，想方设法帮助解决。

在国家统一实行增值税发票期间，得知增值税发票样式给会员单位的财务操作带来一定的影响，协会及时与市税务局沟通，通过协调，解决了困扰会员单位财务操作的难题。针对社会医疗机构对实施药品零差率政策和执行药品、医疗器械阳光采购平台工作的疑惑，协会及时与市药监局、市医保办进行对话沟通，帮助解决制约会员单位发展的相关问题，较好地履行了协会的服务职能。

针对会员单位在资金运作和管理上的困难，协会为会员单位搭建金融合作平台，就社会医疗机构在资本运作及业务经营方面出现的困境主动和招商银行、上海银行、光大银行等进行合作，开展专题调研，提供优惠金融支持，及时有效地为会员单位解决了融资困难。在协会推介下，本市40多家医疗集团、医院和银行就财务管理、融资贷款等事宜达成了合作意向，有效地突破了金融支持健康产业发展的瓶颈。

为了积极反映社会医疗机构渴望成为市医保定点单位的迫切要求，反映呼声，扩大医保单位的覆盖面。协会建立了上海市社会医疗机构医保定点单位工作会议制度，推荐一批管理规范、质量可靠、服务优质的社会医疗机构成为医保定点医院。近年来，上海医保部门对社会医疗机构共开展了多批纳保工作，上海社会医疗机构先后成为医保定点或医保购买专项服务单位。协会还定期组织社会医疗机构开展医保相关管理培训，下发《关于加强本市社会医疗机构医保定点单位规范管理的若干要求》，配合市医保办加强对社会医疗机构医保定点单位的日常指导管理。

三、发展前瞻

上海市社会医疗机构协会的发展历程，也是上海市社会办医探索创新、蓬勃发展的过程。历史证明，社会办医是医疗卫生事业的重要组成，是满足人民群众多层次医疗卫生需求的一支重要力量；立足当今，社会办医是深化医疗体制改革的创新高地。时代发展、多元需求对社会办医提出了更高的要求。协会将在党的十九大及十九届二中、三中、四中、五中全会精神的指引下，不忘初心，砥砺前行；创新发展，再创佳绩。进一步坚定信念，增强凝聚力、影响力、执行力，切实担负起指导、引

导、服务职责。提振医改转型信心,激发社会办医活力,努力使协会功能运作与卫生发展战略相适应,在上级管理部门的指导下,寓管理、引导于参与、服务之中。支持和鼓励社会医疗机构按照法规章程、市场规律、患者需求、行业特点创造性地开展工作。树立会员为本、服务为先、引导为主、管理为要、基层为重的观念,坚持"服务大局、服务会员、服务社会"的理念,通过高精尖管理+信息化互动,实现"业务鼓励会员创新、考核听取会员评议、品牌依靠会员树立、权益帮助会员维护"的协会工作新格局。积极整合汇聚各种资源,充分集聚政府资源、调动市场资源、联合公立资源,不断提升协会的履职能力,更好地发挥协会的引导作用。

(撰稿人:钟菊华)

第四章　模式创新

上海在社会办医领域涌现了一系列创新探索模式,这些探索在助力上海建设亚洲医学中心城市的同时,也为全国贡献了社会办医发展的上海智慧。

一、医生集团模式创新探索

1. 亚洲医学中心城市孕育出医生集团创新模式

"医生集团"一词源于国外海外,英文名为"Medical Group",在不少国家是医生主要的执业方式之一,引入中国后被翻译为"医生集团"。医生集团,一般是指由2名或2名以上医生合伙发起,以医疗服务为核心业务,按照公司治理结构组织管理的法人实体。

上海作为中国近现代医学的发源地、中华医学会的诞生地,也是优质医疗资源的聚集地。上海不仅拥有多所顶级的医学院,还拥有大型三甲医院30多家,其中不乏诸多百年名院,培养和吸引了一大批来自全国各地的医疗人才。百年的积淀成就了上海在全国医疗界的特殊地位,也让上海被定位为亚洲医学中心城市。

正因为上海的百年积淀及特殊定位,因此成为中国大陆地区医生集团最早出现并较为活跃的地区。这一点从国家卫健委公布的全国三级公立医院异地就医患者数量排名就能看出,上海市是全国患者流入最多的省份。据统计,在上海的三级医院出院患者中,外省市患者占比高达38.82%,上海已成为国内患者流入最多的城市之一。

2009年,新医改启动,为了缓解优质医生资源短缺、区域配置不平衡的现状,国家卫生行政部门持续出台政策促进优质医生资源流动,鼓励医生多点执业。同年,卫生部印发《关于医师多点执业有关问题的通知》,进行试点改革,后于2011年印发《关于扩大医师多点执业试点范围的通知》,扩大试点范围。

2013年,国务院《关于促进健康服务业发展的若干意见》出台,明确提出促进人才流动,加快推进规范化的医师多点执业。鼓励地方探索建立区域医疗卫生人才充分有序流动的机制。

在政策层面持续鼓励社会办医、放开医生多点执业的大背景下,上海医生开启了合伙执业的医生集团模式探索。同济大学附属东方医院(简称东方医院)原血管外科主任张强医生于2012年底走出体制自由执业,并于2014年7月1日,宣布成立中国第一家医生集团——张强医生集团。2015年9月,原华山医院神经外科主任医师宋冬雷教授宣布成立冬雷脑科医生集团。2016年,原华山医院功能神经外科主任医师孙成彦教授宣布成立上海壹博医生集团……

《看医界》传媒联合上海交通大学社会医疗机构研究所调研撰写的《2018中国医生集团发展报告》显示,在接受调研的多家上海医生集团样本中,其创始人均为专科医生,其中80%的医生集团核心创始人来自上海三甲医院。

在形态上,医生集团还主要呈现为体制内医生集团和体制外医生集团等多种模式。据调研显示,上海的医生集团模式较为丰富,无论是全职成立的体制外医生集团还是兼职合作成立的体制内医生集团,以及全职兼职医生合伙成立的医生集团,上海均出现了类似模式的探索。

在商业模式上,医生集团主要有三大形式:①多点执业模式,即医生集团组织医生到合作医疗机构执业;②技术帮扶和专科学科共建模式,即医生集团与区域医院签订学科、专科建设帮扶合作协议,帮助提升合作医院相关科室的学术水平、临床技能及管理水平等;③医生集团创办或并购运营实体医疗机构模式,即医生集团投资运营实体医院、诊所。

医生集团模式在上海的出现引起了全国医疗界的高度关注,吸引了一大批医生以医生集团的形式走向市场,并逐步发展成为上海乃至全国社会办医的重要力量。

2. 医生集团的实体办医创新探索

医生集团作为医生走向市场提供优质医疗服务的新型组织形式,实现了企业化经营管理,也大大地提升了医生的主观能动性和创造力,迅速发展成为社会办实体医疗机构的重要力量。

根据调研,关于医生集团举办实体医疗机构的原因,据调研主要有以下几个方面:①政策对社会办医的大力支持。近年来,一系列政策通过对办医规划的松绑和办医流程的简化,吸引了众多医生和社会资本举办实体医疗机构。②民众对优质医疗服务巨大的市场需求。医生集团作为优质医疗人才资源的聚合体,具备提供优质医疗服务的能力,且绝大多数医生集团的定位也均为提供优质医疗服务,并在技术和服务体验上持续优化。③医疗市场进一步净化。近年来,全国多地持续重拳严厉打击一些医疗机构的违法违规行为,一批不良医疗机构或被勒令退出市场,或因声誉受损、医保定点被撤销等因素被迫关门,上海在严打医疗机构违法违规方面更是走在全国前列,因此为医生集团办医创造了更为有利的市场环境和发展空间。④医生集团作为以医生资源、医疗技术为优势的企业,在寻求企业发展和承担更大的社会责任的驱使下,通过举办实体医疗机构,不仅可以参与到医疗服务整个链条的利益分享,提升企业估值,还可以按照医生集团尤其是医生的要求打造医疗服务流程,为医生提供优质医疗服务提供可靠保障。

以上海为例,近年来,一批违法违规的医疗机构在卫生、医保等部门的严管和严打下被迫退出市场,而由一批三甲医院医生创办的实体医疗机构却批量涌现,并在政策和相关部门的支持下,实现快速发展。

在医院领域,以冬雷脑科为例,从创办医生集团到投资近 2 亿元的上海冬雷脑科医生集团医院开业,冬雷脑科只用了 4 年时间。医生集团模式不仅为上海冬雷脑科医院的创办提供了成熟的医生团队和运营团队,还在先期建设了品牌,积累了大量优质的行业和社会资源。上海冬雷脑科医院负责人表示,如果没有经历医生集团阶段,冬雷脑科很难实现直接举办大型脑科医院的计划。

上海壹博医院则于 2021 年 5 月顺利开业运营,很好地实践和证明了医生集团举办实体医疗机构的模式优越性。据调研,投资近亿元的上海壹博医院由上海壹博医生集团创办。医院开业时,医生集团整体入驻医院,此时医院主打的功能神经外科医生团队已经较为成熟。在此之间,"壹博"品牌已经在市场上以医生集团的模式运营 5 年之久,得到了来自全国的患者及家属的认可。开业当天,医生集团自带的患者基本上将医院床位住满。

在连锁诊所领域,张强医生集团在包括上海、杭州、成都等多地创办了连锁诊所,并和多家医疗机构合作,实现了张强医生集团静脉病中心的多城市覆盖。

据调研,以上案例在创办实体医院、诊所的资金筹措方面,无论是风险投资还是银行借贷,都离不开医生集团阶段的积累和背书。可见医生集团已经成为实体医疗机构的创新途径,通过创办医生集团再到举办实体医疗机构,实现从轻资产到重资产投资的良性过渡,同时也大大降低了医生创业的门槛和风险。

3. 医生集团的分级诊疗创新实践探索

2015 年国家启动的分级诊疗制度建设,是推动我国医疗卫生体制改革的重要举措。分级诊疗制度的核心在于根据疾病的轻重缓急及诊疗的难易程度进行分级,不同级别的医疗机构承担不同疾病的诊疗任务。但目前仍然存在优质医疗资源下沉力度有限和基层优秀医生专业化队伍不足问题,无论是会诊、"飞刀"、多点执业还是医联体等方案，都始终未能很好地解决这些问题。

而医生集团模式的出现，通过市场化的组织运作模式，吸引优质的医疗资源，与基层广大的医疗卫生服务需求市场对接，使大型三级医院优秀的学科人才从体制中走出来，促进了优秀医生的自由流动和充分竞争，让医生实现自己价值的同时，为基层带来多元化的优质医疗服务。

以原上海交通大学医学院附属第九人民医院腋臭手术专科陈斌医生创办的天方腋谭医生集团为例，该医生集团与全国范围内的各级公私医疗机构开展临床业务合作、技术托管和专科共建，在为天方腋谭医生集团的品牌建设提供有力支撑的同时，也充分满足了基层医疗机构希望借助医生集团技术、品牌的影响力获得更多患者资源的愿望，盘活了基层医院闲置的医疗资源，创造了更多社会价值，同时也为广大基层群众就近提供了便捷、专业、高效的优质医疗服务。

原华山医院神经外科专家孙成彦教授组建的上海壹博医生集团，专注于肢体伤残、运动功能障碍群体的治疗体系建设，该团队主动将技术下沉，与国内 6 个城市签约合作临床医院，在基层培养了更多专业医疗人才，从筛查患者、制订手术方案、手术带教到术后康复进行同质化帮扶，推动优质医疗资源的有效分配和合理利用。

针对社会办医机构优质麻醉医生严重短缺、麻醉医生劳动强度大却收入偏低的现状，上海凤呈麻醉医生集团组织上海乃至全国的近 400 名麻醉医生到合作医疗机构执业，并帮助医疗机构建设和发展麻醉学科。除上海地区外，该医生集团的业务还拓展到杭州、南京、深圳、厦门、北京等地区，为当地医疗机构解决麻醉医疗人才短缺和麻醉技术难题，不仅降低了医疗机构运营成本，还提升了麻醉医生的收入水平。

据调研显示，随着全国各地医疗机构对于与医生集团合作需求的持续提升，以及医生通过市场化实现自我价值意识的提升，越来越多上海地区的医生成立医生集团，组织医生走向基层和全国各地，促进医生的市场化流动，从而加速分级诊疗制度建设的目标实现。

二、共享医疗平台模式创新

2018 年 7 月，上海"健康服务业 50 条"提出，发展共享医疗服务模式，对共享医技服务的医疗机构相应科室设置和设施不做硬性要求，相关委托协议可作为该医疗机构登记有关诊疗科目的依据。同时，还明确提出推动医疗人才资源合理共享。完善医师执业管理制度，在公立医院推行全职、兼职等不同的医师执业方式，健全劳动人事管理制度,保障公立医院和医师的合法权益。公立医院依据劳动人事合同对兼职医师的执业行为进行管理。

据了解,共享医疗的核心就是激活现有体系内的医疗资源,促进优质医疗资源的充分市场化流动,平衡不同地域、不同医疗机构之间的供需不均衡局面,提升医患精准匹配,推动分级诊疗、多点执业的政策落地,实现医生、患者、医院等多方共赢。

共享医疗主要包括共享医生、共享诊室、共享技术、共享设备、共享手术室、共享床位、共享病源、共享医保、共享信息等服务形式。

上海作为优质医疗资源的高度聚集地,虽然拥有丰富的三甲医院医生资源,但也面临不少医疗设备和病床使用率较低,以及优质医生资源短缺的问题,造成了一些医疗资源的闲置和浪费。上海"健康服务业50条"关于"共享医疗服务模式"的支持,既是对于上海社会办医探索共享医疗服务模式的肯定,又是对上海发展共享医疗服务模式的鼓励和促进。因为在共享医疗领域,上海的探索不仅孕育了医生集团模式,还有一大特色,就是共享医疗服务平台的建设。

据了解,随着医师多点执业的持续放开,在催生医生集团模式的同时,还催生了与医生集团、多点执业医师合作运营的平台型医疗机构的发展。医生集团和多点执业医师为平台型医疗机构解决了医生团队、医疗技术、专科建设甚至患者短缺等方面的难题。

据《医生集团发展报告》统计显示,在被调研的21家上海地区的医生集团样本中,与社会办医开展业务合作的医生集团占比达90.5%,选择与公私医疗机构均开展合作的医生集团占比达47.6%。可见医生集团业态的出现,为优质医疗人才匮乏的社会办医及公立医院均带来了利好,且医生集团更普遍倾向于与社会办医合作。

以共享医疗平台上海国际医学中心为例,为了支持上海国际医学中心的建设,在市区两级政府的推动下,与9所三甲附属医院的20个全国重点临床专科的顶级专家团队开展全面合作,以上海市卫计委特别批准的"备案制"形式开展多点执业,超千名上海三甲医院医生在上海国际医学中心多点执业,医学中心主要依托多点执业医生及医生集团,实现年营收从数千万到数亿元规模的增长。

以玄合医疗旗下丁罡肿瘤医生集团为例,在落地上海国际医学中心的几年里,丁罡肿瘤医生集团实现了上海国际医学中心肿瘤科的从无到有,将其打造成为业界知名的肿瘤专科,在帮助众多患者得到优质医疗服务的同时,也实现了年营收数千万元的业绩。

我国台湾地区的联新国际医疗集团在上海创办的上海禾新医院也在积极探索

打造共享医疗服务平台。医院成立了医生集团处,不仅提升了服务医生集团执业的能力,还吸引了一批知名医生集团的合作入驻。

此外,包括曜影医疗、优仕美地等在内的一批上海社会办医疗机构及全国多地的公私医疗机构,也纷纷享受了多点执业大潮和医生集团业态带来的红利,这些机构与医生集团、多点执业医生开展合作,实现了共赢和发展。

处于"夹心层"的上海二级公立医院也积极利用共享医生的机遇,打造共享医疗服务平台。以上海浦南医院为例,该院把市场思维引入管理,并通过与医生集团合作,探索出医院平台化的发展道路。此外,该院选择与近30家医生集团合作,在为医院发展引入活水的同时,也成了众多医生集团的孵化器。

不仅如此,上海"健康服务业50条"还提出允许公立医院根据规划和需求,与社会力量合作举办新的非营利性医疗机构。鼓励公立医院与社会办医疗机构在人才、管理、技术等方面建立协议合作关系,支持社会力量提供多层次多样化的医疗服务。这一创新可谓是在鼓励高层次的共享医疗发展模式。在政策的鼓励下,上海涌现了一批公立医院与社会办医在人才、管理、技术等方面建立密切合作的探索案例。

以英国圆和医疗集团(Circle Health)在上海落地的医疗机构为例,该机构与上海交通大学医学院附属瑞金医院(简称瑞金医院)建立了多点执业等一系列密切合作关系,打造了优质医疗人才的共享平台。

位于上海新虹桥国际医学园区的上海星晨儿童医院则探索出了一条"民办公营"的共享发展道路,获得了国家儿童医学中心——复旦大学附属儿科医院的支持与合作。据悉,医院建成后将整体委托复旦大学附属儿科医院管理,挂牌"复旦大学附属儿科医院新虹桥分院",以"品牌平移、专家平移、管理平移"为原则,目标是打造特色专科优势和高品质服务的高端儿童医院。

而上海新虹桥国际医学中心医技楼的建设和运营,更是探索出了大型医疗城的共享医疗服务模式,平台入驻了影像中心、检验中心和药品中心等共享机构,为医学中心10家规模化社会办医院及近10家诊所提供服务。对于入驻的医疗机构来说,无须重金建设医技科室,可谓大大降低了投资成本。此外,通过共享平台的服务,入驻的机构还能收获合理的医疗服务利润。

据调研,上海通过多层次的共享医疗服务模式探索,不仅市场化地合理配置了医疗资源,还为上海乃至全国社会办医探索出了一条创新发展之路,也为共享医疗服务模式的全国推广做出了积极贡献。

三、大型医学园区创新发展模式

定位为亚洲医学中心城市的上海,是知名的优质医学资源聚集地,拥有 30 多家三甲医院和一批高水平医科大学与科研院所,具有得天独厚的优势。但要建设成为亚洲医学中心城市,要致力于做到"七个一流":一流的医学学科、一流的医疗服务、一流的医学人才、一流的医疗保障、一流的公共卫生服务、一流的卫生监督、一流的国际合作。具体来说,上海的医学教育科研要处于亚洲领先水平,对周边国家和地区具有较强的辐射力和影响力,成为亚洲医学交流、教育与培训的重要集散地;高端医疗服务业要发达,较好地满足在沪外籍人士的就医需求,并吸引周边国家和地区的患者来沪就医、医务人员来沪进修学习……

为此,上海"健康服务业 50 条"力求通过深化"放管服"改革,进一步优化营商环境,鼓励形成一大批高水平、有特色的社会办医品牌,构建多元主体协同发展的健康服务产业体系,鼓励形成一大批高水平、有特色的社会办医品牌,加快建设亚洲医学中心城市,进一步提升上海健康服务发展能级与核心竞争力。

上海"健康服务业 50 条"明确提出,强化上海国际医学园区、上海新虹桥国际医学中心两大医学园区的引领和示范作用,促进临床前沿尖端技术服务、高端医疗服务、先进适宜技术服务等向园区集聚发展。以市场需求为导向,鼓励发展一批高水平、国际化、特色化的社会办综合性医疗中心。

根据上海"健康服务业 50 条"关于推进"5+X"健康医疗服务业聚集区建设的布局规划,重点是以市场为导向,国际化、集聚化、特色化、高质量、高水平发展为方向,在上海国际医学园区、新虹桥国际医学中心、嘉定精准医疗与健康服务集聚区、普陀桃浦国际健康创新产业园、徐汇枫林生命健康产业园区等基础上,在杨浦、奉贤、金山、崇明、松江等区域建设若干健康医疗服务业集聚区,促进临床前沿尖端技术服务、高端医疗服务等向园区集聚发展。

而上海打造承载"亚洲医学中心城市"的医学园区探索,即"医疗城"(medical town)建设模式,在国外已有先例。国外最典型的当属美国休斯敦市的得克萨斯医疗中心,作为全球的医疗服务、科研和培训中心,得克萨斯医疗中心聚集了 50 家国际一流水平的医疗卫生机构和研究所、医学院,带动区域经济年产值达 140 亿美元。

上海在"医疗城"建设方面也走在了全国的前列。以上海重点打造的两大"医疗城"之一——上海国际医学园区为例,园区成立于 2003 年,共汇聚 1151 家企业,包括多家高端医院、26 家第三方医学检测机构、超过 400 家医疗器械企业、超过

300家生物制药企业等,产业集中度达90%以上,构建出高端医疗服务和精准医疗产业生态。目前,上海国际医学园区已形成以上海市质子重离子医院、上海国际医学中心、上海肿瘤医院东院、国家儿童医学中心为代表的医院集聚区,并成为长三角地区乃至全国第三方检测服务机构最为集聚的区域之一。未来,上海国际医学园区将努力打造成为上海健康服务业发展的核心承载区,使之成为上海亚洲医学中心城市对外服务的标志性品牌和世界一流的医学科学城。

上海另一大"医疗城"是2012年开工建设的上海新虹桥国际医学中心。上海新虹桥国际医学中心总体的定位是打造全国健康旅游示范基地,以及"医、教、研、康、养、游"为一体的国家级健康服务业集聚区,以"市场化、高端化、国际化、集约化"为导向,致力于探索医疗服务、医技保障、管理集成、产业延伸等四大体系的创新发展模式,吸引国内外优秀的医疗服务机构和人才,打造立足上海、辐射长三角、服务全国的高端医疗服务集聚平台。2021年,根据国务院批复的《虹桥国际开放枢纽建设总体方案》,上海新虹桥国际医学园区确定成为虹桥国际开放枢纽医疗服务贸易重点功能平台。

上海新虹桥国际医学园区实行医技共享创新模式,经过10年筹建,目前,集聚了1家医技共享中心、11家国际国内医院及若干门诊机构,床位规模约为3 800张,医疗服务集聚区基本成型。

随着两大医学园区中一批大型高端、国际化医疗机构的开业,上海正在加速提升辐射和服务长三角乃至全国和国际的医疗服务能力,"医疗城"正在成为上海的一张亮丽的名片。

上海大型"医疗城"建设成就的核心经验有两点:一是政府层面坚定不移的支持,以上海新虹桥国际医学中心为例,园区建设10年来,从国家到市、区层面,持续出台了一系列具体的支持医学园区发展的政策,帮助园区医疗机构解决了大型设备准入、医疗人才短缺等一系列社会办医的痛点、难点问题。二是市场化的运作,以市场需求为导向,以医疗服务特色为切入点,引导优质社会办医资本形成聚集效应,实现共享、共赢式发展。

四、医、教、研协同创新发展模式

上海"健康服务业50条"明确提出,支持高水平社会办医机构成为医学院校教学基地,并作为住院医师、专科医师规范化培训基地;支持有条件的高水平社会办医机构举办临床医学院校,促进临床、科研、教学协同发展。

而上海社会办医在医、教、研协同发展方面也有持续的探索。

　　以上海德济医院为例,该院以三级专科医院规模建设、以临床神经医学(脑科)为重点,从 2013 年开业起,就和国家重点高校青岛大学成立了青岛大学上海临床医学院(青岛大学第九医临床学院),并合作成立青岛大学上海脑科医学中心。目前医院拥有 3 位博士生导师,15 位硕士生导师,7 个硕士学位授权点,集医、教、研于一体,创建学院派特色,招收硕士研究生,实现从本科生到研究生培养教学,为学科的可持续发展奠定坚实的人才基础。

　　此外,以心血管为特色的上海德达医院,不仅是美国哥伦比亚心脏中心在中国的临床合作伙伴,还与青岛大学附属医院国际医疗中心合作,于 2020 年成为“青岛大学医学部教学医院”。

　　另外,由知名神经外科专家宋冬雷教授创办的上海冬雷脑科医院,也于 2020 年 8 月正式挂牌成为南通大学教学医院,双方在人才培养与输送、教学科研与创新、资源共建与共享等多方面展开全方位合作。

　　而 2015 年开业的上海天佑医院则是同济大学携手社会资本按照三级医院标准创办的大型综合性医院。医院现有享受国务院政府特殊津贴者 4 人,具有主任医师、副主任医师职称者 60 余人,他们中有博士生导师、硕士生导师 10 余人,拥有博士学位和硕士学位者 50 余人。

　　上海医教研协同创新共建的医院不止于此。2018 年 6 月,联新国际医疗集团与上海健康医学院签署战略合作协议,双方共建新型非直属附属医院——上海禾新医院,探索公办医学院校与民营医疗机构管理运行机制。2020 年 6 月,上海细胞治疗集团与上海大学签署战略合作协议,双方在上海孟超肿瘤医院基础上建立上海大学附属孟超肿瘤医院,目标是建成国际一流精准医疗中心、以国际顶尖“免疫治疗＋”为特色的临床研究型医院,以及国际一流细胞治疗临床试验基地及转化应用平台。

　　由于非公立医院对人才的需求是非常迫切的,同时人才的招聘是非常困难的,特别是缺少学科带头人和骨干力量。因此走医、教、研结合发展之路的初衷和优势,就是建立医院自主培养骨干力量的能力,那么医院和学科的可持续发展,以及医院的和营收就都能得到了较好的保障。而据实际调研发现,社会办医通过和高等院校紧密合作,建设教学医院及附属医院,将社会办医纳入高等院校科研教学体系,有助于推动双方在医学人才培养、科学研究、平台建设等方面开展全面、深度合作;有助于培养一流医疗人才,提供一流医疗服务,推进医、教、研协同发展;非常有助于社会办医的学术、技术提升及以及人才(团队)建设和品牌建设。无论是培养优秀人才还是吸引、留住优秀人才,对于社会办医来说都是发展道路上的关键关卡。以妙佑医疗国际(Mayo Clinic)为代表的医、教、研结合的研究性医院发展模式是国际知名社会办医典范,这一成功案例已经证明,医、教、研结合的研究型医院发展模式是医院发展的可行之道。

上海社会办医高度重视教学医院、附属医院建设,探索医、教、研结合发展,说明了上海社会办医管理者不急功近利,坚持立足长远发展,这也符合上海亚洲医学中心城市的发展定位,以及政策层面鼓励社会办医高水平发展的期许。

（撰稿人：闫东方）

第五章　发展精粹

一、上海新虹桥国际医学中心——大型共享医疗城的建设实践

院 长 心 声

上海新虹桥国际医学中心（以下简称医学园区）是 2010 年经上海市人民政府批准建设的高端医疗服务聚集区，定位"市场化、高端化、国际化、集约化"，立足大虹桥、辐射长三角，目标是建设成为以"医疗服务、研发创新"为重点，具有国际水准的生命健康和生物医药研发产业集聚区。

医学园区位于上海虹桥国际开放枢纽核心区内，规划总面积约 100 公顷；其中，一期地块约 42 公顷，二期地块约 58 公顷，为原卫生部和上海市"部市合作"项目、首批国家健康旅游示范基地和上海市 5 家重点发展的健康产业园区之一。2021 年，根据国务院批复的《虹桥国际开放枢纽建设总体方案》，医学园区确定为虹桥国际开放枢纽医疗服务贸易重点功能平台。

医学园区从筹建之初就受到上海市各级领导的高度重视。2019 年，为进一步推动医学园区集聚化、融合化、特色化、高质量发展，尽快形成全市健康服务业引领和示范效应，上海市专门出台了《关于进一步支持新虹桥国际医学园区社会办医高质量发展的若干意见》，对医学园区的发展寄予厚望。

医学园区实行医技共享创新模式，经过 10 余年筹建，目前，集聚了 1 家医技共享中心、11 家国际国内医院及若干门诊机构，床位规模约为 3 800 张，医疗服务集聚区基本成型。

另外，医学园区还集聚了信达生物、云南白药、威高集团、康宁杰瑞、华峰集团及东软集团等 8 家大型生物医药产业研发总部入驻，初步形成了生物医药领域高端研发总部集聚态势。

医学园区的发展从基本建设、硬件发展阶段,逐步进入运营管理阶段,面临着更加艰巨的任务和挑战。医学园区与全国其他13家大健康产业园区共同发起成立了"全国大健康产业园共同体",一起共议大健康产业园区发展模式。"十四五"期间,医学园区力争打造成为引领长三角高端医疗服务发展的桥头堡,集聚化、融合化、特色化的生命健康和生物医药研发产业集聚区基本建成,虹桥国际开放枢纽医疗服务贸易平台功能框架体系全面确立。

健康是人类永恒的追求,连接千家万户的幸福。作为上海闵行区发展健康服务业重要承载区,医学园区将积极对接健康中国和长三角一体化国家战略,提升健康产业链建设水平,辐射和带动区域经济社会发展,做出自己的贡献。

上海新虹桥国际医学中心董事长　杨杰

发 展 历 程

(一)发展背景

上海目前处于创新驱动、打造卓越全球城市发展阶段。与上海现阶段的经济社会发展要求相比,与医疗发达国家和地区相比,上海高端医疗服务相对缺乏,医疗资源结构和医疗服务市场结构仍需优化。从2008年开始上海人均GDP已超过1万美元,高层次医疗服务需求日益增长;特别是随着长三角一体化的发展和上海国际化水平的提高,对上海高端医疗服务的需求不可估量。高端医疗服务将成为上海现代服务业发展的新增长点。上海市《关于加快发展健康服务业的若干意见》提出,到2030年,健康服务业增加值占全市生产总值比重达到7.5%(预计产值规模4 000亿元以上),成为重要支柱产业,建成具有全球影响力的健康科技创新中心。

为此,早在2010年,上海市人民政府前瞻性地立项批准在虹桥商务区内规划建设上海新虹桥国际医学中心项目,积极探索非基本医疗与非营利性相结合的发展模式,引导社会资本进入医疗服务市场,着力打造符合时代要求,具有中国特色,立足上海、辐射长三角、服务全国和全球的国际化高端医疗服务平台,构建"高端医疗服务产业集聚区"。

(二)园区简介

上海新虹桥国际医学中心(以下简称"医学园区")是2010年3月经上海市人民政府常务会议批准建设的现代化高端医疗服务聚集的国际医学园区,为原卫生部和上海市"部市合作"项目。该园区位于上海虹桥商务区内,规划总面积约100公顷;其中,一期地块约42公顷,二期地块约58公顷。园区距虹桥综合交通枢纽直线距离约5.3公里,可选择飞机、高铁、地铁、城际客运和市内公共汽车等多种交通方式,形成高铁1小时长三角都市圈"同城效应"、高铁3小时长三角城市群,覆盖16个中心城市、55个中等城市和1000多个小城镇,辐射3亿人群。

2009年,医学园区项目历经了一年多时间论证,时任市领导对此非常重视,并提出了具体的工作要求。同时,闵行区政府委托上海投资咨询公司对项目进行论证,并编制项目建设方案;又聘请麦肯锡(上海)咨询公司及市政府发展研究中心,对项目可行性及经济技术等方面进行国际国内研究,形成初步方案。2010年3月,在上海市政府第71次常务会议上进行了专题汇报,常务会议同意闵行区启动建设医学园区项目。2010年9月纳入上海市与国家卫生部"部市合作联席会议"机制。

2011年12月,时任副市长沈晓明召开专题推进会,明确"市场化、高端化、国际化、集约化"定位,纳入了市重大建设项目范畴。

2017年7月,医学园区成为首批13家国家"健康旅游示范基地"。

2018年6月,华山医院虹桥院区投入运营;同年7月,上海市政府发布"健康服务业50条",医学园区列入上海健康服务业"5+X"重点发展健康产业园区,明确提出要"推动医学园区以国家健康旅游基地建设为核心、集约化为特色,加快形成高端医疗服务集聚区,发挥引领和示范作用"。

根据市领导在医学园区现场调研和多次专题会议要求,2019年4月,上海市卫健委等五部门出台《关于进一步支持新虹桥国际医学园区社会办医高质量发展的若干意见》(简称"新虹桥10条"),措施包括支持探索公立医院与园区社会办医合作发展路径政策、药械先行先试政策、推进医保管理和商业健康保险政策等方面,打造高水平社会办医聚集发展高地,重点打造优势专科集群,建成高端医疗服务集聚平台。2019年5月,医学园区荣获虹桥商务区认定的首批"虹桥商务区特色产业园区"。

2021年2月国务院批复的《虹桥国际开放枢纽建设总体方案》提出:鼓励新虹桥国际医学中心发展医疗服务贸易;研究制定符合条件的外籍医务人员在虹桥国际开放枢纽执业相关管理办法,为外籍医务人员在区域内居留、执业以及患者与陪护人员入境、停留、就诊提供便利;对社会办医疗机构配置乙类大型医用设备实行告知承诺制,对甲类大型医用设备配置给予支持。

"十四五"期间,上海市闵行区将全力实施"南北联动,双核辐射"空间发展战略,深入贯彻落实虹桥国际开放枢纽建设总体方案,把闵行区打造成为虹桥国际开放枢纽的核心功能承载区和服务长三角一体化发展的桥头堡。作为虹桥国际开放枢纽医疗服务贸易重点功能平台,医学园区"十四五"发展目标为,打造成为引领长三角高端医疗服务发展的桥头堡,集聚化、融合化、特色化的生命健康和生物医药产业集聚区基本建成,虹桥国际开放枢纽医疗服务贸易平台功能框架体系全面确立,产值达到百亿级规模。

(三)园区管理机构变迁

园区管理机构变迁经历了 3 个阶段。

1. 园区推进办与园区公司并存

2010 年,上海市闵行区专门设置上海新虹桥国际医学中心工作推进小组办公室,作为医学园区管理机构负责处理推进小组日常事务,推进医学园区筹建工作。

2011 年,闵行区专门成立区属国资公司——上海新虹桥国际医学中心建设发展有限公司(以下简称"园区公司"),专门负责园区招商、产业投资、园区综合运营管理事务。

2. 园区公司

为适应市场化运作,2014 年 8 月,根据闵行区委、区政府统一部署,新虹桥国际医学中心工作推进小组办公室机构予以撤销。2015 年,按照区委、区政府部署,园区公司转型发展,原推进小组办公室职能归并至园区公司,全面承接医学园区的投资开发、招商引资等各项推进任务。主要包括:园区一级开发,参与编制和完善医学中心总体规划,组织实施市政基础设施建设,指导相关单位按照规划实施项目的开发和建设;园区产业规划和项目引进,根据区域卫生规划拟定医疗及相关产业开发计划,引进医疗、医技及相关服务的产业项目,做好落户企业服务,搭建项目投融资平台,参与医疗产业项目投资;园区运营服务保障和综合管理,组织开展园区后勤保障的公共服务,搭建医疗相关的产业化服务平台,实施医学中心的品牌战略和传播推广,配合政府职能部门开展综合管理。

3. 建设领导小组

随着医学园区筹建工作的深入推进,园区需要处理的内外协调事务越来越繁杂。为更高效推进医学园区的建设发展,建立健全医学中心投资开发、项目建设、运营管理的决策管理机制,2018 年区委、区政府决定成立上海新虹桥国际医学中心建设发展领导小组,建立领导小组指导下的公司推进落实机制。领导小组由区分管领导负责,主要职责为:根据国家和上海市发展健康产业的战略部署,围绕"医、教、研、康、养、游"为一体的综合功能布局,以打造服务长三角的健康产业和健康创新聚集平台为目标,研究决定医学园区的发展战略、产业布局、开发建设和服务管理等总体工作。指导园区公司做好园区的投资、开发、建设、管理和服务等工作。协调区有关部门、华漕镇落实推进医学园区的相关工作,对园区内所有的医疗机构进行行业管理,研究决定园区其他重大事宜。领导小组下设办公室(设在区卫健委),办公室主任由区卫健委主任兼任。

工作机制上,市区协同,为落实基地规划、建设和运营提供审批协调和产业扶持。例如,2019 年 4 月,上海市卫健委等五部门出台《关于进一步支持新虹桥国际医学园区社会办医高质量发展的若干意见》,同年 7 月,闵行区即配套出台了《关于闵行区进一步支持新虹桥国际医学园区社会办医高质量发展的实施意见》。园区筹建、运营过程中相关需要协调的事务如工程建设、卫生政策等事项,通过建设领导小组与市区相关职能部门协调沟通。

(四) 园区特色

园区主要呈现大型医疗共享城特征。

1. 医疗集聚

2015 年 12 月上海市卫计委下发《关于本市国际医学园内医疗服务业发展规划的指导意见》,明确医学园区医疗发展规划,即整个基地形成"1＋2＋10＋X"(即 1 家医技门诊综合服务平台、2 家综合性医院、10 家左右专科医院、X 家特色诊所)形态布局。医学园区按照规划指导意见,进一步明确园区内综合性医院、专科医院、门诊部和诊所等医疗机构的设置要求,作为入驻园区项目的准入门槛,避免引入同质化项目,建立有序竞争环境。目前,医学园区除了公立的华山医院虹桥院区外,引入了 1 家医技门诊综合服务平台、10 家社会办医的国际、国内医院及 12 家医技/门诊机构,形成了"1＋2＋8＋X"的形态布局(即 1 家医技门诊服务平台、2 家综合性医院、8 家专科医院和若干家门诊机构),床位规模约为 3 800 张,并拟向健康管理、健康保险、医生经纪等领域拓展延伸,大型医疗服务集聚区——医疗城基本成型。

此外,信达生物、云南白药、威高集团、康宁杰瑞、华峰集团及东软集团等 8 家生物医药产业领域领军企业研发总部入驻园区二期地块,初步形成生物医药领域高端研发总部集聚态势。

园区总体目标:建设成为以"医疗服务、研发创新"为重点,具有国际水准的生命健康和生物医药研发产业集聚区。

2. 共享模式

"集约、共享"是医学园区的核心理念,医技共享是医学中心"集约化"的最显著特点,即影像、检验、药品供应等实行集中共享。在医学园区一期地块中央位置建设医技中心,占地约3.3万平方米,建筑面积约8.9万平方米。作为园区核心共享设施,医技中心整合第三方独立检验中心、影像中心、药品中心、污水处理中心等,为所有入驻园区的医院、诊所提供集约化医技服务和餐饮、会务、金融保险等商业配套。医技中心通过地下物流通道、地面道路及空中连廊连接周边医院,形成园区立体交通系统。

其中,影像服务由入驻医学中心的专业机构——上海美中嘉和医学影像诊断中心(以下简称"影像中心")提供,该机构是由泰和诚医疗集团有限公司、美中嘉和医院管理集团和美国通用电气医疗集团联合建立的独立第三方医学影像诊断中心。影像中心配备有超声、DR、钼靶、CT、MRI、正电子发射计算机断层扫描(PET/CT),并正在申请配置PET/MR等尖端影像诊断设备,以适应精确诊断和专科医疗的个性化服务等特殊需求。

检验服务由入驻医学中心的专业机构——上海千麦博米乐医学检验所(以下简称"检验中心")负责为入驻园区的医院、门诊机构提供集中的临床检验和病理诊断服务,是园区及周边医疗机构的共享实验室。该机构由医学园区和国内医学检验连锁品牌——千麦医疗以及日本排名前列的医学检验实验室——BML株式会社合资组建。检验中心拥有临床检验、病理诊断、生殖遗传、血液病及基因检测等诊断技术平台和药物临床试验实验室,可开展2 000多项检测项目,提供全领域临床检测服务,同时为各医疗机构提供国际标准化组织(ISO)15189、美国病理学家协会(CAP)等质量管理体系的咨询服务、标准操作程序(SOP)流程建设和外审服务,以及实验室信息管理系统支持,同时具备中国计量认证(CMA)和B2生物安全实验室资质。

此外,园区实行能源共享方式,由能源中心为园区各入驻机构集中提供冷、热源、集中污水处理、统一洗消、医疗废弃物统一存放等服务。

3. 国际医疗

医学园区筹建起即向国际医疗方向展开全面布局,开展国内外优质医疗资源合作,引入了一批高端医疗项目,落地了一批高端医疗机构,合资或合作单位包括新加坡百汇医疗集团、美国克利夫兰医学中心、美国MD安德森癌症中心、日本BML株式会社、美国通用电气医疗集团、复旦大学附属儿科医院、复旦大学附属妇产科医院、上海交通大学附属第六人民医院等国内外知名机构。

园区立足高端、聚焦前沿、注重品质,着力打造上海高端医疗服务领军品牌,增强高端国际医疗对长三角的服务辐射能力,致力于为上海、长三角、全国乃至"一带一路"沿线国家地区有跨区域高端医疗需求的国内外人群提供高品质的医疗服务。

管理运行

(一) 园区管理机制

为确保在建医院安全有序推进,园区公司建立联合指挥部推进机制,统筹、协调、服务园区 10 家社会办医医院项目建设推进,形成月例会制度,对纳入年度重点项目的,实行双周例会制度,保障筹建工作稳定有序进行。

由于各家医院及入驻单位均是自己拿地、自己建设、自己运营管理的独立主体,因此,运营阶段拟考虑采取以园区方为主导、各方参与的联席会议机制模式,就园区整体宣传推介、园区内安保、信息引导、就医人群服务、停车服务等事务共同协商、讨论,保障园区日常运营管理正常运转。

(二) 园区重点工作

园区采取市场为主、国资引导的模式,通过产业投资形成利益纽带关系,形成工作抓手,推进园区健康服务业的培育和发展。

(1) 通过股权投资平台投资:园区公司与上海信托合作成立虹信医疗投资平台,通过该投资平台,控股医技门诊综合服务平台,参股儿童医院、妇产科医院、康复医院及百汇综合性医院。园区公司与华润信托旗下全资子公司深圳红树林创业投资有限公司组建虹润投资平台,参股投资国控药品中心、美视美景眼科门诊、和诺门诊等项目。

(2) 直接股权投资:园区公司参股投资检验中心;与上海申能集团合作投资能源中心。

在此利益纽带关系基础上,园区重点推进以下工作任务。

1. 加快推进 10 家非公高端医院项目筹建

包括一期地块 7 家医院(即儿童医院、妇产科医院、美容医院、康复医院、肿瘤医院、骨科医院及百汇综合性医院)和二期地块 3 个医院项目(即绿叶利兰医院、圣康达医院、协华脑科医院),力争在"十四五"期间全部建成。此外,推进公共连廊建设及能源中心设备配置优化,推进研创中心建设,搭建医疗服务贸易平台,促进园区公共服务设施进一步完善。

2. 加强协调园区支持政策及二期项目落地推进

一是就大型医疗设备配置、药品器械、医疗技术、医保等方面,园区公司加强与市区卫健委、药监局、医保局等主管部门沟通协调,在园区支持政策具体落实上给予研究指导,力争形成政策突破链条,切实促进园区高端医疗高质量发展。

二是就二期地块建设,按照区委、区政府部署,园区公司积极配合相关部门,促进地块项目落地开发建设。

3. 持续提升园区运营管理水平

持续与市区两级卫生主管部门沟通协调,希望研究指导落实"新虹桥10条"新政提出的探索公立医院与园区社会办医合作发展路径政策,在市区两级卫生主管部门协调下,与公立医院资源整合,如研究园区与复旦大学、上海交通大学共建医院项目在业务、技术、人员、机制方面的协调合作。其次,探索建立和逐步完善园区运营管理机制,如园区与医疗机构共治模式,探索设立园区内社会办医运行和质量管理委员会,建立园区内社会办医项目运行服务评价机制。此外,加强园区信息化建设,园区医技共享信息平台将使医院、门诊与检验中心、影像中心、中心药房实现数据互联、业务互通、资源共享。为配合园区医院运营,做好医技共享工作,信息平台将及时启动与各家医院和医技单位互联互通的对接工作,并适时完善信息平台对园区运营所需公共服务的功能支持。

4. 优化园区营商环境

积极协调相关部门推进完善园区服务配套功能,提升园区的承载能力,重点包括交通、商业、居住三大类配套。配合交通、南虹桥等单位进一步推进园区周边交通配套改进,加大与虹桥商务区的交通融合速度;完成公共连廊建设及能源中心设备配置优化,推进研创中心建设,促进园区公共服务设施进一步完善;根据南虹桥地区规划,协商华漕镇,为园区来访专家、医护人员及患者照护提供各层次居住配套服务。

5. 积极融入长三角卫生健康一体化发展

基于高度共享的医技保障服务和新型执业平台,医学园区面向长三角的医疗产业和创新机构探索打造健康产业创新集聚平台,为长三角医疗机构与海内外开展医疗管理合作、创新创业交流搭建平台。一方面探索"引进来",将优质的医疗资源汇聚起来,将长三角的医疗健康服务群体吸引过来,体现园区的"向心力";另一方面探索"走出去",鼓励入驻园区的医疗机构、企业积极发挥市场的力量,探索跨界跨区域合作。

(三)工作探索研究

1. 公立医院与园区社会办医合作探索

"新虹桥10条"提出,探索公立医院与园区社会办医合作发展路径。医学园区积极寻求深化对接市级三甲医院,探索开展多种类型的医疗业务、学科建设、人才培养等合作。从 2021 年开始,园区非公高端医院预计将以每年 2～3 家的速度陆续对外开放运行。其中部分医院拟与市级公立三甲医院合作发展,包括上海星晨儿童医院与复旦大学附属儿科医院、上海慈弘妇产科医院与复旦大学附属妇产科医院、上海览海康复医院与上海交通大学医学院附属第一人民医院、上海览海西南骨科医院与上海交通大学附属第六人民医院已正式签署了委托管理协议,探索在健康医疗、健康服务、健康保险领域人才资源、技术、管理等深度合作,合理分工,开展临床/转化医学研究及药品、医疗器械、康复辅助器具、保健用品、健身产品研发创新,重点为细胞免疫、基因治疗、干细胞及人工智能医疗等前沿领域。医学园区打造为三甲医院国际部,实现公立医院与园区社会办医功能互补、多元办医格局,涵盖本地、长三角居民及常住外籍人士,满足社会不同层次医疗服务需求。

2. 园区管理型医疗服务模式探索

"新虹桥 10 条"提出,推进医保管理和商业健康保险模式创新,支持园区高水平社会办医纳入基本医疗保险基金支付范围,基本医疗服务的费用按照公立医院同等收费标准予以结算,积极引进国内外知名的商业保险机构,探索管理型医疗服务模式。2021 年上海市医保部门调研医学园区,提出在医学园区探索实施"基本医保纳保＋部分特需医疗服务"的医保创新模式,即医保卡可支付基本医疗服务,特需服务通过商业医疗保险或者自费支付。

为保障医学园区医疗服务的品质和有效性,更好地服务于需求群体,促进医学园区高质量发展,医学园区在探索该模式在园区推广实行的可能性,鼓励和引荐国内外商业保险机构与园区高端医疗机构对接。

3. 医学园区功能拓展探索

医学园区用地总量不大,总规划只有 1 平方千米,土地资源有限,为此,在空间布局上,医学园区聚焦价值链高端、产业链核心,一期地块主要设置医疗服务功能区,二期重点是择优布局研发创新、医疗服务类核心功能项目,集聚形成生命健康和生物医药研发产业核心区。

生命健康产业为高溢出效应领域,对产业生态链上下游如药品、器械等具有显著带动作用,以及对住宿、餐饮、康养、休闲等配套服务功能有明显的拉动需求。

医学园区周边(属于上海市闵行区华漕镇)具有空间及场地资源优势。为此,医学园区积极与南虹桥公司(负责区域统筹规划)、华漕镇等部门协商探索向园区周边延伸功能拓展,加速优质医疗服务资源集聚,共同构建区域产业生态圈,谋划更大布局,合力打造虹桥国际开放枢纽医疗服务贸易平台功能,形成虹桥国际开放枢纽强劲活跃增长极。

建设成效与业绩展示

医学园区筹建以来,在区委、区政府正确领导下,以新业态、新模式、新机制、新技术的创新探索和先行先试为目标,按照"市场化、高端化、国际化、集约化"定位和国家"健康旅游示范基地"的要求,积极落实"健康中国"战略,围绕形成"医、教、研、康、养、游"为一体的综合功能布局,全面深化推进各项建设任务,园区开发稳步有序,全力打造服务长三角的健康产业和健康创新集聚平台,尽快形成全市健康服务业引领和示范效应。

(一)医疗机构集聚区初步形成

如前述,医学园区向建设高端健康医疗集聚区展开全面布局,除了1家公立医院即华山医院虹桥院区外,医学园区目前已引入1家医技门诊综合服务平台、10家社会办医的国际国内医院项目。

(二)基础设施建设稳步推进

医学园区一期基本完成了道路、水、电、气、通信、环卫等基础配套建设,集中共享的能源中心项目正式供能,实现了医学园区电、冷热源、应急电源等多种能源复合需求,为医疗机构正常运营奠定基础。一期地块上7家医院(儿童医院、妇产科医院、骨科医院、美容医院、康复医院、肿瘤医院及百汇综合性医院)处于试运营或建设中,截至2021年末,康复医院、儿童医院、妇产科医院、百汇医院及美容医院5家医院已全面建成,其中康复医院、儿童医院、妇产科医院3家医院实现分布式试运营。二期地块上3家医院(糖尿病医院、脑科医院、绿叶利兰综合性医院),其中1家已开工建设,2家正处于立项报建前期准备工作中。

(三)共享平台建设成效初显

医学园区在引进优质医疗资源的同时,也不断加强共享平台建设,探索医疗服务新模式,推进园区内医疗机构集聚协同发展。医学园区打造医疗、医技、药品等集成共享的信息化平台,推动实现园区信息平台一期项目互联互通,加速园区内社会办医与区域卫生健康信息的互联互通互认,加快推进业务监管及双向转诊。医技门诊综合服务平台实现运营,建筑体量达9万平方米,入驻率达到80%,入驻了十多家高端诊所和为医疗机构提供集中共享配套服务的医技单位。目前,平台内引入的相关医疗技术展示项目和商业配套也已对外运营。

园区主要入驻机构如表5-1所示。

表 5-1 上海新虹桥国际医学中心机构情况

机构名称	分类		床位规模（张）	预计运营时间	备注
	综合	专科			
公立医院					
华山医院虹桥院区	√		800	已运营	一期地块
社会办医院					
上海慈弘妇产科医院		√	200	2021年分布式试运营	一期地块
上海星晨儿童医院		√	200	2021年分布式试运营	一期地块
上海览海康复医院		√	200	2021年分布式试运营	一期地块
上海百汇医院	√		450	2022年	一期地块
上海绿叶爱丽美医疗美容医院		√	150	2022年	一期地块
上海协华脑科医院		√	300	2023年	二期地块
上海泰和诚肿瘤医院		√	400	2023年	一期地块
上海览海西南骨科医院		√	400	2024年	一期地块
上海圣康达医院		√	200	2025年	二期地块
上海绿叶利兰医院	√		450	2025年	二期地块
医技机构（位于医技门诊综合服务平台内）					
上海美中嘉和医学影像诊断中心				已执业	
上海千麦博米乐医学检验所				已执业	
上海国控虹润药品中心				已营业	
门诊机构（位于医技门诊综合服务平台内）					
上海思俊外科诊所				已执业	
上海美视美景眼科门诊部				已执业	
上海根本门诊部				已执业	
上海九圣源中医门诊部				已执业	
上海国瑞怡康国康门诊部				已执业	
上海悦心综合门诊部				已执业	
上海新虹桥和诺综合门诊部				已执业	
上海凯特琳门诊部				已执业	
上海咏泰综合门诊部				已执业	
上海暖禾临床心理诊所				已执业	
研发总部机构					
信达生物全球研发中心				已开工	二期地块
云南白药上海国际中心				已开工	二期地块
威高国际研究院				已开工	二期地块
康宁杰瑞国际运营及转化研究中心				已签约	二期地块
华峰集团管理总部				已签约	二期地块
东软上海科技中心				已签约	二期地块

(续表)

机构名称	分类		床位规模	预计运营	备注
	综合	专科	（张）	时间	
卓然股份（上海）创新基地				已签约	二期地块
先声药业中国研发中心				已签约	二期地块

（四）投融资模式创新发展

作为医学园区筹建主体，园区公司前期与上海信托合作成立了由园区公司控股的医疗股权投资平台，通过该平台参与的股权投资项目有：医技中心、儿童医院、妇产科医院、康复医院及百汇综合性医院；与上海申能集团合作股权项目——能源中心，与千麦医疗集团、日本 BML 株式会社合作股权项目——检验中心；与华润信托合作成立投资平台，投资了药品中心、眼科及和诺门诊项目。

园区公司参与产业项目投资，在医学园区初创阶段为快速引入集聚 1 家医技门诊综合服务平台、10 家国际国内医院及若干医技、诊所项目充分发挥了国资引导作用，放大了财政注资的效应。

（五）经济社会效益逐步显现

医学园区作为首批国家"健康旅游示范基地"，是推进闵行区发展健康服务业、优化营商环境、落实国家长三角一体化发展战略的重要承载区，园区项目、资金和人才的集聚对推动闵行区和大虹桥地区经济社会发展发挥了重要作用。目前，医学园区在华漕落地注册企业超过 40 家，包括医院/诊所类、医疗投资类、设施配套类（医技中心、能源中心）等，进一步放大了健康服务业在资源、项目、资金、人才等方面对闵行的带动和牵引效应。医学园区明确了逐步建设成为具有国际水准的"医、教、研、康、养、游"为一体的生命健康和生物医药产业集聚区的目标，并探索向健康管理、健康保险、医生经纪等领域拓展，全面延伸健康服务产业链，积极融入长三角大健康战略，着力构建区域产业生态圈。医学园区税收效应初显，预计未来随着各医疗机构相继投入运营，园区对地方经济的贡献将更加凸显。

1. 已开始运营的医疗机构

（1）华山医院虹桥院区：医学园区唯一的公立三甲综合性医院，占地 100 亩、核定床位 800 张（其中 ICU100 张）、手术室 40 间，以国家神经疾病医学中心入驻为发力点，构筑以神经系统疾病为主的学科群，并由此带动康复、养老等领域新业态。华山医院是首批国家三级甲等医院，医、教、研实力雄厚，在国内外享有很高声誉。

2018 年 6 月,华山医院虹桥院区正式投入试运行,目前已入驻一大批华山医院的国家级重点学科和优势学科。

华山医院虹桥院区将依托医学园区,为华山特色学科提供交融、腾飞的平台,为华山医院打造国际化精品医院助力添彩。

(2)上海美中嘉和医学影像诊断中心(以下简称"影像中心"):是泰和诚控股旗下北京和信康科技有限公司及美中嘉和集团联合建立的独立第三方影像诊断中心。美中嘉和集团在中国 20 个主要城市拥有 30 多家诊疗合作中心。

影像中心位于医学园区医技中心二楼,建筑面积约 1 万平方米,注册资金 1.5 亿元人民币,投资总额 3.5 亿元人民币。影像中心配备有超声、DR、钼靶、CT、MRI、PET/CT 等尖端影像诊断设备。影像中心与 GE 医疗深度合作,开展尖端设备及临床技术应用的教研、培训基地;与 GE 医疗联合开发多媒体互动展厅,分模块展示以 GE 设备管理系统、人工智能肺癌早筛系统、智慧云系统等系统为特色的现代医学影像诊断创新技术。通过与 MD 安德森癌症中心和妙佑医疗国际战略合作,开展相关疑难病症的诊断治疗,确保中心实现多维职能。

在"智慧医疗"理念的引领下,影像中心将为园区内医疗资源的整合及共享发挥关键作用,并通过打造智能影像协作一体化的信息网络系统,将数据采集、报告分发与监控以及云报告等整个影像系统流程由云端扩展到园区,为园区内包括同集团旗下的上海泰和诚肿瘤医院在内的多家医疗机构提供医学影像诊断服务,提升专科影像诊断能力。同时,中心利用先进的远程信息共享平台,将远程影像诊断的会诊服务延伸覆盖至长三角地区,使国际化、标准化的影像诊断服务在更大范围内发挥作用。

(3)上海千麦博米乐医学检验所:中资方千麦医疗以独立临床实验室(independent clinical laboratory,ICL)业务为核心,同时投资生物技术研发生产、信息技术及互联网医疗、贸易等领域提升业务竞争力,已在上海、杭州、武汉等地设立了 15 家医学实验室,并成立了千麦信息、海基生物、千麦司法鉴定、千麦物流、千医贸易、云麦互联网医院等上下游产业公司。检验中心外资方株式会社 BML,是日本位居前列的"临床检验"专业品牌,拥有 60 多年的行业执业经验,在实验室检测技术、操作自动化、质量体系建设等方面均处于国际领先地位。

除常规临床检测外,上海千麦博米乐医学检验所建立了一系列多学科精准诊断技术平台:特检中心技术平台、病理诊断平台、分子诊断平台、细胞遗传诊断平台、流式细胞诊断平台。

(4)上海国控虹润药品中心:位于医技中心一楼,由国内名列前茅的药品渠道供应和分销商——国药控股设立,面向园区所有医疗机构集中供应中西成药、医疗器械等,并设有零售药房,包括食品(保健品)销售区、中药饮片区等。

依托国药控股股份有限公司强大的药品配送体系,以药学服务和健康管理为核心,努力打造为客户提供贴心、便捷、专业化服务的优质药房,经营品种齐全,尤以进口药品、国内新上市的新药、特效药品为经营特色。

(5)上海思俊外科诊所:由张强医生集团投资建设,位于医技中心一楼,面积约200平方米。张强医生集团于2014年7月1日成立,属中国大陆首家医生集团,创始人为我国著名血管外科专家张强医生,由优秀的专科医生团队、共享型医疗机构和管理团队组成。

张强医生集团采用PHP(physician hospital partnership)模式,在国内率先建立共享型专科医疗服务体系,在各类医疗机构,用自营或签约的方式,建立静脉病中心,分别在上海、北京、杭州等地设有12个临床中心。集团同时也投资及管理自己的医疗机构——思俊外科诊所,目前已有5家,在分别在杭州、北京、成都、昆明和上海。上海思俊外科诊所主要专注于下肢静脉曲张的专科诊疗、医学研究、临床技术开发和教育培训。依托国际化的优势技术和严格的流程培训,成为国内下肢静脉曲张诊疗领航专科。

(6)上海美视美景眼科门诊部:由根植视光技术(上海)有限公司投资建设,位于医技中心3楼,占地面积4 300平方米,按国际联合委员会(Joint Commission International, JCI)标准打造的美视美景眼科连锁旗舰中心,开设有名医工作室、眼视光门诊、中小学生近视防控中心、奥妙的眼睛科普馆、视光学〔角膜塑形、硬性角膜接触镜(RGP)、视觉训练〕、干眼治疗等诊疗项目,未来还拟开展屈光手术、斜视手术、白内障手术等项目,提供高品质全生命周期视觉健康管理服务。

(7)上海根本门诊部:设立于医技中心4楼,是由根本医疗集团投资建设的以全域健康管理为特色的高端综合门诊。门诊设有内科、外科、肿瘤科、疼痛科、妇科、中医科、口腔科等科室,是第十人民医院的医联体单位。

根本门诊特色是健康顾问、医生、专家三位一体的健康管理体系,基于客户的定期全面体检建立管理档案,健康顾问保障基本服务,医生给予健康指标干预方案,MDT专家定期深度个性化服务,以此从生活方式的干预、定期全面体检指标的跟进、临床治疗和康复管理三个维度进行疾病预防健康管理。

根本门诊依托第十人民医院的特色学科,成立根本医疗妇科肿瘤基因与分子免疫诊治分中心、中国肺癌防治联盟根本医疗肺结节诊治分中心、上海超声诊疗工程技术研究中心虹桥分中心、根本医疗子宫肌瘤诊疗中心、关节病诊疗中心、妇科微创医学研究所,逐步形成门诊在妇科疾病预防、包括甲状腺结节、乳腺结节等病种方面的管理及微创消融干预日间手术项目的特色优势。

（8）上海九圣源中医门诊部：位于医技中心四楼，面积约2 200平方米，下设有11个特色科室，包括中医内科、中医妇科、中医肿瘤科、中医骨伤科等，在继承中医经典名方基础上融合现代营养医学技术，特色为"传统中医＋精准食疗药膳"的医疗新技术。

（9）上海国瑞怡康国康门诊部：位于医技中心五楼，面积约6 300平方米，有4块室外绿色空间。门诊部定位于国际化、高端化，以院士名医特诊、精准健康管理、胃肠镜诊疗、肝胆疾病国际会诊中心、功能医学检测干预为特色，集成国内外优质医疗资源，为客户提供高水准的亚健康及慢病管理服务。

（10）上海悦心综合门诊部：为悦心健康集团（上市公司）旗下的国际化医疗美容服务平台，位于医技中心六楼，拥有百级日间手术中心、专业的仪器设备。医疗团队是由宋建星教授领衔具有高级职称、经验丰富的原知名三甲医院医师团队组成。提供特色专科门诊、手术、国际医疗转诊、健康管理等服务，让患者享有温暖、舒适的就医环境和便捷、专业、多元的医疗服务。

（11）上海新虹桥和诺综合门诊部：位于医技中心七楼，面积约5 000平方米，是以患者为中心的全程健康诊疗平台和医生集团新型执业平台，提供全面深入的品质健康管理和专科医疗服务，开展个性化健康建档、定制体检、亚健康干预、日间手术、会诊转诊等全流程服务。

（12）上海凯特琳门诊部：位于医技中心四楼，是面积约2 000平方米的高端诊所。诊所汇集名医资源，以一站式多学科诊疗（MDT）为特色，打造以高品质就医体验为目标的名医会诊中心。

（13）上海咏泰综合门诊部：位于医技中心六楼，提供内科、外科、妇科、儿科、中医科等专科诊疗服务，定位差异化发展策略，逐步打造四个中心：全科医疗中心——牵手英国寰宇健康医生集团提供英式全科诊疗服务；脑电中心——协同国内三甲医院知名的脑电分析专家和杭州妞诺科技有限公司开展线下脑电检测诊疗；光医学中心——联手复旦张江光动力技术，开展在皮肤科治疗领域的临床治疗方案和学术研究方向；名医诊疗中心——以专科专病为诊疗方向，将国内知名医院的专科专病专家的精湛医疗技术引入咏泰医疗。

（14）上海暖禾临床心理诊所：位于医技中心一楼，是一家提供精神心理诊疗、咨询、心理教育的专业医疗机构，以线下连锁临床心理诊所为依托，汇集国内外精神心理领域权威知名的专家医生与咨询师，倡导全病程周期心理健康管理服务，意在以精神心理医疗数字技术为基础，以互联网＋物联网＋人工智能＋大数据为支撑，以互联网医院为基本模型，打造"数字心理健康"与精神专科数字医疗的创新服务新模式。

2. 未完全正式运营及建设中的医疗机构

(1) 上海星晨儿童医院：即复旦大学附属儿科医院新虹桥分院，占地面积约1.2万平方米，建筑面积3.4万平方米，规划床位200张，是一家为0～18岁各年龄段儿童提供高品质的健康管理与医疗服务的高端儿童医院。医院由上海复星医疗(集团)有限公司、上海虹信医疗投资控股有限公司及上海复旦医疗产业创业投资有限公司三方共同出资建设。

星晨儿童医院委托复旦大学附属儿科医院进行医疗管理，设有儿内科、儿外科、中医科、眼科、耳鼻咽喉科、皮肤科、口腔科、儿保科、儿童心理和康复科等临床科室；同时开设疑难杂症会诊(UDP)、MDT、疑难重症远程会诊。

星晨儿童医院将依托复旦大学附属儿科医院优势儿科资源，积极探索商业保险、儿童全程医疗管理等创新服务模式；结合复星医疗的整合性优势及国际化医疗资源，致力成为具有国际医疗水准和国际化管理服务水平的儿童医疗健康中心。为上海及长三角区域家庭提供多元化、个性化的儿童健康管理与医疗服务。

(2) 上海慈弘妇产科医院：是医学园区内在建的国际高端特色妇产科医院，占地面积约1万平方米，总建筑面积约2.9万平方米，核定床位数200张。

慈弘妇产科医院与复旦大学附属妇产科医院签订委托管理协议，医院将依托园区，以大力发展本市新兴服务业和优化本市医疗资源配置为引领，以医为主，医(妇产专科根据市场有机配比)、研(人类辅助生殖)一体；以长三角和国内外高端人群为服务对象，以高端化、国际化、专业化为导向，成为覆盖长三角、辐射全国的高价值、高效益医疗产业。

(3) 上海绿叶爱丽美医疗美容医院：是绿叶医疗集团投资的美容专科医院，占地面积约1.3万平方米，建筑面积2.9万平方米，设置床位数150张。

绿叶医疗集团引进和创新国际前沿的医疗技术、运营模式和管理体系，现已在烟台、重庆、成都等城市构建专科平台和医疗综合体。拟建设的上海绿叶爱丽美医疗美容医院秉持集团为患者提供价值导向型的优质创新医疗服务的理念，拟在医学园区打造高端医疗美容、整形专业中心。

(4) 上海览海康复医院：由览海医疗投资股份有限公司与上海虹信医疗投资控股有限公司共同投资筹建，占地面积约1.4万平方米，建筑面积4.9万平方米，设置床位200张。览海康复医院携手上海市第一人民医院，在学科建设、临床诊疗、人才培养、临床研究、智慧医疗等方面开展全面合作。依托上海市第一人民医院在学科发展、临床服务方面的优势，打造以泌尿外科、眼科、骨科与运动医学科等康复为特色，JCI、国际康复质量认证委员会(CARF)认证为标准，引入国际化管理理念以及先进的医疗设备,并积极探索商业保险和医疗保险相结合的支付模式,为覆盖上海及长三角区域的居民提供优质、高端的康复医疗服务。

(5) 上海览海西南骨科医院:由览海医疗投资股份有限公司投资,建筑面积约8.5万平方米,设置床位400床。2019年,览海医疗投资股份有限公司与国内骨专科名列前茅的上海交通大学附属第六人民医院签署合作协议,委托其开展上海览海西南骨科医院的筹建与运营管理等工作,双方将携手共同建设高品质、医教研合一的高端骨专科医院,并设立国际认证的临床医学实训中心。

(6) 上海协华脑科医院:位于医学园区二期,占地面积约1.5万平方米,总建筑面积5.5万平方米,床位规模300张,是已运营多年的上海伽马医院的迁建项目。协华脑科医院是一家以神经外科手术治疗专业为主的、结合运用当今世界上先进的立体定向治疗设备—伽马刀和直线加速器为主要治疗手段的高端脑病专业医疗机构。

协华脑科医院的医师团队是国内从事伽马刀临床治疗历史长、经验丰富的医疗集团,由高素质的神经外科、放射科等医师组成,经过20多年来在神经系统肿瘤的放射治疗、化疗等方面具有鲜明的学科特色,在国内同行业内占有重要一席之地。

(7) 上海圣康达医院:位于医学园区二期,占地面积约1.5万平方米,总建筑面积4.7万平方米,床位规模200张。医院定位于高端国际化,注重引入医疗创新科技,与上海交通大学附属第六人民医院合作,引入优质资源,以糖尿病主动健康管理和国际肝胆疾病诊疗中心为主要特色,融合国内外院士名家资源,为世界宾客提供优质可靠的医疗健康服务。

(8) 上海百汇医院:是医学园区一期的国际综合性医院,占地面积约3.3万平方米,建筑面积8万平方米,床位规模450张,由百汇班台集团-IHH医疗集团主投资。百汇医院提供全面的科室及完善的医疗服提供,开业初期开设主要科室包括预防保健科、内科、呼吸内科、消化内科、外科、妇科、全科、儿科、眼科、耳鼻喉科、口腔科以及皮肤科等16个科室,第二批陆续申请的科室有心血管内科、骨科、泌尿外科等。

百汇医院依照国际标准打造,将结合园区多家专科医院及医技共享服务平台,优势互补,携手百汇班台在上海、新加坡、中国香港优质的医疗中心网络,为长三角区域的居民提供一站式的卓越医疗服务。

(9) 上海绿叶利兰医院:位于医学园区二期,占地面积约4.8万平方米,设置床位450张,是由绿叶医疗集团联合美国综合医疗机构——克利夫兰医学中心(Cleveland Clinic)共同打造的“以价值为基础、以患者为中心”的国际综合性医院,将开展以心脏科、消化科、肿瘤科为重点科室的综合医疗服务,拟通过引入国际临床路径和质量标准、患者体验最佳实践、整合医疗单元(IPU)和 MDT 综合医疗模式,以及前沿的数字技术和个性化解决方案,将前沿先进的医疗实践与本地优势资源相结合,为患者提供以价值为导向的卓越医疗服务。

(10)上海泰和诚肿瘤医院:是美中嘉和医院管理集团与美国 MD 安德森癌症中心战略合作建设的高端三级肿瘤专科医院,占地面积约 4.7 万平方米,总建筑面积约 16 万平方米,设置床位 400 张(均为单人病房),总投资额超 30 亿人民币。

泰和诚肿瘤医院将配置全球领先的质子放疗系统,融合国际与国内标准化诊疗技术经验与创新优势,并以 JCI 标准建造及运营管理,实现以肿瘤早期筛查诊断、肿瘤精准放疗为特色、覆盖肿瘤诊疗全程的多学科、规范化肿瘤诊疗服务体系。

(六) 部分入驻机构运营成效

(1)华山医院虹桥院区:位于园区地块的华山医院虹桥院区,定位为"大专科、小综合"。目前,门诊开设有神经外科、神经内科、康复医学科、感染科、皮肤科等一大批华山医院的国家级重点学科,以及脑血管病、垂体瘤等特色多学科融合病房。2018 年年中开始运营,截至 2021 年 9 月底,门急诊累计近 118 万人次,累计出院达 6.7 万人次,累计手术达 4.2 万台。来自长三角乃至全国其他省市的患者,通过虹桥交通枢纽可以非常便捷地享受到华山医院虹桥院区的优质医疗资源。

(2)上海千麦博米乐医学检验所:作为园区共享检验中心,2020 年,新冠肺炎疫情发生以来,千麦博米乐率先获得国家临检中心、上海市临检中心的新冠病毒核酸检测室间质评,成为上海市第一批开展新冠病毒核酸检测的第三方独立医学实验室。从 2020 年 3 月起,参与承担了虹桥及闵行区内重点国家入境人员核酸检测、复工复学核酸检测、医护及重点人群核酸检测,以及对进博会参会人员、环境、商品等进行核酸检测。2020 年在上海全年检测近 200 万人次。

(3)上海美中嘉和医学影像诊断中心作为园区共享影像中心,投资总额 3.5 亿元,配备有超声、DR、钼靶、CT、MRI、PET/CT 等尖端影像诊断设备,与 GE 医疗深度合作,2020 年 4 月开始对外试运营,截至 2021 年底,累计实现影像诊断超 9 万例,不仅为园区及长三角患者提供高质量的影像诊断服务,还为西藏阜康等五家边远地区的医疗机构提供远程疑难会诊,其搭建的"嘉和云影远程医疗信息诊断平台"成为入选国家工信部"5G＋医疗健康应用试点项目"。

(4)上海国控虹润药品中心:在园区医院开业前,重点为华山医院虹桥院区提供院外药械供应链服务,2020 年将美国食品药品监督管理局(FDA)获批的脑胶质肿瘤电场特色治疗新产品率先落户医学园区,服务了第一批国内患者。

此外,在高度集约化的影像、检验服务等支撑下,已运营的门诊机构向特色化服务方向发展,如张强医生集团诊所成为国内下肢静脉曲张诊疗领航专科,并组织国际机构携手发起 CHIVA(静脉曲张治疗)全球认证项目;根本门诊部与同济大学附属第十人民医院结成医联体单位,开设妇科疾病等特色诊疗,以及为国内高端客户提供海外转诊一站式医疗服务等。

发 展 思 索

从园区筹建经历来看,影响园区发展的较大因素主要有体制机制、区域协同配套、支持政策落地等方面。

(一) 关于体制机制

从园区筹建经历来看,体制机制的理顺,有助于相关工作顺利推进,高级别的推进机制对于园区发展会起到事半功倍的作用。例如,博鳌乐城自成立机构管理局、在省级层面协调推进之后,推进力度、推进速度明显加快。医学园区与同类园区相比,层级不高,政策权限缺乏,在政策对接、园区建设、招商引资等方面受到较大限制。随着园区持续进入深度运作阶段,园区体制机制问题会更加突出,共享创新能否落到实处面临较大挑战。

(二) 关于区域协同发展

医学园区目前遇到外部配套环境与园区发展能级不相匹配的情况,正与相关区域协商,配套环境需提升改善,主要表现:人才公寓供给不足;交通不够便利,地铁站点尚未开通,缺少往返高铁站的短驳班车;商业设施配套缺失,连锁便利店、咖啡馆、餐饮店、大型商业体数量较少。

为此,发展高端医疗服务集聚区,有必要协调区域配套规划,统筹推进园区内生产性、生活性服务配套设施建设,完善服务配套功能,提升园区的承载能力,推进产城一体融合发展,重点包括交通、商业、居住三大类配套。

改善交通,如增设公交站点,优化园区周边交通路网。统筹规划商业设施,如招引社会资本或以其他方式建设小型综合体,陆续引入超市、影院、咖啡吧、商场、餐饮店等小型配套。解决医患人群居住配套问题,如打造医疗人才一站式生活社区,包括配套商业区和共享休闲区,商业区设有便利店、美食城、咖啡馆、理发店、药房、洗衣房等,共享休闲区则设置会客区、读书角、心理疏导室、影音厅、共享办公区域等。

(三) 关于卫生支持政策

我国社会办医尚处于起步阶段,部分政策在给出原则和方向的情况下,尚需在操作层面进一步出台细则,明确执行路径或具体规定,如社会办医涉及的大型医疗设备配置规划和进口、药品和器械购置、医生多点执业等方面的操作办法,如果缺失这些细则,将会在一定程度上制约社会办医的进一步发展。

(四) 关于园区管理模式

在管理架构方面,园区思索借鉴陆家嘴金融城理事会治理模式,构建"业界共治+法定机构"的公共治理架构,试行医学中心与医疗机构共治模式。营商环境方面,医疗机构准入、外资投资审批、工商、土地、规划、环评、立项报建、竣工验收等诸多事宜,相关配套的审批政策支持力度有必要增强,职能部门可在园区建立"一站式"服务窗口,园区入驻机构享受"一站式审批、政府专员搭桥"等多种特殊服务。窗口配备政府行政事务专员,负责为入驻企业提供政府事务和管理服务,统一代办各项行政审批事项,采取统一办理、联合办理、集中办理等方式,优化流程、简化环节、缩短时限、提高效率。

(五) 关于境外人员工作便利

包括境外医务人员、患者及陪护人员便利政策,需要研究制订相关办法为外籍医务人员在区域内居留、执业以及患者与陪护人员入境、停留、就诊提供便利。例如优化审批流程,外籍医务人员体检预约、工作许可和居留许可"一表申请",缩短行医许可证、工作许可证及工作类居留许可审批时限;对外籍医务人员可发放与工作合同期限一致的工作类居留许可;对外籍患者及陪护家属凭医疗机构出具的医疗服务证明,可申请与医疗服务期限一致的私人事务类签证或居留许可。

此外,高端医疗服务业为长周期、重资产领域,培育期有必要给予产业发展支持政策,如支持医疗机构申请认定高新技术企业,给予所得税优惠政策。

（审稿人：杨杰　撰稿人：胡永良）

专家点评

蔡江南　上海创奇健康发展研究院创始人和执行理事长,原中欧国际工商管理学院卫生管理与政策中心主任。

与传统的医疗园区不同,新虹桥国际医学中心 10 多年前即提出医技共享模式,建设共享医疗区。医学园区作为首批国家"健康旅游示范基地"之一,是推进上海市闵行区发展健康服务业、落实国家长三角一体化发展战略的重要承载区。1 平方千米内集聚了 20 多家医疗机构和 8 家大型生物医药研发机构落地,合理高效用地,这是具有高度前瞻性的大胆探索。

2021 年年初,国务院批复实施了《虹桥国际开放枢纽建设总体方案》,明确提出鼓励新虹桥医学园区发展医疗服务贸易。虹桥国际开放枢纽的国际贸易定位和交通枢纽建设,非常有利于长三角乃至国际上的患者集散,再加上文件提出支持大型医用设备配置和国际化医疗人才准入政策便利,将有助于医学园区往高端、国际化的方向发展。

医学园区紧紧抓住虹桥国际开放枢纽建设的历史性战略机遇和发展契机,用足、用好国家政策,抢抓时间窗口,构建适应建设运营需求的沟通协调机制,积极发挥园区平台作用,推动建立医疗机构之间、医疗机构与医药研发机构之间差异性互补、强强联合的共赢、便捷、无障碍交流合作体系,实现资源互补与共享,激发医学园区作为虹桥国际开放枢纽医疗服务贸易重点功能平台的活力。

在长三角一体化国家战略下,医学园区充分发挥了虹桥国际开放枢纽"核中核"的区位优势,服务长三角,连通国内外市场。通过整合资源,加强宣传,开发多层次、个性化的健康管理服务和特色诊疗服务,吸引长三角乃至国内外的客流导入园区,将需求转化为市场,将流量转化为顾客,将医学园区真正打造成上海的高品质医疗服务名片。

面对城市数字化转型的未来趋势,医学园区在筹建转运营过程中,还可以同步积极探索在线问诊、互联网医院、远程医疗等数字医疗应用领域,以数字化提升园区高品质服务,以数字化赋能园区高质量发展,协同各医疗机构和研发机构共同探索园区管理服务的新场景、新应用,延伸健康服务生态化产业链、提高附加值,在长三角一体化和国际开放枢纽的建设中,参与 5G 示范商务区和人工智能赋能信息化应用布局工作,成为特色产业园区的信息化建设和运营标杆。

二、上海国际医学中心——高水平大型平台化医院的运营管理

院长心声

党的十八大以来,党中央以国家长远发展为基点,以民族伟大复兴为目标,吹响了建设健康中国的时代号角,从"三医"联动到分级诊疗,从抗癌药降价到"指尖问诊",医改福利正不断筑牢亿万民众健康幸福的民生之基。让更多普通百姓能够看得上病、看得起病、看得好病,这是夯实民生之基的重点所在,也是推进医疗卫生体制改革的方向,更是建立上海国际医学中心(SIMC)的意义和发展的动力。

时代浪潮奔涌向前,改革举措顺势应时。上海国际医学中心于2014年5月正式营业,至今已有8年。回望过去,阡陌田野间早已矗立起鳞次栉比的高楼大厦,复旦大学附属肿瘤医院、上海质子重离子医院、国家儿童中心等医疗资源先后汇聚于此。

医院运营后,上海国际医学中心走的是一条思想解放的改革之路,敢为人先,始终站在医疗改革的前沿。特别是多点执业、"平台"型医院建设、智慧医疗等一系列发展措施,这些可复制、可推广的经验制度,使得上海国际医学中心成为浦东、上海乃至全国医疗改革的排头兵,并不断影响和带动着其他区域的发展。

自营业以来,上海国际医学中心走的是艰苦创业、求真务实的发展之路。作为混合所有制办医先行先试医疗机构,在发展的道路上势必充满荆棘。医疗资源分布不均仍是我国医疗体系的最大挑战,而解决问题的关键在于提升基层医疗水平。共同推进优质医疗资源下沉,打通医疗建设的"最后一公里",是上海国际医学中心的责任与使命。

自营业以来,上海国际医学中心坚持"请进来、走出去"的发展理念,与上海交通大学医学院附属瑞金医院(简称瑞金医院)、复旦大学附属中山医院(简称中山医院)、上海交通大学医学院附属仁济医院(简称仁济医院)、复旦大学附属华山医院(简称华山医院)、上海交通大学医学院附属新华医院(简称新华医院)、上海交通大学医学院附属第九人民医院(简称第九人民医院)、上海中医药大学附属曙光医院(简称曙光医院)、上海中医药大学附属龙华医院(简称龙华医院)等10多家三甲医院的重点专科及其医疗团队进行合作。同时引入英国、德国、日本等国的先进医疗管理经验,走出一条属于上海国际医学中心医改探索的独特道路。

上海国际医学中心从创业之初的筚路蓝缕到成为浦东标杆,所取得的成就值得骄傲,未来将更加可期。浦东作为中国改革开放的排头兵,肩负着重大的历史使

命。展望未来,上海国际医学中心依托张江高科技园区,以新医改试点为契机,将不断研究,持续探索,肩负起探索多层次医疗服务体系的使命,力争将中心打造成为社会混合制办医的典范、平台化医院的示范、国际医疗的样板,建设成为让人民满意、政府放心的医疗机构。

上海国际医学中心院长 刘卫东

发展历程

(一) 政策背景

医药卫生体制的改革正向纵深发展,国家在各类规划文件中的相关阐述均对社会办医持支持、鼓励态度。此外,中央政府从各方面出台与完善配套支持政策,更加明确了社会办医在当前的发展方向。

上海市作为中国的经济中心城市,为推进现代医疗服务业走向国际化,明确将发展中高端医疗服务业作为建设亚洲国际医学中心城市的重要组成部分和本轮上海医改的重要目标,并在全国率先设立了上海(浦东)国际医学园区和上海新虹桥国际医学中心两个国际医学园区,使园区成为引领中高端医疗服务业发展的创新地、集聚带。上海市先后于 2011 年 6 月、2012 年 5 月、2013 年 1 月发文推进以上海国际医学园区、上海新虹桥国际医学中心为主要平台,大力发展一批以满足中高端医疗服务需求为主要目标的营利性社会办医疗机构。

随着国家利好政策的陆续出台,上海市政府深入贯彻中央精神,陆续出台相关鼓励社会资本办医的政策,积极推进现代医疗服务体系的构建。上海市政府为促进社会资本办医发展,从出台鼓励、支持与引导的相关政策到具体相关配套措施和实施细则的落实,都保证了社会资本办医政策落到实处。同时,上海将中高端医疗作为社会资本办医的重要组成部分与主要发展方向,以上海(浦东)国际医学园区、上海新虹桥国际医学中心两个国际医学园区的建设发展为引领和契机,推进整个城市中高端医疗服务业的发展,从而形成高端医疗服务业的产业集聚高地。

(二) 源起期(2010—2013 年)

浦东新区积极响应国家号召,落实医改措施落地。2010 年 3 月由上海国际医学园区集团有限公司(国有资本)联合其他 8 家民营企业(社会资本),发起成立了"上海国际医学中心投资管理有限公司"(现更名为"上海国际医学中心有限公司"),并以该公司为建设主体,以"投资、管理、使用"三者分离的全新模式,兴建"上海国际医学中心"。医院坐落于上海张江高科技园区南部核心区上海国际医学园区内,医院一期占地约 6.9 万平方米,建筑面积 9.7 万平方米,毗邻上海国际旅游度假区和迪士尼乐园,距陆家嘴金融贸易区 15 千米、浦东国际机场 17 千米。参照 JCI 和国内三甲医院标准建造,是一家集国际化医疗视野、现代化服务和标准化医学管理的大型综合性医院。医院共设有 500 张床位、118 个门诊诊室、15 间手术室和 10 间一体化产病房,配备先进的 CT、MRI、DSA、直线加速器等大型医疗设备。参照现代企业制度的管理模式运营,设立公司董事会、监事会。

2010 年 5 月 25 日,上海国际医学中心与上海交通大学医学院签署战略合作协议,上海交通大学医学院将配合牵头成立"上海国际医学中心理事会",负责争取市、区卫健委和交大医学院系统附属医院参与该理事会,在整体层面上协调项目建设和运营过程中的重大问题。并督促附属医院将其优势专科集中到国际医学中心,并相应配备首席医疗专家和顶尖医疗团队,积极推动附属医院与国际医学中心在品牌、技术等层面的合作,以及医生、人才等方面的交流。2011 年 6 月 24 日,上海国际医学中心项目奠基;2012 年 12 月,医院主楼结构封顶;2013 年 1 月,员工宿舍、康复护理楼结构封顶,2013 年 12 月,上海国际医学中心与招商信诺签约,这是上海国际医学中心签约的第一家保险公司;2013 年 12 月 26 日,上海国际医学中心项目推进会在门诊大厅举行。上海国际医学中心与 8 家上海著名三甲医院签约,结成战略合作伙伴,开放的多点执业平台初具规模。2014 年 1 月 14 日,上海国际医学中心获得上海市卫健委核发的《营利性医疗机构执业许可证》,医疗机构名称为"上海国际医学中心";2014 年 3 月 28 日,上海国际医学中心试运营;4 月 8 日,上海国际医学中心迎来第一位门诊客人,2014 年 5 月 28 日,上海国际医学中心正式投入运营。

(三)托管期(2014—2016 年)

随着上海国际医学中心于 2014 年 5 月 28 日正式营业,确立了由公立医院特需剥离至医学中心的政府半托管经营模式,实行政府委派管理团队和新加坡百汇医疗集团进行深度合作的管理模式。

1. 与公立医院建立战略合作伙伴关系

医院创建医学精英合作的 PPP 模式,与公立医院建立战略合作伙伴关系,联手上海三甲医院的优势专科,与公立医院的医生建立多点执业关系,力求公立医院、私立医院和医生之间的共赢。为了支持上海国际医学中心的建设,在市区两级政府的推动下,9 所三甲医院的 20 个全国重点临床专科的顶级专家团队开展全面合作,以市卫计委特别批准的"备案制"形式开展多点执业,将三甲医院的重点专科特需剥离至国际医学中心。国际医学中心由此成为本市顶级医学专家聚集的技术高地。

2. 与新加坡百汇医疗集团建立战略合作伙伴关系

国际医学中心参照百汇集团的医院标准化流程和国际五星级酒店服务规范进行运营，借鉴百汇集团"建管用"分离的创新商业模式，为顾客提供从"健康管理—体检—门诊—住院—康复—慢病照护"闭环式的品质医疗、健康管理和康复护理服务，并通过百汇直接委派管理人员方式引进国际化运营模式。自此完成了基础设施建设、科室建设和一套完整管理体系，平台型医院的雏形自此形成。

在公立医院和百汇医疗支持下，医学中心顺利地运营并完成了基础团队建设，包括建立齐全的科室，组建完整的医生团队和护理团队，实现医师多点执业的试点和落地，打造完整的后勤保障团队。平台型医院的雏形自此形成。

（四）自主经营期（2016 年至今）

因政策调整，公立医院特需未能如期进行剥离，医院进入自主品牌经营期。随着经营模式的改变，医院的战略定位、经营举措和目标客户也随之改变。

随着百汇医疗集团的退出以及自主经营模式的确立，国际医学中心通过市场化招聘和董事会聘任，确立了一套新的领导核心。新的领导集体更加关注市场，自主学科建设和平台化建设并举，建立综合医疗服务平台、特色专科服务平台以及未病管理平台。通过与安德森癌症中心等拥有国际上先进的医院发展理念的医疗机构进行实地交流学习，团队对平台化和市场化的认识，对平台化的模式有了更坚定的信心。中心确立了走专业化、平台化和国际化发展的道路，走与三级甲等医院差异化发展的道路，走与张江"医谷"发展相匹配的道路。

医院改变了过去定位高收入群体的路线，客户群体转变为中等收入以上人群，制订了走平台化、专业化、国际化和智慧化发展道路。在平台化方面，医院大力发展多点执业，引进长期稳定的外部合作医生和团队；在专业化方面，医院在平台化基础上，逐步形成肿瘤科、神经外科、运动医学科等特色重点科室，同时继续引进各大三甲医院的顶级科室专家，致力于打造上海国际医学中心顶级科室；在国际化方面，医院进一步引进国际优秀医疗资源，填补国内学术水平。

为落实该战略，医院把具体工作分解为 5 个目标，即"好医生、好药品、好设备、好机制和好服务"。好医生指医院拥有国内强大的专家团队和高效的医疗效率；好药品指医院提供好的、高效的药事服务；好技术指医院通过引进高端的医疗检验、检测设备，提升医疗精准度；好机制指医院创新制度，满足股东、员工、外院专家、周边居民、国内外客人等各方面利益诉求；好服务指打造一支高效的运营团队和护理团队,为客户提供优质服务。

自主经营的实现也离不开政府和社会各界的支持和帮助。在政府层面,虽然医院由政府半托管变成自主经营,但作为国家卫健委和上海市政府的医改试点项目,政府依然对国际医学中心给予大力的支持和帮助。如将医院纳入医保叠加支付试点单位,同意医院关于生殖辅助牌照的申请,同意医院与联影合建区域影像中心等。

此外,国内外著名医疗机构也给予强大支持。在最初的上海 10 家三甲医院合作基础之上,外地公立医院、医学院、医生集团、医生工作室、诊疗基地等纷纷借助国际医学中心这个优势平台,积极与国际医学中心确立稳定的合作关系。这些合作进一步提升了医院的业务水平,扩大了医院的业务范围。目前在上海国际医学中心以合作专家、点名门诊、点名手术和会诊等多种形式提供临床诊疗的专家达2 000 余人,其中常驻专家 500 余人。借助医学中心平台,海外医疗团队和机构通过远程会诊、国际转诊咨询服务等方式,积极与国际医学中心打造海内外医疗的贯通平台,使上海国际医学中心的患者获得国际优质医疗资源。

管 理 运 行

上海国际医学中心目前设有临床科室 27 个,医技科室 6 个,其中院级重点专科 3 个,特色学科 7 个,除与公立医院专家团队的深度合作形成的特色学科外,目前医院自主建设并初具规模的学科有:国际医疗部、放疗中心、泌尿中心、肿瘤中心、妇儿中心、内镜中心、康复中心、生殖中心、超声介入学科等。

上海国际医学中心作为国家卫健委和上海市政府的"医改试点项目",始终坚持在全市、全区卫生健康发展大局中找定位、谋发展,争创一流、做出特色;始终坚持难能可贵的精气神,凝心聚力、真抓实干;始终坚持加强和改进医疗服务,形成自下而上与自上而下双向互动的良好发展局面,顺势而为,抢抓机遇,不折不扣完成各项任务目标,全力以赴争当各条线工作标杆。

(一)健全制度体系,经济发展持续提质增速

医院的长远发展,制度建设是关键。上海国际医学中心在医疗改革的浪潮中应运而生,通过建立健全决策权、执行权、监督权,形成互相制约互相协调的权力结构和运行机制,树立正确权力观,掌好权、用好权,确保医院的经济发展向上向好。

(1) 完善医院管理制度。上海国际医学中心自成立以来,积极按照国家长远目标,不断建立健全医院决策机制、民主管理制度、医疗质量安全管理制度、人力资源管理制度、财务资产管理制度、绩效考核制度等制度体系。明确了医院内部管理结构的地位与作用,完善了内部管理机构、管理制度、议事规则、办事程序等,规范了内部治理结构和权力运行规则,进一步提高了医院的运行效率。

(2)创建"PPP"管理模式(public-privet partnership)。通过政府和社会资本合作的办医模式,与国内外的三甲医院合作,已有2000多名专家先后在上海国际医学中心坐诊及主刀,长期稳定多点执业的专家有500余位,超过70%具有高级职称,构筑起汇集国内医学精英和学科的综合性、多学科诊疗平台;规范开展医疗服务执业平台PPT(platform for professional team)模式,邀请全国及上海名医团队来院执业,为患者提供高水平的临床医疗服务和远程医疗咨询。

(3)经济发展稳中向好。自开业以来,医院营业收入复合增长率超过60%;2019年,实现现金流平衡;2020年,虽然受到疫情的巨大影响,但医学中心强势反弹,实现盈利;2021年,医学中心向更高的目标冲刺。

(二)推进"四化"建设,服务功能布局不断优化

上海国际医学中心以顶尖公立医院的专家资源、国际化的医学蓝图,以及中、高端品质的医疗服务,致力于服务全国乃至全球患者。通过五星级酒店式的服务、私密性的专家诊室、人性化的单人病房、一站式的体检中心、居家式的康复护理,完整地将"预防为先"的家庭健康管理与科学的医学诊疗相结合,践行"让医疗服务充满关爱"的愿景。

(1)平台化:努力完善平台功能,充分发挥平台作用。建立面向中等及以上收入人群的综合医疗服务平台并借此锤炼平台对医生、科室、医疗团队的全方位支撑服务功能;自建或吸引合作伙伴运营特色专科服务并逐步形成含平台准入、收入分享、权益风险管理、股权捆绑和竞争淘汰为一体的平台管理体系;主动聚集各病种或各科室的专家资源,组建优势医疗团队,并借助平台发挥专家团队的辐射作用,不断扩大平台影响力。

为了更好地吸引专家、服务专家,医院为专家配备了一支医疗助理团队和后勤服务团队。医疗助理团队主要负责配合专家完成门诊、手术等沟通工作和配合工作,让专家免除整理文书、操作电脑等烦琐之事。后勤服务团队则为专家提供订车、订餐、预约等服务,解除专家后顾之忧,让专家全身心投入医疗工作之中来。

(2)专业化:增强医疗服务专业能力,健全现代医院管理体系。组建专业化医疗队伍,保障自建科室专业化水平和单一病种的专精能力;吸引高品质医疗合作团队,不断增强品牌美誉度;打造职业化和执行能力强的管理团队。

(3)国际化:争取国际化医疗政策,增加国际化医疗元素。依托张江科技城,

借助国际医学园区创建国际医疗科创先行区的契机获取国际化优势政策；利用机制的灵活性和品牌特点，在科室建设和合作项目的进入中增加国际化元素，试点国际化就医模式。与美国内穆尔基金会附属杜邦儿童医院、美国德州医学中心、美国西达-赛奈医疗中心（Cedars-Sinai Medical Center）、英国伦敦诊所、新加坡百汇医疗集团、美国 Provision 质子中心、日本大阪医科大学、日本南东北医院等海外医疗机构签约合作，可为患者提供海外医院远程会诊，并提供国际转诊咨询；同时，引入国际顶级医生团队等海外医生团队，入驻上海国际医学中心开展执业。

（4）智能化：加快医院信息基础设施的设计、部署与建设，逐步融合管理、临床和后勤管理。集成医院建筑智能化系统和医疗智能化辅助系统为医院提供安全舒适绿色低碳的就医环境。采集高科技、自动化的医疗设备和医护工作站所提供的各种治疗数据，实现优化就医流程、提升医疗质量、提高工作效率、病例电子化、决策科学化等。

（三）创新服务机制，医疗服务水平得到提升

上海国际医学中心以建设平台化医院为总体目标，以自营和合作相结合打造重点专科为总体思路，采取"多条腿走路"的综合业务发展模式。

（1）保障基础医疗服务。依托自有团队，开展以中等收入人群为目标的基本医疗服务，在医院周边的市场人群中形成中高端品质医疗的口碑和形象，为建立平台化医院基础功能体系和服务支撑体系打好基础。例如，将医院的体检、儿科、妇产科、齿科、整形美容等打造成浦东中部地区高性价比的典范。

（2）提升平台医疗服务。充分利用政策优势，理顺并制定专家医生、医生集团、医疗公司进驻上海国际医学中心的准入条件和规则；吸引更多的专家医生和品牌机构在上海国际医学中心的平台上开展特色业务。

（3）建立多学科联合会诊。医院自建了肿瘤、生殖、康复等高水平学科。肿瘤科专注于难治性肿瘤多学科综合诊治的临床转化。开展包含肿瘤的影像、病理、手术、放疗、内科、微创介入、重症、心理、中医、康复护理、营养和临床试验等专科医疗服务。康复科致力于从德国引入先进的康复治疗技术和理念，将标准的康复治疗引入中国，用循证依据的康复实践、有临床验证的康复结局、具有德国高端科技的康复设备为手段，以物理治疗、作业治疗、言语治疗、认知治疗为特色，为不同患者的状况和康复目标订制治疗方案，为患者精确诊断并设计每周调节康复方案的完美流程。基于本院学科团队和外院专家的基础上，医院紧密联络院内外能解决实际问题的医学专家，建立不同类型的 MDT 团队，为患者提供一站式服务。

（4）开展国际化医疗服务。一是引进外籍医生或国际化医疗团队，在上海国

际医学中心平台上试点国外就医模式,吸引浦东外籍病源;二是完善国际远程会诊,解决客户远程会诊需求;三是配合医学园区争取国际医疗科创先行区优势政策资源。

(四) 探索服务新模式,提高医疗护理质量

(1) 大力发展自主建设学科。在与国内外机构和专家合作的基础上,国际医学中心逐步筛选出具有市场需求、盈利能力、专科特色、领先技术的若干学科,并加以重点培育、推广。使其逐步成为医院的品牌医生、品牌专科,最终成为医院重点发展学科。目前医院自助建设初具规模的学科有:肿瘤中心、泌尿中心、妇儿中心、内镜中心、口腔中心、整形中心、康复中心、生殖中心等。

(2) 打造全生命周期健康管理服务。国际医学中心以现代医疗服务理念和国际医疗模式为导向精心打造,为顾客提供全生命周期健康管理服务,包括健康体检、预约门诊、高效住院服务、康复护理等医疗干预手段以及慢病管理和家庭医生等日常服务。

(3) 会员健康管理。按照"双向选择"的原则为会员推荐和配备与其健康状况相匹配的专属健康顾问,为会员及家庭成员提供专业的慢病咨询和就诊指导等便捷的亲友式服务。

(4) 订制式体检服务。体检中心以顾客需求为导向,提供个性化的体检项目与灵活订制的体检方案。体检产品覆盖各年龄段,有0～12岁儿童健康检查,个性化订制的成人体检,以及针对性的专科检查,如心血管疾病检查、消化系统疾病检查、女性专科检查等。体检中心精心设计私密化的体检流程和专区划分,提供特制体检服、全程专业护理人员引导、多语种服务以及精美体检营养套餐。

(5) 康复护理服务。面向本院和外院治疗的客户提供与国际先进康复理念接轨的康复治疗服务,上海国际医学中心设有近千平方米的康复医学中心和100张康复护理床位的康复护理中心,为相关人群提供老年康复、慢性疾病及术后恢复的疗养护理、康复治疗等专业医疗护理,无缝对接上海国际医学中心医疗急救和转诊系统。

(6) 私人医生服务。"1+7"妈妈健康管家计划是指1名专职的全科医生为整个家庭提供一对一的私人家庭医生服务,同时为家庭额外配备7名专科医生,并依托医院所有科室及1000多位多点执业的外院专家,用整个医院的优质医疗资源做全程健康管理,提供从私人订制体检方案到全家健康档案动态跟踪、慢病管理,全程健康秘书服务等。

(7) 满足多样化支付需求。在费用结算方面,医学中心打造了国内医保叠加

支付、国际商业保险直付和高品质私立医院支付联盟及平台等"三位一体"支付体系。为进一步服务周边，满足浦东人民的就医需求，医院成为首批也是浦东首家"叠加医保试点单位"，通过纳入中国社会医疗保险体系使得老百姓能够用医保享受到高品质医疗服务，同时在医保价格上的自费叠加也兼顾了医疗公平性。此外，医学中心与万欣和、平安、招商信诺、友邦等近60家保险公司建立直付通道，有效避免了传统就医过程中多次付费的不便，进一步提高了患者就医体验的舒适性与便捷性。

（8）再造医疗服务流程。上海国际医学中心本着"让医疗服务充满关爱"的愿景，围绕患者看病就医反映比较突出的医疗服务问题，通过改善医院环境、优化医疗流程、提升医疗质量，始终坚持以患者需求为中心，多措并举，为患者打造一站式诊疗，从而更好地服务患者。①整合功能，打造服务岛。整合医院多重服务功能，成立服务岛，打造专人、专责、统一着装的一站式特色服务。为患者解决预约咨询、为老服务、班车接送、行李存储等，为患者提供更为便捷、全面的服务。目前每个整点有地铁16、18号线的免费接驳班车。②改善就诊环境，让就诊更顺畅。建立健全医疗流程优化工作的组织架构及部门间联动机制，坚持以患者为中心，减少不必要的环节，努力实现方便、快捷和流畅的就诊流程。进一步规范和增设了楼层及科室分布导示、各门诊路标指引等，每个区域配有导诊服务人员，为患者挂号缴费提供细心指导，让患者就医变得方便快捷。③引进智能设备满足患者多样需求。为给患者提供更加舒适、优质的就医体验，上海国际医学中心引进了导诊机器人、消毒机器人、电动代步车等，彰显医院服务的智能化。同时，不断完善预约方式，提高分时段预约方式，进一步推进多渠道预约模式。

（五）注重文化建设，社会公益事业彰显温度

医院文化是医院管理不可缺少的一部分，优秀的医院文化能够营造温馨的就医与工作环境，形成医院发展不可或缺的精神力量和道德规范，对医院发展产生积极的作用，从而使医院资源得到合理的配置，成为医院竞争的核心能力之一。

（1）量身订制企业文化。上海国际医学中心秉承人文关怀精神，提倡"让医疗服务充满爱"，以"真诚（sincerity）、创新（innovation）、精湛（mastery）、合作（cooperation）"为医院价值导向。

真诚：尊重顾客权益的服务理念，恪守诚信公正的行为准则。

创新：发扬开拓进取的创新精神，构建持续提升的发展态势。

精湛：秉承大医精诚的医院文化，提供温馨优质的专业服务。

合作：营造协作共赢的组织氛围，体现医务团队的职业风采。

贯彻"以患者为中心"的服务理念,提供"四高"医疗服务。①高品质,优秀的自有医护团队和卓越的合作医生团队保证了提供医疗服务的主体是本市乃至全国具有专业水准的服务团队;②高效率,预约制实现了门诊零等候,医院的就医过程顺畅、紧凑,部门间紧密配合、无缝对接,实现了门诊和住院高效率;③高性价比,联合门诊实现了一次就诊看多个知名专家,点名手术减少了公立医院少则数周、多则数月的无奈等待,以及会员的多重价格优惠使客户深刻感受到"物超所值"的便捷服务;④高度个性化,从会客室式的门诊诊室到宾馆式的病房布置,从特别订制的进口家具到特色鲜明的诊区布置,从体检套餐的制订到家庭医生的选配,从点餐式的治疗饮食到以主诊医师为主的团队式服务,无不体现了医院对患者的个性化关怀。

(2)推进精神文明建设。弘扬"敬佑生命、救死扶伤、甘于奉献、大爱无疆"的职业精神,恪守服务宗旨,增强服务意识,提高服务质量,全心全意为人民健康服务。积极参与文明单位创建工作,医院党总支、工会、团委积极开展社会主义核心价值观教育,促进形成良好医德医风。关心爱护医务人员身心健康,尊重医务人员劳动成果和辛勤付出,增强医务人员职业荣誉感。建设医术精湛、医德高尚、医风严谨的医务人员队伍,塑造行业清风正气。

(3)履行医院社会责任。在上海市慈善基金会浦东分会设立上海国际医学中心专项基金,上海国际医学中心实施重大疾病医疗救治,为家庭贫困的儿童患者提供经济援助,同时,通过院内艺术长廊画作展出拍卖的形式,丰富公益基金。

建设成效与业绩展示

经过7年多的发展,上海国际医学中心平台化建设初见成效,共有2 000多位专家在院坐诊或开展手术,已建成汇集海内外专家的多学科诊疗平台。同时还自建肿瘤、生殖、康复等多个别具特色的自有学科,专业建设成果斐然,得到了社会各界的认可。其中获得的重要奖项有:

(1)2018年3月,获得上海市卫生计生系统精神文明建设委员会办公室颁发的上海市改善医疗服务行动医疗服务品牌。

(2)2015—2019年连续获得上海市医疗机构协会颁发的年度上海市社会医疗机构先进集体称号,获得上海市医疗机构协会的认可。

(3)获得丁香园医院汇颁发的2018年度中国医疗机构品牌传播百强榜民营医疗机构50强和中国医疗机构品牌传播新锐奖10强,宣传工作具有显著成果。

发 展 思 索

未来,上海国际医学中心将继续坚持以病患为中心的办医方向,秉承"让医疗服务充满关爱"的理念,对接国内外大学医疗专业机构、高端社区、商业保险与健康服务公司,为患者提供全方位、全过程、全覆盖的医疗保健服务。医学中心将致力于打造神经外科、肿瘤科、运动与康复医学科 3 个学科群和 20 个专病治疗中心,努力将医院建设成为国际一流大学的教学医院和附属医院,成为中国与上海混合所有制医疗改革医院的标杆。

据国家卫健委最新数据显示,截至 2020 年 11 月底,全国医疗卫生机构数达103.1 万个,全国拥有 52.3 万余家非公立医疗机构,其中,全国社会办医院 2.3 万个,占全国医院总数的 66%,但社会办医疗机构服务总量仅占全国的 16% 左右。我国社会办医疗机构数量每年同比增长 15% 左右,总的服务量同比增长 9.5% 左右。社会办医的数量和服务量的同比增幅,不仅表明了人民群众对社会办医多层次多样化服务的需求日益增长,更是充分表明了社会办医前景广阔、大有可为。但同时也应该意识到,我国依然是以公立医院占主体地位的,社会办医仍有漫长之路要走。在医学中心的发展历程中,有四点值得借鉴。

(一)树立正确的投资观

由于建院之初实行的是公有资本引导、民营资本为主的股权模式,公有资本体现政府的有力支持,关注的是社会效益,注重长远利益,而不同股东参与的模式,使医院具备单一股东出资金额少、可分担投资风险、经营手段灵活、市场反应快等优点。但在实际发展中发现,由于股权分散,股东对医院的发展诉求不统一,而医院是高投入、重资产的机构,股东的意见不统一会给后续的增资、融资造成一定困难,也严重制约着医院的进一步发展。因此,集中的股权更有利于医院发展战略的实施。

(二)紧跟国家发展战略

作为国家医改试点单位,国家已给了许多先行先试政策,例如多点执业、叠加医保等。实践这些政策或许会对医院日常工作带来挑战,且鉴于政策的不断调整,因此很多医院放弃这些政策,这实际上放弃了政府的"福利包",也不利于医院的进一步发展。因此面对国家给予的政策,医院要抓紧机会,研究政策,用好用足政策,方能站稳发展的潮头。

（三）重视医疗质量和人才建设

社会办医医院的通病为由于股东方营收压力大，因此重营销、市场，轻医疗质量和人才建设，这实则买椟还珠、本末倒置之举。不重视医疗质量，不重视人才建设，医院发展定会严重受阻。因此，只有大力开展人才和学科建设，注重医疗质量，方能让医院立于不败之地，才会成为后期发展注入源源不断的动力。

（四）探索激励新机制

作为上海市医改试验田，医院在国家法律法规规定的范围内，积极集思广益，创新理念。为激励和吸引医院发展所需的优秀专家，打造医院和医生紧密相连的利益共同体，医院启动"医生合伙人计划"，当激励对象满足一定条件时，公司授予激励对象一定数量的上海国际医学中心有限公司股权，其激励对象原则上限于与上海国际医学中心正式确认合作关系的、自愿参与本持股计划的合作医生，且合作医生年度医疗总收入达到既定的门槛值。每年，由董事会与医院管理团队根据上一年度医院的实际运营情况及整体预算目标对合作医生持股计划的门槛值进行调整，并与合作医生达成共识。该计划通过股权激励吸引和保留优秀的合作医生，有效调动了合作医生为医院服务的积极性和主动性。

（审稿人：刘卫东 撰稿人：金岩 蒲欣）

专家点评

高解春 复旦大学医院管理研究所所长、中国管理科学学会医疗健康管理专业委员会主任委员，原上海申康医院发展中心副主任、上海市红十字会党组书记、常务副会长。

作为医改试点项目，筹建伊始，上海市政府便在各方面对上海国际医学中心做了前瞻性规划。有赖于天时地利人和，医学中心最终在上海国际医学园区中落地。但局限于当时的历史条件，作为政府的试点项目，商界对其发展前景难以预测，因此大型机构对其持观望和保守态度。医学中心在股东选择上虽然坚持了国资引导、民营主体的模式，但是对民营股东并未设置较高门槛，许多个体投资者而非商业机构成为股东。由于股权分散，各股东利益诉求不一，这在一定程度上制约了医院的现代化运行进程。

在医院内部管理上，由于最初没有相对整建制的大型三甲医院作为依托，医院对医、教、研、品牌、服务等方面没有引起足够重视。特别是管理层和医护人员皆来自五湖四海,这在一定程度上导致医院文化不统一,流程混乱。加之股权的多样性,进一步导致了董事会和管理层职权划分不清,在一定程度上影响了医院的发展。

虽然有以上诸多问题,医学中心为医改做了很多探索,也走了不少弯路,但从医院本身的发展规律来讲,业绩没有很大偏离,基本上按照正常路径发展。社会办医机构也尝试了混合所有制方式,在混合所有制中,国资方在发展路径上起到了正确把控医院发展方向,平衡各股东方利益,协调多政府部门关系的作用。

在新的时期,特别是疫情常态化背景下,医学中心已做了再定位、再启程。我们也欣喜地看到,目前医学中心明确了三大学科群建设目标,分别为肿瘤学科群、神经疾病学科群、运动医学与康复学科群建设,在原有的平台化、专业化、国际化的发展路径基础上,又顺应时代潮流增加了智能化,形成一套与公立医院差异化的学科发展路径。同时借助张江科学城医谷、药谷联动,打通药物临床试验和医疗器械临床试验,相信通过下一个五年的发展,医学中心在医、教、研、品牌、服务等方面一定能做大、做强。

医疗改革本身像摸石头过河,这条路走得不平凡。医学中心走过的路对大型民营、混合制医疗机构的发展具有很大借鉴意义,八年的发展也带来大量的经验和教训,值得总结和反思。期待上海国际医学中心在科学规范的管理下,能够创造出广阔的未来和更美好的明天,成为全国混合制医院发展的典范。

三、上海天佑医院——高校附属医院人才学科建设和可持续发展

院长心声

上海天佑医院是在我国医疗卫生健康事业改革的大潮中，在国家积极鼓励支持社会资本办医的大背景下，由同济大学携手上海蓝生脑科医院投资股份有限公司（简称上海蓝生脑科），按照三级医院标准创办的综合性医院。上海天佑医院于2015年3月开业，2016年加盟新希望集团。医院传承"同济精神"和铁路之父詹天佑先生的"工匠精神"，在新希望文化的引领下，以"敬佑生命，致力全民健康"为使命，践行"视责任为财富、视品质为尊严"的核心价值观，坚持规范管理、精益运营、改革创新，促进医院高效、可持续发展。上海天佑医院是JCI认证医院、互联网医院、普陀区文明单位、上海市基本医疗保险定点单位、上海市120急救中心分站和上海市社会医疗机构先进集体。

党的十九大报告指出，"实施健康中国战略，支持社会办医，发展健康产业"，为我国社会医疗机构发展指明了方向。我们办好社会医疗机构，不仅是社会发展的现实需要，更是确保党的路线方针政策得到落实的重要保证。2018年4月，上海天佑医院启动综合改革"1.0"，提出了"规范、高效、和谐、可持续"的管理理念，确立了"155"学科发展计划和"361"人才计划，探索建立了"1＋4＋1"管理模式，实行院科两级精细化管理，医院管理和服务内涵不断丰富。医院通过深入开展优质服务活动和满意度建设工程，不断强化医疗服务能力和质量，持续深化客户服务和营运管理，医院整体运行业绩实现逐年显著增长，门急诊、住院和手术服务数量和满意度明显增长，实现了"量质同升"。

学科是基础、人才是关键，医院通过实施"361"人才计划，人才队伍不断优化壮大，现有员工1000余人，其中医学博士、硕士、博（硕）士生导师、享受国务院政府特殊津贴专家等中高级专业技术人才200余人。神经内科、呼吸内科、康复医学科被评定为蓝生脑科医学重点学科，康复医学科还成为同济大学智能康复临床研究中心康复医学分中心。医院紧盯学科建设前沿和发展，加强运营管理，通过资源整合、内挖潜力，不断改善优化环境和支撑条件，为重点学科建设与发展拓展空间，1300余平方米的康复大厅、50张床位（内设2个单元）的神经重症监护病房（NICU）和呼吸重症监护病房（RICU）先后投入使用；先进设备不断迭代更新，在已拥有1.5T磁共振、128排CT等多套大型先进设备的基础上，又引进了大型高压氧舱、瑞典医科达医用粒子直线加速器等大型设备；医院信息化建设不断升级，互

联网医院成功落户并上线运营,为医院在"互联网＋健康"的新赛道上赢得了先机。

上海天佑医院持续开展文化年、优质服务年和满意度工程建设活动,传承同济精神和新希望文化,形成了阳光正向、责任担当、追求卓越的医院文化。医院充分发挥党团组织作用,成立了同济大学附属天佑医院(筹)志愿者服务站。在党组织的领导下,以公益活动为载体,深耕社区,服务区域百姓健康。在新冠肺炎疫情中,上海天佑医院一手抓防疫,一手谋发展,一大批志愿者相继赶赴抗疫一线,医院多个志愿者服务班组和个人获得上海市、同济大学和普陀区的表彰。

2021年是"十四五"开局之年,上海天佑医院开启以"夯实基础,增强内涵"为主题的医院综合改革"2.0",精益管理、增强内涵、严守底线、高质发展,以更高标准、更细措施、更大力度抓好学科人才建设、优质服务工程和满意度工程等重点工作,不断提升核心竞争力,为把医院建设成为管理创新、文化先进、专科特色突出、品牌影响力大的同济大学附属医院而奋斗。我们将加倍努力,坚持JCI标准,坚持"规范、高效、和谐、可持续"管理理念,将上海天佑医院建设成为创新体制医院的典范,以更加优质、高效、温馨的服务回报社会,回馈患者。

上海天佑医院院长　蔡剑飞
总经理　卓立峰

发 展 历 程

(一) 发展沿革

1997年,原上海铁道大学新建教学楼,为纪念"中国铁路之父"詹天佑先生,将此教学楼命名为"天佑楼"。

2000年4月,原上海铁道大学并入同济大学,并在原上海铁道大学医学院的基础上恢复设立了同济大学医学院,努力实现同济医科的复兴。

2013年,根据国务院深化医药卫生体制改革的相关精神,为了进一步探索多元化投资办医的新模式、新路径,满足民众不同层次的就医需求,优化同济大学现有医疗资源组合,实现对同济大学优质医疗资源最大化利用和开发,促进同济大学"大医学"的深入发展,同济大学联合上海蓝生脑科,以同济大学沪西校区的"天佑楼"为主体,依照三级医院标准创办综合性医院,命名为"上海天佑医院",并启动筹建同济大学附属天佑医院。

2015年3月30日,上海天佑医院建成并正式开业。

2016年,上海蓝生脑科加盟新希望集团。新希望集团创立于1982年,由著名民营企业家刘永好先生发起创立,新希望集团是伴随中国改革开放进步和成长的民企先锋。在 30 余年的发展中,新希望连续 18 年位列中国企业 500 强前茅,创造了巨大的社会价值与商业价值。在发展中,新希望集团基于自身资源和优势,不断开拓新的产业领域,目前,新希望集团已逐步成为以现代农业与食品产业为主导,并持续关注、投资、运营具有创新能力和成长性的新兴行业的综合性企业集团。

2018 年,正值改革开放 40 周年,刘永好董事长作为我国民营企业家的优秀代表,被党中央国务院授予"改革先锋"称号。新希望的发展成果入选国家博物馆"伟大的变革"改革成就展,获得社会各界充分肯定。

2021 年 1 月新希望集团向同济大学捐赠人民币 1 亿元,设立脑科医学发展基金,专项支持同济大学中德脑科学临床研究和转化医学中心建设。刘永好先生表示,支持国家教育事业,助力"健康中国"战略,是新希望集团义不容辞的责任,也是"希望,让生活更美好"使命的具体体现。同济大学与新希望集团旗下的上海天佑医院、上海蓝十字脑科医院共建同济大学附属医院,专注脑病诊疗,护佑全民脑健康,为双方拓展合作、深化交流奠定了坚实的基础。同济大学脑科医学发展基金聚焦国家战略,打造成为一个国际领先的人才培养平台和脑科学术平台。

上海天佑医院于 2018 年 10 月顺利通过 JCI 认证,成为当时中国大陆第 40 家通过 JCI 认证的综合性医院。

2020 年 8 月,上海天佑医院获批"互联网医院"资质,是上海市社会医疗机构中首批获批的互联网医院。

2020 年 12 月,上海天佑医院"肾斗士之家"获上海市卫生健康系统"创新医疗服务品牌"。

(二)医院概况

上海天佑医院位于上海市普陀区真南路 528 号,地处同济大学沪西校区。继承和弘扬先驱者詹天佑先生的"工匠精神",以"德信为本、精医于民"为院训。医院已成为中国卒中学会授予的卒中中心、国家呼吸专科医联体-间质性肺病协作组成员单位、长三角智慧康复专科联盟成员单位、同济大学智能康复临床研究中心康复医学分中心、上海市肺栓塞和深静脉血栓防治联盟成员单位、上海市口腔器械清洗消毒灭菌管理标杆单位、上海市同济医院医疗集团肾内科联盟成员单位等。

(1)人才队伍与科室设置:医院现有职工 1000 余人,其中有医学博士、医学硕士、博(硕)士生导师、享受国务院政府特殊津贴专家及中高级专业技术人才 200 余人。开设 27 个临床科室:普外科、骨科、神经外科、泌尿外科、神经内科、神经重症监护室（NICU）、心血管内科、消化内科、呼吸内科（含 RICU）、内分泌内科、肾内科（血液净化室）、康复医学科、妇科、儿科、肿瘤科、口腔科、中医科、医疗美容科、眼科、耳鼻咽喉科、皮肤科、急诊科、ICU、麻醉科、疼痛科、健康体检部、高压氧治疗科。8 个医技辅助科室：医学影像科、检验科、超声科、功能检查科、病理科、药剂科、营养科、放疗科。

（2）开放病区与设备设施：医院开设有 17 个规范化病区，开放床位 800 余张，配套建有 ICU、NICU、RICU 病房。配备有百级层流手术室 2 间、千级层流手术室 4 间、可正负压转换的万级层流手术室 1 间。拥有国际知名品牌的飞利浦广角磁共振和螺旋 CT、大型高压氧舱、瑞典医科达医用粒子直线加速器、彩超、德国费森尤斯血液透析机、血管造影系统（DSA）、宫腔镜、腹腔镜等先进设备。

（3）学科建设与发展规划：为加强学科建设，医院制定了"155"学科发展规划，打造 1 个中心，即以神经学科为中心，以脑血管疾病为重点，以颅脑创伤、脑功能疾病、脑肿瘤为后续发展，以预防、急救、诊治、促醒、康复为手段，内、外、辅诊科室为配套的多学科联合神经诊治中心；建设 5 个优势学科（综合性医院学科联合平台）和 5 个特色专科，以此带动医院所有学科和人才梯队的建设与发展。"155"学科发展规划契合同济大学品牌医学创新研究（脑与脊髓创新研究中心），聚焦脑科学科群建设，目前正在积极筹建中德脑科学临床研究和转化医学中心，打造基础、临床、转化三位一体平台，形成国际化的医疗、教育、科研和创新转化研究高产出的综合性医院。

管 理 运 行

上海天佑医院积极践行"规范、高效、和谐、可持续"的科学管理理念，以 JCI 认证标准和国内行业规范为标准，以患者为中心，以质量和安全为核心，持续改进提高，全院推进优质服务，不断探索适合社会办医发展的创新管理模式，实现了社会和经济效益的提升。

（一）完善组织架构，不断强化院科两级责任制管理

优秀的管理团队是医院管理创新的"领头羊"，上海天佑医院把人才队伍建设作为立院、兴院、强院的根本，把医院顶层管理团队建设作为人才建设的核心，形成了经验丰富的专家型顶层管理团队。以蔡剑飞院长、卓立峰总经理为代表的医院主要领导班子，平均年龄 48 岁，有主任医师、教授、博士生导师以及硕士、博士学位获得者，多数人员有长期上海大型三甲综合性医院管理经验。蔡剑飞院长兼任上

海市医院协会社会办医院管理专委会副主任委员、上海市社会医疗机构协会医院管理分会副会长;王强执行院长兼任上海市社会医疗机构医疗质量与安全专家委员会委员、上海市社会医疗机构协会首届消化分会外科专业委员会执行主任委员。

上海天佑医院实行院长和总经理负责制,分工清晰,责任明确,协同配合,有效防范安全和经营风险,不断提高决策执行效率。医院建立完善现代医院制度和管理模式,设置 14 个专业管理委员会,包括医院管理委员会、伦理委员会、质量改进和患者安全委员会、药事委员会、护理质量管理委员会、教育培训管理委员会和医院感染控制委员会等。不断强化院科两级责任制管理,明确院科两级管理责任人,实行院级控制与科室控制相结合,全程控制与重点环节控制相结合,形成联动机制。在医院管理层面上,通过大小周会、大讲堂、大查房、大练兵(实操训练),不断将各个院级管理指标、要素落到实处,将国际患者安全目标和医疗核心制度作为重中之重,尤其是三级检诊、知情同意、医疗文书、合理检查、合理用药、合理治疗、合理收费、安全事件报告,将发现的问题及时反馈至相关科室和责任人,每月通报考核结果,针对隐患点评不留情,追踪整改不拖延,确保医疗质量和安全贯穿于医疗行为的每一个环节中。在科室管理层面上,明确科室主任是科室质量安全的第一责任人,全面组织和负责科室质量安全管理以及持续改进,充分发挥科室质量管理小组的作用,压实医疗安全责任,严格执行患者安全目标,严格落实三级查房制度和规范,定期排查安全隐患并进行评估,及时上报不良事件,做好危急值报告和处理,规范用药、临床路径及输血治疗管理,确保全过程安全。

(二) 坚持 JCI 标准,争创质量与安全管理行业典范

上海天佑医院于 2017 年 6 月引入 JCI 国际管理标准,紧紧围绕质量建设提升设定了各级质量监测改进指标近 300 项,其中包括战略性的医院优先级质量监测改进指标 13 项,以及各个部门、科室、护理组等科级质量监测改进指标和临床路径、临床指南、常见前 5 位手术监测、常见前 5 位有创操作监测、医院感染控制监测、常规监测、含外包服务单位质量监测等。结合评审标准和各项法规、行业规范,医院建立健全了各项规章制度,系统性地强化培训和模拟演练,从医疗文书规范到各类档案的追踪与修订,从七步洗手法到消防逃生演练,从急诊抢救到应急疏散,从患者入院告知到住院患者护理、手术,从临床一线到后勤保障,各类培训和演练达千余场次。2018 年 10 月,顺利通过 JCI 认证评审。通过 JCI 评审是上海天佑医院发展史上一个新的里程碑,历练了队伍、优化了质量、收获了信心,形成了一整套科学严谨的医疗质量和患者安全管理体系,树立了大家"以患者为中心,持续改进"的理念。几年来,上海天佑医院严格按照 JCI 标准不断改进和提高,结合"优质服

务年"、"满意度工程"和"民营医院管理年"建设,并不断开展各类技能培训,让质量意识和安全文化深入人心,推动了上海天佑医院始终沿着质量、安全、持续改进的目标,建设成为中国社会办医的典范的决心。

(三) 创新管理模式,适合中国社会办医的管理体系

上海天佑医院积极践行 JCI 标准和国内行业标准,探索建立了"1+4+1"管理模式,即 1 个标准(JCI 国际标准)、4 大管理体系(质量考核体系、优质服务体系、运营管理体系、绩效考核体系)和 1 个模式(院科两级管理模式)。为提升院科两级管理水平,全院开展系统培训,并通过考试检验学习成果,达到了互相交流和分享、教学相长的目的,让新的管理理念、行业规范入脑入心,不断提升中层管理干部、业务骨干的管理意识和管理水平,强化领导力和执行力。"1+4+1"管理模式,使院科两级管理落到实处,形成了全院上下一盘棋的良好局面,实现了运行业绩逐年创新高,住院患者和手术量等医疗服务量大幅增长、患者满意度大幅提升的新局面。

(四) 深化优质服务,探索满意度工程建设长效机制

上海天佑医院倡导"满意是基础,感动是目标"的服务理念,以患者为中心,以发展建设需求和自身存在的问题为导向,以满意医疗和人性化服务为目标,以感动服务为终极目标,形成了"行政职能科室服务临床、临床服务患者、人人主动服务和持续改进"的文化氛围。医院于 2019 年启动"优质服务年活动",并制订了 3 年行动计划,每年有优质服务活动主题,全面广泛地开展满意度调查,多渠道加强与患者沟通,考核监测不仅限于医疗、护理、临床和辅诊科室,还涵盖了医院各个条线、职能科室、护工、安保等,做到广覆盖、全深入。作为日常督导改进工作的重要提升手段,优质服务体系发挥了重要作用。

上海蓝生脑科和天佑医院共同设置"意见箱"、二维码、公示投诉热线、建立"回访机制"等,畅通沟通渠道,实行"首诉负责制",每月进行通报和考核。医院还依据行业规定向社会信息公示,在显著位置公示药品、医用材料和医疗服务价格信息,让患者明明白白就医。通过持续深化优质服务活动,患者满意度不断提高,医院的知名度、美誉度也越来越高。医院建立回访制度,由客服中心、宣传科和运营中心等多个部门联合形成医患沟通平台,畅通医患沟通渠道。门诊办公室、客服部门和宣传科专人回访门诊、出院患者,月均线上回访达 400 人次以上,并详细记录分析,作为服务质量监测的重要依据;建立医患沟通群,随时随地接收患者咨询,方便患者和家属在群内交流分享就医体验和心得,收集患者的意见和建议;运营部

门每天深入病区巡访，现场征求住院患者的意见；通过全方位收集意见和建议，持续改进和提高，不断满足患者需求，强化沟通化解医患摩擦，使患者满意度不断提高。

解决实际问题，不断满足患者需求，根据所收集的意见和建议，建立了系统的整改方案，包括住院环境、引进设备、拓展床位、药品供应、专家门诊安排等直接影响患者体验的 10 余个事项，为医院业务发展起到了推动作用。例如，原康复医学科训练区窄小，容量有限，无法满足需求，还存在安全隐患，康复患者的反映较为集中，通过调查论证，开辟出 1 300 余平方米的康复训练大厅，实现了一站式综合康复治疗，运行以来门诊量和住院量均实现了大幅增长，患者满意度也大幅提高；神经内科因病床有限，一度出现危重症患者难以收治的情况，医院及时整合资源，开设了 NICU 病房，内设两个单位共 50 张床位；呼吸内科针对住院患者高龄人多、疾病复杂、危重患者多的特点，2020 年初又着手创办呼吸内科危重症监护室（RICU），不断满足危重症患者救治需求；随着住院患者大幅增长，外科病房也出现"一床难求"现象，医院又拓展出外科新病区，增加床位 50 张。还结合医疗服务链建设需要，配套引进大型高压氧舱、直线加速器等多个大型医疗设备，并引进多名国家级、省市级的专业委员会主任委员担任学科带头人，全方位优质服务活动使医疗质量和患者安全得到了进一步保障，患者成为最大受益者。

建 设 成 效 与 业 绩 展 示

（一）严格依法执业，规范诊疗行为

依法执业是社会医疗机构良好经营、可持续发展的核心和重要保证。建院以来，上海天佑医院做到严格遵守国家和上海市有关法律法规、行业规范，从健全制度入手，先后完善了《质量管理和控制制度》《医疗技术临床应用管理制度》《医疗安全管理制度》《医院感染管理制度》《信息公开制度》等多项规章制度。重视法律法规宣教和培训，提高员工规范执业、依法执业意识。在医院和科室运行中，时刻牢记和遵守行业规范。例如，诊疗行为是否符合行业指南建议，是否符合最前沿循证医学证据，是否遵照行业标准执行，不把逐利作为目标，降低成本不以牺牲质量和安全为代价，诚信为民，不做虚假广告、不过度医疗、不乱收费，所有经营活动符合行业规范要求，时刻以服务人民群众生命健康为本。在上海开展的"白玉兰专项行动"中，上海天佑医院组织全院中层以上干部进行"医疗机构依法执业要点"专题培训。严格按照核准登记的诊疗科目开展诊疗活动；严格遵循临床诊疗指南、临床技

术操作规范和行业标准及医学伦理规范等要求,履行告知义务,尊重患者的自主选择权和隐私权。在自查自纠中,对发现的问题及时反馈到相关科室和责任人,每月通报考核结果并督导整改,已将依法执业落到实处。

(二) 加强门诊管理,打造医院名片

门诊工作是面向社会的重要窗口,是医院的名片,门诊医疗服务直接影响患者体验度。近年来,上海天佑医院不断加强门诊全方位的管理,精心打造好这张医院名片。医院于 2018 年 8 月成立了客服中心,发挥了平台作用,为患者提供全流程的优质服务,让患者在天佑医院感受到亲人般的呵护与关爱。客服团队从微笑服务、亲情化服务到各种细致入微的帮扶和引导;从门诊大厅到各个医护单元全程无缝对接;从患者住院手术到患者康复出院,都会送上帮助、问候与嘱咐。通过满意度工程建设,持续提高了医院的门急诊量、住院量和患者满意度。门诊服务中医院还进一步增设特色和专病、专科门诊,满足患者的需求,先后开设了骨关节注射疗法门诊、下肢静脉曲张门诊、经外周静脉置入中心静脉导管(PICC)门诊、疼痛门诊、高压氧门诊以及日间门诊等。门诊腾挪空间升级改造,建立日间手术和实行日间病房管理模式,优化系列围手术期措施,规范手术管理流程,让日间门诊手术更安全、高效,让患者在门诊便捷治疗,目前普通外科、骨科、泌尿外科、妇科、超声诊断科、耳鼻咽喉科、消化内科等多个学科的患者经评估后均可安排日间手术,门诊服务也逐步形成了预检分诊、导诊、客服、咨询、满意度调查、诊后回访以及便民服务为一体的服务平台,并与宣传、运营、专家团队联合构成了全过程服务体系。

(三) 全面质量管理,规范医疗行为

医疗质量和患者安全是医院的生命线,加强全面质量管理是医院提高竞争力、实现可持续发展的关键。上海天佑医院严格践行各项法律法规、行业规范和 JCI 国际标准,持续改进医疗质量,工作中重监管、严考核,筑牢医疗安全网。医院实施全面质量考核,涵盖了医疗、护理、院感管理、医保管理、后勤保障、药品与器械管理等,制定了全面质量考核标准,不断优化完善考核流程和细则,对考评内容、考评方法、考评部门、考核细则等都有详细规定,其内涵涉及病历质量、核心制度落实、院内感染控制、抗菌药物合理使用、医保制度执行、处方规范、合理收费、患者满意度8 大类内容。通过规范管理,医疗业务内涵建设不断增强,病历质量也得到了持续改进,2020 年度上海市优秀病历评比中,上海天佑医院与来自全市 92 家二级甲等以上医疗机构和社会医疗机构角逐荣获二等奖;在 2021 年上海市卫生健康系统第一届"申新杯"病案技能大赛,上海天佑医院代表队在初赛中获得排名第六名的佳

绩成功进入决赛,决赛中与包括瑞金医院、中山医院、新华医院、曙光医院等知名三甲医院在内的 20 支代表队同台竞技,并获优胜奖。

医院还建立各专科常见疾病的临床诊疗规范和技术操作流程,由具有法定资质的医务人员按照规范和流程进行诊断和评估,制订诊疗计划;对疑难危重患者、恶性肿瘤患者实施多学科评估和综合诊疗;充分运用质量管理工具和信息化手段开展日常医疗管理和控制,定期评估执行情况,对医疗质量问题和安全风险进行预警和干预。

(四) 以临床为中心,医教研协同发展

上海天佑医院坚持"医、教、研"的协同发展,秉承同济大学优良传统,积极营造学术氛围,引进高端人才,培育中青年骨干,逐步建立了合理的人才梯队,形成了医、教、研并举的学科生态,"155"学科建设和"361"人才培养计划已初具规模。2020 年 7 月,上海天佑医院神经内科、康复医学科、呼吸与危重症医学科 3 个学科被评选为首批上海蓝生脑科重点医学学科,14 位优秀人才分别被评选为上海蓝生脑科优秀学科带头人、优秀学科带头人后备人才和优秀中青年学术骨干。2020 年,一位优秀中青年学术骨干入选上海市普陀区青年英才;三位中级职称人员通过上海市卫生系统高级专业技术职务资格评审。近年来,上海天佑医院还获得上海市卫健委科研基金 6 项(管理类研究基金 1 项、面上科研基金项目 2 项、青年基金项目 2 项、中医科研项目 1 项)、上海市人民政府决策咨询研究专项课题立项 1 项,获实用新型专利授权 5 项、发明专利授权 1 项、受理实用新型专利 1 项,发表论文 21 篇,发表 SCI 论文 8 篇,编写教材 1 部,"AH－2 型多功能镜(前列腺剜除电切碎石一体机)"项目荣获第 33 届上海市优秀发明银奖。

院级系列培训教育包括一级培训教育、二级培训教育、三级培训教育和专项培训教育四个方面,一级培训包括了"质量安全管理""感染预防和控制""急救复苏"和"消防安全"四大模块,涉及六大国际患者安全目标,医院病案管理、医院感控知识和手卫生、心肺复苏急救预案等七大内容,疫情期间人事科、科教科、宣传科牵头录制了专题课件视频在线上发布,利用网络教育等手段举办年度系列职业培训教育。护理部每月开展"护理大讲堂",每年评聘优秀带教老师,做到教学相长。先后邀请第十人民医院、同济医院和海军军医大学第一附属医院(长海医院)等资深护理专家为医院的护理团队做专业培训,课程内容丰富、临床实用性强,充分调动护理人员的学习积极性,提升专业知识技能。技能比赛常抓不懈,人人争当技术能手,各护理单元结合实际找重点、攻难点,推出各项特色举措,血透室为规范血透专科操作,制定血透室护理人员培训手册,开展血透设备使用操作技能竞赛;手术室

定期召开质量分析会,开展"穿针引线"技能大比武,为患者提供全程、全面、优质、贴心的高质量护理服务。2021 年 4 月,上海蓝生脑科开展首届护士长技能大赛,内容涵盖心肺复苏、心电监护、心电图阅读和静脉输液等 4 项操作,上海天佑医院 10 位护士长分别获得一等奖和二等奖。上海天佑医院已成为上海师范大学天华学院、上海健康医学院等的教学基地。此外,医院还积极支持外出定向外出培训、参观、学术活动等,近年来支持和输送员工全日制攻读博士 2 名、攻读在职博士 2 名。

(五) 岗位争先创优,服务更有温度

"满意是基础,感动是目标"是医院倡导的服务理念,让感动服务成为一种文化,一种习惯。上海天佑医院通过优质服务年、优质服务百日竞赛、满意度工程建设、百日竞赛、岗位练兵、医疗文书评比、技能比武、优质服务示范病区评选等活动,提升专业技能和服务水平,开展丰富多彩的节日活动,各护理单元深入开展技能竞赛、带教评优、优秀护理单评选等活动,每年举办护士节表彰和文艺演出,激发大家爱岗敬业的工作热情。抓亮点、立标杆、树典型,推进护理服务示范病区建设是优质服务年主题活动之一。医院每年举行护理示范病区评选,2021 年还推出每月评选优秀护理单元,颁发流动红旗。通过护理示范病区建设促进护理工作规范化、护理服务人性化,展现多元化的人文护理。呼吸内科病区在 2017 就获评医院优质护理示范病区,并连续三年保持荣誉,起到了示范引领作用。肿瘤科、血透室等多个护理单元先后受到集团公司表彰和奖励。2021 年 3 月,上海天佑医院呼吸内科护理组荣获 2019—2020 年度上海市卫生健康系统"三八红旗集体"荣誉称号。

护理质量与安全是护理管理的核心。护理部高度重视护理质量管理,对全院 20 余个护理单元进行质量检查,ICU、NICU、手术室重点单元重点关注,从优质护理、文书书写、抢救物品、病区管理、消毒隔离、护理安全、护理教学、护理服务规范、护士长管理考核等方面做到全覆盖、多维度的全面检查与考核。护理团队以优质服务和精心照护,赢得了患者和家属信任,树立了患者战胜疾病的信心。手术室是医院外科的枢纽,也是救治患者的重要场地,手术室人员不仅持续强化基本知识和操作技能,还积极落实 30 多项专科内容,包括无菌技术、体位摆放、无菌器械铺台、电外科设备的使用等,更好地配合手术,为患者提供安全优质的服务。

(六) 推进精细管理,提高运行效率

医院精细化管理是医院高质量发展的必然要求,也是兼顾投入与产出、效率与效益、发展与安全的必然要求,是一种以最大限度地利用现有资源,降低成本、提高

效率和效益为主要目标的管理方式。随着医院改革推进和业务快速发展,通过全面摸底经营和服务需求并进行深入分析,积极探索建立以目标为导向、以成本控制为抓手、以质量和安全为核心的绩效考核体系。围绕医院战略目标,从全面预算管理做起,兼顾医院、科室和每个员工利益,严格二次分配监管,并通过签订科室目标责任书,让每位员工深刻领悟精细化管理的内涵和实质,以精细化的思维方式分析、改进、优化每一项制度、每一个流程、每一个环节。

(七) 强化合作联盟,形成区域优势

2020 年 7 月,"2020 沪西北急重症高峰论坛"在上海天佑医院召开,来自第十人民医院、同济医院、普陀区中心医院等 20 多位相关领域的专家就"如何构建重症急诊体系,推动重症医学学科的发展"进行了交流与探讨,上海天佑医院成为该联盟成员单位。几年来,先后与上海瑞金、仁济、东方等医院成为国家呼吸专科医联体成员单位;与上海长征医院成立骨关节炎医联体;2019 年成为瑞金医院不孕不育(生殖医学)医联体成员单位;2021 年成为上海市肺栓塞和深静脉血栓防治联盟成员单位。创办医联体让上海天佑医院与区域内的知名三甲医院形成"共同体",带动了医院相关学科发展,促进了医院综合实力的整体提升。上海天佑医院还与区域内 20 多家养老院、敬老院等机构建立合作关系,形成区域内"为老服务联合体",实现了资源共享,合作共赢。2021 年 12 月,天佑医院联合区域内 12 家医疗机构发起成立"高压氧-脑复苏学科联盟",到目前为止,已有陕西咸阳、宁夏、内蒙古和湖北等地的多家三级医院加盟,区域优势和品牌影响力正在形成。

(八) 发挥党团作用,承担社会责任

"德信为本,精医于民"是上海天佑医院的院训。医院充分发挥党团组织作用,成立了同济大学附属天佑医院(筹)志愿者服务站,现已注册志愿者 80 余人,在党组织的领导下,以公益活动为载体,深耕社区,服务区域百姓健康,受到上级组织和政府的支持和肯定。2017 年 5 月,在普陀区桃浦镇社发办、社区基金会的支持下,区域内 6 家医疗机构、4 家养老机构和 2 家医药企业联合成立了"桃浦健康共同体",上海天佑医院担任首届轮值单位,当年就开通了上海独居老人医疗援助热线,发起"上海沪西万人健康计划"以及"楼宇、社区急救培训计划"等公益项目十余个,累计服务 10 万余人次。几年来,上海天佑医院"防未病科普宣教""天佑健康开放日"两个公益项目获评普陀区老百姓最喜爱的志愿服务项目;"天佑健康开放日"通过上海市志愿者协会认证,成为上海市志愿服务特色项目;2020 年,上海天佑医院志愿者服务站被授予"桃浦镇社会主义精神文明十佳好人好事"先进集体。党支部

书记等多位优秀共产党员受到同济大学医学院党委、新希望集团党委、上海蓝生脑科党委表彰,医院党支部被授予桃浦镇优秀基层党组织。持之以恒的公益活动、重点学科建设、优质服务活动以及满意度工程建设已成为上海天佑医院树口碑、打品牌的重要体系,不仅赢得了患者的好口碑,也得到社会的广泛认可。社会公益活动受到东方卫视、《新民晚报》、人民网、东方网等主流媒体的关注,《健康报》于2018年9月26日头版头条予以报道,产生了很好的社会反响。

(九)主要业绩展示

(1)连续三届蝉联上海市普陀区文明单位称号(2015—2016年度、2017—2018年度和2019—2020年度)。

(2)上海天佑医院肾斗士之家荣获上海市卫生健康系统"创新医疗服务品牌"(2020年)。

(3)呼吸内科护理组荣获2019—2020年度上海市卫生健康系统"三八红旗集体"荣誉称号(2021年)。

(4)荣获新希望集团"卓越运营先进团队"称号(2021年)。

(5)连续两届获上海市社会医疗机构先进集体称号(2019、2021年);获上海市社会医疗机构协会授予的抗击新冠肺炎疫情先进集体称号(2020年)。

(6)泌尿外科"AH-2型多功能镜(前列腺剜除电切碎石一体机)"项目荣获第33届上海市优秀发明银奖(2021年)。

(7)志愿者服务队荣获上海市医务工会授予的进博会抗疫先进班组称号(2021年)。

(8)荣获2018年度上海市口腔器械清洗消毒灭菌管理标杆单位称号(2019年);荣获2020年度上海市优秀病历评比二等奖(2020年);荣获首届上海市申新杯病案技能大赛优胜奖(2021年)。

(9)康复医学科成为同济大学智能康复临床研究中心康复医学分中心(2021年)。

(10)主要获表彰的先进个人:上海天佑医院蔡剑飞院长荣获上海市医院协会2020年度先进个人称号(2021年);上海市普陀区人民政府授予上海天佑医院总经理卓立峰同志为普陀区爱国拥军模范个人称号(2019年);上海天佑医院党支部书记、呼吸内科主任肖建荣获普陀区桃浦镇社会主义精神文明好人好事十佳个人称号(2019年)和新希望集团党委"两优一先"活动优秀党务工作者称号(2021年);上海市护理学会授予上海天佑医院原护理部主任凌云霞同志杰出护理工作者称号(2019年)。

发 展 思 索

在上级党组织、政府、同济大学和新希望集团的关怀支持下,上海天佑医院经过探索和创新,初尝了规范发展的喜悦、高质量发展的魅力。当前,全国卫生系统正在进一步积极落实国家卫健委、国家中医药局《关于促进社会办医持续健康规范发展的意见》和《民营医院管理年活动方案》,为期3年的管理年是为了进一步提高我国社会医疗机构业务综合能力和运营管理水平,进一步提升医院管理的规范化、科学化和专业化水平,保障医疗质量和患者安全,满足群众多层次多样化的就医需求,是挑战、也是机遇,需要不断地寻找与其资本能力、管理建设能力和现实环境相适应的服务方式。现结合上海天佑医院的点滴探索实践,有以下几点思索,仅供讨论参考:

(一) 规范经营是医院稳健发展的"保险箱"

上海天佑医院作为一家新型的综合性医院,在建院初期就与同济大学携手筹建附属医院,并加盟全国知名企业新希望集团,传承了优秀"基因",具备一定的品牌优势、文化优势和资本优势。建院初期,上海蓝生脑科董事长卓立强先生就强调医院肩负的3项重任:一是增强同济大学医科实力;二是提升上海蓝生脑科的品牌和信誉;三是探索医疗卫生体制改革的新路子,提出了"视责任为财富,视品质为尊严"的核心价值观。在新希望集团和上海蓝生脑科的领导下,上海天佑医院管理人提出"规范、高效、和谐、可持续"的经营理念,坚持规范管理,依法执业,赢得了良好的口碑和信誉,也成为医院稳健发展的保障。

结合国家和上海市卫健委《关于开展"民营医院管理年"活动实施工作方案》,上海天佑医院制定了《上海天佑医院民营医院管理年活动实施方案》,成立了管理年活动领导小组和工作小组,选派专人参加中国非公立医疗机构协会组织的依法执业培训学习,并对全院中层以上干部进行专题培训,结合上海"白玉兰专项行动"要求进行自查自纠,对存在的隐患和差距建立"负面清单",责任到人、限时整改,通过一系列举措全体员工政治意识和法律意识明显增强,强化了院领导班子和中层干部的领导力和执行力。

(二) 管理创新是医院发展的"源动力"

医院管理创新是医院生存与发展的需要,也是社会发展变化的必然要求,随着时代的进步和卫生健康事业改革的深入,医院管理正在由经验型、粗放型转向科学型和质量效益型。当前,我国社会医疗机构数量发展上提速明显,但多数医院还存在一定程度上的处于小、散、乱的状态,有不少社会办医为追求短期利益忽略长期发展,已完全不能适应现代社会高质量发展需求,势必会被淘汰出局。上海天佑医院在发展过程中顺应时代要求,并结合医院实际,提出的"规范、高效、和谐、可持续"经营理念,成为管理者们的共识,并为全体员工所认同。医院以"可持续"发展为目标,注重短期效率与长期效益平衡,从制度建设、执行标准到监督考核形成了一整套严格的体系。医院建立了"1+4+1"管理模式,让优秀的管理理念得以贯穿始终。

(三) 学科与人才是医院的"硬实力"

人才是第一生产力,优秀管理人才和专业技术人才是医院的核心竞争力。上海天佑医院把人才队伍建设作为立院、兴院、强院的根本,建立科学的选用人才机制,赢得了时间和空间。经过几年努力,形成了专家型的中高层管理团队。以蔡剑飞院长为代表的院主要领导班子,有主任医师、博士生导师,有硕士学位或副高以上职称,均具有多年医院顶层管理经验。医院拥有一批年富力强,具有高学历、高职称、高学位的临床医技科室管理人才和学科带头人。

人才聚则学科强,学科强则医院兴。几年来,上海天佑医院结合学科建设,全力推进"361"三年人才发展计划,即引进和培养 30 名学科带头人、60 名岗位精英和 100 名业务技术骨干,有力地推进了"155"学科建设,目前,1 个中心、5 个优势学科和 5 个特色专科已初具规模,产生了良好的品牌影响力。2019 年 6 月,医院通过中国卒中学会、中国卒中中心联盟办公室认证,获"卒中中心"资质,同时,NICU 正式投入使用,标志着医院在脑卒中防治一体化建设迈上新台阶。随着"155"计划实施,优势学科和特色专科建设也在快速推进。神经内科、康复医学科、呼吸与危重症医学科、普外科、心血管内科、肾脏内科、口腔科、骨科等一批特色专科和学科建设初具规模,已具有明显的区域优势。骨关节炎阶梯治疗工作室、眩晕门诊、睡眠障碍专病联合门诊、静脉曲张门诊、功能性胃肠专病门诊及中医综合治疗门诊等,以鲜明的特色和良好疗效受到了患者青睐。

(四) 优质服务是医患和谐的"黏合剂"

医院要靠服务树品牌,赢得口碑和市场,但随着社会的进步和患者需求的提高,优质服务已不再是简单的"微笑"和问候,而应具有服务内涵和更好的体验度。上海天佑医院深入持续开展"优质服务年"活动,形成了"行政职能围绕临床转,临床围绕患者转,全院上下一盘棋"的局面。医疗质量和安全为核心,不断加强重点学科建设,提高服务能力和内涵,一批重点学科和特色专科得到快速发展,同时,不断加强医疗质量管理,防范安全隐患,促进了服务内涵的不断提升。在全市病历质量竞赛和病案管理技能比武中多次获得良好成绩。护理部通过组织开展专业培训、技能比武、护士长专项技能竞赛等活动,激发团队活力。各行政职能科室主动支持临床一线,做到了全院无死角,让患者和家属都感受到全程人性化关怀。如:后勤保障方面,对医院进行"人性化服务设计",让患者及家属感到方便、快捷、舒适、安全。医院还通过志愿者服务站和"互联网医院"等优势,将服务延伸至院前的预防、健康指导、健康体检、日常保健和院后的随访、健康指导、心理咨询等,形成了"院内+社区""线上+线下"服务模式。

(五)优质平台是合作共赢的"桥头堡"

国家开放医生多点执业,鼓励医联体、共健体、医生集团的发展,为社会办医发展提供了合作共赢的契机,但也只有打造优质平台才具有吸引力。上海天佑医院良好的基础设施和环境,并通过规范管理、科学运营,在业界赢得良好口碑,吸引了很多优秀专家和优质项目落户,走"强强联合,优势互补"的路子,助推了医院综合实力的快速提升。

(1)合作加盟壮大实力。2017年与瑞金医院、仁济医院、东方医院共同加入了"国家呼吸临床研究中心·中日医院呼吸专科医联体",随后呼吸科成立沪上首个渐冻症(ALS)联合诊疗病房,几年来已先后收治渐冻人症患者80余人,在社会上产生了良好反响;2019年5月,与上海长征医院共建"骨关节炎医联体",骨关节炎阶梯治疗工作室落户天佑。几年来,先后成为瑞金医院不孕不育(生殖医学)医联体成员单位、上海帕金森病研究联盟成员单位、长三角智慧康复专科联盟成员单位、沪西北急重症联合体,康复医学科还与上师大合作创办教育实习基地。在医联体建设的同时,医院与多家医生集团成功合作,打造了多个特色专科门诊,产生了良好的社会效益。

(2)国际合作产生影响。2015年8月,美国瑞典医疗集团专家来院参观考察,开启了上海天佑医院国际交流的大门。六年来,先后有德国柏林大学附属夏里特医院、美国西奈山医院、德国马堡大学等多个国际知名院校专家团队来院参观考察,并就开展国际医疗战略合作进行交流。2019年9月"中德脑科医学中心"战略合作签约,标志着上海天佑医院国际合作有了新进展。同年11月,在同济大学医学院院长郑加麟教授的陪同下,同济大学的战略合作伙伴德国马堡大学副校长、附属精神医院院长和国际事务部部长等访问上海天佑医院,双方增进了交流,为进一步深入合作奠定了基础。

(六) 党建引领是医院发展的"助推器"

在新希望集团党委、同济大学医学院党委和蓝生脑科党委领导下,天佑医院党支部充分发挥党组织的引领作用,积极开展文明创建和医院文化建设。2018年初,启动"医院文化年";2019年初,启动"优质服务年",实施优质服务和满意度工程3年行动计划;2020年,新希望集团启动了首届文化节,掀起了学习和践行"根植大地的新希望文化金字塔"热潮。新希望文化的一个使命(希望,让生活更美好)、两个愿景(智慧城乡的耕耘者、美好生活的创造者)、三像基因(像军队、像学校、像家庭)、四维价值观(基本准则、组织精神、发展理念和对外态度)、五新理念(新机制、新青年、新科技、新赛道、新责任)深入人心。同时,深入宣传贯彻上海蓝生脑科倡导的责任文化、人才文化、创新文化、奋斗文化、和谐文化和廉政文化,让先进的文化理念入脑入心入行。例如,上海蓝生脑科出台了"管理干部廉洁自律八不得"和"医务人员廉洁自律八不准",为管理干部和医务人员划出了"红线",也为医院廉洁行医、防控风险上了一把"安全锁"。

在新希望文化和蓝生文化的引领下,上海天佑医院把"员工满意度工程"作为"文化年"持续推进的重点工程之一,不断改善员工生活工作环境,提高员工福利;组建"舞蹈队""合唱团""诵读社""篮球队""新希望文化宣讲团"等多个文化社团,组织开展"护士节""院庆""新春晚会""天佑520献血日""先进表彰"等活动,丰富员工生活,给予员工归属感,增强了凝聚力。

优良的医院文化不仅凝聚了人心、赢得了患者信任,也成为医院"化危为机"的"金钥匙"、快速发展的"助推器"。在新冠肺炎疫情暴发后,一度给医院经营管理带来巨大挑战和风险,在医院统一部署下,将疫情防控放在首位,党员专家和志愿者深入门急诊和各病区宣讲防疫知识,病区实行限额探视制度;在入院门口设立疫情监测点,做到逢进必测体温、询问病史和旅行史并做好登记;全方位消毒,并对全院员工、新入院患者等进行核酸检测;增设了行政防疫总值班,每天有专人全院巡查,做到疏而不漏,守牢了安全线。当前,疫情防控常态化,上海天佑医院已形成从患者预约、门诊预检,到诊察、住院、出院一条龙的闭环管理体系。同时,积极响应号召组建抗疫青年突击队,先后有50余名医护志愿者在G2高速嘉定花桥收费站入口、同济大学沪西校区门口、进博会、浦东机场值守,成为一线的"守门人"。2021年,防疫进入常态化,上海天佑医院先后抽调20余名医护志愿者支援区、镇疫苗接种工作,在医院内开设出疫苗接种点,为全市抗疫防疫做出了贡献。上海天佑医院被上海市社会医疗机构协会授予"抗疫先进集体"称号,医院志愿者服务队被上海市医务工会授予"进博会抗疫先进班组"称号,一批青年志愿者获上海市、普陀区和同济大学"抗疫先进个人"称号。

（七）"互联网＋"是医院发展的"新赛道"

2020 年初,新冠肺炎疫情暴发后,医疗行业面临了巨大挑战和危机,但也发现互联网医疗在疫情防控中发挥了独特作用,这让睿智的医院管理者看到了"机会"。上海天佑医院坚持"快半步"、持续迭代的创新思维,医院及时组建信息技术团队论证,加快信息技术升级,搭建良好技术平台,顺利通过三级等保,并严格按照互联网医院建设标准积极改进,优化升级,建立健全了一系列相关制度和措施,同时,积极向上级主管部门申请并顺利通过审批,于 2020 年 8 月,获得上海市卫健委颁发的"互联网医院"执业许可证,是上海市社会医疗机构主体申报中第一批获批的医院,标志着医院跻身互联网医院行列,2021 年 3 月 1 日成功上线试运营。

互联网医院的成功落户让上海天佑医院在"互联网＋"领域抢得了先机,走上了"新赛道"。上海天佑医院运用信息化、互联网化手段最大限度降低成本、优化服务流程,提升医疗服务诊前、诊中、诊后的全流程质量控制,延伸出包括在线问诊、家庭医生签约服务以及以互联网为载体和技术手段的健康教育、医疗信息查询、电子健康档案、疾病风险评估、在线疾病咨询、电子处方、远程会诊、远程治疗和康复等多种形式的健康医疗服务。通过信息化建设,实现电子就诊卡、院内导航系统、住院患者一站式管理、临床检验信息共享等,开展分时段预约,优化付费流程,让患者少跑路、少等待,改善患者就医体验、减轻患者就医负担。通过做实家庭医生服务,提高居民的感受度,让服务更精准、配药更方便、转诊更顺畅,实现实体医院与互联网医院共促进、共成长、共发展。上海天佑医院目前正在积极筹备"智慧医院"建设,"互联网＋"赋能将重新定义医患联系,以医疗质量和患者安全为中心为其创造价值、提升体验,促进医院智慧医疗、智慧服务和智慧管理的建设,推进更高层次上的医院服务创新和管理创新。

（审稿人：王强 撰稿人：赵昕）

专 家 点 评

谭中生 上海市医疗质量控制管理事务中心主任、上海市病历质量管理质量控制中心主任、上海市医疗服务标准化技术委员会副秘书长、国家病案质控中心副主任。

上海天佑医院作为一家新兴的混合制综合性医院,几年来的实践探索为当下我国社会办医如何高水平、高质量发展提供了很有价值的参考和借鉴,也为社会办医突破困难找到了有益的线索。

管理层是医院领航者,决定了医院发展战略、运作模式和绩效管理机制等一系列重大事项,管理者素养和领导力往往决定了医院服务品质与内涵,管理层的选择与建设至关重要。上海天佑医院引进具有丰富管理经验的专家型人才担任医院主要负责人,医院领导层由经验丰富的医院管理专家、临床医学专家和财务管理专家等组成,形成了一个"精英团队",为后续医院改革、创新发展奠定了基础、提供了顶层人才保障。他们还通过实施"361"人才计划,投资方成立重点学科和人才建设专项基金,引进、培养人才,构建人才梯队,通过与大学合作,培养自己的博士、硕士生,较快地拥有一大批职业化、专业化、年富力强的管理团队和医德好、技术精、服务优的专业人才和医护人才。

当前,正在全面深入开展民营医院管理年活动,既是国家对行业的大整顿,也是社会医疗机构品牌和信用重塑的大好机会。如何在这场大整顿中脱胎换骨、涅槃重生,是摆在投资人和医院管理者面前的一大课题。上海天佑医院的文化创新、品牌宣传创新和服务创新,很好地做到了"自我净化",树立了良好的社会形象。上海天佑医院是与同济大学合作办医的混合制综合性医院,筹建中的同济大学附属医院,也是世界 500 强企业新希望集团旗下医院,医院传承同济精神和新希望文化,坚守"阳光正向、善良守信的道德标准;崇尚根植社会、回报社会的企业信念",为医院发展提供了优秀的文化基因。建院初期就明确提出了医院要担负的"三大重任",并依托"同济大学附属医院"创建的品牌优势,坚持"规范、高效、和谐、可持续"经营理念,坚持规范经营、依法执业、规范宣传,积极参与社会公益,争取政府支持的公益项目,树立了良好的口碑,赢得了社会认可和患者信任。医院还通过持续深入开展优质服务年活动,把优质服务和满意度工程建设贯穿始终,不断增强服务内涵,形成了品牌效应。民营医院管理年活动势必会成为是生存发展还是被淘汰的分水岭,导致我国社会医疗机构阵营大洗牌。对于有一定实力、定位正确、品质良好、管理规范的医院不能不说是发展建设的契机。管理年活动中,医院紧跟主管部门要求,深入自查、整改提升,就是一次洗礼和再加油的过程,为后续发展提供了更坚实的保障。

上海天佑医院建院七年多就取得了快速发展,与投资人的战略眼光和管理团队敢于创新、大胆改革密不可分。几年来,坚持正确的经营理念,始终坚持依法执业、规范医疗、诚信服务,主动承担社会责任,得到患者认可、同行认可、社会认可和政府认可。医院成立运营和客服平台,探索建立的"1+4+1"管理模式很好地提高了运营质量,保证了运营安全和效率。在与知名三甲医院、医学院、医生集团合作方面做了大量的有益探索,促进资源的合理运用并实现优势互补,为医院实现快速发展提供了保障。近年来,互联网医院兴起并开始对社会医疗机构开放,医院在互联网医院建设上抢占了先机,率先取得了准入资质并正加快推进上线运营,同时启动了智慧医院和数字化转型建设,在智慧医疗、智慧服务、智慧管理上具有先发优势。互联网医院的运营将为患者提供更全面、更优质的健康管理服务,也将明显助推医院管理创新和升级,值得重视和借鉴。

四、上海嘉会国际医院——驱动国际化高水平社会办医的创新 活力

院长心声

上海嘉会国际医院于 2009 年经上海市卫计委审批成立,按照三级综合性医院规模设立,共可开设 500 张床位,建筑面积近 18 万平方米,也是首批纳入上海市医保的自主定价社会办医疗机构。作为中国现阶段规模较大的国际综合医疗系统,嘉会医疗涵盖"三级综合国际医院＋二级诊疗＋社区初级诊疗＋互联网医疗",据此创立了中国特色的创新型、一体化医疗健康生态体系。上海嘉会国际医院是嘉会医疗下属旗舰医院。时任上海市副市长翁铁慧实地调研时,就肯定了嘉会医疗正探索打造的"联合体"医疗系统模式,称"终于看到了上海多元化主体办医的曙光"。

上海嘉会国际医院致力于为中外友人提供国际品质的医疗保障,严格践行现代医院管理制度,与国际化、现代化、科学化的管理理念接轨。作为美国哈佛大学医学院附属麻省总医院(下称"麻省总医院")首次在华牵手的全面战略合作伙伴,上海嘉会国际医院自 2012 年起,即与麻省总医院在医院整体规划、运营管理、临床研究、医护培训等诸多领域深入合作,并联合冠名,致力于将"以患者为中心"的医疗服务理念和全球顶级的医疗质量标准落实于中国,搭建世界一流的患者照护体系,从而使国际品质、人文关怀、便捷友好、高性价比的医疗服务成为可能,向我国的患者及大众提供嘉会创行的"责任医疗"。

在医院发展建设上,嘉会的战略方针是"网络覆盖,分级诊疗,强势专科":通过全科守门人分级诊疗、高密度网络、高度信息化(包括数字医疗)、有效的预防医学及健康管理等途径,形成一种保险与医疗高度整合的医疗服务形式,在医疗质量、可及性和价格上达到较好的平衡;同时强化"医、教、研"医疗生态体系,强化科室建设,设立专业学科"卓越中心",弥补社会办医疗机构专科不强的短板。

嘉会确保医院运营流程的专业性、规范性,真正发挥国际化优势,为上海及长三角居民提供更为丰富、个性化的医疗健康服务选择。自 2019 年新冠肺炎疫情暴发以来,医院首批获准开展新冠病毒核酸检测,至 2021 年底已完成面向外籍人士的 1 万多针新冠疫苗接种服务,成为应对公共卫生突发事件时公立医疗体系的有力补充。对于突发闭环管理期间涉及的物资储备、人员动线管理、线上通知系统、封闭区域管控等方面均设立了高效的应对方案。与此同时,医院每周对员工进行

定期的核酸检测,为患者营造安全、可信赖的就医环境。在疫情期间,医院代表上海社会办医多次接受国家督导组检查,并连续4年圆满完成了为上海市进博会保驾护航的任务。这些均得益于院内长期严格的质量与安全管控。

国际医院不应是与公立医院竞争,分取患者和医生存量,而应以促行业发展和增长为己任。为此,嘉会医疗规划之初就开始进行一系列长线投入,成立了嘉会医学研究和教育集团(J-Med),并于2016年与影响因子高达91.246的国际知名学术期刊《新英格兰医学杂志》(The New England Journal of Medicine,NEJM)合作创办了中文电子平台"NEJM医学前沿",并逐步打造医生继续教育培训体系。同时,在建院之初,嘉会医院就积极开展医护、医技专业人员的培养和培训。嘉会医院和仁济医院合作将"驻院医生"专业培训项目的创新概念引入国内,并联手开展项目落地。驻院医生可以理解为"住院部的全科医生",是国际上新发展的医学专业,能够有效地协调住院患者的总体医疗工作,提高效率,提升患者体验,对于像上海嘉会国际医院这样没有实习医生队伍的综合性医院而言极为重要。同时,医院还设立了全科医生培养项目,并于2021年获得世界家庭医生组织(WONCA)的品质认证。嘉会和上海、深圳的政府医疗组织一起合作,把嘉会的国际化全科医生培养项目在国内推广。同时嘉会还和上海的有关医学院校合作,定向培养护理、医技专业人才,为他们提供国际化实习基地。

虽然嘉会医疗还在发展的早期阶段,但是已经开始有目标、有节奏地开展临床研究工作,并于2020年获得国家药监局给予的药物临床试验质量管理规范(GCP)认证,可以开展临床试验和研究。嘉会医疗的临床研究目的非常明确:着力于临床研究,给嘉会有能力、有意愿做临床研究的医生提供一个国际化平台,开展临床研究工作;同时发挥国际化优势和国际医疗机构合作,推动国际交流。

医学不分国界。通过与国内外最优秀的医疗科研机构通力合作,嘉会医疗希望驱动医疗行业的创新活力,为行业的发展和进步提供长久助力。

上海嘉会国际医院创始首席执行官 葛丰

发 展 历 程

(一) 医院简介

上海嘉会国际医院(简称"嘉会医院")是经上海市卫计委审批成立并持有《医疗机构执业许可证》的综合性医院。医院按照三级综合性医院标准设置,核定床位500张,总建筑面积近18万平方米,于2014年9月19日正式开工建设,2017年10

月一期项目建成并取得《医疗机构执业许可证》，共近 15 万平方米，包含 246 张床位。上海嘉会国际医院二期项目和北京嘉会国际医院的建设也正在积极筹备当中。

上海嘉会国际医院与麻省总医院签署全面战略合作协议并联合冠名。麻省总医院不但在项目前期直接参与并协助了整个医疗流程、功能布局的设计，还在开业后针对医院的整体规划、运营管理、医护培训、临床研究等方面开展长期战略合作，并定期指派其医院专家来医院短期执业，开展远程会诊、在线病理和影像读片等服务。目前，医院开设有全科医疗科、内科、外科、骨科、妇产科、儿科、口腔科、皮肤科、肿瘤科等多个临床学科以及百余张床位，拥有超过 200 名全职医生，20%以上为外籍医生，其中多位专家在上海嘉会国际医院和美国麻省总医院联合执业；医院还拥有多点执业及外部医师团队。此外，医院提供 24 小时急诊服务、大型影像设备检查、门诊及常规手术、产科及计划生育等多项医疗服务。

上海嘉会国际医院是"医、教、研一体化"生态体系的根基，为医疗数字技术、支付创新与医疗网络发展奠定了坚实基础。医院秉持"以患者为中心"的指导思想，创立了"临床卓越中心（COE）"体系，即以患者为中心，提供一站式医疗服务，同时多学科与部门医疗、护理、技术与服务人员以团队协同方式促进医疗信息共享，并通过不断学习，为患者提供高品质的医疗服务。在数字化医疗平台的搭建上，医院旨在打造立体的诊所信息化、数字化服务平台，并为此推出了医疗服务转诊、远程转诊等项目。医院还注重对大数据的探索和发现，开展众多临床试验运用大数据，为专科"卓越中心"的业务开展以及对外合作奠定了坚实基础；针对核心数据和用户关系，嘉会医疗形成了以上海嘉会国际医院为核心的"医、教、研一体化"子系统。在教学培训上，医院注重对医护及其他专业的全面发展，具备人才储备的可持续性。在医学研究与教育上，嘉会医疗不断提升知名度，并不断拓展"卓越中心"的专家水平及数量，为医学教育提供了更好的创新平台。在保险创新方面，医院通过整合建立利益一致的会员制医疗保险体系，打造能够为其他医疗机构赋能的医疗支付平台。

（二）发展历史

2009 年 10 月，上海嘉会国际医院项目启动。

2011 年 1 月，上海嘉会国际医院被正式纳入上海市中美经贸合作五大项目之一，同时嘉会医疗获设置医疗机构批准书。

2012 年，同美国麻省总医院及美国联盟医疗体系开启长期战略合作。

2013 年 4 月，上海嘉会国际医院购得上海市徐汇区优质地块。

2014 年 9 月,上海嘉会国际医院正式奠基动工。

2016 年 4 月,上海嘉会国际医院第一家卫星诊所——上海嘉静门诊部开业,位于上海市中心静安区。

2016 年 7 月,上海嘉会国际医院结构性封顶。

2017 年 10 月,上海嘉会国际医院投入运营。

(三)医院规模

自筹建起,嘉会医疗面向海内外及全国各地引进了各类专家和学科带头人,为医院奠定了高水准的人才基础。

医院拥有国内一流的医疗设备,其中大型设备主要包括医用电子加速器、SPECT/CT 机、DR 机、数字化医用 X 射线摄影系统、C 臂机和骨密度仪等。

(四)临床科室

上海嘉会国际医院已开设多个临床和医技科室,其中包括预防保健科、全科医疗科(含疫苗接种)、内科、外科、儿科、小儿外科、儿童保健科(含儿童疫苗接种)、眼科;医疗美容科、美容牙科、美容皮肤科、急诊医学科、康复医学科(含物理治疗)、麻醉科、医学检验科、病理科、医学影像科、中医科等。

医院还设有三个品牌临床中心:

(1)嘉会国际肿瘤中心,包括肿瘤外科、肿瘤内科、肿瘤放射科。

(2)妇女医学中心,包括辅助生殖(IVF)、妇科、产科、乳腺科、皮肤科、整形外科。

(3)骨科及运动医学中心,包括骨科、运动康复、疼痛管理。

以上临床科室及品牌临床中心为多元化的医院患者群体提供高质量、符合国际标准的全覆盖性服务,以满足多种医疗服务需求。

(五)医院现有服务宗旨

医院致力于为全人群提供全生命周期的高品质医疗服务。

医院遵循国际标准提供安全、可信赖的全方位品质医疗,从健康管理、门诊服务,到复杂手术及住院治疗,更可无缝对接海外转诊,带来"以家庭为中心"的长期持续关怀,满足人生各阶段健康医疗需求。

医院致力于帮助每一位患者充分了解自己的健康状况和诊疗选择,与患者和家属共同制订合适的诊疗方案,避免过度医疗,节约患者的时间和精力,建立创新线上线下一体化的立体医疗网络。

（六）学科建设和人才培养——案例分享

1. 学科建设

（1）嘉会国际肿瘤中心：嘉会国际肿瘤中心与麻省总医院及其癌症中心建立了长期战略合作关系，借此合作机会将全球领先的医疗保健资源引入中国，让国内患者不出国门也能获得国际上先进的医疗专业服务。嘉会国际肿瘤中心与麻省总医院癌症中心共同建立起肿瘤多学科协作诊疗（MDT）常规实践也是合作中颇为重要的一方面。

（2）生殖医学中心人类辅助生殖技术获批正式运行：生殖医学中心自2020年12月试运行以来，妊娠率均高于规范要求，助力广大中外家庭实现"父母梦"。近日，生殖医学中心人类辅助生殖技术成功获批正式运行。

（3）骨科及运动健康管理：骨科及运动健康管理联合国内外的骨科及运动医学医师，配备多样的医学影像诊断设备，标准化手术室及专业康复设施，为运动爱好者、办公室人群及其他人群提供预防、诊断、治疗和康复的全方位、个性化一站式服务。

2. 人才培养

（1）运营管培生项目：以招募相关专业硕士毕业生为主，为其提供为期1年的实战型培训学习计划，旨在持续为嘉会医疗培养和储备医院医疗运营方面的专业人才。培训方式以岗位轮转和项目为基础，为所有培训生提供参与内部各类运营实施/改进项目并在组织中不同部门（岗位）轮转工作的机会。

所有培训生将在资深医院医疗管理者的指导下，通过1年的培训学习，深入了解并取得医疗组织运营管理的宝贵实践经验，并有机会在嘉会医疗及其附属机构获得进阶职业发展机会。

（2）青年医生培训项目：通过国际化标准培养的专业人员为家庭和社区提供高品质的医疗服务是嘉会医疗的使命。为适应医院持续健康的发展需求，培养和造就未来优秀的青年医师及学术骨干，促进医师队伍的整体素质和学术水平的提高，嘉会医疗自创建以来便积极开展青年医生培训。目前已开展包含驻院医生（hospitalist）、全科医生、急诊医生3个科室的医生培训。其中，嘉会和上海仁济医院合作，建立了国内创新概念的"驻院医生"专业培训项目。驻院医生这一国际上新发展的医学专业，能够有效地协调住院患者的总体医疗工作，提高效率，提升患者体验。在青年医生培训期间，嘉会医疗为所有培训医生提供参与内部及外部各类学术活动的机会，如与麻省总医院的医生进行深度培训交流，主持或参与国内外大型医学学术研讨会，参与上海国际嘉会医院每月1次的临床学术研讨会。

管理运行

上海嘉会国际医院自成立以来,严格践行现代医院管理制度,与国际化、现代化、科学化的管理理念接轨。医院将理念、方法和技术融入运营管理的各个领域、层级和环节,建立健全内部管理和控制监督制度,有效提升运营管理和服务水平的精细化,实现经济和社会效益的良好成效。

(一) 坚持"患者第一,以人民健康为中心"的理念

上海嘉会医院提出"人文关怀、身边服务、高性价比"的承诺,在就医理念、临床诊疗、运营服务和后勤支持等各方面予以体现。

(1) 疾病治疗方面,秉承让患者最大程度获益的理念,基于 MDT 模式,邀请外科、内科、影像科、放疗科、病理科等医生,从不同角度为患者做出综合独立的判断,排除科室间认知壁垒,并最终达到各学科之间的共识,给出患者治疗的个体化最优方案。

(2) 医院创办伊始就开通全球主流商保直付服务,又于 2018 年 10 月,率先成为沪上首批高水平社会办医医疗保险定点医疗机构。门急诊、手术、住院全院范围对接医保,患者可用医保结算就医总费用的 10%～20%,肿瘤患者则有最高可达70%的费用能够以医保结算,有效地缓解患者支付压力。

(3) 医院党支部积极倡导公益慈善行动和志愿者服务,积极营造党员的比学赶帮超、争先创优、奉献在一线的氛围。已连续多年开展嘉会党员主题献血日活动;医院每年 9～10 月的"粉红丝带"公益活动,跨界联手来自不同领域的机构和企业,探索兼具"国际范"和"海派特色"的公益关怀方式,为乳腺癌患者带来多方位的呵护。

(4) 2020 年,新冠肺炎疫情面前,医院始终牢记作为医疗机构的重要使命。1 月,组成了医生专家组(其中 15 人为外籍医师),作为嘉会新型冠状病毒防控特别工作组的成员。开通"双语线上公益咨询"服务,几天时间里,完成了 197 例线上咨询服务(其中外籍人士占比 20%)。6 月,在徐汇区卫健委、卫生监督所、疾控中心的统一安排与协调下,医院发热哨点诊室正式投入使用。与疾控中心实时联动,在确保疫情防控措施落实的情况下,为发热原因明确的就诊患者提供与门急诊同样标准的医疗服务,让患者在安全且舒适的环境中获得良好的医疗体验。

（二）创新的一体化医疗健康生态体系

（1）嘉会医疗创行的"责任医疗"，为贯穿始终的"在合适的医疗场景，给予合理的医疗服务"理念。初级诊疗是嘉会医疗的基础，重点在儿科、女性健康、健康筛查等方面，提供长程健康管理；二级诊疗则更看重提供安全有效的治疗方案，合理利用医疗资源，重点包括紧急门诊、门诊手术、肿瘤早期筛查；三级诊疗包括提供肿瘤的第二诊疗意见、专科诊疗、远程医疗和临床试验以及科学研究。

（2）持续推进立体化综合医疗网络的建设，在各地建立初级诊疗的综合诊所，通过自身医疗资源嫁接，由外向内辐射。嘉会内部还建立了一套分级诊疗体系，以上海嘉会国际医院为中心，下设二级诊疗和社区初级诊疗，再下分社区健康管理。其中各门诊设置也不尽相同，主院区以优势专科为主，另有一些特色门诊。嘉会医疗目前在上海、香港、深圳、苏州、杭州等多地挂牌自家卫星诊所，且网络仍在快速扩展中，包括在建的北京嘉会国际医院（500床位的综合三甲规模的国际医院）。

（3）健康检查是迈向健康生活的第一步，嘉会健康管理中心的宗旨是通过周期性的健康检查，让民众了解自己的健康状况，进而维护健康。通过定期健康检查，获得个性化健康建议，尽早发现疾病并在系统内无缝对接医疗专家进行治疗，减少重复检查，节省患者的时间和费用。

（三）优化人才管理模式，助力医生职业发展

嘉会医院注重契合中国当下国情和文化背景，把符合循证医学原则的先进诊疗方法与国际标准融入管理结构、医护培训等制度，进而塑造自身的特色与文化。

（1）以现代化管理理念为核心，贯彻医管分治原则。临床医疗和非医疗事务，在医院的组织架构中是并驾齐驱的两条管理线，嘉会医疗还设置科室行政主管、个案管理师（case manager）、患者联络专员（PA）、财务咨询人员等特殊岗位，在整个就诊过程中为患者提供除临床治疗以外的全方位服务，既保证了患者的就医体验，又确保了医生把精力集中于诊治患者，为健康服务。

（2）"驻院医生（hospitalist）"指专门服务住院患者的全科医生，是借鉴国际上已有二十多年历史的成熟制度，但国内尚无实践。由于有驻院医生负责住院患者，专科医生只需要提供专科指导，可以把更多精力放在门诊和手术上，如果住院患者有任何状况，24小时在院的驻院医生能第一时间解决，缩短每个患者的平均住院时间。对医院而言，驻院医生制度能同时提升诊疗质量、经营效率，又可以降低成本。

（3）建立多种晋升通道，给予医生选择"临床或科研"的机会，以此让医生对自

已工作的重心有清晰定位,既降低了医生的劳动强度,又提高了临床工作质量。

(四) 医疗和后勤等系统的数字化、智慧化管理

医院依托嘉会数字化智慧医疗能力,建立创新型、以用户为中心的数字互联网医疗系统,围绕嘉会线下网络形成线上线下一体化智慧医疗平台。

(1) 嘉会医疗已经实现内部数据的共享,数字化赋能线上线下一体化医疗服务。嘉会数字医疗 APP 将线下体验升级至线上线下融合体验,整合智能门诊、智能住院、线上问诊、服务展示、健康管理等多个模块,同一患者的疾病数据都能实时同步,缩短其就诊时间,也便利其综合的健康管理,全面提升患者就诊体验。

(2) 嘉会医疗会员体系以家庭全健康为中心,集成健康监测及信息沟通模块,为患者提供便捷的健康关怀,提供患教内容、健康普及等;以数字医疗为载体,延伸创新线下医疗服务,实现"人到服务,服务到人"的全流程。平台上接入优选第三方服务,如体检、上门护理等标准化业态。

(3) 医院大楼的设计蕴含"身心照料""全然关怀"的理念,在充分考量患者可能的就医动线后,合理规划出不同模块区域的布局、病房通过标准化的设置和陈设形成嘉会独有的"防错设计";遍布全院的气动物流传输系统可保证物品的传输在 10～20 秒完成,提高医疗救治的效率;35 kV 高压配电系统和双路供电技术、全新风系统、智能化楼宇控制系统(涵盖空气系统、消防系统、安全预警),则确保了医院的安全和高效运行。

(五) 打造"产、学、研"一体化平台

上海嘉会国际医院拥有高端国际化医疗落地能力和经验,以医疗技术和医疗水平现代化为推动力,充分运用先进医疗技术和设备,落实"产、学、研"一体化,在核心医疗能力上走在世界前列。

(1) 嘉会医学研究和教育集团坚持以全球化视野及战略资源,打造国际性医学研究和教育平台,推动、引领中国医疗保健服务的转型和创新,具体实施包括引进权威前沿医学研究成果,加深国内外临床学术交流,提高医务工作者的整体科研能力;输送国际一流临床实践经验,以全球视野打造面向中国专业医疗群体的在线学习平台,系统化、进阶式提升医务工作者的理念和技能;改善行业服务质量、研究水平和创新能力,提供最佳解决方案,引领医疗保健服务转型;至 2021 年年底,平台已积累逾 40 万来自三甲医院的医生用户群体。海外合作机构会定期指派其顶级专家来开展学术交流及临床研究指导。

(2) 由麻省总医院协助建立多学科诊疗平台,复核治疗方案,执行国际先进诊

疗标准。尤其在肿瘤领域,中美肿瘤专家在此平台上共同合作,为患者提供先进的诊断和治疗方案;在临床服务上,由麻省总医院直接培训临床人员,持续进行人员交流,提供国际高标准的医疗服务;定期由麻省总医院对医院进行审查,确保医院持续提供高质量、高标准的医疗服务。

(3)上海嘉会国际医院充分发挥海外资源优势,全职引进海外顶级医疗机构的临床医生及研究人员,包括来自美国、英国、法国、德国、意大利、新加坡等十多国的一流医生及护理相关人员。

(4)不断加强与本地医疗行业的交流与合作,尝试打造国际标准公共教育合作典范。2019年3月,医院与上海健康医学院正式签约共建教学基地,同时加入上海健康医学院药学联盟,共建"上海健康医学院影像学院教学基地""上海健康医学院医学技术学院教学基地"。2020年8月上海市社区卫生协会启动"上海骨干全科医生外向型能力选拔和培养项目",上海嘉会国际医院成为该项目的培养基地之一,为来自上海各区基层医疗机构的医生们提供国际诊疗模式的培训。

嘉会医疗矢志推动国际先进医疗技术和管理服务向上海流动聚集、提升城市医疗服务国际化、多元化水平。同时也帮助国内医疗专家和机构出海,打造国际学术影响力,为医生全职业生涯的发展提供助力。

建 设 成 效 与 业 绩 展 示

(一)取得的成绩和效率效益

1. 服务规模

作为三级综合国际医院,高效服务始终是上海嘉会国际医院规范医疗服务的重要环节。

目前,医院设有超过20个临床及医技科室,为各类患者提供40余种专业临床服务;此外,医院与超过60家国内外商业保险公司合作,为患者提供直付选择,并设有专门的保险服务部门帮助患者处理理赔过程中可能遇到的问题。

医院持续改善患者就诊接诊流程,通过提前预约的方式,大大减少了患者的排队等待时间。与此同时,前台接待人员还会及时向患者告知就诊流程和进度。在响应患者需求方面,则采用"线上线下同步服务"的模式,对现场咨询、电话热线、微信公众号和微信小程序等渠道的问询,进行365天×24小时"全天候"解答。

上海嘉会国际医院的医护和行政人员均具备多语种沟通能力,可为国内外患者提供良好的就诊与治疗环境。在"以患者为中心"理念的指导下,每一位嘉会人始终致力于改善患者就医体验,满足患者在康复过程中的各类需求。未来,医院将不断提升自身办医水平,致力于服务全球更多的患者和家庭。

2. 质量安全

嘉会医疗始终把患者的安全放在首要位置,质量安全一直是医院的办院基础。医院不仅具备完善的质量安全管理制度,也在院级和科室层面都设有质量安全部门和合作小组。嘉会医疗重视聆听患者的声音,积极处理患者投诉,聆听建议,并及时给予答复。2021 年,医院的患者满意度达 90%,患者投诉率则为 0.6% 以下,患者非计划性再入院也低于 0.1%。同时,医院也非常注重员工健康与安全,2021年医院全体 2 000 多名员工的意外伤害事件数少于 20 例。

3. 医疗信息化与数字化建设

嘉会医疗已上线并持续研发嘉会 APP,提供中英双语操作界面。医院已在申请上海市互联网医院过程中,现已通过三级等保,预计 2022 年牌照审批完成并上线。届时嘉会 APP 与已经推出的微信公众号和微信小程序一起为外籍患者提供多语种、全诊疗流程的服务体验。

(二) 代表性成就

1. 医疗认证类成就

(1) 上海首批纳入社保的自主定价社会办医疗机构:在上海市医保、卫生等部门的大力支持下,医院通过测试,率先成为沪上首批高水平社会办医疗保险定点医疗机构。凡持有上海市社会医疗保险的就诊者,在享受嘉会医院国际标准医疗服务的同时,医保覆盖的部分可以按照医保价格来用医保结算,医院价格超出医保价格的差额部分,就诊者以自费方式结算。

(2) 世界家庭医生组织(WONCA)认证:在 2021 年初,嘉会医疗荣获 WONCA 品质认证。通过 WONCA 品质认证,不仅是对嘉会医疗全科国际化培训质量和医疗服务标准的认可,也是对整个嘉会医疗专业人才培养和高品质服务质量的认可,对提高嘉会医疗全科医师规范化培训和诊所临床的质量有重要意义,也让嘉会医疗国际专业化的全科医学服务更上一层楼。

2. 临床诊疗合作类成就

(1) 嘉会国际肿瘤中心计划开设嵌合抗原受体 T 细胞免疫疗法(CAR-T)服务,并面向海外人群。目前,国内 CAR-T 研发上市迅速,2021 年第三季度期间已有两个 CAR-T 疗法在中国获批,医院于 2021 年第三季度同步开始进行 CAR-T 的临床筹备工作,预计在 2022 年第一季度正式启动服务。届时,医院将成为国内首家使用 CAR-T 上市新药的国际医院。嘉会医疗作为国际医院,具有通过 CAR-

T技术吸引国际患者的潜力,并计划通过建设顶尖药品和国际商保吸引海外患者,为上海成为真正地拥有专业领先技术的国际医疗旅游中心添砖加瓦。

(2)为外籍人群提供新冠疫苗接种:自2021年4月开通健康云及为外籍人士提供新冠疫苗接种服务开始,嘉会医院每周定期组织两场针对外籍人士的免费疫苗接种服务,并于9月15日开始对12~17岁在沪外籍青少年开展新冠疫苗登记接种服务。

(3)向外籍人士群体推广乳腺健康意识和乳腺健康检查服务:乳腺癌在2021年已超越肺癌成为世界第一高发的癌种,且以40~60岁的女性为高发人群。2021年7月,医院开始向在沪的外籍女性提供一系列的乳腺健康讲座,并开展乳腺健康检查推广的工作,同时结合每年10月的乳腺癌防治月主题向更广泛的女性人群宣传乳腺健康意识,达到早诊断、早治疗的目的。医院于2021年第三季度已向约150位外籍女性提供乳腺健康检查。

(4)成立临床研究机构与国际领先药企合作,落地临床试验:嘉会医疗临床研究机构于2018年8月1日正式成立,2020年10月29日完成国家药监局药物临床试验机构备案,首次备案专业为肿瘤科。嘉会医疗的临床研究机构具备完善的人员配置和设备设施,可以确保临床研究能安全、有序、高质量地开展。

麻省总医院肿瘤中心肝癌研究中心名誉主任、哈佛大学医学院终身教授朱秀轩时任上海嘉会国际医院科研院长、肿瘤中心主任,是国际知名的肝细胞癌和胆管癌领域的专家。由朱秀轩教授发起,中山医院樊嘉院士和施国明教授共同合作参与、默沙东研发(中国)支持的临床研究项目《帕博利珠单抗联合仑伐替尼用于标准治疗后进展的晚期胆管癌患者的单臂Ⅱ期临床研究》在经过一年多的筹备后,于2021年7月16日上午顺利召开项目启动会,成功启动。今后,嘉会医疗将持续与药企加深合作,紧跟医学研究前沿,推动新药批准和适应证的扩大,为外籍和本地人士提供更广的治疗选择。

(5)上海嘉会国际医院成为瑞金血液病医联体成员:上海瑞金血液病医疗联合体(以下简称"血液病医联体")自2016年成立以来,始终坚持将医疗联合体、医疗共同体、专科联盟以及远程医疗协作网络等组织模式融会贯通,保障分级诊疗模式的可持续性。2021年12月,瑞金医院血液科主任、上海瑞金血液病医疗联合体理事会理事长李军民教授主持了授牌仪式,上海嘉会国际医院等4家医院作为新成员单位代表接受了授牌。

3. 社会影响类成就

(1)连续四年入选进博会定点医院:第四届中国国际进口博览会于2021年11月5日至10日在上海举办,这也是上海嘉会国际医院连续第四次入选进博会定点医院。在不断地探索发展中,医院的医护团队建设已经迈向"专业化"的新高度,随着医疗实力的进一步强化,继续坚持"服务卓越、保障有力",充分展现上海"亚洲医学中心城市"形象。从2021年9月底开始,医院已经开始进行相关准备。10月22日,全院进入进博会保障期。事实上,针对新冠肺炎疫情防控,医院已经持续进行了硬件和软件的全面升级,而为进博会提供医疗保障,无疑是相关升级的进一步延续。

(2)获评上海市老年友善医疗机构:为全面贯彻落实积极应对人口老龄化国家战略,提升老年人看病就医的便利性,医院从构建老年友善文化、加强老年友善管理、提供老年友善服务、营造老年友善环境等方面积极推进老年友善医院的建设工作。在上海市此前出台的《上海市老龄事业发展"十四五"规划》《上海市卫生健康发展"十四五"规划》中,明确将开展老年友善医疗机构建设作为今后五年的重点任务之一。市卫健委于2021年初启动了老年友善医疗机构建设工作。按照国家卫生健康委工作要求,在广泛征求意见的基础上,针对老年群体就医遇到的痛点、难点问题,梳理形成70余项具体指标,并组织专家抽查复核,最终确定符合标准的医疗机构。

(3)成为上海市首批国际医疗旅游试点机构:医疗旅游已成长为全球增长最快的新兴产业之一。2020年8月,上海市卫健委公布首批国际医疗旅游试点机构名单。经过层层严格遴选,上海嘉会国际医院等10家机构成功入选首批试点机构,医院此次成功入选上海国际医疗旅游试点机构,体现出上海加快建设亚洲一流医学中心城市的创新性举措,也标志着医院医疗水平与服务质量获得进一步认可。

发 展 思 索

社会办医疗机构作为国家医疗卫生事业的有力补充,在国家积极鼓励社会办医的大背景下迅速崛起,成为医疗卫生事业发展的重要增长点和推动医疗卫生事业改革的重要力量。与公立医院相比,社会办医疗机构在规模、实力和患者信任度等方面仍然存在较大差距。社会办医疗机构自身仍需要不断摸索前行,努力做好自身建设和提高,同时也期待政府给予社会办医疗机构更多指引和规范,开放更多政策空间,以期同公立医院优势互补、协同发展。

(一)医院发展建设

社会办医疗机构的市场定位需要审慎推敲。医疗服务行业并非是单向供给方市场,医疗机构不仅要有自己的专长优势学科,还需要参考当地人口、需求、疾病谱、消费能力等多种因素,提供合适的医疗服务。同时,对于公立同类学科的调研和交流学习必不可少,并需要以此来确定医院的初步定位以及后续延展的可能方向,目标是在区域树立独特的核心竞争力。

嘉会医疗在遵循循证医学原则和国际标准治疗的基础上,结合国内患者就医习惯和实际诊疗经验,选择了市场需求量大、临床路径易于规范且并发症概率较低的常规手术,固定同一术式的标准手术价格。在外科手术开展达3年之后,根据实际运营数据,选取了如阑尾切除、肺小结节切除、疝气手术等手术量较大的术式,同相关医生充分沟通确定临床路径及具体医嘱,考量了运营可实现性、临床流程合理性以及收益性,并对标其他医院的收费,最终拟定价格。同时,除临床医疗服务外,案例经理跟进协调、明确手术等待时间等其他服务也包括在手术打包项目中,并与患者充分沟通说明,做到价格公开透明。对患者而言,手术打包意味着诊疗流程规范化、服务内容明确化、价格透明化;对于医疗行业而言,嘉会医院先行先试,以此助推改善国内医疗服务和价格不透明的现状,帮助建立良好的医患关系,提升医疗服务质量。

(二)服务效能提升

在医改的新形势下,国家政策倒逼医院运营的创新,医院管理者们正面临着诸多问题,提升医院的运营效率势在必行。社会办医疗机构具有体制灵活的优势,提升服务效能的意愿也尤为强烈。信息化到数字化再到智能化则是医疗行业优化服务效能的必经之路。

首先,通过医疗信息一体化平台,平台可触达到各个终端,从而打通医院内部信息孤岛,将单点的数据整合成全面有效的医疗信息,挖掘大数据下隐藏的内涵,提升医院运营效率和医疗质量;其次,充分利用"互联网+技术",贯穿诊前、诊中、诊后服务,实现线上、线下全闭环。医生可通过医院互联网门户上的患者管理工具与患者保持必要的沟通及诊后随访,时刻关注患者的恢复情况,让患者在家里和医院享受无差别的就医体验,实现全流程闭环;最后,通过统一数据标准,统一服务规范,实现区域内信息互联互通、数据共享汇聚,运用大数据挖掘与分析技术,进行智能分析与判断,为管理者科学决策提供智能辅助服务。

未来,随着国家层面对于分级诊疗的大力推进,保健、回访、持续照护、家庭医生、远程医疗以及各类提前预防、提升机能的项目都将变得更加可及和有价值。相信在不远的未来,围绕嘉会线下实体医疗网络,建立以用户为中心的创新型数字互联网医疗系统,形成线上线下一体化智慧医疗平台,嘉会数字化智慧医疗体系能为国内外广大诱人提供环绕式、延伸式的医疗服务。

（三）质量安全管控

社会办医疗机构参与国家医疗机构评审，不仅能规范医院管理，进一步提高医疗服务监管水平和效能，而且能促进医疗机构信用公开，保障患者的知情权和选择权，形成良好的正向循环。截稿时，嘉会医疗已经获得 JCI 认证，希望通过增加国际标准和规范，加强和完善医院的质控，从而更好地服务于国际友人，并且通过 JCI 认证，让国际同行更多地了解中国医院，提升国际的医院学术和管理交流。

（四）打通支付体系

在医疗产业里，"患者"（使用方）、"医疗服务方"和"保险"（支付方）是 3 个主要的利益相关方，其中，使用方（患者）与支付方（保险）之间存在利益冲突，而服务方的收入则是支付方（保险）的成本，这三者之间形成了不稳定的三角关系。目前在我国，医疗服务方呈现公立医院高度垄断，公立三甲医院有限的医疗资源已成为医疗服务发展的核心瓶颈。而我国医疗保险的定位是低水平、广覆盖，期望在全国范围内构建分级诊疗模式配以预防医学，更高效能地治已病、防未病，但由于基层医疗太过薄弱，且与三甲医院的联动体系尚未成型，故该模式在现阶段仍有一定挑战。相较于医疗服务方以及支付方，使用方（患者）处于极其弱势的地位，其多样的需求也无法得到有效满足。除此之外，随着国家经济水平的不断发展，大众对于医疗服务需求也趋于多样化，年轻一代有强烈的意愿通过支付额外费用而获得更便捷的服务。

在这个发展思路下，嘉会医疗采取了"由难到易，先解决医疗供给瓶颈"的策略，搭建了涵盖综合三级医院、密集诊所网络、先进数字医疗和卓越疾病诊疗中心为一体的立体化医疗服务能力，打造了完整的用户数据系统与数字医疗系统，实现医疗服务到家、到办公室、到人。与此同时，保险公司也不断推出多种类型的健康险种供消费者选择，积极推进商业保险与社会办医联手，为更多的患者提供高质量医疗服务的通道和保障。未来，嘉会医疗的核心目标是在上海打造一个以用户为核心、以家庭为单位的"关系医疗"平台，最终服务上海 10% 人口，将保险和医疗合为一体，真正承载用户所有的健康医疗需求。

（五）推进人才培养

优秀医疗人才紧缺是社会办医疗机构较为突出的问题。国家发布了《关于印发促进社会办医持续健康规范发展意见的通知》（以下简称《通知》）。《通知》在"优化运营管理服务"部分提到，"各地政府使用财政性资金开展或以各级卫生健康行政部门名义组织的相关业务和人才培训,要为符合条件的各类医疗机构平等提供名额,并作为培训项目评价的重要内容"。发挥社会办医的资本优势,注重人才培养,为优秀人才提供发展空间,通过与公立医院的联合建设,为社会办医的人才及学科建设搭建平台。

与此同时,还须消除社会办医体系中专业人才技术职称的晋升、研究课题申报等政策壁垒,出台积极政策鼓励和支持社会办医机构与医学院校紧密合作,打通从前沿医学科学研究合作到高端人才联合培养的路径,消除高端医护人员对社会办医的各种疑虑和顾虑,提升社会办医体系中专业人才的社会认同感、在国内医疗行业中的归属感,切实帮助社会办医有效改善人才合理使用的问题,实现科研、教学、临床三位一体蓬勃发展。

在优秀医疗人才的流动、执业和发展等方面,仍然期待政府能有更多便利措施的出台和支持。例如,国际及国内人才落户与补贴、住房、户籍、海外医生在中国境内执业、允许外籍护士及技师执业等多方位、多角度的政策;主管政府单位针对社会办医疗机构与公立医院建立协作的需求,推出相关促进机制,支持医生多点执业及转诊绿通;由国家政策引导,鼓励和支持社会办医疗机构成为国家医学院教学医院,共同培养国际化医学临床和科研人才,促进全社会优秀医疗人才的可持续培养。

(六) 承担社会责任

在专注人才培养和管理能力提升同时,社会办医也应责无旁贷地承担并履行医疗机构的社会责任和义务。例如,在国家突发公共卫生事件中,在社会办医机构能力所及的情况下,期望有更多参与的空间和机会,作为公立医疗的有力补充,为广大人民群众和患者提供多维度的诊疗服务。正如在新冠肺炎疫情期间,嘉会医院组成了多国医生专家组(15 名外籍医师),开通"双语线上公益咨询"服务;医院同时设立发热哨点诊室,与疾控中心实时联动,在确保疫情防控措施落实的情况下,为发热原因明确的就诊患者提供与门急诊同样标准的医疗服务。上海嘉会国际医院还持续多年开展"粉红丝带,关爱有嘉"公益活动月,探索兼具"国际范"和"海派特色"的公益关怀方式。随着嘉会医院临床诊疗和综合能力的不断提升,智慧医疗平台和多通道支付体系的逐步完善,向社区、基层乃至中西部地区提供帮扶,向居家老人、妇幼等弱势群体提供便捷可及的公益性医疗服务,将被列入医院社会责任的工作重点。

(审稿人:葛丰 撰稿人:李沛 顾辰力)

专家点评

黄钢 上海市分子影像重点实验室主任,亚洲及大洋洲核医学与生物学联盟主席,原上海健康医学院首任校长,原上海交通大学医学院副院长。

随着经济的快速发展,我国城市的国际化进程不断加速。在医疗领域,人们对国际医疗服务及健康服务的需求也发生了巨大的变化。同时,这样的演变也在不断加快我国多元化办医和国际医疗服务工作的进程。

在国际医疗服务的建设中,提供具有全球同行认可的诊疗服务,意味着需要具有国际诊疗能力及科研能力的医生团队及医疗体系来支持。如何打造并建设这样的国际医疗服务模式,获得高质量的医院发展,以提升国际医疗服务能力?

首先,从体系内部催生其国际化进程,需要医疗行业的建设者和管理者们不断地思考并开拓创新现有平台。其次,与国外高水平医学院校和医疗机构合作引进国际化医疗服务,需要与中国国情相融合、与患者需求相结合、与特色疾病诊治相契合。最后,实现国际化与本土化的整合和平衡是未来国际医疗服务体系的重点,需要在立足国际化视野及行业标准的同时,结合中国国情和实际发展趋势解决问题。

嘉会医疗正是在这种需求与创新理念的发展态势下,孕育而生的新型健康医疗网络。自2017年10月投入运营后,始终积极与国际高水平医学院校和医院进行合作。通过与美国哈佛大学医学院麻省总医院(Massachusetts General Hospital, MGH)实行联合挂牌,在肿瘤、妇女医学、儿科学等多个重点学科进行深度战略合作。MGH的医生、护士、科研人员以及管理者,将其临床管理经验融入上海嘉会国际医院的建设中,双方共同打造高效安全且更加人性化的医疗服务模式,同时促进医学前沿领域的科学研究和人才培养。

以上海嘉会国际医院肿瘤中心为例,中心借鉴了以MGH为标准的MDT平台。在提供医疗服务的同时,双方的合作也强有力地促进了人才培养和学科发展。通过携手海外医疗资源和国内三甲医院,上海嘉会国际医院以国际化视野和战略服务于国内医疗市场,使我国患者在本土即可享受国际优质医疗服务。

在诊疗过程中患者的身心变化及感受,也是需要医护人员加强重视的环节。对此,嘉会医疗也将这种人文关怀作为医疗服务的重点,提供了"以家庭为中心"的长期持续关怀,从而满足患者及患者家属人生各阶段对健康医疗的需求。以上海嘉会国际医院的生殖医学中心为例,医院携手海内外资深辅助生殖技术专家,搭建了一支经验丰富、充满人文关怀的队伍,同时与医院心理科、营养科等科室协作,提供综合辅助服务,帮助中外家庭实现父母梦。

在提升医疗服务的同时,上海嘉会国际医院同样注重学术氛围的培养和研究的开展,并探索将前沿可靠的诊疗方式应用于临床。

首先,上海嘉会国际医院聘请了来自欧洲肿瘤外科学会、德国汉堡大学、MGH等的多位具有国际影响力的业界领军专家全职加入医院领导科室建设、引领学科发展。其次,开展院内、院际及与国内外学术协会合作的多种形式学术交流活动,提升上海嘉会国际医院的学术影响力。此外,医院紧跟国际先进诊疗步伐,从临床研究、学术交流、治疗流程等多方面与国际先进诊疗应用机构达成深度合作。

国际化进程是双向促进的过程。展望未来,随着健康中国战略的持续推进,医疗健康产业正在逐渐占据顶层设计的重要位置,未来不但需要将国外优质的医疗理念和医疗服务形式引入国内,同时也需要在此过程中,将国内的优秀管理经验及诊疗模式,与国际同行不断分享,推出有中国特色的国际医疗服务,双向沟通,彼此融合,才能够打造出一个具备国际化、多元化、高品质的医疗服务体系。

五、上海杨思医院——提升基本医疗服务能力、坚守公益惠民办院初心

院长心声

上海杨思医院,风雨十八年。

启航于上海、浦东的沃土,沐浴着改革开放的春风。

没有政府的投资,没花纳税的资金,1 000 位杨思人用勤劳的双手、聪明的智慧,十八年创造了 20 个杨思。门急诊从每年 10 万到 188 万,出院患者从每年 1 000 人次到 2.6 万人次,业务收入从 2 000 万到 10 亿,各类手术从 0 到 1.5 万例,都位居上海民营医院前列。

如今,杨思医院设置了 25 个一级科室、78 个二级科室,科室齐全,上海市卫健委授予 5 个优势专科、2 个特色专病,配置先进的医疗设备,以精湛的技术为群众提供优良的服务。

2020 年,上海杨思医院入选全国民营医院 100 强,以 367.29 分位列全国第58 位。

10 多年以来,杨思医院健康可持续发展,良好的医德医风深受群众欢迎,工作量以每年 15% 以上的速度递增,是老百姓投了满意和信任票;十多年以来,杨思医院职工以不足 3% 的离职率,表达了职工对医院的满意和赞赏。

杨思医院靠什么取得如此优异的业绩!靠我们在党和政府的领导下,认认真真做好配角,踏踏实实做好拾遗补阙,市场和群众的需要就是我们工作和努力的方向。

企业文化是杨思医院发展的基础,医者民为本,善待患者,善待职工。

善待患者,让患者满意,把方便留给患者,是所有杨思人的努力方向。走进杨思,随时见到发自内心的微笑,处处都是方便患者的举措,合理的价格、温馨的服务,到处都展现了新型的医患关系:医者服务,患者感恩。

善待职工,让职工满意,让每一个职工老有所养,提供 50% 的退休金补贴;住有所居,为无房者提供 8 年的安居方案;病有所养,为患者提供财务补贴;全院 150 多名高级职称的专家、学者能充分发挥他们聪明才智,每个节假日都可以看到主任们自觉地忙碌在患者身边。杨思人满意的笑容展现了满满的幸福感。

我与杨思医院一起走过了 18 个年头,每一粒沙石、每一棵小草,都留下我的足迹和记忆,每一个杨思人的音容笑貌都深深镌刻在我的心中。有杨思人在,杨思的

明天更美好。

上海杨思医院院长　陆文佐

发　展　历　程

上海杨思医院是一所非营利性综合性医院,是上海市医疗保险和大病医保定点单位。医院位于浦东三林世博功能区美丽的川杨河畔,占地 1.3 万多平方米,建筑面积 4.5 万多平方米,环境优美,病房舒适、安静。

(一) 由"公"到"民"的转型

杨思医院是浦东卫生改革的产物。

2002 年,浦东三林、杨思二镇合并为三林镇,镇上保留了三林社区卫生服务中心,原杨思地段医院的人员、设备则整体迁至新设立的东明地段医院。然而,随着浦西拆迁户和周边人口的不断迁入,杨思地区常住人口很快超过 15 万,仅靠一个卫生服务中心维系日常医疗服务,难以负荷。为此,浦东新区社会发展局(简称社发局)以先行先试的改革精神,开上海医改探索之先河,决定引进社会资本,管理扩建杨思医院,实行管办分开,仅两年成绩斐然;为给予更宽广的发展,2006 年脱胎于民营杨思地段医院的上海杨思医院,在上海市卫生局、医保局和浦东社发局的指导和关怀下正式启航。资金全部由社会投资,人员全部由社会招聘,医院作为独立法人承担法律和经济责任,管理上借鉴公立医院的菁华,全新的机制和体制为杨思医院注入新的生命力。

(二) 医院规模和学科特色

医院有开放床位 900 张,全年 24 小时开设门急诊。年门、急诊患者达 188 万余人次,服务住院患者近 2.8 万人次。全院员工 900 余名,其中高级职称医师占比超过 25%,医院还在不断招募、引进一流专业技术人才,为百姓提供更好的医疗服务。

医院临床内、外、妇、儿开设齐全,实行二级分科,共有 25 个一级科室,78 个二级科室。消化内科、泌尿外科、骨科、口腔科、内分泌科是上海市社会医疗机构优势专科;口腔科的全口牙列缺失(种植)和肝外科的中晚期肝癌(介入治疗)是特色专病科室。医院开设医技科室有放射科、检验科、药剂科、超声科、心功能科、病理科、消化及呼吸内窥镜室、高压氧科、血透室等;拥有百级层流手术室及重症监护室(ICU)、冠心病重症监护室(CCU);具有完整先进的检查和治疗系统,包括西门子公司的 3.0T MRI、双源 CT、大型 DSA、DR、钼靶,拥有全套奥林巴斯内镜系统、麻醉和重症监护系统、超声刀、美国科医人钬激光、以色列飞顿激光、高强度超声聚焦、大型进口全自动生化仪等完整检验系统、全套进口病理检查系统。

医院在内科外科化、外科微创化、治疗无痛化的专业性发展道路上不断开拓、创新,已获得二、三类技术准入共 23 项,其中多个项目是三级医院的准入项目。同时开展基因检测,对肿瘤和慢性病患者开展精准治疗;肝外科开展肝脏肿瘤切除、介入治疗、肿瘤体外高强度聚焦超声治疗等;骨科开展全髋、半髋人工关节置换术、椎间盘突出椎板减压术;消化内科开展内镜微创诊断和治疗;普外科、泌尿外科、妇产科、五官科、眼科等开展微创治疗,Ⅲ、Ⅳ级手术达到 55% 以上;近年来开设了专病门诊、专家工作室、杨思视光(配镜服务)、儿童康复、临终安抚病房等,进一步方便患者就诊和治疗,真正实现为大众提供连续、系统、高品质的健康关爱。

(三)优质服务

医院全年 24 小时为周边居民服务。设有老百姓住得起的特需病房。开设专科、专病、专家门诊,满足患者对疾病专病专治的要求。积极响应国家进一步医改政策,与仁济医院、中山医院、瑞金医院、复旦大学附属儿科医院康复科建立医联体,开设联合病房,三级医院主任、专家到医院查房、技术指导。实行双向转诊及急救绿色通道为周边特别是三林地区的居民带来了有效、便利、安全的医疗和护理服务。

家床科上门开展抽血、换药、补液、导尿等医疗服务,并以医养结合模式服务于养老院,派出医生、护士组成服务小组为养老院提供基础医疗服务,现已建立医养床位 1700 多张。

承担杨思地区 10 余万人口的公共卫生预防保健、免疫接种服务。

承担新冠肺炎病毒排查、消毒、居家隔离人群的观察、转运工作。

管 理 运 行

(一)管理架构

上海杨思医院由联想旗下弘毅投资注入资本,由弘和医疗集团对医院采用"只搭台,不唱戏"的模式实行管理。

医院实行理事会领导下的院长负责制,重大决策、人事任命、工作计划经理事会决议通过执行。医院的执行机构为院务委员会,各职能科室科长为委员,主要职能为执行理事会的决议,维持医院的日常运行,保障患者医疗安全、质量,满足患者各种需求;为医院正常运行做好员工管理,包括人才引进、人员稳定、岗位设置及各科员工薪酬、生活医疗福利。

医院设立有党总支、工会,围绕善待患者、善待职工的医院宗旨开展、支持行政工作,领导全体党员脚踏实地的在平凡的岗位上真正做到一名党员一面旗,充分发挥党员的先锋模范作用。工会是医院员工发挥主人翁精神的主战场,职工加薪、评优、工会互助金均由工会主导开展活动。

医院实行院、科二级管理制度,科主任负责科室的运行,包括业务、人事、效益分配及院部赋予的各项行政管理职能。

(二) 管理方法

医院制定有各项各层级的考核管理手段,以各项指标为抓手,结合工作实际尽可能地避免主观判断、主观评价、一言堂。

医院的服务宗旨是:善待患者,善待职工。医院体系内的服务理念为:行政后勤为临床服务,临床为患者服务。贯穿这个服务理念,便有了行政职能部门的考核手段:全体各科班组长以上干部一季度通过网络背对背方式,对职能部门科长、科员进行评价,与月绩效、年终绩效、评优、加薪挂钩,对评价较低者,分管院长、科长分别进行约谈、诫勉直至退聘。

临床科室科主任、护士长以业务质量、数量、满意度、医疗事故、差错、医保收费合理化、员工离职率、行政工作参与率等 50 个项目进行分组评比,年终排名予以物质或精神奖励,对于不称职科主任或护士长物质扣罚直至退聘。

1. 用诚意善待患者

(1) 在每个诊室医师的台上有一个接待患者的"六心"服务宗旨:热心接、耐心讲、细心观、诚心治(护、帮)、温馨送、爱心访,要求每一位医师按照"六心"内容服务于患者。

(2) 利用民营医院体制机制的优势,聘用高职称、赋有专长的医师在门诊为患者服务,收取的是平民化的诊疗费。

(3) 缩短检查预约时间,规定各项检查预约时间不能超过 3 天,如果超过,员工必须加班满足患者需求,医院支付加班费。

(4) 坚持上门服务。医院的家庭病床,无论刮风下雨、天寒地冻,为行走不便、孤独老人上门注射、换药、送药、测血糖、抽空腹血、针灸、推拿,但医院秉承患者的需要就是我们的使命的服务理念,坚持公益性。

（5）坚持办院的公益性。为社区居民开展义诊、科普知识讲座，上海杨思医院承办的老年合理用药大学（上海）杨思医院分校，为老年患者解答用药的疑惑、合理性和安全性

（6）聘请社会志愿者及第三方测评患者满意度，保证满意度的真实性。

（7）弘扬正气，对各科患者的表扬予以物质、精神奖励。

（8）员工因各种原因遭到经核实的患者有效投诉，给予扣罚 2 000 元。

2. 用医术诚奉患者

医院找准在患者中的定位与需求，做到对公立医院的拾遗补阙，方便患者即使不到三级医院也能得到精湛的技术服务。

（1）儿科：坚持儿科聘请资深高年资主治以上医生 24 小时全年无休服务。目前医院有高级职称儿科医师 5 名，年资最低的主治医师亦有 18 年的儿科工作经历。医师用丰富的临床经验，对儿童发病快、来势凶、难以诊断的疾病均能明确诊断，果断确定治疗方案，解决了社会上儿童看病难、排队长、易误诊的困难，获得周边居民家长的好评。

（2）肝外科：肝脏肿瘤由于其难以早期发现，使手术治疗失去了宝贵机会，杨思医院肝外科团队与中山医院肝研所建立了医联体，对中晚期肝脏肿瘤患者开展探索综合性治疗方案，如肝脏介入治疗、肿瘤消融技术、超声引导下的微波治疗等，使肝脏肿瘤患者的生存达到 5～10 年以上，患者带瘤生存，提高了生存、生活的质量。

（3）消化内科：现代医术追求内科外科化、外科微创化、治疗无痛化，医院消化内科在尉迟敏等 3 位主任医师的带领下，开展内镜下息肉切除、黏膜肿瘤胃肠内镜黏膜切除术治疗、消化道狭窄扩张治疗、食管狭窄支架置入治疗、结肠狭窄支架置入治疗、内镜下黏膜病变氩气治疗、消化道异物取出治疗、消化道出血内镜下止血治疗、超声内镜检查。开展经内镜逆行性胰胆管造影（ERCP）近 4 年，达到 196 例，避免了患者的手术痛苦。

（4）泌尿外科：随着社会老龄化及各种原因水源污染，男性的泌尿系统疾病发病率急速上升，医院泌尿外科团队在院部的支持下，与仁济医院泌尿外科专家组形成医联体，开展泌尿外科各项肿瘤、结石，前列腺增生、炎症等各项治疗，并坚持以创伤小、痛苦少、费用低、住院周期短为治疗原则，配备各种先进的泌尿外科微创设备，为患者解决痛苦，节约费用，节省了宝贵时间，给周边老年患者的就医带来了方便。

（5）口腔科：医院口腔科有牙椅 20 张，高级职称医师 7 名，整个团队共 45 人，设置专家工作室，开展正畸、种植、牙体牙髓、牙周病、修复、复杂阻生牙拔除等业

务。开设专家工作室和 VIP 口腔服务，满足不同层次患者对口腔服务的需求，每天门诊量达到 300 次左右，科室同时开展多种服务模式，坚持初诊、复诊、预约服务，特别是初诊，对中老年不擅长预约习惯的患者做到来院即能看病。

3. 用先进设备服务医疗技术和患者

先进的医术和治疗离不开设备的配置，医院配备必要的、必需的设备服务患者，设备资金投入和高端配置，保证了医疗质量和安全，并保证了患者检查、诊断的及时性。医院现配有西门子、GE 的核磁共振，双源、128 排 CT，西门子数字减影血管造影(DSA)，飞利浦的高级超声诊断仪，奥林巴斯的超细胃镜，支气管镜，妇科镜，PCR 实验室、全自动的检验科设备，德国劳尔的水处理机，费森尤斯的血透机，4K 高清腹腔镜，钬激光仪以及各种微创手术配备的进口设备，总价值近 3 亿元。

4. 用文化留住人才，善待职工

"善待患者"是经营管理团队对医生、护士们提出的严格要求，而"善待职工"是管理者对医院企业文化的又一定位。"职工是医院的主人，是他们创造了医院的财富和业绩，共享医院的发展成果是职工应有的权力。"

在人才培养方面，杨思医院不仅仅是引进行业专家，更在积极搭建自身的培养体系，通过各级别医生间的"传、帮、带"，医生团队快速成长。

完全市场化的民营医院是在市场经济大潮中求生存、求发展，如果没有企业文化，丧失了信仰，必将淹没在市场的大浪中，既无方向又无生命力。所以自成立以来，医院就大力加强企业文化建设，营造良好的工作氛围，用完善的福利制度让职工安心工作、热心工作。

医院规划设置了年金制度：员工加入医院第一日起便拥有医院年金专用账户，保证每个职工退休时能领取与退休金 50% 相等的养老补助金；在分配、加薪、评优、评奖、福利等重大事项上，工会、职代会与投资方秉持公开透明原则，实行民主投票，每个职工都有参与权、知情权，充分体现职工当家做主的主人翁精神；此外，医院设立医护人员最低工资标准，以保证每位来院职工衣食无忧，安居乐业；对外来引进人才，还帮助解决职工入户、入学、安排家属工作等，实行一站式服务。医院组织优秀员工国内外旅游活动，除了外出旅游，党委、工会、青年团等组织的活动也是有声有色，如歌咏比赛、民主党派活动、职工联谊等。

同时，管理团队设立工会俱乐部，开拓更多功能，比如为职工建立宽敞的餐厅，提供免费早午餐、设立专家主任沙龙、开展健身活动等，将工会职能落到实处，切实改善民生问题。

5. 响应国家卫生改革，主动加入医联体

探索成立医联体，是国家卫生改革的一个战略方向，是缓解患者看病难的一剂良方。长期以来,周边居民"小病大看",把三级医院专家优质资源均耗费在解决常见病、多发病上,同时由于三级医院又收治来自全国各地的患者,优质资源还是紧缺,无论从现实和长远看,医联体改革势在必行。

医院主动与仁济医院、中山医院、瑞金医院、儿科医院等三级医院结成联合体,为了实现医联体间的合同共赢,医院坚持同质化管理。以三甲医院的标准要求自己,做到服务互认,极大地降低了医联体内部的沟通成本,也大大减轻了患者的负担。患者实行双向转诊,对急性心肌梗死、肺疾病、脑疾病形成绿色通道,让患者第一时间接受最优质的抢救和治疗,同时患者的康复、急性期后恢复治疗专门设置联合病房,由三级医院主任专家每周 2～3 次来查房,需要时通过互联网技术实现远程实时查房、会诊。医联体带动了医院学科水平,提高专家来院业务讲课、课题合作等。

6. 制定"接地气"的规章制度

医院采取管办分离的管理模式,投资方并不直接参与医院管理。医院在办院初始,明确了医院设置的制度一定要有操作性、公平性、合理性、高效性和推行性,建立了符合医院管理发展的各项制度,如满意度测评制度、员工福利制度、公益制度等。

（1）内部管理制度:①上海杨思医院奖惩条例;②人力资源管理办法;③绩效考核管理制度;④医疗、护理安全管理制度;⑤上海杨思医院消防管理办法;⑥满意度测评制度;⑦上海杨思医院新闻发布、舆情监测管理制度;⑧各项紧急突发事件预案。

（2）员工福利制度:①工会互助基金管理条例;②落户管理制度;③科主任年终考核奖励制度;④护士绩效考核制度;⑤关于员工生活困难补助的有关规定;⑥上海杨思医院职工医疗费用报销实施细则;⑦本院职工享受 VIP 病房收费规定;⑧职工重大疾病补助实施细则。

（3）公益制度:①上海杨思医院接受社会捐赠管理制度;②上海杨思医院经济困难患者费用减免制度。

建设成效与业绩展示

在各级政府和理事会的领导下,认真贯彻以人为本、诚信服务、善待患者、善待职工的办院宗旨,医院的业务量、业务收入以每年 5％～15％增长,努力加强企业文化建设,为职工建立企业年金,使员工退休后老有所养;重视人才引进,对符合落户条件的予以积极办理户口,让员工安心工作。医院的付出得到了职工满意的回报,每年不到 3.1% 的人员流出率,充分体现了职工对医院的热爱和归属感。建院以来医院被评为上海市 5A 级社会组织、全国先进社会组织、上海市卫健委精神文明单位;被浦东新区评为一级党支部、两新党组织示范单位;"全国医疗质量万里行"检查民营医院排名前列;工会被浦东新区总工会评为"先进职工之家"。十多年以来零计分、零处罚。今天,杨思人为营造和谐医院,建立良好的医患关系,提升医疗质量,改善服务态度而不断努力,为医疗改革及满足不同层次群众对卫生服务事业的需求默默耕耘。办成一个政府放心,群众满意,职工安心的和谐医院。

上海杨思医院自 2004 年建院至 2020 年,总诊疗人次量总体呈逐年平稳上升趋势,但有两个特殊时期的人次数呈现了负增长。2012 年毗邻医院的东方医院南院正式启用,造成部分医务人员的流失,同时患者数量也因此产生了分流效应;2013 年总诊疗人次出现了下滑,后经过复盘分析,医院继续强化服务态度,加强专科化建设,落实医联体分级诊疗制度,进一步完善医疗质量,于 2014 年起再一次形成稳步增长趋势。2020 年受到新冠肺炎疫情影响,总诊疗人次量出现负增长,与疫情防控政策有一定关系,如慢性病药物开具数量普遍增加,高风险门诊科室停诊,常态化佩戴口罩导致呼吸道疾病发生率下降等,同时因疫情隔离等关系,当时在沪的异地人口数量大幅度减少,以上因素均给总诊疗人次带来了负面影响。

上海杨思医院自 2004 年建院至 2020 年,每年出院患者数量整体呈逐年上升趋势,但在 2013 年和 2020 年两个阶段出现了负增长,究其原因,2012 年毗邻医院的东方南院正式启用,出院患者数量因为被分流导致减少。后经过数据汇总分析,医院调整战略方向——强化服务态度,加强专科化建设,落实医联体分级诊疗制度,加强合作后进一步提升服务质量,在周边百姓心目中的口碑积淀逐渐形成了品牌影响力,2014 年起的出院量再一次呈现逐年增长态势;2020 年受到新冠肺炎疫情影响,总诊疗人次量出现负增长,导致门诊病房转化率下降,口罩常态化佩戴促使呼吸道疾病发生率大幅下降,择期手术的延期或取消等因素均对当年出院患者数量产生了负面影响。

2004—2014 年,家床科一直是以办理家庭病床上门服务为主业的科室。2015 年家床科在院领导的指导下,认真总结分析,针对医院周边设立的多家养老机构所产生的医疗需求,做出了重大调整,由原来的单一的办理家庭病床上门服务,增设医养结合上门医疗服务,利用自身的优势与养老机构进行医疗上的合作,定期为养老机构的住养老人提供医疗上门服务,上门人次由 2010 年的 13 000 多人次,十年间上升至 2020 年的 37 000 多人次,虽然其间多次受到价格调整以及疫情的影响,但上门服务的医疗需求仍呈现稳步的上升趋势。且随着社会人口老龄化,上门医疗服务的需求将日趋增加。在院领导的正确指导下,十年前的家床科以家庭病床为主业的科室,现如今已发展成为多元化、多学科的上门医疗服务的科室。拥有家庭病床200多张,为13家养老机构2000余名住养老人提供上门医疗服务和年度体检,设立了5个社区便民医疗服务网点,在疫情的影响下,2020年业务量仍达37000人次,收入1500余万元。

随着医院的不断发展,全体员工医疗技术水平的提高,服务意识的不断加强,得到了越来越多患者及家属的认可,表扬数逐年上升。表扬数据来源于12320平台、大众点评网、表扬信等几个方面。

为了提高服务意识,维护医院形象,全院对患者的满意度均十分重视,院部从满意度信箱、测评机、社区测评、出院患者测评、出院信件回访等5个维度对门诊、病区、医技、窗口、行政后勤各个部门进行测评,测评结果每月排名通报,落实奖惩,并针对问题落实整改;使员工在思想观念、精神面貌、文明风尚、行为规范中不断完善提高,满意度分数始终维持在较高水平。

在科研方面,市卫健委核准20余项二、三类医疗技术准入项目,包括高强度聚焦超声刀、临床基因扩增检验实验室技术、人工关节置换手术等。

医院预防保健科管辖杨思地区大约10万人口(其中户籍5万),管辖20个村居委及14所学校及幼儿园。平常工作采用分组、梯队、AB角的模式来开展工作,这么多年一直得到辖区居民的一致认可。在政府没有任何公共卫生经费拨款的情况下,医院依然出色地完成了各项公共卫生工作。2020—2021年连续2年在浦东新区48家社区卫生服务中心考核排名全区第二,属于医院承担防保科以来最好的成绩,这也离不开院领导对工作的支持,以及全科人员的努力。

每年的工作任务包含:为托幼机构儿童开展健康体检,为中小学儿童开展查牙补牙及屈光检查,为社区慢病居民提供血压血糖监测管理,为常住儿童及60周岁老年人口提供预防接种服务,开展55岁以上人口的大肠癌筛查工作,为20个村居委及其他各类集体机构提供健康宣教服务,管理肿瘤、慢支、肝炎、结核、白内障、精神障碍患者等其他各类慢性病及传染病患者,负责辖区内孕产妇产前产后健康管理入户随访工作,及时处置辖区内各种传染病疫情及突发公共卫生事件。上述各项工作均由医院承担各种经费投入,科室18名工作人员,人员经费及工作经费全年支出约390万。2020—2021年,参加防疫工作和免疫接种,资金投入达700万左右。各数据来源于防保科下社区开展各项公共卫生服务工作。

为医院有更好的长远发展,吸纳更多优秀人才,2004年至今,医院人才引进户口、居住证转户人数合计204人,从这些递增式数据中发现,医院为解决员工户口做了很多相关工作,每年根据最新上海市人才引进、居转证转户政策,分析、跟踪个案情况,以保证维护员工利益,契合实际,积极为员工申办做积极准备,快速且有效地解决人才落户问题,解决员工的后顾之忧,让员工安居乐业,更好地为医院及患者服务。

2004年至今,员工离职率呈阶梯式下降。医院围绕"以人为本、诚信服务、善待职工、善待患者"的企业文化,着重在员工归属感和医院认同度上下功夫,增加医院各部门之间的沟通,多角度去关注员工的成长、培训、学习;把企业文化建设与员工成长结合在一起,规范常态化激励,员工共同参与医院管理,与医院携手共进,践行集团目标,打造百姓身边的好医院。

医院从2008年起设立工会互助基金管理账户,率先推行工会互助基金条例,每个员工一进医院就有一个年金独立账户。只要在本院连续工作满十年,按上海市职工规定退休年龄在本院办理退休手续者,按其本人退休工资的40%～50%,可每月领取工会互助基金固定补贴。2016年至今,已有17名退休职工享受医院互助基金固定补贴,提高了退休人员的退休金待遇,据调查,这些退休人员的退休收入同比事业单位同类退休人员高出20%～30%,这是医院为员工设立的终身福利待遇,真正提升员工归属感及增强工作稳定性,让杨思医院退休人员共享医院发展成果,真正践行医院善待职工的文化理念。

为了保障医院人才稳定,制定八年租房政策,为他们提供安家住房,解决家庭居住之忧。近几年一直在不断加大租房力度,在员工宿舍居住条件方面也进行不断改善,加大与上海市浦东新区公共租赁住房投资运营有限公司的合作力度,由原来的多人共用1间、上下铺到现在基本2人1间,甚至1人1间,改善了员工的居住环境,提高了生活质量,不断提升员工的获得感、归属感和幸福感。

发 展 思 索

在社会办医举步维艰之时,社会医疗机构依法行医,不碰红线,不违法,坚持公益性,真正让政府放心,获得百姓良好信任。

社会办医力作修炼内功,重视医疗学科的发展,只有走专业化道路才会被社会认可,令患者满意。

在医护人员尚未实现市场化竞争之时,人才是各种体制下办院的主体力量,完善人才培养进修制度、得体的员工福利、公平的职称评定机制,是民营医院发展的关键。

不断改善患者就医体验,从患者踏入医院第一步起,做到方便、安全、温馨、高效是民营医院必须追求的服务目标。

注重医护人员的道德修养教育,培养高尚情操,孕育员工内生动力:医者仁为本。使民营医院走上良性发展轨道。

（审稿人：陆文佐　撰稿人：乐美芬）

专家点评

蔡永葆　主任医师、原上海市徐汇区卫生局局长、徐汇区中心医院院长、上海市社会医疗机构协会副会长、上海市人大代表，曾获全国优秀院长称号。

沐浴着改革开放的春风，植根于上海浦东的沃土，上海杨思医院经历了风雨的十八年，发展的十八年，荣光的十八年。

源于社会资本，集中社会资源，上海杨思医院的创业者们乘改革开放的东风，仅用十八年时间，把一所全年门诊不足 10 万人次、没有急诊、不能手术的诊所型医院建设成为地区性综合性的精品医院。员工的人均医疗服务产值达到每年每人100 万，上海杨思医院的医疗增加值之高，可以与任何公立医院媲美。2020 年度上海杨思医院入选全国百强社会医疗机构，位列 58 位。

上海杨思医院享有良好的声誉，是上海地区社会医疗机构的标杆，国家民政部授予"全国先进社会组织"称号，是上海市卫生系统先进单位和精神文明单位，并在国家卫健委医疗质量万里行评比中获得高分。这些金光闪闪的成绩与荣誉背后，凝聚着三个重要启示：

（1）医院的合理定位、医院的服务宗旨是医院组建和发展的定海神针。上海杨思医院立足社区，为民、利民、惠民的定位与宗旨是医院经历十八年风雨历程而又健康发展的基础。有人认为医院只有抓医疗、抓患者，才能有收益、有发展，把社区医疗服务看成负担，把社区防保工作看成"鸡肋"，而杨思医院硬是把"鸡肋"制成色香味俱全的大餐。医院主动承担杨思地区 10 万人口的公共卫生预防保健、免疫接种服务，主动承接政府许多社会公益活动任务，主动承接新冠疫情防治工作等，包括开设家庭病床、上门抽血、换药、导尿等医疗服务，及派出医生、护士为养老院提供基础医疗服务，现已建立养老病床 1700 多张。社会医疗机构承担社区卫生工作也是杨思医院不断发展的源泉之一。

（2）培养坚守初心使命、真心实意为患者服务的医疗骨干队伍建设是重中之重。社会医疗机构医护人员流动频繁是常态；部分管理者与医护人员急功近利的情况也存在。十几年前，由于种种原因，儿科病情复杂、收费低、医疗压力大、福利少，入不敷出，连公立医院儿科也纷纷关闭或萎缩。但在上海杨思医院小儿科有一批守护着初心使命的医者，不仅坚守儿科门急诊，还扩大留观床位，甚至一床难求。

他们履行"一切为了患儿,为了患儿的一切"誓言,迎来好评如潮,患者不断。同样情况也发生在医院口腔科。真心实意为患者,初心使命守健康,这样的医护人员精神值得发扬光大。杨思医院能开展各种类型的精准治疗、介入治疗、聚焦超声治疗、基因检测、微创化、无痛化、关节置换术等,三、四级手术达到55%以上,这些成就主要依靠医院培养的医德好技术精的医疗骨干队伍。10多年来,上海杨思医院严格遵守依法执业、医疗质量和安全等工作,始终保持着优良的成绩,是无数社会医疗机构的榜样,这样的光荣也同样归功于坚守初心使命、真心实意为患者服务的医疗骨干队伍。

(3) 管理者用制度与真情来尊重人才、凝聚人心,调动全体员工的积极性、创造性,是医院发展的动力。医院是人才密集型、知识密集型单位,每个人都有一技之长,每个人都有自己的舞台,如何使每个人都能呈现最佳状态,既能展示个人,又能合作共事,这需要管理者真心真情的行动,更需要务实可靠的制度保证。上海杨思医院内部管理与运行制度的核心是平台留人、待遇留人、感情留人、文化留人。10年前,上海杨思医院规划设置了职业年金制度(职工退休享有50%退休金补贴),医院的分配制度、激励制度等既保障了医生的权益,又鼓励创业创新,在高消费的上海,有了做医生的底气,有了做医生的尊严,更重要的是医务人员主动拓展业务,用新业务新技术为患者服务,患者的口碑带动了业务上升,因此管理形成了良性循环,管理孕育员工内生动力,为医院的可持续发展奠定了良好的基础。

当前,社会医疗机构发展极不平衡,人才短板已是常态,技术滞后很难解决,制度缺位实际存在……面对生存和发展过程中的各类困难与问题,上海杨思医院的成功经验与重要启示,会有所帮助。

六、上海冬雷脑科医院——医生集团兴办大型专科医院的模式创新

院长心声

人生一世，草木一春。

短短数十载人生，如何才能算是活出了价值？在我的前 23 年职业生涯中，我认为就是做个好医生，好好治病救人。2013 年，当国家允许医生独立执业的政策开始慢慢放开时，我找到了另外一种可能：以我微薄之力，为社会办医蹚开一条路，有可能的话，为医改出一点力。于是，我从公立医院辞职，参与了一家民营医院的创建，初步试水民营医院的经营管理。两年之后，怀揣着一个更大的梦想——做令人感动的医疗，我创办了冬雷脑科医生集团。

从 2015 年的冬雷脑科医生集团到现在的冬雷脑科医院，这条路，我们已经走了 6 年。一路上布满荆棘，也收获了很多帮助、肯定和希望。曾有记者问我，从一个国内顶尖三甲医院的大专家，到端茶倒水、宣传、手术刀也要拿的民营医院的创始人，您会有心理落差吗？如果失败了，你怎么办？老实说，开始时，确实有落差，也会难为情。但是我知道，我现在所做的事情，将来一定会有价值。所以我和他说："亦余心之所向兮，虽九死其犹未悔。你认为什么是成功？如果是开更多更大的医院，赚很多钱，那我可能会失败，因为我肯定不是一个成功的商人；但是，如果我的探索能够给中国的医疗带来一种新的模式，让后面的医生吸取我成功的经验或者失败的教训，从而绕开这个坑，带领中国医疗往更加美好的方向走，那我就是成功的。"

彼时，我刚开始筹建上海冬雷脑科医院，面临着医院建设、资金、人才、办证，以及后面是否有患者的多种困难与迷雾之中。那时候的我，只看得到一个模糊的亮光与出口：我知道我要往那里走，到底走成什么样，前途如何，我并不确定。但是，对于前途，我一直是有足够的信心，这一点很重要。

而今，医院无论是从建设、人才储备、医疗质量、服务标准、学术发展，还是在经营管理方面，都在按照我们预想的、好的方向发展。越来越多的患者主动找到我们，他们希望得到安全的治疗和优质的服务；越来越多的医生们知道，他们也可以拥有阳光化的收入；员工们虽然很忙碌，但是他们更多地感受到了做好一件事情带给他们的自豪和价值感。

未来，我们将继续保持初心，以"患者需求第一"为基本价值观，以"做令人感动

的医疗"为目标,将冬雷脑科打造成一个让同行和患者都喜欢的医院。此外,我们还会深入到更多的脑科健康管理的领域中,将关口前移,让更多的人提前预防、提前筛查、提前干预,减少发病,促进大众的共同健康。在医院发展到一定阶段,我们有余力之后,还会积极参与脑科学的研究工作,为脑科学的基础研究以及临床研究、转化做出自己的努力。另外,我新近成立的"宋冬雷脑科研究与发展基金"也将努力为脑科医学的发展贡献一分力量。

泰康保险集团陈东升董事长有一句话,我很喜欢:做对的事情,时间就是答案。我很肯定,我们现在做的事情,只要保持初心不变,时间一定会给我们答案。

冬雷脑科医生集团创始人,上海冬雷脑科医院院长　宋冬雷

发展历程

(一) 医院概况

上海冬雷脑科医院位于上海市青浦区徐泾镇华徐公路 988 号,是由中国首家脑科医生集团——冬雷脑科医生集团在上海投资创办,上海市卫健委审批的三级脑科专科医院。医院占地 2 万平方米,设有标准病床 300 张。医院以"脑科专科诊疗""全生命周期脑科健康管理"为特色,同时提供脑血管病、脑肿瘤、功能神经外科、脊髓脊柱专科、神经内科、睡眠障碍、神经重症、神经康复等诊疗服务。医院目前是国家三级医保定点机构,多家国际商业医疗保险直付机构,上海市首批国际医疗旅游试点机构,南通大学教学医院。上海冬雷脑科医院秉承"患者需求第一"的基本价值观,以"做令人感动的医疗"为服务宗旨,立志打造"中国式妙佑医疗"。

(二) 发展沿革

1. 冬雷脑科医生集团的诞生

宋冬雷医生,原华山医院神经外科教授、主任医生、博士生导师,现为上海冬雷脑科医院院长、冬雷脑科医生集团创始人,上海社会医疗机构协会神经外科分会会长,中国医师协会神经介入专业委员会委员,上海社会医疗机构医疗质量与安全专家委员会副主任委员,上海医师协会神经外科分会副会长,中国医生集团联盟副会长,中国非公医疗机构协会神经外科分会副主任委员,上海市社会医疗机构协会副会长,上海医师协会理事,中国老年医学学会心血管和脑血管疾病专业委员会副主任委员,中国非公立医疗机构协会常务理事等;并荣获多项荣誉,如上海市江苏商会"优秀理事"、上海市首届"医德楷模"提名奖、第三届青浦区"领军人才"称号、中

国社会办医十大领袖人物、中国医疗行业医师创新奖(奇璞奖)。

2013 年,为了打造自己理想中的医生自由执业模式,创建心目中理想的医院,宋冬雷医生离开了华山医院。促使他走出体制的,是对国内医疗体制的思考,以及对中国医疗发展的理想。他在华山医院的工作中,总是看到诊室外冗长的队伍、蜂拥而至的患者,半天的门诊 40 多位患者,数量和时间的限制导致医疗服务的质量与体验难以得到保障。宋冬雷医生常常受邀参加国外的很多医学会议和讲座,国外的医疗体制给予了他非常大的冲击,对于妙佑医疗国际(Mayo Clinic)和克利夫兰医学中心(Cleveland Clinic)的了解更是拓展了他的视野。在 2012 年下半年,他开始有了自由执业的想法,最终在 2013 年初,宋冬雷医生走出了公立医院,至上海的一家私立医院担任院长,开始了对自由执业之路的探索和追求。

走出公立医院的宋冬雷医生马上发现一个问题:自由执业的医生光有技术和好的想法是不够的,还需要一个好的平台作为落脚点。但是当时任职的第一家医院由于各种原因,还是无法按照当初他所想的构思完成自己的理想,因此,在经过两年多的磨合还是无法形成一致后,2015 年,宋冬雷医生离开了这家医院。同年 9 月 16 日宣布正式成立冬雷脑科医生集团,开始自主创业的旅程。

2. 成功运营国内首个脑科医生集团

医生集团成立后,可以说宋冬雷医生才开始真正进入了他对医生自由执业的探索。2015 年 10 月,冬雷脑科医生集团浦南医院基地正式成立,成为冬雷脑科的第一个临床基地。此后的 2 年内,冬雷脑科医生集团先后在上海、浙江、江苏、成都等地建立了 20 多个合作基地及宋冬雷名医工作室,其中不乏多家公立三甲医院以及高端私立医院。除了专科基地发展外,冬雷脑科医生集团紧跟医疗互联网步伐,于 2016 年 3 月与腾讯达成合作,共同推出了脑健康在线咨询平台服务;2017 年,医生集团与平安万家签订合作协议,达成战略合作伙伴关系,在医疗服务以及医疗培训等方面开展合作,整合双方优势资源,打通基层医疗机构与高端医生集团的转诊通道,创建基层医生、患者与顶尖专家的交流机会,全面提升基层诊所专科诊疗服务能力。

3. 上海冬雷脑科医院的落地和发展

在冬雷脑科医生集团快速发展的同时,宋冬雷医生团队开始面临一个新的问题:随着业务量的不断增长及员工的增多,冬雷脑科医生集团急需一个可以承载冬雷统一价值观、标准化流程实施的实体机构作为基地,对医生、市场、运营等各类人才进行培训管理,更好地服务患者。宋冬雷医生总结,促使冬雷脑科医生集团走向实体化,主要有以下几个原因。

(1)患者服务:医生集团发展过程中,始终依靠的是第三方的合作机构。第三方机构的服务质量、服务流程以及平台的承载量,直接决定了是否能够落实医生集团的模式,保障患者就医体验。医生的使命在于不断学习掌握新的技术,改善患者的诊疗结果。但技术不能解决所有问题,在真正的医疗环境中,患者的需求是多方面的,包括就医环境、过程以及国家对医疗资源合理的运用。只有医生集团的医生享有绝对的话语权和决策权的医院,才能实现患者从"进门"到"出门"的全流程管理。同时,医院的良性发展核心在于最大程度发挥医护人员的主观能动性,让他们在经营管理上占有更大的话语权,从而推动医院高效良性运转。

(2)医生的集中和统一:医生集团实体化有利于人才吸引及培养。在没有实体依托的情况下,医生在不同的医院多点执业,医生集团对医生的管理相对松散,缺少紧密的组织管理体系对医疗服务质量进行统一管理。同时,在医生集团发展的几年中,大量有重大教学意义的病例、手术资料等信息通常存储于第三方合作机构,医生集团仅有使用权而无所有权,无法从机构分离,不能为人才培养提供强有力的资源支撑。另外,医生缺少医生集团自有的"革命根据地",从而缺少形成统一价值观、开展人才培养的大本营。

(3)相关政策支持:2018年7月,上海市出台"健康服务业50条",是进入新时代以来我国首个省级健康服务业发展政策。放宽规划限制、鼓励社会办医、淡化医疗机构等级、社会办医纳保等利好消息为推动冬雷脑科医院建成扫清了障碍。

出于以上的种种原因,冬雷脑科医生集团决定走向实体化,于2018年开始筹建属于自己的医院。2019年7月8日正式装修完成。医院位于大虹桥枢纽,毗邻虹桥国际医学园区,是由脑科医生集团自建、有政府投资基金参与的三级脑科医院。

一家医院建设的困难,不身在其中的人无法体会。在冬雷脑科医院建设过程中,创始团队遇到了很多全新的挑战。在公司战略发展层面,是由医生集团到实体医院、轻资产向重资产转变、经营理念和经营方式的调整;在运营层面,公司成立、医院选址、资金募集、政府关系运作、医院装修、医疗设备采购、人力资源配置等,都是创始团队未曾接触过的领域。该阶段非常考验核心团队的应对能力,能否明确分工、逐一击破难点是突破此阶段瓶颈的关键。

然而,建成一家医院只是开始。在建设阶段完成后,如何去运营一家社会办专科医院又成为创始团队新的难题。机会总是留给有准备的人,得益于医生集团时期对医生团队、病患和个人品牌的积累,在"建设社会办专科医院"这个想法诞生后,两位创始人很快便物色好了自己的初创团队,坚持"品牌先行,实体跟进"的办医逻辑,稳扎稳打地谋求发展。

在实体医院落地的过程中,上海医改政策也提供了极大的支持。2018年7

月,上海发布"健康服务业50条"。"健康服务业50条"落地实施的过程,也是上海冬雷脑科医院筹建的过程。在这过程中,受益于"健康服务业50条"的利好政策,医院解决了工业用地建医院的问题;在此期间,医院还得到了上海市卫健委及上海市社会办医机构领导的大力支持和肯定,被指定为上海高水平社会办医课题的研究单位,在社会办医疗机构执业审批管理、护士区域注册管理等方面提出了意见和研究,其中部分内容被采纳出台。在"健康服务业50条"实施半年后的通气会上,上海冬雷脑科医院院长宋冬雷医生与嘉会国际医院院长被邀请至新闻发布会现场,为"健康服务业50条"落地半年的情况提出自己的思考和建议。

2019年9月2日,在上海各级领导的帮助支持下,上海冬雷脑科医院拿到执业许可证,10月26日正式开业。然而,仅仅开业两个月,新冠肺炎疫情暴发,各行各业受到了巨大的冲击。从疫情最初的两个月无法营业,到随后疫情的局部反复、医生和外地患者看诊受限,医院所走的每一步都异常艰难。然而,早就做好了吃苦准备,厚积了3年多的冬雷人,靠着先进的诊疗技术水平与患者口碑坚挺度过寒冬。截至2021年7月,上海冬雷脑科医院门诊量超过8000人次,脑科三、四级手术量超过3000台。医院定位"优势专科",依靠的是高超的技术与先进的诊疗水平。作为脑部专科,医院在人才和设备上都投入了大量的资金,标准向国内顶级三甲医院看齐,在脑血管病、脑肿瘤、神经重症领域更是达到业内一流水平。同时,注重建立口碑,始终强调服务,尽自己最大能力满足患者的需求,同时围绕就医过程不断复盘改进,在满足要求的基础上,尽可能简化患者就医流程,不断与患者建立信任关系。

管 理 运 行

(一) 互补的组织架构

除了每季度的股东、董事会交流,在日常管理中,冬雷医院也采用两套管理机制——拥有专业医疗技术、服务管理知识的人负责医院的内部管理;拥有经营性思维的人负责医院的外部发展。目前,上海冬雷脑科医院根据自己的发展需求,将医院管理分为不同的四个模块,由不同的高管进行管理:创始人宋冬雷教授负责医院的发展方向以及医疗技术、学术发展,公立三甲医院护理部主任出身的常务副院长分管医疗质量控制、感控及后勤,财务首席运营官分管财务预算及投融资,首席运营官分管市场品牌、信息化及采购等。大家分工有序又相互协同,由专业的人做专业的事,是冬雷脑科医院的管理逻辑。当然,两套管理机制能够平行稳步运行,归功于冬雷脑科医院管理团队内部的信任与默契,以及"民主集中制"的决策机制。另外,医院还聘请了资深的公立医院院长担任院长顾问,定期指导医院管理。

(二) 明确的医院定位

早在医院成立前,宋冬雷医生就在媒体上表示,自己想做的并不是单纯针对高收入人群的高端医疗,这会加剧中国民生医疗方面的贫富差距。但是在实际运作过程中,私立医院的自身定位和发展往往受限于多方面因素。对于冬雷脑科医院,若将自己定位于和公立医院一样的医院,则偏离了市场的真实需求。随着老百姓生活经济水平的提高,民众日益增长的医疗服务需求与公立医院有限的医疗服务供给,是当下医疗的主要矛盾之一。因此,在提升私立医院的技术水平,给患者看好病的同时,如何结合大众的需求,提供差异化的服务和便捷的流程,是冬雷脑科发展的主要途径。

因此,冬雷脑科将自己定位于具有人文关怀的国际化脑科医院,在收费上,与公立医院的特需门诊持平(检查、治疗走医保体系);服务上,向国际医疗服务看齐。从支付方式上来说,冬雷脑科医院不仅提供医保支付,还包括商业保险、补充医疗保险以及自费支付模式。目前提供的服务有特需服务,采用门诊预约制,并配有导诊人员随行,辅助患者全过程诊疗;国际部服务,配有专门的医疗专家团队及个案管理师团队对接高端人群;卒中中心,对周边地区的急救患者可以开展及时的救治。宋冬雷医生认为,中档特需服务的费用涨幅并不高,但换来的却是更高效舒适的医疗服务。相比于公立医院人满为患,医患比例差距过大,他要求医生在门诊中和每位患者至少要有 20 分钟的沟通,以确保充分了解患者各项情况。

(三) 灵活且有向心力的核心团队

团队默契程度、前进步调一致性、对新环境新事物的学习能力,是创业成败的关键。团队领导人的胸怀和智慧,是创业团队和谐的重要因素。宋冬雷院长对团队成员的包容,以及对新领域、新知识卓越的领悟能力,是冬雷脑科医院成功的重中之重。在团队方向迷茫、步伐凌乱时,宋冬雷院长能够及时调动团队思想、统一团队步伐,让团队始终走在正确的道路上。

在一个团队内,个体的思维差异不可避免,"求同存异"是团队坚持的理念。其次,在医院逐渐成长、业务逐步细化的过程中,团队成员因负责业务不同,看问题的视角不同,便会出现分歧。关注点的差异,确实会存在思想认知无法统一的情况存在,怎样去协调和沟通就成了一门学问。在团队智慧的集思广益下,冬雷脑科医院每季度召开股东大会和董事会,在会上对内部服务管理、外部发展机遇进行沟通协商,利用股东大会和董事会的平台分享见解、达成共识。

(四) 长久信任的股东关系

回顾冬雷脑科医院的发展历程,股东和管理团队的和谐一致是冬雷脑科医院脱颖而出的基石。很多创业公司在吸收外部投资后,因为投资者和管理层观念产生分歧,导致创业公司脱离了正确的发展道路,从此一蹶不振,最终被市场淘汰。

为了让冬雷脑科医院避免这种危机,核心团队在投资团队的选择上十分谨慎。创业前期依托自身人脉关系,在相熟相知的朋友间寻找第一笔投资。这种知己知彼的关系,让投资人可以毫无顾虑地放手,交由核心团队按照自己的想法去筹备医院。在医院逐步成型的阶段,团队已经陆续和多家投资机构进行接触、交流。在医生集团需要第二笔正式融资时,长期的沟通交流已经让冬雷团队和其中一些志同道合的投资机构成为可以信任的合作伙伴。这种持续的沟通了解,也让投资机构对冬雷团队的发展方向、经营理念、商业口碑等有了充分的信任。归功于团队成员的不懈努力,冬雷脑科医院在发展过程中与投资人形成了和谐统一的良性机制。

理念一致、互相信任是冬雷脑科医院和股东共同进退的必要前提。长期、持续的交流沟通,也是管理团队让股东、投资机构了解并认可其管理理念的有效途径。

(五) 持续不断的品牌积累

对冬雷脑科医院来说,建成运营后最大的挑战是民众的医疗消费观念。传统观念以及"魏则西事件"的影响,让公众更愿意信任公立大医院。打破这一困境,是冬雷脑科医院在市场立足的必要条件。

宋冬雷教授自身品牌价值、医生集团资源以及社会办医品牌的积累,让冬雷脑科医院最终以一个资深的专业机构,而不是一个"网红"的形象出现在公众视野。

在公众视野中,"专业"是一个比"公立"更有说服力的招牌。自身强大的技术能力,再加上高知人群的医疗消费观念转变,让冬雷脑科医院在医疗市场成功站稳脚跟。

(六) 始终保持医疗技术行业领先

作为社会办医机构,冬雷脑科医院暂时还不具备公立医院学术研究的资源基础,因此目前的发展重点更偏重于临床技术创新。相较于公立医院的决策流程较长、市场敏感度偏低,冬雷脑科医院依靠自身管理的灵活性,以及良好的供应商合作关系,一直保持着先进诊疗手段、高新设备耗材的快速引进,从而实现了技术层面的行业领先。

依托于专业的技术和先进的设备,冬雷脑科医院每年完成近2000台脑科手术,其中90%为三、四级手术。在脑血管疾病、脑肿瘤等高难度的疾病诊治方面达到国内领先水平,并时刻保持与国际领先技术接轨。

上海冬雷脑科医院特色技术包括:复杂脑动脉瘤的密网支架微创介入治疗,脑动脉瘤的微创夹闭手术治疗,颅内、外动脉狭窄的介入治疗,急诊颅内大动脉闭塞介入取栓术,硬脑膜动静脉瘘微创介入栓塞治疗、手术切除治疗和综合治疗,烟雾病的颅内外搭桥手术治疗,脑动静脉畸形的微创栓塞和手术切除治疗,颈动脉斑块的微创介入治疗及内膜剥脱手术治疗,神经内镜下的微创颅底肿瘤切除治疗,帕金森病的脑深部电刺激(DBS)治疗,面肌痉挛、三叉神经痛的微血管减压术,神经内镜下脊髓、脊柱肿瘤微创切除治疗,脊柱疾病的显微微创治疗,睡眠障碍监测及治疗,昏迷促醒治疗等。

医院接待的患者病情复杂,大部分为外院推荐而来的疑难或者高难度手术患者。秉承"做令人感动的医疗"的追求,面对每一个患者的情况,医院都全力以赴,坚持开展多学科联合诊疗,收到了很好的效果。

(七)"患者需求第一"的基本价值观

"患者需求第一"是冬雷脑科医院的基本价值观。为了满足患者的需求,冬雷脑科在诊疗范围、服务流程、服务模式、物理环境、诊疗设备等多方面进行了优化,保障患者体验。

患者来自五湖四海,虽然都是脑部疾病,但疾病类型还是多种多样的。因此,冬雷脑科医院的诊疗范围也尽可能多样化,包括脑血管病、脑肿瘤、脊髓脊柱疾病、功能神经外科疾病、神经内科疾病、脑科急救和重症治疗以及康复促醒等。

1. 特色服务

上海冬雷脑科医院除了常规脑科疾病诊疗外,还开设了几个特色服务。

脑健康筛查部:以脑科疾病筛查预防为主要目的,通过一系列手段,提前发现致病因素并提前干预。冬雷脑科医生集团从上万个门诊和6000多台手术(含医生集团数据)进行初步分析发现,除去部分脑病有不规律之外,80%以上的脑部疾病可提前发现、可防可控。因此,冬雷脑科认为脑健康管理、关口前移、从治未病出发,势在必行。

睡眠医学中心:针对高发的睡眠障碍问题,通过睡眠障碍监测、量表测试、辅助检查,发现病因并提供解决方案。

长三角脑疾病多学科会诊中心:依托于强大的专家团队,医院成立了长三角疑难脑疾病多学科会诊中心,为来自全球各地的100多名患者提供了多学科会诊。值得一提的是,冬雷脑科针对脑肿瘤术后患者,拥有专业的脑肿瘤术后辅助治疗中心。中心配备百级层流病房和专门的ICU,针对恶性脑肿瘤的术后治疗提供综合的解决方案。

空中咨询服务:疫情暴发以来,患者的看诊面临极大的困难。为此上海冬雷脑科医院设立了"空中咨询服务"。针对病情重,或者路程较远的患者,提供线上视频的咨询服务,大大地解决远距离患者的看诊问题,从而节省了患者的费用,减少了患者的反复奔波。

2. 健康筛查/诊疗服务

为保证患者体验,冬雷脑科制订了完善流畅的健康筛查/诊疗服务流程。

(1)多渠道咨询问诊。可通过全国免费咨询电话、微信、远程视频、好大夫及官方网站等获得医生的帮助。

(2)特色专家门诊。患者就医有专家助理陪同,多梯队专家选择,20分钟以上一对一沟通,全程提前预约检查,减少排队等候时间。

(3)优质住院服务。冬雷脑科医院保证治疗/手术安排及时,尽力减少住院时间,诊疗过程中客服或个案管理师全程跟进。

(4)完善诊后服务。冬雷脑科医院会安排客服跟踪、远程咨询和复诊安排。

3. 多对一的服务模式:

医疗团队中,由教授负责疑难复杂疾病的医疗质量监督把控,主诊医生和主治医师负责患者手术诊疗,住院医师负责住院患者日常管理,医技团队负责辅助检查、诊断、手术配合等。

客户服务团队中,客服团队由专业神经科护士担当,与专科医生一起,为患者提供一对一的专业问诊、就诊指导、预约服务。医生助理团队由资深神经外科护士或助理医生担当,负责患者住院期间的日常沟通、康复指导。国际部个案管理师团队提供从患者到院、看诊、手术、诊后回访、复诊、康复的全流程跟踪服务。护理团队通过多元文化的综合护理体系,满足不同患者的住院及康复需求。护工团队由初级护士担任,运用独有的培训体系,可以对患者进行有效康复和护理。另外,为了满足来自世界各地的不同文化背景下的国内外患者,冬雷脑科医护团队从多方位评估者的价值观、宗教信仰、生活习惯、饮食习惯、不同语种等,为他们提供个性化的多元文化和多种语言的服务。迄今为止,医院已经为近百名来自不同国家的患者提供了脑科手术治疗。

4. 物理环境

为保障患者与家属的就医体验,冬雷脑科对物理环境进行了设计规划:

冬雷脑科医院核定 300 张床位,分期开放,总面积在 1.8 万平方米左右,在设计之初,宋冬雷医生就充分考虑到舒适性,希望给患者及其家属提供更宽松和明亮的环境。

为了缓解患者就诊压力,医院装修区别于传统医院统一的白色调,采用了比较沉稳的木饰面搭配浅绿色和奶茶色,可以有效地缓解患者和家属的紧张情绪;落地的玻璃墙面和大扇的玻璃窗,让每个病房都能看到户外的风景和阳光,有利于患者的康复。病房分为单人病房、双人病房和三人病房,整洁干净,配有沙发等方便家属陪护。为了让家属等待时间没有那么煎熬,医院等候区均采用柔软的沙发,并有各种书籍供大家传阅。错落有致的绿植和装饰画,让患者和家属时刻感受到生命的希望。院内还建有休闲的咖啡吧,满足不同患者及家属需求。

5. 诊疗设备

冬雷脑科通过配备先进高端的诊疗设备,保障医生提供精准有效诊疗,微创优先。

医院配置了国际领先的西门子全套影像检查设备,如西门子 128 层螺旋 CT、3.0T 核磁共振、双平板心脑血管造影系统。医院拥有多间百级层流手术室,同时配备多台国际最先进的手术显微镜、神经内镜手术系统、术中导航定位系统、术中电生理监测系统、日本光电睡眠障碍监测系统,以及高级神经外科复合手术室。冬雷脑科医院 ICU 病房里,配置了移动 CT,方便对 ICU 患者突发情况时随时检查。

(八) 不忘医疗初心,初步建立系统的医生进修培养体系

冬雷脑科始终秉持着医疗为先的基本原则,在学科建设及学术交流方面投入了众多精力与心血,逐步构建专业影响力。

从 2016 年至今,医生集团和医院举办了 30 多场大型学术会议和众多的学术沙龙。依托于医院先进的诊疗技术、医院条件和合作专家团队,冬雷脑科医院还开办了多个学术培训班,包括神经介入培训班(迄今已经 6 届)、神经电生理技术培训班、神经内镜培训班等。

冬雷脑科由一群志同道合的医生组成,立志于神经外科以及介入医学的发展,希望通过自身的努力能够切实推进脑科医生培训体系建设。冬雷脑科医院每年都会举办 4 次以上的学术培训、学术沙龙和病例大赛,让高年资教授专家与中层神经外科医生齐聚一堂进行交流探讨。此外,为了保持医生团队水平时刻与国际接轨同步,除了派遣团队到首都医科大学附属北京天坛医院(简称天坛医院)、华山医院研修学习外,还多次让自己的团队走出国门,到德国、美国、加拿大等地的顶级神经外科中心学习,接受世界先进神经外科技术和理念的再教育。

多年的临床教学经验,让宋冬雷院长对课程的设置极为关心。以神经介入培训班为例,"一定要统一操作规划和技术标准",他这样要求冬雷脑科医生集团学术委员会的成员。"现在看来,课程设置系统,分四期,涉及脑血管造影的基本技术、动脉瘤及血管畸形的栓塞技术和脑缺血的介入治疗,接受完整培训的学员,结业后即具备一定的上岗能力。"

建设成效与业绩展示

2017 年,获非公医疗十年发展大盘点高峰论坛非公医疗界优秀执业平台"医栖奖"。

2017 年,获首届中国脑血管病诊疗技术与产品创新创业大赛"优胜企业奖"。

2017 年,获上海市社会医疗机构(2016—2017 年度)先进集体奖。

2017 年,获冬雷脑科医生集团医疗创新贡献奖。

2018 年 8 月,宋教授当选中国非公立医疗机构协会医生集团分会第一届委员会副会长。

2018 年 11 月,宋冬雷教授获得"十大社会办医领袖人物"奖项。

2018 年 11 月,冬雷脑科荣获 2018 年医交会中国医生集团十大品牌奖。

2019 年 3 月,冬雷脑科获得 2019 年中国第四届中国保险发展论坛最具领导力医生集团奖。

2019 年 8 月,冬雷脑科执行院长胡女士当选为上海市社会医疗机构协会第二届医院管理分会常委。

2019 年 11 月,上海社会医疗机构协会神经外科分会在上海冬雷脑科医院成立,宋冬雷教授当选会长。

2019 年 12 月,医院获得 2019 年度上海社会办医先进集体称号。

2020 年 4 月,医院成为上海医保定点医院。

2020 年 5 月,医院成为全国异地医保结算医院。

2020 年 5 月,医院开始脑防委国家级脑卒中心的筹建。

2020 年 6 月,宋冬雷院长入选第三届青浦区领军人才。

2020 年 6 月,与泰康人寿正式签订"健保通"合作协议,成为泰康保险集团的直付机构。到目前为止,上海冬雷脑科医院已经与 40 多家国内、国际商业保险公司达成直付合作。

2020 年 8 月 9 日,正式挂牌为南通大学教学医院,开始医、教、研一体化发展的道路。

2020年8月,冬雷脑科医院入围上海市卫健委发布的《上海市首批国际医疗旅游试点机构名单》,作为上海市国际医疗旅游服务发展的排头兵和先行者,积极探索具有上海特色的国际医疗旅游服务模式,培育富有竞争力的医疗旅游服务产品。

2020年10月,宋冬雷院长荣获上海首届"医德楷模"提名奖。

2021年3月,为让专科诊疗更加综合化和精细化,成立"一站式睡眠医学中心"。

2021年4月,为规范帕金森病的诊疗,并提供一站式服务,冬雷脑科帕金森病一站式诊疗中心成立。

2021年5月,上海冬雷脑科医院神经脊柱中心成立,让脊柱疾病的手术治疗更加精准、微创。

2021年6月,上海冬雷脑科医院慢性意识障碍中心成立,成为国内为数不多的昏迷患者促醒中心,迄今已经为10多例患者提供综合诊疗,并有多例苏醒。

发展思索

观察冬雷脑科的发展之路,可以总结如下几点。

(一)专业的核心团队为医院发展赋能

对脑科而言,专家团队是最重要的核心力量。医院由国内资深神经外科主任医师、原复旦大学博士生导师宋冬雷教授任院长,全职核心医生年富力强,大多毕业于华山医院、天坛医院,或在此进修学习。同时,医院还汇聚了国内著名三甲医院数十位知名的脑血管病、脑肿瘤、功能神经外科、脊髓脊柱专科、神经内科、睡眠障碍专科,以及神经重症、神经康复、神经影像诊断、神经放射治疗专家,担任医疗顾问。因此,整体医疗团队水平处于国内脑科团队的前列。

核心团队专业的背景以及合理的人才梯队建设,是冬雷脑科持续发展的基础。目前冬雷脑科拥有各级别的专科医生40多人,分为6个亚专业,分别为脑血管团队、脑肿瘤团队、脊髓脊柱团队、功能神经外科团队、神经重症团队和神经康复团队。

(二)团队先行的发展理念

随着改革开放的逐步深入,医疗市场化被错误的扩大,尤其是全民医保的迅速增量,许多投资者认定医疗市场是新的经济增长点,借"新旧动能"转换之际,投身大型医院,造就近几年大型社会办医院的建设如雨后春笋,遍地开花。但实际情况是,不少社会办医院开业就意味着歇业,更有的是难以开业、不敢开业。用部分被聘社会办医院职业管理者的话说,一个新建医院没有 5 年的过渡期,是不可能发展起来的。难点在于临床人才队伍难以搭建、高精尖设备的硬件优势难以维系、资金压力极大、医疗纠纷风险大的因素。因此,从头开始贸然兴办医疗机构的风险较大,不仅需要组建缺少磨合的医生团队,还要从零开始建立医院口碑,种种方面都是对新建医院的挑战。

考虑到多方面的客观因素,冬雷脑科医生集团以团队为先的发展理念可供参考。不同于其他医生集团的跨专科复制的模式,冬雷脑科医生集团主要以专科化发展为主,更需要专科人才的补充。在走向实体化之前,先组建专业团队,构建具有统一目标的核心技术力量。

(三) 整合上下游资源,构建行业生态

作为一家私立医院,如何最大化利用有限的资源条件也是可持续发展的核心要素。

冬雷脑科医院利用自身优势,整合多方资源创办了冬雷脑科医生集团培训学院。培训学院根据各个细分的脑科专科领域,设立了不同的学术培训班,包括神经介入培训班、神经电生理培训班、神经内镜培训班。长期聘请各大三甲医院专家医生作为顾问讲师,为培训班学员提供专业的理论及实践课程。目前,这些培训班每年举办 4 次以上的免费学术培训、学术沙龙和病例讨论大赛,直接受益医生达数千人。

2021 年初,依托于上海交通大学基金会,宋冬雷医生成立了宋冬雷脑科研究和发展基金。基金的首个公益项目就是"百名基层脑科医生的培训"。

通过开展各类专业培训班,冬雷脑科医院主动创造并融合了"你中有我,我中有你"的专家生态、基层医生生态、供应商生态和保险公司生态,建立了互惠共赢的多方生态。冬雷脑科医院在"专业资源为我所用"的同时,深入贯彻落实企业文化、树立企业形象,打造了专业、高效的社会医疗机构专业发展培育体系。

(四) 对患者需求和服务的重视

医院专门成立了患者服务督导委员会,每周以患者走访、员工调研、外部特访专员等形式,多样化、多维度、多渠道地来检验医院的服务流程、服务态度等,持之以恒地提升医院的服务水平。

(五) "大专科,强综合"弥补科室配套短板

作为一家脑科专科医院,冬雷脑科的技术水平与患者口碑都达到了业内一流

水平,尽管如此,冬雷脑科医院仍在科室配套方面存在一定缺陷。脑部疾病很少是单一性的,几乎所有患者都会伴有其他全身性问题,但此前医院由于缺乏相关配套设施,部分患者在发生并发症后只能转诊至其他医院。

面对这一问题,冬雷脑科也开始了全新的布局,医院陆续增加了相关诊疗科目,以"大专科,强综合"为发展目标,计划不断完善包括外科、内科、儿科、骨科等配套科目,添置必要的治疗设备,依托神经重症、综合内外科的平台,通过多点执业等方式,引进全职或者兼职的专家,逐步开展适宜技术,让医院在处理患者全身多发疾病时,拥有更加全面的能力,将脑科患者就医中合并的绝大多数问题一并解决。尤其是"心脑同治",是医疗未来发展的又一重点。

(六) 构建平台孵化团队实现对外复制

冬雷脑科经历了从体制走出来、轻量化医生集团、实体化医生集团的三个阶段,并且第一家实体化医院顺利落成且不断发展壮大,过程中不仅积累了从 0 到 1 的行业经验,还汇聚了全国各地的脑科专家资源。同时,核心团队也在思考着如何实现进一步发展,从而为脑科疾病患者提供更好的医疗服务。

以宋冬雷教授为核心的管理团队践行着团队为先的发展战略,在全国范围内组建筛选志同道合的、有实力的医生团队,并通过经验分享等方式支持其在当地的发展,建立品牌效应。同时通过长时间对全国范围内多个团队的多维度比较,选择合适的医生团队由医生集团投入资金及相关资源支持其实体化发展,手把手指导实体化发展进程,进而实现对冬雷脑科的复制。目前,成都冬雷脑科医院已经在筹建之中。

(七) 打造从风险评估到健康管理的智能医疗模式

实体医院做手术,床位是有限的,收到一定的患者,整个医院的医疗服务就到了天花板。然而,如何让更多亚健康的人少生病、少住院,为他们科普健康知识,提前健康筛查,做好健康管理,早发现,早诊断,早治疗,更有益于老百姓的健康,这个市场是无限且稀缺的。依托于上海冬雷脑科医院的技术水平及专家队伍,在看病、做手术之外,将打造一个从脑健康风险评估到健康筛查,再到早期诊断治疗,后续康复及慢病管理的全生命周期脑健康管理平台。

(审稿人:宋冬雷　撰稿人:吴丽霞　高乐琪)

专家点评

廖新波　原广东省卫生厅副厅长、巡视员。

应运而生,医生或医生集团办医风起云涌。回顾这段中国医生跳出体制办医的历程,不禁感慨万千。医生办医,原因很多,但为非公医院质量发展提速,应该是体制内医生打破铁饭碗的一个壮举。冬雷脑科医生集团创始人、上海冬雷脑科医院院长宋冬雷教授就是带着华山医院文化基因"再创业"的典范。他心无旁骛,与众多有志之士一起,为中国医改出力。冬雷脑科医院一路走来,不仅仅是中国医改的见证者、参与者,更是凭借自身努力成为当地社会办医的排头兵和先行者。

中国非公医院与国际上的私立医院相比缺少什么,大家非常清楚。无非就是技术、服务与价值。因此宋冬雷的团队们对标世界顶级私人医院——美国的妙佑医疗国际,在以下几个方面发力。

在医疗服务方面,冬雷脑科医院专注脑-脊髓血管病、脑部肿瘤、脑功能性疾病、脊髓脊柱疾病、神经内科疾病的手术、微创介入治疗以及康复治疗等项目。因此,花重资建设了多间百级层流手术室,引进国际先进的影像检查、脑血管造影系统、神经内镜、显微手术设备等必备的"武器",为患者的诊断和治疗提供精确且安全的保障。

在医疗流程改造方面,创立了独特的个性化医疗服务体系及流程、精细化管理制度、护理及护工培训管理学院,为医院的价值体系建立活力气,创造中国式妙佑医疗国际。

在人才培养方面,以医院培养人才为主,利用自身优势,整合多方资源创办专业培训平台,聘请上海市各大三甲医院专家医生作为顾问讲师,为基层医生提供学术指导,并定期邀请行业内专家进行知识分享,逐步形成了具有冬雷特色的人才体系。

在精神建设方面,传承华山医院文化基因,以"做令人感动的医疗"为宗旨,以"患者需求第一"为核心价值观,向着具有人文关怀的高水平国际化脑科医院方向发展。

在患者服务方面,冬雷脑科医院追求的不只是治疗疾病,更是治愈患者的心灵。舒适、干净的环境,让患者可以清晰明了地找到自己要去的地方。在此基础上,冬雷脑科医院一直致力于提升患者体验,一些看似不起眼的改变,却让患者体验到了更有人情味和人性化的医疗环境。

社会办医,路径很多,方法不少,上海冬雷脑科医院的发展历程对于社会办医是具有借鉴意义和参考价值的。我相信,上海冬雷脑科医院假以时日,一定能成为一家高技术水平、高质量医疗服务、高员工幸福感的中国式妙佑医疗国际!

七、上海爱尔眼科医院——品牌眼科医院的管理之道

院长心声

爱尔眼科医院集团董事长陈邦在 2020 年曾说过:"爱尔是连锁机构,也是上市公众公司,爱尔眼科的愿景是让所有人看得见蓝天,内心深处的希望是推动中国眼健康事业的发展。"爱尔不是为了做眼科而做眼科,为了做医疗而做医疗,而是因为国家需要、社会需要、老百姓需要和爱尔人需要。正是根植这样的朴素大爱情怀,在 2020 年爱尔眼科遭受最大考验的年份里,尽管疫情期间爱尔也成为受影响最大的行业之一,但我们在焦虑中反思,也在抉择中成长。在疫情期间,我们与全球进行"云共享",发布多语种的《眼科医院防疫指南》,多渠道上线眼健康科普和线上诊室,及时贡献爱尔智慧和爱尔处方。在众志成城的抗疫战斗中,我们再次证明初心就是方向,团结就是力量,展现了爱尔精神,凝结了"向上、向善、向美"企业文化,增强了信心,扩大了影响。上海爱尔眼科医院秉承初心,一直坚持高质量发展,规范行医,依法执业,坚守医疗本质,确保医疗安全,加强医疗质量与安全管控,持续提高医疗服务质量。同时保持医疗技术与国际先进水平同步,通过诊疗及手术的精准化、系列化,满足患者多元化、个性化需求,把"以患者为中心"的理念落到实处。进入"后疫情时期",我们借助分级诊疗、同城网格、国际化、"互联网+眼健康"生态圈,加快上海"1(总院)+N(分院)+X(门诊)"的战略布局,通过借助可及性强和资源共享的独特优势,满足眼病患者就近享受到便捷和优质的眼科医疗服务。医院也一直坚持反哺社会,在医疗扶贫、社会公益和眼健康科普方面做了大量的卓有成效的工作,深入云南、新疆、青海等贫困地区实施光明行爱心行动,开展眼健康宣教活动,为近视家庭特别是青少年建立近视防控眼健康档案,编写近视科普读物,传播近视防控知识,参与国家"五位一体"近视防控措施,贡献爱尔力量。可喜的是,近年来,我们重视学科和人才发展,医、教、研一体化取得较大进展,论文发表、科研课题再创新高,爱尔眼科还成功申报并获批博士后科研工作站,并先后与中南大学、武汉大学、暨南大学、天津大学等多所大学进行战略合作,强强联合,为高层次人才引进、科技研发、创新医学人才培养模式建设,附属医院合作共建等提供人才保障和资源支持。

过去是沉淀,是基石,也是未来的铺垫。放眼未来,构建百年爱尔梦的新征程已开启,实现医院高质量发展号角已吹响,我们将继续深化医院管理的内涵建设,坚持提供高水平的医疗技术、高标准的医疗服务和高效率的运营能力。我们将继

续在服务的广度、高度和深度上,运用好爱尔的全球资源,展现爱尔力量,让老百姓在家门口就能享受高质量的、可及的眼科医疗服务,助力中国整体眼科学和眼科医疗实力和能力发展,为推动眼科学和视光科学的进步不断努力。

爱尔眼科医院集团上海特区兼上海爱尔眼科医院首席执行官　李秋明

发 展 历 程

爱尔眼科医院集团是中国及全球范围医院规模和医疗能力领先的眼科医疗集团,覆盖亚洲、欧洲和北美洲,在中国内地、欧洲、东南亚拥有3家上市公司。目前在全球范围内开设眼科医院及中心达720家,其中中国内地611家、中国香港7家、美国1家、欧洲89家、东南亚12家。2021年,中国内地年门诊量1019.61万人次,手术量81.73万例。

上海爱尔眼科医院的建设和发展,与爱尔眼科医院集团的发展和支持息息相关。2003年,爱尔眼科医院集团在创立爱尔眼科品牌和建立眼科连锁集团后,借助上海地域、人才、文化和国际化资源等优势,以期在上海地区打造眼科人才、学科、科研高地,引领爱尔眼科发展。2005年,举全集团之力建设上海爱尔眼科医院,并于同年8月对外开业。经过十多年的发展,医院在医、教、研方面取得长足发展,致力于为眼病患者提供高品质、多层次的眼科医疗服务。主要开展的业务有屈光手术、视光与小儿眼病、白内障、青光眼、眼整形、眼底病手术及干眼治疗等。在学科建设方面,医院目前拥有屈光矫正、白内障和眼底病三个优势学科以及青少年近视防控、眼表眼整形和干眼治疗等特色学科。在新技术开创方面,飞秒激光屈光矫正手术、飞秒激光白内障手术、飞秒激光联合手术、人工玻璃体球囊植入术、高度近视人工晶状体老视矫正手术等几项技术走在行业前列。

医院是首批社会办医国家级行业信用3A级与服务能力5星级医院,拥有国家级药物临床试验机构资质,是上海市医保定点单位,上海首批国际医疗旅游示点医疗机构、上海市文明单位、上海市和谐企业、上海市两新组织"五星级"党组织。除此以外,医院还拥有上海市科普基地、公益基地、华文教育体验基地、见习基地和实习基地。

回顾上海爱尔眼科医院的发展,主要经历了五个发展阶段。

(一) 踌躇满志阶段(2005—2007年)

建院初期,上海爱尔眼科医院定位高端眼科医院,并与中山大学中山眼科中心等眼科医院开展合作,中山大学附属眼科医院也先后派出一批知名专家坐诊,参与医院的筹建和管理,同时,邀请引进复旦大学附属眼耳鼻喉科医院、新华医院等一批知名眼科教授加盟,覆盖各种眼病,并不惜重金,引进购入一批国际国内先进的眼科医疗设备,成为当时眼科医生的向往之地,大家意气风发,干劲十足。

(二) 艰难前行阶段(2008—2012 年)

2007 年 11 月医院通过了单病种医保定点医院审批,在这之后的 5 年间,由于专家和人才流失,学科发展陷入困境,医院经营步履缓慢且艰难。2009 年 3 月,国家出台了《关于深化医药卫生体制改革的意见》,提出坚持非营利性医疗机构为主体、营利性医疗机构为补充、公立医疗机构为主导、非公立医疗机构共同发展的办医原则,建设结构合理、覆盖城乡的医疗服务体系。这一指导性原则给社会办医注入了"强心剂"。随后,卫生部接连出台了 8 份文件,引导社会各界正确认识社会医疗机构的重要地位和作用,营造了良好的氛围,并就专科医院设置审批管理作出相关规定,也明确政府责任,维护基本医疗卫生的公益性,加强社会医疗机构和其他医疗卫生机构之间的分工协作。有了利好政策,使得爱尔眼科医院集团及上海爱尔眼科医院实现成功上市。

(三) 一线生机阶段(2013—2016 年)

2013 年,国家先后发布了《关于促进健康服务业发展的若干意见》《关于加快发展社会办医的若干意见》,进一步促进多元化办医格局,优化医疗服务资源配置,推动发展专业、规范的护理服务;2014 年,国家发改委和卫计委等多部门联合发布《关于非公立医疗机构医疗服务实行市场调节价有关问题的通知》,发挥市场机制作用,放开非公立医疗机构医疗服务价格,建立医疗保险经办机构与定点非公立医疗机构的谈判机制,鼓励社会办医。随着医疗改革的不断深入,在上海市、区医保办和上海市社会医疗机构协会的关心指导下,2013 年上海爱尔眼科医院成功获批上海全医保定点单位,这一利好政策为医院整体发展奠定了良好基础。同时,在上海医保政策、市场环境、人口老龄化等因素的共同作用下,眼科需求大幅增长。特别是在各级政府对社会办医持续支持和充分信任的形势下,医院承接了多个区(县)的公共卫生服务、残联、侨联和慈善救助等项目,通过几年的努力,医院逐步得到政府认可、社会信任和患者满意,医院的品牌和知名度有了较大提升,整体业务也随之有了质的变化。尤其是白内障患者手术需求出现"井喷式"发展,医院及时顺应这一市场需求变化,以白内障学科为突破口,同时带动相关学科发展,医院的生存危机得到缓解。

（四）转型发展阶段（2017—2020 年）

国家的"十三五"卫生和健康规划中，提出大力发展社会办医，并鼓励社会办医力量提供多层次、多样化的医疗服务，特别是 2017 年 8 月国家卫计委出台的《关于深化"放管服"改革激发医疗领域投资活力的通知》，通知中特别提到制定独立设置的康复医疗中心、护理中心、消毒供应中心、健康体检中心、中小型眼科医院等机构的基本标准及管理规范，拓展社会投资领域，推动健康服务业新业态发展，社会办医开始步入一个健康规范发展时期。2017 年，医院及时调整发展战略，找准定位，借助爱尔眼科品牌影响力以及集团医、教、研等资源储备，畅通各类申报通道，着力医院的转型发展，改变单一学科局面，全面规划医院学科建设，将学科建设和人才队伍建设作为医院发展的首要任务。医院引进了一批高学历、高职称专家作为学科带头人，同时内部也挖掘和培育了一批中青年专家，建立全面学科发展观，健全科室建设。另外，医院积极合理调整相关学科人才配备，引进多名眼科博士，充实到学科人才队伍中，解决了人才队伍"缺头""少尾""中空"等诸多问题。

随着人才逐步到位，医院各学科建设和发展得到长足进步，初步完成整体转型。一是打破大专科格局，亚专科细分到位。经过十几年几代人共同努力，目前上海爱尔眼科医院眼底病（内、外科）、白内障、青光眼、屈光、视光与小儿眼病、眼表眼整形和眼眶与泪道等专科全部独立建科。二是找准学科带头人，夯实基础规范管理。通过引进、培养和选拔等途径，目前所有学科带头人基本达到博士、副主任医师和部分硕博导以上水平，从而确保学科建设的核心竞争力。三是坚持医、教、研一体化，做出特色，做出品牌。医院在坚持做好临床工作的同时，有团队、有计划、有体系地开展科教工作，并逐年取得显著成效。同时，在原有屈光、白内障、眼底病等特色专科的基础上，近年来又相继把青少年近视防控、眼整形和干眼等做出品牌与特色。

（五）高质量发展阶段（2021 年至今）

自 2020 年以来，国家在全国范围内开启"民营医院管理年"活动，要求社会医疗机构按照法律法规和现代医院管理制度要求，完善各项规章制度，提高管理能力；严格依法执业，规范医疗行为，按照诊疗指南、操作规范等合理开展诊疗，保障医疗质量安全；加强日常质控工作和医疗安全风险防范，做好新冠肺炎疫情常态化防控工作，探索构建长效机制。为此，爱尔眼科医院集团制定了相应的管理年活动方案，有条不紊、扎实有效地推进该项工作。2021 年 11 月，医院新大楼正式投入使用，该大楼使用面积 3.5 万平方米，在设计上对标国际先进的眼科医院，按照三级眼科医院要求、大学附属医院的目标进行建设,学科建设融合集团国内外优势专家资源,实现学科建设与国际学术资源共享,突出优势专科集团事业部垂直管理,强化落实集团化分级标准化管理和培训,开启与高校合作的自我高端人才培养,综合运用信息化和人工智能等手段,全面赋能医、教、研一体化发展,加快"1+N+X"的战略布局,完成国际化医疗中心与分院、门诊的结合与互补,为上海的老百姓提供高品质、快捷的"家门口"的眼科医疗服务,让爱尔眼科真正成为"家喻户晓,值得依赖"的高端眼科品牌。

管 理 运 行

上海爱尔眼科医院作为爱尔集团的旗舰店,16 年来,医院始终把保障医疗质量与安全作为责任和底线,将"以患者为中心,全心全意为患者服务"作为宗旨。重视学科和人才队伍建设,不断完善质量管理体系,守护医疗安全,提升服务水平,加强管理运营,多措并举,为患者提供安全、放心、优质和贴心的诊疗服务。

(一)医院治理体现专家治院理念

爱尔眼科体系实行的是高标准的企业管治和医院管理相结合的一种管理模式,采用医院首席执行官(CEO)+总院长共同负责制来管理医院,CEO 负责医院全面经营和日常管理,总院长负责医院学科建设和业务发展,通过发挥院务会和专家委员会的议事决策作用,围绕医院重点和中心工作,发挥各自专长和优势,实行强强联合,建立团结高效团队,各司其职,齐抓共管,将专家治院落在实处。

(二)学科建设共享国际学术资源

爱尔集团近年来,先后成功并购了香港、美国、欧洲、东南亚四家领先的眼科机构,建立了全球眼科医生集团平台,并与国内外眼科研究院校和机构在科研和管理上展开合作,为医院发展高端医疗服务,搭建了世界级的科研、人才、技术创新平台,让"共享全球眼科智慧"落地上海。医院也确立了建设国内一流的眼科医院和转化医学眼科中心的目标。一家医院的水平如何,首先就是看学科建设。学科建设是直接关系着医院可持续发展的关键性指标,关系着医院的医疗技术水平和实力,以及医院的发展定位。

上海爱尔眼科医院借助集团国际化专家资源和学术资源,围绕国内一流眼科医院的目标,率先启动高端医院建设。首先做强医院优势学科。不断增强白内障、眼底病、屈光矫正三个优势专科实力,发挥"三驾马车"的引领作用,并汇集国内外

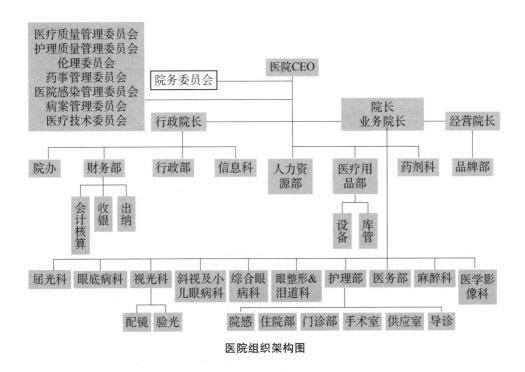

医院组织架构图

知名专家资源,注重向患者推介李文生、李勇、严良、陈旭等一批实力专家,夯实医院的学科底盘。二是扶持医院特色学科。医院除了有优势学科,还需要有自己的特色学科,为此,医院近年来,在青光眼、眼表眼整形、干眼治疗、青少年近视防控等方面,倾注人力、物力、财力,遴选并培养陈旭、陈岩两名年轻的科主任来担当青光眼、白内障、眼表眼整形学科的重任,优势资源向特色新兴学科进行倾斜,集全院之力进行扶持,以促进多学科发展。三是借力发展小众学科。医院瞄准前沿领域学科发展情况,同时借助集团专家和社会办医政策资源,在遗传性眼病、葡萄膜炎眼病、角膜移植等疑难杂症眼病方面与国内外专家进行有益探索和合作,与此同时,与欧洲眼科专家进行互访互学,在屈光矫正、老视治疗方面相互借鉴,术式不断升级。四是科研助力学科"含金量"。"生存靠医疗,崛起靠科研"。医院重视学科建设的同时,在科研方面持续加大投入,国家级科研课题和 SCI 文章名列爱尔眼科集团第一。2019 年 8 月,上海爱尔以高分通过国家药物临床试验机构(GCP)资质评审,成为拥有国家级药物临床试验资质的医疗机构。2020 年 3 月,中国科学院院士杨雄里受邀来上海爱尔作科研指导,对上海爱尔在科研方面取得的成绩表示肯定,并就上海爱尔的科研工作进行指导。这些年,上海爱尔的科研成果,也很好地反哺临床发展,2021 年,医院又获得一项国家专利。五是建好一个中心、一个基地——疑难眼病会诊中心和临床科研及转化基地,提升眼科诊疗全球地位。2021

年 11 月,医院启用的爱尔(上海)国际眼科医院是爱尔临床科研基地,全球疑难眼病中心之一,提供包括远程问诊、海外医疗、国际专家工作室服务,成为集最高水平临床、研究、学术为一体的国际眼科医疗服务中心。学科建设和医疗服务水平真正实现"国际范"和高端化,通过国际化进程的推进,实现跨越式发展,步入国内社会办眼科医院国际化进程前列。

(三)医疗质量注重全流程闭环监管

医疗质量和安全是医疗机构立院与发展之本。上海爱尔眼科医院始终将医疗质量安全放在首位,持续完善医疗质量与安全管理体系,将医疗质量安全管理贯穿医疗的全过程管理当中。

医院严格按照《爱尔眼科医疗质量与安全管理方案》《爱尔眼科医疗质量和安全管理及持续改进制度》《爱尔眼科医疗风险管理方案》《爱尔眼科医院集团医疗不良事件上报制度》等管理制度,进行医疗质量和安全管控。除了坚持常规的医疗安全准入、全流程质量安全管理外,医院着重提高医疗内涵建设,并着力在医疗质量管理和安全管理持续改进方面下足功夫。

(1) 严抓医疗质量的内涵建设。遵照集团标准化质量管理要求,一是执行重点手术质量管理规范和质控指标。医院严格执行重点手术质量管理规范和质控指标,该管理规范及质控指标是由集团根据国家与行业医疗质量管理相关制度、规范、标准和指南,持续修订和完善而成的。例如,屈光手术就有《屈光手术项目操作规程》《屈光手术质量控制指标》《屈光性白内障手术质量管理方案》等。二是执行亚专科考核评估,并通过重点手术质量月报的方式管理完善重点手术质量控制,加强手术分级准入及高风险操作准入管理。例如,手术医生要开展可植入式隐形眼镜(ICL)手术,必须经过集团考核通过准入审批方可开展。三是推进临床路径管理工作,加强基础质量、环节质量和终末质量管控,规范临床诊疗行为。通过建立多学科联合查房、会诊机制,推行"以患者为中心、以疾病为链条"的诊疗模式,提升医疗服务能力。四是开展"年终院长绩效考核与年终医疗交互检查"和医院管理年活动,以区域医院循环检查模式对医院进行医疗质量检查与院长工作考评工作。医院针对医疗管理缺陷建立了整改反馈及 PDCA 持续改进机制,保障医疗 18 项核心制度的贯彻落实。

(2) 严防医疗安全事故发生。秉持"预防为先"的医疗安全管理理念,注重日常医疗质量管理与控制,不断强化医疗安全风险防范。实行医院负面清单管理,并建立了重大和疑难手术会诊制度,多部门协同的医疗风险防控体系等。此外,医院通过加强医疗机构安全文化建设,提升全员医疗质量与患者安全意识。严格执行医疗安全事件上报制度,将医疗安全事件上报率纳入绩效管理,构建了多部门协作的医疗安全事件快速处置机制。一旦发生重大医疗安全事件,相关部门做到快速介入,协助事件及时、正确、有效处置,将损害减到最小。

（3）严查医疗质量安全落实。为保障医疗质量与安全,每年医院都会组织自查,接受区域质控专家组检查,以及集团、省区不同层级现场督导、多部门联合飞行检查、省区循环互查等多模式的医疗质量安全巡查,确保医疗核心制度的落实与实施。医院对医疗安全事件进行全流程监管,做到及时、有效地解决问题,消除可防范的医疗风险,控制不可防范的医疗风险,促进医疗质量安全管理工作的持续改进。

除此之外,医院还对医疗用品和药品、耗材加强管理,建立规范,明确不同层级质控人员的职责,对投入使用的医疗用品进行安全风险评估,坚持月盘、月检、月建档制度,确保医疗用品的安全有效性和规范性。临床药事方面,建立了统一规范的药物使用管理机制,持续推进临床合理用药,处方、医嘱等合格率均达到国家三级眼科医院评价标准。正因为对医疗质量安全重视并坚持持续改进和完善,医院连多年荣获区域医疗质量管理制度督导前茅,成为免检单位。

（四）医疗服务推进一体化新模式

医疗服务强调患者体验后的获得感和满足感,全面提升患者就诊满意度,它包含了患者和医院互动的各个方面,从院前的预约到院后的随访,从停车场到手术室,可以涉及医院的任何一个场所,任何一个员工。医院在改善患者就医体验方面做了许多创新。为了给患者提供环境优良、服务周到、就诊便利的就诊体验,医院围绕优质服务内涵建设,统一服务标准,持续进行服务能力建设,改善服务流程与就诊环境,畅通投诉机制,在医院重点实行多部门联动的全过程管理和无缝隙对接优质服务管理。

（1）持续改进服务质量。全员树立正确的服务观,以患者满意为目标,强调"人性化"服务和"以人为本"的服务,培养每位员工从过去的"等患者"模式转变为"主动吸引患者"的新观念。积极落实集团《进一步改善医疗服务行动计划》和《服务能力提升指导意见》,从就诊环境、人员素养、服务流程三个服务核心维度,关注患者来院就诊的院前、院中、院后全流程体验。结合实际,围绕医院服务建立标准规范,持续建立高质量服务能力和服务竞争力。重点建立一体化服务模式。为优化患者全流程服务体验,满足患者个性化诊疗需求,医院顺应数字化转型发展趋势,推进线上线下一体化医疗服务新模式,使患者获得更加便利、快捷、舒适的眼健康服务。医院以国际顶尖的医疗服务团队和医疗大数据为支撑,为患者打造互联网医院项目。患者可通过网上医院进行在线挂号、查询检验报告、诊间结算、移动支付、清单查询、线上咨询及眼健康知识获得等,极大提高了患者的就诊体验和医院诊疗效率。线下整合服务功能,打造患者服务中心。梳理整合多种服务功能,明确职责,健全服务内容,为患者提供全面、便捷的服务。在功能整合中,设置了医生助理和患者服务部,充当"患者的眼睛"角色,不仅能协助医生团队、护理团队做好医疗服务,还能站在患者的角度,提出医疗服务中的整改方案,优化服务质量。

(2) 加强服务能力建设。医院在一体化医疗服务模式的基础上,积极有序地进行服务能力建设的探索与实践:设立服务组织架构与专岗,开展患者满意度管理与"护理优质服务年"活动、无缝隙服务管理等。在医院的护理中,由于老年住院患者占比较大,医院特别推出无缝隙衔接服务,在医院的全过程中,由入院首问开始,直到出院,都会有专人陪同对接,环环相扣。与此同时,医院通过文化引领、完善服务三大核心维度标准等举措,推动以患者满意度提升为核心的服务能力建设。开展各类服务评比,建立优质服务管理制度和考评机制,落实关爱患者的服务文化,提升人员整体素质,规范仪表仪容、服务用语、服务行为。每年医院会评选表彰一批护理服务优秀团队和个人,如优秀护理团队、微笑天使、护理服务明星、技术能手、抗疫优秀集体和个人等,医院也在 2020 年度荣获集团优质护理示范单位。医院通过各种形式,加强宣教和沟通,向患者传递服务理念,展示专业水平。重视并创新细节服务,建立会员精细化服务,建立特需服务标准,提供差异化和个性化服务,提高服务效率、质量和患者满意度。

(3) 不断优化就诊环境。医院努力创建绿色医院,作为无烟单位,全面禁烟。逐步建立公共环境卫生标准,优化诊室布局,并根据门诊患者病种及常规检查流程,合理布局各专业诊室和医技检查室,分楼层设置挂号、缴费窗口。同时,医院在就诊区内设置清晰的引导和标识,有效引导和分流患者,并不断优化和改善硬件设施,配置了 VIP 诊室和 VIP 病房,营造良好就诊环境。

(4) 加强患者投诉管理。医院重视患者的每一次合理意见和建议,从医护人员到后勤人员,医院用细心、用爱心呵护着每一位患者,通过满意度调查表、定期信访工作,对服务进行改善,获得了患者的一致好评。医院建有《患者纠纷与投诉管理制度》,规范患者纠纷及投诉管理流程,保障医患双方合法权益。建立畅通便捷的投诉受理通道,在医院线上以及办公大楼显著位置公示了投诉受理联系方式,安排患者服务部和总值班人员全天为患者协调纠纷或投诉问题。同时秉持"一切以患者为中心"的服务理念,认真接待、处理患者纠纷与投诉,进行快速响应,及时处理和上报,适时向患者通报处理进行情况。

(5) 重视服务质量检查。聚焦关键服务评价指标,通过开展各类检查行动,持续完善服务标准,提升服务水平。围绕人员素养、就诊环境、服务流程三大维度,制定具体服务标准。针对重点问题重点分析,并出具相应解决方案,形成常态化机制,推动专项整改,将"以患者为中心,持续提升患者满意度"落实到细节和行动上。2021年,医院步入高质量发展的新征程,更需要社会各界的督促和支持。为此,医院也成为"百名投资者服务体验官"活动的先行试点单位,邀请投资者作为"服务体验官",以"神秘顾客"的方式实地体验和检验医院诊疗服务,从患者的角度提出完善医院服务的意见和建议,以此进一步升级服务体系、提高服务质量。未来这一活动也将成为医患之间常态化的互动模式。

(五)人才发展提倡"共创、共享、共赢"

医院一直坚持"人才兴院、人才强院"人才观,坚信人才是医院发展的核心竞争力,努力践行"共创、共享、共赢"的发展理念,持续完善人才管理体系。注重分层分类对人才进行引进和培养,努力为员工创造良好的工作环境和激励机制,确立员工职业生涯与医院发展相统一的晋升体系。

(1)制定一体化的人才战略规划,加快人才引进力度。根据医院医、教、研一体化发展需要和人才发展战略,顺应医院学科建设发展和科室管理需要,明确医院发展人才引进和发展需求,根据医院发展节点和人才缺口,制定人才引进计划和储备计划,分时分步实施。采用"待遇＋平台＋文化"多维度的有效激励措施吸引人才加盟,支持并鼓励高级人才在行业和政府部门任职,获得行业地位和社会地位双重认可。近年来医院从国外、一流大学、公立医院、政府机构、大型企业引进了一大批学科带头人和管理人员,医学骨干人才,充实医院学科建设团队和管理团队。近年来,也通过医生多点执业,引进沪上一些知名三甲机构专家坐诊。也支持本院医生到公立机构和兄弟单位执业,人才引进和流动日趋灵活多元。通过人才保障供给,解决"引不进,留不住"的问题。医院花大力气营造重视人才、关心人才、培育人才的良好文化氛围,增强人才归属感。在职称申请、人事关系、户口迁移、子女就学、配偶安置、住房补贴等方面提供保障,解决人才后顾之忧,让人才安居乐业。医院已帮助高级人才、留学生、居住证人员落户10人,办理员工居住证积分30人,并帮助10人解决适龄儿童就学等问题,建立职工宿舍,解决引进单身人才住宿超过百余人次,申请优秀人才补贴30人次。

(2)实施全方位的人才培养计划,注重人才成长和发展。医院注重人才的成长与发展,为人才搭建公平、透明的晋升通道与广阔的发展平台,并完善人才培养机制与激励机制,为人才创造不断成长的机会,进而激发活力、支持业务发展。特别是通过培养医疗人才职业素养,打造职业自信。打通业务人才通道,建立从青年医疗人才、医疗人才骨干、医疗人才精英、领先型医疗人才至国际医疗人才的发展路径。一是选送各类人才参加培养计划,做好人才战略。医院近年来选送了不同人才参加"岳麓计划"(针对核心管理人员)、"湘江计划"(针对眼科经营管理储备干部)、"光子计划"(重点培养40岁以下的中青年医疗骨干人才)和"优才计划"(视光与小儿眼科领域的专业青年人才),为医院各科室培育一批领先人才,助力医院快速发展。二是搭建人才发展平台。持续完善人才发展体系,并营造公平、公正、公开的竞争机制。2020年,启动人才任用评估制度,建立干部人才储备池并进行培训,并进一步细化内部竞聘规章制度。建立与发展相适应的、具有竞争力的激励体系。上市以来,先后实施了股票期权、限制性股票以及合伙人计划、省会合伙人计划等多形式、多层次的激励措施,让越来越多的核心骨干与医院结成长期利益共同体,持续分享发展成果,极大地释放了核心骨干的工作动能。三是助力员工能力提升。医院为员工搭建学历晋升平台,依托爱尔眼科集团"两院两站五所"(两院:中南大学爱尔眼科学院,湖北科技学院爱尔眼视光学院;两站:博士后科研流动站,院士专家工作站;五所:爱尔眼科研究所,爱尔眼视光研究所,爱尔角膜病研究所,爱尔视网膜研究所,爱尔屈光研究所)资源,不断鼓励员工学历晋升。医院为员工持续组织开展医疗技能与管理培训,按需为员工赋能。医院灵活运用线上线下相结合的培训形式,依托爱尔管理学院上海分院远程教育平台,构建从临床、护理到管理、经营等各个业务板块,为员工提供大量学习资料。另外,作为规模横跨亚、欧、美三大洲,全球规模领先的眼科医疗集团旗下的旗舰医院,还为员工提供了配套培训及中美欧业务交流、进修、访问学者等学习机会。

(3) 依托沪上资源和集团事业部资源,打造技能提升平台。医院通过亚专科手术医师培养基地、国家住院医师规范化培训基地,根据每位医生亚专科的发展方向,逐步进行手术能力带教。借助集团的各类优势资源,通过各事业部的垂直实训下沉医院。为提供更加优质、精准的诊疗服务,集团各事业部每年都会开展多样化的技术及实操培训,比如针对白内障及青光眼、角膜病、眼底病、眼整形美容等患者的诊疗流程培训,各类手术临床规范化培训,手术实操水平提升培训等,极大地提高了医生们的动手能力和实践能力。采用"走出去,请进来"的模式,与多家特色三甲医院及沪上学院基地达成了"人才共育"培养模式。

(4) 注重团队文化建设。医院重视团队建设及组织融入,每年提供专项资金用于团队及组织文化建设、组织各式各样员工交流以及评选等文化活动。持续开展"感动爱尔人物""最美爱尔医生""寻找最美天使""党员先锋人物"评选活动,回顾身边的感人故事,传递医学人文正能量。获奖者包括开拓创新的管理者、仁心仁术的医生、温暖贴心的白衣天使、默默无私的后勤服务人员,评选活动不仅增强员工的文化自信和自强,还有益于医院文化建设和品牌传播。

（5）员工权益保障和关爱计划。严格按照国家法律法规要求用工，做到从招聘面试到退休返聘人员全流程合规合法。畅通员工申诉渠道，每年进行员工满意度测评。建立了员工关爱一体化解决方案，员工享有法定福利、医院福利、员工活动以及与家庭相关的关爱基金等，比如"子女救助计划"与"大病救助计划"，以及《补充医疗保险计划》等。"子女救助计划"是爱尔眼科专门为因意外或疾病身故的员工子女所提供的帮扶项目，集团会承担员工子女学费和生活费（3 000～5 000 元/月）至大学毕业或年满 23 周岁。"爱尔员工大病救助计划"建立在社会基本医疗保险之上，为工作满 3 年的 18～70 周岁中国内地员工提供覆盖 100 种重大疾病的大病保障，为罹患重大疾病员工提供每人每年 400 万的重大疾病医疗保险金，以及每人每天 200 元的重大疾病住院津贴保险。此外，2020 年医院与泰康养老签订《补充医疗保险协议》，就员工大病救助开展深度合作。确保员工基本权益和困难权益得到双保障，让员工快乐工作、幸福生活。

（六）风险管控确保可持续发展

上海爱尔眼科医院自 2009 年成功上市，通过加强内控建设和风险防控，推动反腐文化建设，以优异的治理水平为医院可持续发展夯实基础。

（1）集团审计和风控评估相结合。根据集团有关安排，定期针对经营、工程、风控进行审计，防范经营风险和法律风险。例如，根据《上市公司内部控制指引》的要求，医院在规范治理的基础上，增强控制环境建设、风险评估、控制活动、信息与沟通、内部监督等内控功能，确保资产安全，财务报告及相关信息真实完整，有效提高经营效率和效果，帮助医院实现高效发展。

（2）医院专项审计和省区全面审计相结合。根据《爱尔眼科内部审计制度》，医院在对经营业绩、合规、风控水平及各业务流程管控的效率和效果进行专项审计与评价后，会结合省区督导意见，对审计过程中发现的管理流程缺陷进行整改，加强问责机制，形成了医院整改、省区督导、职能部门指导、审计评价的整改闭环，大大提升审计成果的应用和转化，助力医院的合规经营。

（3）医院日常风险管控和风控自评相结合。医院通过建立风险预警体系，积极构建风险防线，建立风险库，对风险做到准确识别、实时监控、全面控制，及时发现并防范风险。特别是自主研发的"风控自评体系"已成为医院日常经营、开展风险防控的有力工具。2020 年完成营销数字化、视光数据填报系统、人资系统应用及重点工程项目的专项风险提示，完成对医疗、护理、财务、医保物价、人资、视光、药耗、设备、市场营销、综合管理、信息 11 个板块的 310 个风险点的识别。2021 年初，医院进行线上"风控自评 2.0"的填报，接受集团分析、评估，并根据相关要求进行整改。

此外,爱尔眼科还在内部设立了监察举报电话和邮箱,内部腐败、舞弊和渎职等一切违法乱纪行为进行监督,杜绝职务犯罪,并建立风清气顺人和、廉洁从医从业的工作环境。

建设成效与业绩展示

上海爱尔眼科医院作为一家社会医疗机构,一直恪守医疗本质,服务百姓眼健康。医院经过十余年的发展,在眼病治疗和眼健康防治等方面得到了患者和居民的认可。2019年,医院根据国家和上海市社会医疗协会要求,提出坚持以能力建设提高为引领,以社会信用提升为根本,探索出"创建＋人才发展、创建＋学科建设、创建＋质量管理、创建＋服务改善、创建＋品牌行动"的医院管理创新与发展路径,逐步向国际化眼科医学中心目标迈进。进一步服务社会、服务百姓,医院整体经济效益良好,员工收入稳步提高。

(一) 社会荣誉

(1) 成为中国非公立医疗机构"信用评价AAA级""能力评价五星标杆"医院(2020年)。

(2) 获国家药物临床试验机构(GCP)资质(2019年)。

(3) 荣获"2019—2020年度上海市文明单位"称号(2020年)。

(4) 成为上海市首批旅游试点医疗机构(2020年)。

(5) 荣获"上海市和谐企业"称号(2018年)。

(6) 荣获"上海市社会医疗机构抗击新冠肺炎疫情先进集体"称号(2020年)。

(7) 上海爱尔眼科医院党支部荣获"上海市'两新'组织先进基层党组织"称号(2016年)、"长宁区社会组织党建创新实践点"称号(2020年)、"长宁区卫生健康委员会先进基层党组织"称号(2021年)。

(8) 上海爱尔眼科医院眼底病科获"长宁区医学名专科"称号(2017年),上海爱尔眼科医院屈光专科获"上海市社会医疗机构优势专科"称号(2010年),上海爱尔眼科医院白内障专科获"上海市社会医疗机构优势专科"称号(2010年)。

(9) 五大基地:被授予"上海华文教育体验基地"(2017年)、"上海市科普教育基地"(2018年)、"上海市就业见习基地"(2018)、"上海市公益基地"(2019年)、上海健康医学院实习基地(2019年)称号。

(10) 荣获"2020年度长宁区人才开发优胜单位"称号(2020年)。

(11) 团队重要荣誉:上海爱尔眼科医院巾帼博士爱心工作室获"上海市巾帼

文明岗"称号(2020年)、荣获"2017—2018年上海市卫生健康系统三八红旗集体"称号(2019年);上海爱尔眼科医院视光科室荣获"上海市工人先锋号"称号(2018年);上海爱尔眼科医院"爱尔·瞳心·同梦"党员志愿者服务品牌被评为"长宁区社会组织优秀特色党建项目"(2021年);上海爱尔眼科医院国际部荣获"长宁区卫生健康系统'最美服务窗口'"称号(2018年);上海爱尔眼科医院视光部品牌"家庭眼健康俱乐部项目"荣获"长宁区卫生健康系统'创新医疗服务品牌'优胜奖"(2019年);上海爱尔眼科医院眼整形干眼及泪道科室荣获"长宁区卫生健康系统'最美服务窗口'"称号(2019年)。

(12)个人荣誉:陈岩医生当选"第九届长宁区青年联合会委员"(2018年);樊华医生获得"第二届'长宁区十大杰出医务青年'"称号(2018年);李勇院长获得"长宁区卫生健康系统'最美健康卫士'"称号(2019年);手术室护士韩杰获得"长宁区卫生健康委员会'抗疫先进个人'"称号(2020年);李文生院长获得"上海市医师协会'仁心医者·上海市杰出专科医师'"称号(2020年);CEO李秋明荣获长宁区卫健系统"优秀共产党员"称号(2021年)。

(二) 社会影响

医院成立以来,全院员工凝心聚力,一步一个脚印,医院综合实力明显增强,社会影响力和知名度显著提高。近3年来,医院年平均接待各级领导和单位参访、调研百余次,受到市区主流媒体高度关注,通过互联网和自媒体共同发力,形成新闻传播矩阵,全方位展示医院创新发展成效。仅2020年,医院对外宣传报道次数高达400多次,医院的社会影响力和品牌效益进一步彰显。

(1)医疗服务:医院年门诊量12万以上人次,手术量万余例,年收入约在2.5亿元,已为2108户家庭建立了眼健康档案。眼科医院的主要业务全面,学科梯队健全。医疗的各项指标均达到国家三级眼科医院评价标准。白内障术后眼内炎发生率0.02%(国家统计三甲医院发生率约为0.03%),玻切术后眼内炎发生率0.015%(国内外相关统计发生率约为0.05%),患者满意率达到98%以上。

(2)科研工作:"生存靠医疗,崛起靠科研",医院在注重医疗学科建设的同时,加大了科研投入。医院共获批科研项目15项,其中国家级项目1项,省级项目8项,市局级项目6项。获得国家发明专利1项。发表论文44篇,其中SCI期刊收录共26篇,国内核心期刊18篇;主编及参编6本著作;开展各类学术会议上百场。

(3)光明行动:医院多年来坚持开展"光明爱心行"活动,参与政府防盲治盲活动,定期下社区进行眼健康科普以及眼健康筛查,累计服务人群上千万。在青少年近视防控方面,医院与长宁、普陀、青浦、嘉定等地的教育局和众多学校共建近视防控基地,建立"五位一体"的近视防控体系,抓好"小眼镜工程"。"开学第一课""我是眼科小医生"等科普课堂和线上科普课堂成为孩子们掌握用眼护眼医学知识的重要途径。

(4)云南扶贫:为响应国家精准扶贫号召,医院积极参与云南绿春县的医疗扶贫工作。扶贫先扫盲,自2018年以来,医院不远万里先后3次派出医疗队赴云南绿春开展"助力脱贫攻坚、建设无盲绿春"的扶贫项目,免费为15名当地白内障重度患者实施复明手术。为持续开展好这项工作,医院联合当地爱尔医院,一同与当地卫健委签署了"千人千日光明行计划",为更多的绿春眼病患者送去光明,受到当地政府和百姓的高度赞扬,上海电视台纪实频道进行了全程跟踪报道。

(5)抗疫防疫:新冠肺炎疫情期间,为支持上海防疫工作,医院先后组建并派出3支队伍到一线进行支援,同时组织捐款捐物,为徐汇区卫健委捐款490万元,为上海交通大学捐款200万元。为缓解眼病患者的焦虑,医院制作并完成科普直播32场、科普视频105条、图文推广252张、新闻媒体报道12次,赢得了患者和社会好评。

(6)无红包医院:医院一直坚持诚信经营并将廉洁行医贯穿在医院的各个环节。自开院以来,一直保持"无红包医院"的美誉。医院每周都会收到患者寄来或送来的表扬信和锦旗。

(7)品牌影响:为提高医院的影响力,医院打造和推出了个人、集体和项目品牌。一方面推出医生个人品牌和项目品牌,扩大"朋友圈"。医院线上线下推出"完美医生——李文生""工匠大师——李勇"个人品牌,同时推出家庭医生、家庭眼健康品牌项目,通过个人与项目的结合,为医生和医院拓展朋友圈。医生和医院的良好综合口碑,使得自来患者日益增多。另一方面发挥党建和联合工作室品牌效益,打造"科普圈"。医院通过建立"爱尔瞳心同梦党员志愿者"服务品牌以及"明博士工作室"医生品牌,通过党建联建形式,将眼健康科普教育深入社区、校区、园区,整合资源、优势互补,成功打造有色彩、有亮点、有成效的爱尔眼健康党建科普品牌。

发 展 思 索

社会医疗机构的持续健康发展离不开国家的支持、政府部门的具体指导、社会各界的认可,更离不开患者的信赖。党的十九大将"支持社会办医、发展健康产业"作为实施"健康中国"战略的重要内容予以强调,为健康产业的发展注入了新动力。上海一直是创新发展的先行者,近年来,也相继出台了"健康服务业50条""社会办医新政22条"等政策,促进社会办医的蓬勃、有序发展。上海也提出要打造"上海亚洲医学中心城市"建设目标,这也将促进社会办医的整体水平向更高、更深和更远发展。爱尔眼科也将借助上海医疗的高地建设,对标前沿领域成果,消除医疗乱象,发挥自身优势,学习同行先进经验,吸纳更多的优质人才和资源加盟,在医疗专科建设领域力争上游。

眼科疾病的发展随着国家经济和居民生活水平的不断提高,也呈现出新的特点。从 2001 年以来,近视已超过白内障成为致盲的第一因素。世界卫生组织研究报告显示,中国近视人数多达六亿,青少年近视率为世界第一,我国已成近视大国。2018 年国家卫健委《全国儿童青少年近视调查报告》显示,当年全国儿童青少年总体近视率为 53.6%,从小学到高中,近视率呈阶梯升高,高中生近视率达 81.0%;高三年级近视度数高于 600 度的学生,在近视总人数中占 21.9%。北京大学中国健康发展研究中心李玲团队 2021 年 6 月发布的《信息化时代儿童青少年近视防控报告》显示,近视问题在经济发展水平较高的地区更为严重,这一点在上海也是突出的。更严峻的问题是,近视人群一方面呈现低龄化特点,另一方面高度近视的比例突出,而高度近视可能引起眼底、眼球的并发症,如视网膜脱离、白内障、青光眼、黄斑裂孔等,即病理性近视。随着年龄增长,病理性近视致盲的风险会不断升高。

除了近视患病率增加外,干眼的患病率也在逐年增加。主要是因为近年来,随着电子产品的普及、人们生活环境和生活方式的改变以及人均寿命的延长,干眼的患病率持续升高,据估计目前我国干眼患者接近 3 亿,干眼已成为我国影响国民眼部健康的重要问题。这些眼病发展的新特点也为眼科行业发展以及具体医院的学科、医疗技术和服务水平等方面带来新的挑战和机遇。

上海公立眼科医院实力雄厚,并各有自己的特色。但社会医疗机构的眼科发展还是面临许多问题。从上海爱尔这些的发展来看,医院也希望得到政府部门、行业领导以及社会各界更多的支持,并与眼科同道们一起共同进步,为上海的市民提供更精确、更全面、更有温度的眼科医疗服务。

(1)希望建立上海非公眼科行业发展指导意见和眼科人才需求目录的发布制度。眼科行业近年来得到快速发展,眼科行业发展的缺口、医院管理负面清单、眼科人才需求状况等资讯,都需要通过行业进行汇集,共享先进经验,避免重复无序投资和发展,减少资源浪费。

(2)上海社会办医能促进畅通非公立医疗与公立医疗在医学、人才和技术等多方面的教学通道,真正将非公医疗纳入区域医疗卫生健康事业发展的整体规划当中进行设计,实现医疗卫生眼健康行业发展的"一盘棋"统筹规划,真正发挥社会资本和资源的补充作用。

(3)组织定期发布非公立医疗行业专家共识意见。例如上海爱尔在近视防控、部分眼病治疗、人才平台发展、眼健康生态圈建设方面开展了一系列卓有成效的探索工作。特别是已为上海部分近视家庭特别是青少年建立近视防控眼健康档案,编写和发放近视科普读物,制作近视防控科普视频,传播近视防控知识,参与制定"五位一体"近视防控措施。同时发挥爱尔全球化专家库资源,制定了行业共识和操作指南等,这些经验都可为同行提供有益借鉴。

(4) 评选并树立一批眼科行业标杆医疗机构和单位,引领并促进眼科行业持续健康发展。以患者需求为中心,无论是贫困患者还是特需 VIP 患者,都能提供专业的、有温度的服务,让患者真切体会到医疗向善。对一批始终坚守医疗质量的生命线,坚守医疗本质和医者初心,牢牢把握好合法合规的防线的医疗单位要予以多方面支持和肯定。支持它们在临床、学术、科研、教学和公益上持之以恒地全面发展,解决问题,树立好的医院品牌,持续提升口碑影响。

(5) 重视社会医疗机构的文化建设和品牌建立,提高眼科行业的软实力。单位的发展需要硬实力,同时软实力方面也不可或缺。通过文化的力量,规章制度、服务理念等都能自觉内化于心,外化于行。关爱好员工的获得感和幸福感,快乐工作、幸福生活,让员工焕发为患者竭诚服务的热情和真心,促进医患关系的和谐,确保单位发展的长治久安。

向高质量转型没有休止符,这要求医院持续革新理念以指引各方面的行动实践。每一位患者选择来爱尔就诊,都是对爱尔极大的信任。医院唯有秉承"以患者为中心"的服务理念,不断强化医疗质量管理、提高诊疗技术水平、提升医疗服务能力,最大限度保障患者就医安全,才能不辜负患者的托付,以高水平医疗服务到每一位患者。

展望未来,任重道远。由于新冠肺炎疫情的长期影响,医院面临的任务更重,压力更大,要求更高。基于爱尔眼科集团的产业优势,以及国际眼科医院的资源协同,爱尔(上海)国际眼科医院于 2021 年 11 月正式启用,该医院对标国际一流眼科医院建设,与新加坡国立眼科中心(SNEC)、新加坡眼科研究所(SERI)、约翰霍普金斯医院威尔玛眼科研究所(Wilmer Eye Institute)等世界顶级眼科研究机构形成学术、科研、人才和技术等全方位战略合作关系。另外,将五家分院落子于上海城市发展的焦点处:嘉定区、青浦区、金山区、松江区和浦东新区。到 2022 年,形成"一城六院"的态势,以上海中心城区患者为主,郊区患者为辅,同时辐射长三角患者,为各类型的患者提供多层次、多样化的医疗服务。

除了立足长三角,医院将利用国际医疗旅游试点机构,根据旅游人群不同的特征及需求,科学地分析旅游者的眼睛状况及病情,量身定制系统的治疗和旅游安排。为来沪医疗旅游的患者提供优质的全流程服务、价格合理的诊疗项目,让医疗旅游的患者感受到治疗效果可期，治疗时间可估。实现优质医疗优势叠加，提升了医疗水平，成就了高品质、专业化、可信赖的爱尔品牌。

医院将一直秉承着"使所有人，无论贫穷富裕，都享有眼健康的权利"的使命。继续弘扬社会主义主旋律，听党话，跟党走，努力践行价值医疗，发挥社会医疗机构示范品牌的引领作用，以点带面带动医院各方面全面提升，为医院高质量发展注入强劲动力，全力朝着"百年爱尔"的目标奋进。

（审稿人：李秋明　撰稿人：曾慧华）

专家点评

许迅 上海交通大学附属第一人民医院副院长，国家眼部疾病临床医学研究中心主任，博士生导师。

爱尔眼科作为目前全球规模、诊疗量均名列前茅的眼科医疗连锁机构，品牌影响和产业布局已上升至全球战略视野。爱尔眼科以全国医疗网络、区域医疗网络、互联网医疗服务、国际化战略、科研教学培训等维度建立的全球生态战略，是具有领先性和创新性的。

从"能看病"到"好看病"，从"看上病"到"看好病"，是现今患者看病需求的新变化。爱尔眼科的分级连锁模式，很好地解决了"看病难"的局面，在上海直接布局了"总院（眼科医学中心）＋分院＋眼科门诊＋爱眼 e 站"的同城医疗网络，真正将眼科医疗服务送到老百姓的"家门口"。在完成横向同城分级诊疗体系的同时，也借助集团纵向医疗布局，实现了资源配置的最优化和患者就诊的便利化。从"看好病"这一方面来讲，爱尔眼科的专家资源非常丰富，发挥了集团化和国际化的共享优势。学科建设与国际学术资源共享，集团化的分级标准管理和培训，突出优势专科的事业部垂直管理，与高校合作的自我高端人才培养，企业核心价值观与长远发展规划理念，合伙人计划调动积极性等措施都有很强的借鉴意义。

医学不断在进步，服务也没有止境。随着国家对近视人群的关注，老百姓对眼健康的需求日益增多，眼科医疗前景广阔。爱尔眼科可以借助全球生态链、专家库以及大数据优势，为眼科发展输送更多的专家指南和行业共识，真正共享全球眼科智慧。

八、上海德达医院——高水平外资医院心血管特色专科建设发展

院长心声

不知不觉中,上海德达医院已经运营将近五个年头,在这段日子里,德达如同一个初生的婴儿,逐渐成长为孩童,虽尚年幼,却也能独立自主,且蓄势待发。

在过去的几年间,德达医院既拥抱变化,也不乏坚守,我们秉承以患者为中心的愿景,践行医疗安全、医疗质量与高品质服务的承诺。作为一家以心血管疾病诊疗为特色的综合性医院,德达拥有国际化的运营管理团队和在心血管领域享誉盛名的医学专家团队,我们与美国哥伦比亚心脏中心形成了在华临床合作伙伴关系,汇聚了在心血管领域具有举足轻重地位的孙立忠教授和葛均波院士以及一批知名学科带头人,在他们的带领下,德达打造了"心脏团队"的多学科合作模式,为患者量身定制治疗方案。在管理方面,医院采用国际化先进管理理念,将医学诊疗和医院运营的分开,让各种专业人员负责专业的职能工作,让医疗人员回归"初心",无任何后顾之忧地全力救治患者。在医院运营的四年多时间里,德达逐渐形成了一套将国内管理模式和国际管理理念相结合的,具有自己特色的现代医院管理模式。德达建立了一套完整的以委员会形式进行管理的质量管理体系,以医院行政管理委员会作为医院质量管理的最高机构,指导质量管理委员会具体组织各专业委员会按照职能范畴开展各项标准化、质量安全改善、绩效考核、服务流程改进等活动。我们建立了患者满意度调查与改善以及应急响应机制,充分听取外部及内部人士的反馈,加快响应速度,促进医患之间的沟通与协作,力求让患者获得更佳的医疗体验,做到持续改进的 PDCA 循环。

在发展过程中,医院成为上海市政府批准的高水平社会办医疗机构医保定点试点单位之一,由仅提供商业保险、自费支付的模式,转变为兼具基本医疗和特需医疗的并行模式,这在社会医疗机构中是一种新的服务模式,既面向医保患者提供高端的就医体验,也面向商业保险患者提供国际化诊疗服务。作为一家医疗机构,德达始终坚持医疗机构的公益属性,自开业之初就勇担社会责任,关注、呼吁和支持心血管罕见病和先天性心脏病的救治工作,医院结合自身技术优势,联合中国华侨基金会、中国红十字基金会等公益组织设立心血管专项基金,开展患者的筛查与救治活动。在医院的发展历程中,我们见证了不少可喜的变化,医院的服务范围不断扩大,就诊患者数量不断增长,德达将继续致力于为患者提供高品质的医疗服务,我们将在未来继续保持增长势头,期待迎接更加光明的

未来。

上海德达医院医疗院长　孙立忠

首席执行官　David Earl Hoidal

发 展 历 程

(一) 医院概况

上海德达医院(以下简称德达)坐落于青浦区徐泾镇徐乐路 109 号,毗邻虹桥交通枢纽和国家会展中心,是一家由背靠全球性自有资产投资机构富达集团的斯道资本投资的,以心血管疾病为重点,按照国际标准和中国标准设计建造的综合性中外合资合作医疗机构。德达是美国哥伦比亚心脏中心在华的临床合作伙伴,着重关注心血管疾病领域的研究与创新,拥有国际专业水准的专家医疗团队。医院开设有心血管内科、心脏大血管外科、医学影像与介入治疗科等科室,共同建立"德达心脏团队"模式。该模式旨在打破科室藩篱,组建一支来自各心脏相关学科的专家团队,结合各专业优势提供符合患者的心血管治疗方案。以先进的疾病管理理念、国际标准临床诊疗规范和前沿研究结果,为患者提供跨学科的,包括心血管预防、筛查、诊断、治疗、康复在内的一站式心血管诊疗服务。在充分发挥心血管专科特色的同时,德达还设有特需疫苗门诊、体检中心、消化内镜中心等服务部门,为患者提供更全面的健康服务。德达以 JCI 标准进行医院建设与管理,始终秉持"以患者为中心"的服务理念,旨在让患者体验到安心、贴心、便捷的国际化高品质医疗服务。

(二) 历史沿革

2014 年,德达医疗与美国哥伦比亚大学心脏中心建立合作关系,并成为对方在国内目前唯一的临床合作伙伴。双方的合作旨在通过设立高品质的临床指引和规范,在心血管领域、疾病管理以及患者关怀方面给予医务人员专业指导和培训,践行以患者需求为导向的医疗模式,为心血管患者带来全新的医疗服务体验。

2015 年,德达医疗正式对外发布全新的企业愿景、使命及品牌标识体系。

2016 年,上海德达医院建成;6 月,中国华侨公益基金会德达心康公益基金成立;9 月 8 日,医院正式开始对外提供医疗服务,当月,心外科即完成医院首例主动脉根部替换术,心内科完成医院首例冠心病介入手术;10 月,完成医院首例胸腹主动脉联合置换术,并成为上海市医疗机构协会常务理事单位。

2017年3月,医院开展首次手术直播演示;5月,心脏外科手术超过百例,其中超过80%为主动脉手术。同年,医院被遴选成为中国红十字会"天使之旅——贫困大病患儿筛查行动"医疗支持单位,开启先心病筛查及救治行动;与中山医院青浦分院、东方医院签订合作协议。2017年10月,医疗院长孙立忠教授荣获第二届青浦领军人才奖。

2018年1月,急诊科正式对外服务;4月,医院入选"上海市卫生计生系统第四批医疗服务品牌";7月,授牌"徐泾镇志愿者应急救护培训点",为进博会志愿者提供医疗救护培训;10月,批准成为上海市高水平社会办医疗机构医保定点试点单位;12月,开通异地医保住院结算服务。

2019年4月,医院通过"健康促进医院"验收,并纳入医保异地门诊直接结算单位;6月,医院累计完成心血管手术超过1000例;9月,黄连军影像与介入工作室入选第三届"青浦区专家(名师)工作室";10月,中国红十字基金会孙立忠心血管健康公益基金成立;11月,美国哥伦比亚大学心脏中心授予孙立忠教授与葛均波院士麦肯客座教授(Macken Visiting Professor)称号;12月,荣获上海市社会医疗机构先进集体(2017—2019年度)称号。

2020年2月,面对突如其来的疫情,医院勇担责任,提供门急诊及手术服务,并免费提供在线咨询及电话咨询,帮助患者排忧解难;同月,组建道口防疫志愿者队伍,参与青浦区道口检疫工作;7月,授牌成为青岛大学医学部教学医院;8月,遴选为上海市首批国际医疗旅游试点机构;9月,孙立忠院长荣获人民日报健康客户端、健康时报主办的第四届过之名医盛典"国之名医·卓越建树"称号,医务部总监刘巍荣获"国之名医·青年新锐"称号;12月,医院通过中国心血管健康联盟"心脏康复中心"认证,同月,医院完成本市首例SAPIEN3经导管主动脉瓣膜植入手术。

(三)机构规模

医院占地面积超过3万平方米,总建筑面积超过5万平方米,核定床位200张,均按星级酒店的标准进行硬件设置,设有38间重症监护病房(均为单间)、7间手术室、2间心导管室和2间心脏复合手术室,配备双探测器数字X线摄影机(DR)、256层CT、3.0T MRI以及大平板探测器DSA等大型设备。病房以单人间和双人间为主,并配备VIP套间。这些基础设施与医院花园般的环境一起,让来德达就诊的每个患者有一次温馨、舒适的体验。

(四)战略决策与品牌定位

医疗机构的战略定位决定了医院的发展与未来,因此,在早期就明确自身定位尤为重要。

董事会作为战略决策机构,经过多年规划,将德达选址在青浦区徐泾镇,并在建设过程中结合专业和业务特点不断优化调整,最终形成了毗邻上海虹桥交通枢纽,扎根青浦,为长三角地区以及全国乃至国际的患者提供优质的医疗服务的态势。

德达建设初期的可行性研究报告显示,其坐落的徐泾镇位于上海市中心城市西郊,当时只有一家镇办卫生院,医疗资源匮乏,居民区二级医院就诊需要十几公里的路程,而青浦区一共有 4 家二级以上医疗机构。德达成为以心血管服务为特色的医疗机构,不仅是对当地医疗资源的有效补充,也能够通过引入专家团队提升当地医疗水平。

基于当时的医疗现状,投资方在筹建之初就明确了德达的定位:在上海发展和创立一家具有国际管理水平、临床技术一流、服务品质优良的,能满足高端客户需求及本地居民医疗需求,尤其是心血管医疗需求的医疗机构,运用世界先进水平的医疗设备和前沿技术,以及创新治疗手段,致力于为中国市场引入国际标准的心血管疾病诊疗服务并提升患者体验。另一方面,引入能够决定医疗机构的技术能力及学术地位的学科带头人。在筹建期间,德达从首都医科大学附属北京安贞医院"挖"来孙立忠教授担任医疗院长,并引入中山医院的葛均波院士担任首席医疗官。借助心血管领域的两位巨擘,采用"双核心"以驱动医院学科的有效发展。与此同时,医院还"嫁接"国外医疗机构,持续助力医院发展。

通过全体职工的不懈努力,德达取得了上海市高水平社会办医疗机构医保定点机构试点的机会,按三级医院收费标准的医保目录进行诊疗收费,且可以进行诊疗项目在医保基本目录上自主定价和自主立项。随后,医院又成为上海第一批开通异地医保的社会医疗机构,以及医保异地门诊直接结算单位,使得来自全国的患者在医保支付一定比例的范围内,享受到了具有国际水平和理念的优质医疗服务。

医院以市场需求为导向,推动对患者的"精准服务"。医院以具有德达特点的心血管疾病诊治心脏联合团队为切入点,根据患者的需求和关注的重点问题,实施并致力于提供差异化的全方位心血管诊疗服务,为患者提供不同的诊断方案与比较,聆听患者与家属的需求,促进医患之间的沟通与合作,力求让患者获得最佳的医疗体验。建院初期,德达致力于建设以心血管专科特色为主的"大专科、小综合"的综合性医院,医院从国际医学合作战略出发,与美国哥伦比亚大学心脏中心签订了合作协议,心血管医疗团队携手各大心脏中心,在心血管疾病临床诊疗规范、医疗技术、护理流程及患者关爱等方面持续优化,结合实际情况,实施科学化、规范化和标准化管理,不断完善提升医疗水平。通过将国内和国外卓越的医疗理念和技术有机结合,将专业范畴辐射至心脏病介入治疗,高难度心血管外科手术治疗,主动脉瘤及主动脉夹层、复杂先心病、严重冠心病的外科手术治疗,吸引了国内外患者前来求医,为上海的心血管诊治创造全新的医疗服务体验,助力提升国内医疗服务水平。医院充分发挥"属地就近医疗"的优势,在提供心血管专业诊疗服务的同时,为青浦区周边社区人群提供全科、内科、外科、妇科、儿科、耳鼻咽喉科等综合学科的诊疗,并提供特需疫苗接种(特别是儿童)、健康体检等面向健康人群的全面的医疗保障服务。

开业近五年来,医院始终坚持办院的初衷理念和愿景,时刻关注周边企业、社区居民的细分市场,围绕市场医疗需求,开展实地调研,不断通过多渠道了解患者需求,提升服务品质,每一位工作人员都充分听取患者对就医体验的评价和感受,坚持好的方面,改进不足之处。通过掌握患者需求,结合医院发展实际,提供面向周边全人群的针对性服务、精准服务,不断提升定向医疗能力,让不同性别、不同年龄段的患者收获他们切实需要的高标准就医体验。经过努力,德达将以心血管学科诊疗为主的"大专科、小综合"的社会医疗机构模式逐渐发展成以心血管学科为特色诊疗的"强专科、多综合"的发展模式。同时,兼具基本医疗和高端医疗两种特点,既面向医保患者提供高端的基本医疗的就医体验,也面向商业保险患者提供国际化诊疗服务,与其他同行形成了学科的错位发展,也为公立医院提供了很好的补充。

在不断发展的过程中,医院从立足于长三角一体化发展的战略出发,依托雄厚的技术力量以及便捷的地理位置,先后与中山医院青浦分院、东方医院以及嘉兴市第一医院、江苏南通如东县中医院、浙江温州乐清市第三人民医院等长三角地区医院建立战略合作伙伴关系,不断吸引长三角地区的患者前来就诊。2019 年,《长江三角洲区域一体化发展规划纲要》正式发布,长江三角洲区域一体化发展上升为国家战略,推动长三角一体化发展,增强长三角地区创新能力和竞争能力,提高经济集聚度、区域连接性和政策协同效率,成为国家的要求,而德达的布局,高度契合国家要求。

管 理 运 行

(一)管治分离的组织架构,让专业的人做专业的事

医院组织架构采取董事会—医院管理团队—员工的分层结构,由董事会进行重大事项战略决策,医院管理团队负责日常的医院运营与医学诊疗工作管理,员工

进行日常具体工作的执行。董事会由富达集团的斯道资本组建,由杰出资深的企业运营者、行业专家等组成,有很多的国内外成功投资的案例,具有丰富的投资经验和雄厚实力。

医院管理团队由在心血管领域一流的专家团队和拥有国际化视野的运营管理团队组成,拥有年龄结构合理、功能和层次化分明的员工构成,特别是作为核心的医疗团队,医护人员中高级职称比例高,具有丰富经验。学科带头人方面,医院在心血管诊疗方面拥有国内优秀的医学专家团队,具有国内外领先的医学技术优势,由国内心血管领域知名专家、来自三甲医院的专科医师以及来自海外具有丰富国内诊疗经验的外籍医师组成,护理和医学技术人员也大多来自三甲医院。

在运营团队方面,首席执行官(CEO)David Hoidal 先生具有 30 年多的运营管理辉煌经历;通过加入德达医疗,David 将自他自己丰富的管理经验融入日常的管理工作中;CEO 下设 CFO(首席财务官)等高级管理人员,协助 CEO 完成行政部门及医疗辅助部门的日常管理工作,包括总裁办、人力资源部、质量安全部、护理部、政府事务部、法务合规部、财务部、商务结算部、病患服务部、物资管理部、信息技术部、业务发展和市场部、检验科及血库、支持服务部、设施维护部。

通过汇聚一批具有国内外医疗相关领域工作经验的部门领导和拥有国内三甲医院管理经验的临床科室主任,管理层将国内医疗管理经验和国际医院运营的先进管理理念相结合,借鉴国际先进的管理理念,实行管治分离,将医学诊疗和医院运营工作分开管理,让各种不同专业的人根据职能划分从事对应工作,逐渐磨合形成了一套德达特有的国内三甲医院与国际医疗运营管理理念相结合的新型组织管理架构形式。在医院运营的几年里,德达的医疗卫生技术人员专注于疾病,让医疗卫生技术人员回归"初心",能够没有任何后顾之忧地全力救治患者,专业的财务人员负责计算成本和支出,专业的采购人员负责材料设备的采购,各司其职。同时,投资方董事会还设有独立的内部和外部审计部门,做到了医院运营管理的透明性。医院管理层通过定期举行的医院管理层沟通会、全体科主任例会、各个专业管理委员会的例会,以及与董事会举行工作会议来实现医院管理层在各个层面的工作沟通决议和重大项目的战略决策,达到了高效沟通的目的。在这套模式的管理和运营下,在这四年间德达医院取得了很多瞩目的成就。

(二) 高超的医疗技术水平

1. 以核心专家构建医疗团队

医疗机构能够长足发展,离不开团队的建设,尤其是临床团队的搭建。医疗机构中的人员普遍具有高学历的特点,在发展过程中与同业之间的竞争依靠的也是专家团队,因此,核心专家、学科带头人的地位至关重要。德达在建设阶段,就成功锁定心血管领域重磅专家,并成功引入几位核心学术带头人,如孙立忠院长、葛均波院士、黄连军教授、刘建实教授。在几位教授的带领下,一群来自北京、上海等地三甲医院的医师团队共同组建了德达医院的核心临床科室。

2. MDT 模式的运用

在几位学科带头人的带领下,医院组建了心外科医疗团队、心内科医疗团队、医学影像医疗团队,并通过他们的知名度吸引了大量的高年资医生加入,有效解决了大部分社会医疗机构在初期都会面临的人才匮乏困境。同时,在核心专家的共同协作下,德达形成了自己特有的,以心外科、心内科、医学影像科、麻醉科、体外循环科、重症监护室和护理部为主要组成部门的联合团队,形成了德达医院特有的"心脏团队"模式,颠覆了传统诊疗形式,以心内科医师、心外科医师、影像科医师、麻醉及重症监护医师为核心,以临床营养学、临床心理学、心脏康复及其他心血管相关医疗服务为辅助,在"以患者为中心"的主旨思想下,通过 MDT 和决策的方式,构建涵盖预防、筛查、诊疗和康复在内的"一站式"心血管疾病全程管理模式,真正为患者提供从预防到治疗再到康复的全程健康管理闭环。每周,医院都会召开联合病例讨论,由核心教授带领各有关科室的医务人员集体讨论病例,确认最适宜的治疗手段及路径。一方面,确保患者得到最适宜的治疗方案;另一方面也全面锻炼了临床队伍,促进中青年医师快速成长,从患者治疗的角度建立多学科交叉思维。

3. 建立完善的全院制度体系

为确保管理实效,提高管理效率,保障工作落实,德达坚持将制度建设作为常态化工程,以制度建设为抓手,坚持将国内的医疗质控要求与 JCI 建设管理方案中明确的标准相结合。同时,横向对比业内各私立、公立医院以及医院的合作伙伴哥伦比亚心脏中心,针对性制订管理指标,以点带面,抓好各项工作推进,从管理机构、工作流程、技术标准等方面持续优化,进行医院运营与服务的全过程制度设计,推动管理规范化。首先,根据德达医院的管理职责及功能,医院构建了层级分明的过程体系框架,让管理者责任明确,医护人员简单实施,推动专业的人干专业的事。通过建立全院制度来将管理制度分为 3 个层级:第一层级,德达医院章程,这是德达医院制度的根本文件;第二层级,各管理领域的基本管理制度,是各临床业务领域的指导性、规范性文件;第三层级,各管理领域的具体管理规章制度,是在基本管理制度下制定的实施细则和专项管理办法。其次,医院明确建立符合临床诊疗和自身发展的运行机制。德达坚持写即所做与做即所写的理念,并不断持续完善。管理人员会根据修订时间要求定期开展制度文件的更新与修订,在过程中结合该周期在医疗服务工作中发现的问题,并在更新修订后监督运作过程。

4. 构建可持续发展的人才架构

作为医院的核心,人力资源体系的建设,特别是临床医疗团队建设与医院的发展息息相关。为吸引医生团队的加入,医院采用了专业行政团队管理的无忧模式,让医务人员专注于临床,通过引入国内顶尖专家的方式,吸引中青年医生加入。医院沿用了外资企业的福利模式,从家庭与文化角度给予认同感,为员工及家属购买额外的商业医疗保险,涵盖德达医疗下属医疗机构以及公立医疗机构的自费部分。医院管理层还会定期举行员工大会,与全体员工分享医院的动态与进展,定期开展家庭日活动,邀请员工家属来医院了解家人在医院的工作情况,对员工学历深造也给予充分支持。具备了吸引人才的条件后,德达医院在筹备阶段就开始了人力资源的布局,招募的医疗人员都要求必须有一定的三级医院工作经历,并以高于《医疗机构专业技术人员岗位结构比例原则》的高中初的 1∶3∶6 要求,大量储备中高级医疗人员。医院不断强化自身团队建设,通过上海市社会医疗机构协会平台进行人员职称晋升申报工作,已成功晋升主任医师 1 名、副主任医师 3 名。经过不懈的努力,目前医院基本完成医疗人员架构的搭建,医院在优势科室,包括心血管内科、心脏大血管外科、医学影像科的建设上,诊疗团队逐渐健全,临床人员构成日趋合理,逐步形成优势学科、优势病种的专业人才梯队。同时,以心血管外科与心血管内科团队为核心力量,结合周边居民需求,围绕心血管学科搭建相关科室,在其他综合性科室的建设上,通过引进一些有一定经验的骨干医师、骨干专业人才,逐步实现了一些临床专业科室从无到有的过程。截至 2020 年底,德达医院职工总数 389 人,其中医师 89 人,包括主任医师 9 人、副主任医师 29 人、主治医师 32 人、外籍医师 6 人;多点备案医师 29 人;护理人员 109 人,包括主管护师 25 人、护师 36 人;医技人员 28 人,其中中级以上 13 人;行政后勤人员 134 人。医院医疗卫生技术人员中,具有副高及以上职称的有 38 人,达到 16.81%;具有中级以上职称 108 人,达到 47.79%,中高级职称比例高,且覆盖了临床各个科室。而行政人员和专业技术以及后勤人员占到了医院总员工的近 34.45%。

5. 建立以委员会为管理架构的质量管理体系

医疗质量是德达体现"以患者为中心",保障诊疗质量、诊疗效果和患者安全的核心,医院从建院之初,就是按照国内医院等级评审内容,以及国际质量管理的标准,建立了一套完整的医院内部质量自查、测评和分析,可以将医疗行为量化评价,并通过改进来不断提高医院的质量管理水平。德达从管理决策、监督审核、评估报告着手,打造责任明晰、各有侧重、专业导向的过程管理体系:以医院行政管理委员会作为医院质量管理的最高机构,指导质量管理委员会具体组织专业委员会按照职能范畴开展标准化工作、质量改善、绩效考核、服务流程改进等活动。质量管理委员会下辖 5 个临床职能委员会,包括环境安全委员会、感染控制委员会、药物管理委员会、手术及重症监护委员会、输血管理委员会。通过各个委员会定期召开例会,医院对医疗效果和医疗质量进行全面的回顾、分析、讨论与评价,解决诊疗中发现的问题,寻找最佳解决方案,实现医疗服务质量结果的创新和改进。所有委员会严格制定会议权限、成员构成、会议的频率和流程、会议规定的人数、工作范围及职责,并每年组织"回头看",通过检查一年来各项工作推进的效率,结合部门管理过程中的瓶颈,不断完善相关管理办法,确保有效的监督管理机制。

6. 打造快速响应机制

随着人民群众多层次、多样化健康需求持续快速增长,就诊患者对于就诊体验的高品质要求与日俱增,为应对就诊过程中产生的问题,做到及时解决,德达紧盯当前社会上患者就医难、医患间沟通不够导致信任缺失的现象,建立了改善医患关系的快速反应小组,坚持管理覆盖到患者就诊的全过程,力求"哪里出问题就在哪里解决问题"。医院快速反应小组由医师团队、护理团队和运营团队人员组成,各尽其能,各负其责,确保职能覆盖无死角。快速反应小组成员设立值班电话,面向全员公布 24 小时待岗待命,遇到各种突发情况第一时间赶往现场,按照职能归属,实施"一对一"的充分沟通,进一步提升患者的获得感和尊重感。快速反应小组实行首问负责制,坚持"以患者为中心"理念,强化感同身受,倾心奉献,接到反馈的第一名成员对问题解决情况全程负责。针对常见的一些医疗、医保收费等方面问题,要求小组成员第一时间协调解决,充分给予小组成员信任和处置权力,快速提出相应的处置方案,确保第一时间解决患者的诉求。同时,快速反应小组坚持结果导向,定期评价履职情况。为充分激发员工主动配合、用心服务的积极性,德达医院推行人员积分管理,针对每一次应急处置情况划分响应速度、沟通情况、问题解决情况、患者反馈等 4 个方面,进行评价,并将结果上报质量管理委员会,总结并分析工作落实情况,推动"快速反应小组"工作效率和质量不断提升与改进。

此外,作为质量管理体系的另一个重点,医院在临床各条线和管理人员层面都制定了应急响应机制,这些应急机制包括临床、公共卫生、消防、安保、基础设施等各个方面,而这些应急响应会定期开展演练,以保障医院全体员工多熟悉应急流程。通过实战练兵,确保流程顺畅,在医院既往发生的重大急症抢救应事件中,最快可实现急症患者到院后仅用 15 分钟就已经躺上手术台,大大缩短了过程时间,提高了抢救的及时性。

7. 注重临床合规依法执业

医学是特殊的科学,其中有很多是现代医学正在不断创新探索的领域,而随着现代医学研究的不断进展,会出现很多新的诊疗技术、诊疗方法、设备和器械,而这些新医疗技术、新方法、新设备器械是否能够使用就需要临床合规部门和质量管理部门定期组织医疗技术委员会和医学伦理委员会按照国家的相关规范进行新项目的评估,通过医院相关部门的集体讨论,最终在医院管理层面形成决议,按照相关政策和现有的临床诊疗常规提交相关医疗卫生部门审批或审核。作为一家社会医疗机构,德达的管理层始终将依法执业作为最基本的要求与红线,将临床诊疗的合法合规作为一切诊疗活动的前提,做到严格要求,将一切不合规的风险消灭在萌芽状态。医院建立内部检查小组,制定全年检查计划,覆盖各诊疗单元与专业条线,开展飞行检查,确认日常诊疗活动的合规性,以及是否遵守医院规章制度。正是由于这套内部合规防控体系的存在,为整个医疗团队保驾护航,让医生安心开展诊疗活动,不断向更高难度的病患情况发起冲击。

(三) 围绕患者感受持续提升服务

1. 塑造"以患者为中心"的企业文化氛围

德达在 2015 年就确立了自己的企业愿景与使命,并通过品牌标识进行诠释,基于品牌精神和未来定位,医院还提出了自己的品牌口号——"卓越·心关爱"。于患者,德达将用心体察他们的独特需求,奉献卓越的医疗技术,给予无微不至的身心关怀;于员工,倾情营造一个鼓励创新、互助成长、勇于进取的职业环境;于行业,与国内外医疗同仁携手变革,共创中国医疗的美好未来,为中国医疗体制的改革贡献力量,全力塑造"以患者为中心"的企业文化氛围。

医院提供区别于其他医疗机构的差异化服务理念,坚持"以患者为中心"的服务宗旨,打破学科壁垒,独创"心脏团队"的诊疗模式,为患者提供不同的诊断方案,聆听患者与家属的需求,促进医患之间的沟通与合作,力求让患者获得最佳的医疗体验。在医院设计、流程设置等每一个细节之处,都融入了健康、安全、舒适的理念,院区优美的就医环境和星级酒店式的病房突显医院的国际高端化、人性化的设计与定位,让患者就医体验舒适安心。

医院信息化以"数字医院"建设为核心,不断加快数字化进程,结合"互联网+医疗"的模式,利用互联网和微信平台推出了多种线上诊疗服务模式。同时,通过大力倡导健康理念,全面开展义诊、医疗咨询、科普线上线下讲座等活动形式,进一步探索健康传播模式,推广有益的健康行为和预防手段,宣传健康相关知识,倡导科学、文明、健康的生产生活方式,不断提升全民健康素养和生活品质。

德达按照办院理念,不断加强服务意识和服务水平的培训,打造统一的企业文化认知。每年医院都会聘请国内外知名的外部讲师,对员工尤其是管理人员进行一些先进的管理理念、便捷的管理评价方法和高效的管理流程的系统学习,并结合医院实际情况将这些学习心得运用到实际的医疗管理工作中。德达将"以患者为中心"的国际化诊疗服务理念和服务模式作为培训的重要内容,通过持续不断的内部培训,让所有员工将这种医疗服务理念深深扎根心底,体现在日常的诊疗工作中。通过不断深化诊疗和日常工作"全质量管理"的理念,在掌握和学习国内、国际医疗先进理念和拥有的先进医疗技术的基础上,在医院推行全面质量管理,坚持以医疗质量为中心,引导全员参与,通过患者满意度反馈,达到全院员工受益而实现可持续发展。同时也达到诊疗过程、诊疗服务和诊疗质量的不断改进。

"想要服务好患者,就要先服务好德达的员工"。David 先生经常这么介绍德达医院对员工的服务理念。因此,来自酒店管理系统的五星级后勤团队为员工从餐饮、保洁到安保协助全方位提供舒心的支持服务。同时,医院也会将一些医疗方面的健康保障作为员工福利的一部分,如员工健康体检、员工疫苗注射、员工商业医疗保险、员工家属就医折扣等。每年,医院也会根据人力资源部及工作相关部门的综合评价,对有突出贡献的员工、对获得一些国内外奖项的员工进行表彰和奖励。正是有了这套完整的企业文化培养和员工关怀体系,让在德达工作的医务人员,让为德达服务的所有员工,有了归属感、荣誉感,在这样一个"以人为本"的医院工作,员工的满意度得到了非常高的提升。

2. 持续关注患者满意度

德达坚持将"患者满意度(顾客满意度)"指标作为各项工作的重要组成部分,持续关注患者就医体验,将患者就医全过程的真实感受作为评价医院工作的首要依据。德达每年初根据上一年度"患者满意度"调查问卷情况,总结当前医院管理工作的短板和不足,制定全年"患者满意度"具体指标,并明确考核奖惩办法,确定完成指标时的奖励方式,以及未完成预定指标的处置方法。激发全院各领域员工切实增强服务意识,提高服务质量的积极性和主动性,不断在患者的建议和意见下完善提高,建设一流的标准化医疗机构。

德达以令患者满意为宗旨,积极搭建"沟通桥梁"。按照卫健委满意度调查的相关要求,并结合德达各学科、各科室的意见建议,建立了德达"患者满意度调查表"。满意度调查工作由质量安全管理部门牵头,联手全员人员参与,建设了完善的管理制度,定期回顾并采纳患者的需求到日常管理工作中,做到持续改进的循环。为充分提高调查问卷的覆盖面与便捷程度,质量安全部门制定了通过线上线下双模式开展满意度调查问卷的方式,大大提升了就诊人员的问卷填写覆盖面。问卷调查设定目标为 50% 以上的收集率,在广泛征求意见的基础上,筛查有价值的信息内容,并针对性地加以提升和改进,让患者看到德达的诚意和用心。

3. 通过流程再造提高患者就医体验

为了提高患者就医体验,医院在发展过程中对医疗流程与服务范围不断进行调整,以不断提高患者的就医体验。医院采用了门诊付费后置的模式,患者在到诊后只需支付挂号费,后续检验、检查等费用在医师开具医嘱后可直接进行,无须事先支付费用,等完成全部就诊检查流程,结束会诊后,在离院前一次性支付所有费用即可,大大节约了患者往返收费处与诊室及检查区域的时间与精力,得到患者的认可。除急诊外,医院采取全预约制,通过预约中心提前完成初步分诊,并录入患者部分信息,可提高患者的就诊效率与准确性。门诊预约号源间隔不少于十五分钟,且患者生命体征由护理人员现场预检后直接录入,保证医师与患者及家属有充分的时间专注于疾病的诊断与治疗,实现充分沟通。

医院也会接收到患者的一些意见和投诉,针对这类反馈,医院管理层直面患者,进行充分了解自查,不断提升医疗服务水平,让患者体验更美好。医院对所有投诉和意见建立"问题库",通过解决问题根源并把解决情况反馈给患者,充分展示了"以患者为中心"的服务理念,受到了业界和患者对医院医疗质量和服务的肯定。曾经在一段时间内出现有多名患者反馈在就医过程中超声检查等待时间较长,在得到上述反馈信息后,医院管理人员高度重视,组织专人现场调研,发现问题所在,通过与临床科室沟通,及时实施流程调整与优化,并在半年后组织"回头看"以确认实施效果。通过此次调整,人均等待超声检测的时间由 40~60 分钟下降至 15~18 分钟,充分显示了患者满意度调查对于改善就医体验的有效性,通过针对性优化与问题解决,提升了服务质量,也得到了患者群体的充分认可。

(四)积极承担社会责任

治病救人是医护人员的天职,作为一家医疗机构,德达本身就具有社会公益属性,自建院之初就尤为重视社会责任。作为一家中外合资合作的营利性医疗机构,投资方、管理层以及医疗团队始终不忘医者初心,不忘作为医者的社会责任,通过设立慈善基金救治马方综合征患者和贫困地区先天性心脏病患儿。

医院从开业之初,就一直关注马方综合征这一特殊的群体。针对马方综合征患者看病难,疾病本身病情复杂,手术难度高,病死率高,专家难约的特点;医院汇集了国内在心血管诊治马方综合征方面的顶尖专家进行诊疗手术,其中具有代表性的就是医院医疗院长、"孙氏手术"发明人孙立忠教授。他与影像介入科、心血管内科,体外循环科等多名国内医学专家一起,进行多学科团队联合诊疗马方综合征,制订科学、有效的治疗方案,以期达到最佳的诊疗效果。由于马方综合征患者病情紧急、手术复杂、家族遗传等特点,治疗费用相对也高,很多患者家庭因病致贫、因病返贫,甚至还有些患者因贫直接放弃治疗机会。医院与中国华侨公益基金会共同成立"中国华侨公益基金会德达心康公益基金",并与中国红十字基金会、北京康心马方综合征关爱中心等机构联合,共同扩大公益事业的可行性,医院也把每年的 10 月 25 日定为"德达医院马方日"

大医精诚、厚德至善。"天使之旅,'一带一路'救助先心患儿"项目是德达和中国红十字基金会共同进行的一个慈善救助项目,旨在让贫困偏远地区患有先天性心脏病的患儿得到国内顶尖专家的筛查并获得的医疗救治的机会。目前,该项目的足迹已经踏访了新疆、贵州、河南、湖南等中西部地区的许多个乡镇村居,这些筛查确诊需要救治的患儿家庭在中国红十字基金会的帮助下,前来德达医院,接受先心病的医疗救治。

截至 2020 年年底,通过德达医疗的不懈努力,慈善项目获资助数千万人民币,成功救助了超过 100 名马方综合征的贫困患者,并在偏远地区筛查了超过 1 000 名先心患儿,并最终筛查出数百名具有治疗指征的患儿,为他们进行了手术治疗,解决了贫困家庭看不起病的问题。医院也因此于 2017、2018 年获得中国华侨公益基金会、公益时报社颁发的中国公益企业称号;2019 年,医疗院长孙立忠教授获得中国华侨公益基金会颁发的"年度公益人物"奖。2020 年 10 月,在青浦区政府和青浦区卫健委的指导和支持下,3 名来自青浦区对口支援地区——青海省果洛自治州班玛县的先心病患儿来到德达进行免费筛查和救治,经过医院专家团队的会诊,他们全部进行了手术治疗,逐渐恢复健康,这是班玛县首次开展的先心慈善项目,也是政府与社会办医疗机构共同开展救治的典型案例。

在开展公益救助的同时,医院还积极参加一些重大活动、体育赛事的医疗保障任务以及重大公共卫生事件的援助任务,包括 2017 年上海马拉松比赛、2018 年进博会志愿者、2019、2020 年长三角环意自行车赛。2020 年新年伊始,新冠疫情暴发,德达在疫情最严峻的时候,始终保持急诊和住院的医疗服务,并于 2 月 3 日(大年初十)即开放门诊医疗服务,最大程度为居民提供健康保障,消除患者不敢前往人员密集的医疗机构就诊的顾虑。医疗团队在医疗院长孙立忠教授和首席医疗官葛均波院士的带领下,在做好个人防护和节省防疫物资消耗的前提下,始终坚持为急危重症患者实施主动脉夹层等"救命"的手术治疗。疫情缓解后,医院立即在原先的诊疗基础上增加医疗服务力度,完成了多台急危重症手术,使患者得到了及时有效的救治。在疫情暴发的初期,医院克服自身困难,从多方筹措到一批防疫物资,在医院本身医用防护物资紧张的情况下,第一时间无偿向上海市、青浦区防疫相关部门捐赠了医用口罩、消毒用品等防疫保障物资,将关心传递到防疫工作者,为打赢抗击疫情决胜战鼓舞士气和斗志。疫情发生后,医院共有20余名专家和医师参与在线义诊咨询的活动,服务线上患者近3000余人次。随着防控工作的深入开展,德达主动向青浦区卫健委请战,参与入沪道口检疫的医护志愿者工作,30名医护人员组成的疫情防控志愿者队伍驰援白鹤检查站参与疫情防控检疫工作,共计服务时间近450小时。受疫情影响,青浦血液中心库存不断告急,为了病患,医院一批党员、医务人员和医院管理层都纷纷加入无偿献血的队伍。

(五)长远的发展眼光

医疗机构的发展需要长时间的投入与扶持,因此,投资方斯道资本采取不同于其他资本募集战略投入的方式,而是采用"自有资本战略投资"方式,使用投资方自有的资金进行投入,确保没有投资人的回报压力,能够防止因对于投资回报率的迫切要求而舍本逐利的情况发生,可以进行时间跨度很长的投资。从董事会到管理层都有着统一的认识,不盲目追求收入的增长,而是追求医疗品牌的长期建立,收入质量持续性增长。董事会与管理层关注患者数量的增长,关注医疗质量安全的改善,关注患者满意度的提升,关注管理能效的优化。得益于对于可持续发展的正确认识,医院患者数量逐年增长,医疗质量安全与患者满意度却没有因为高速增长而失衡,德达的口碑与品牌的认可正逐渐从专业医疗人士向普通百姓扩散,德达正在摸索自己的高质量发展道路。

建 设 成 效 与 业 绩 展 示

(一)医疗服务成效

2016—2020年,医院接诊了国内外近8万名患者,作为医院的特色专科,医院心血管内科和心脏大血管外科已接诊了国内外4000多名患者,做了3000多例心血管方面的手术,其中超过70%为高难度、高技术含量、复杂的外科手术及介入手术,涉及心血管各种介入诊疗、主动脉疾病诊疗、复杂先心病诊疗等各个领域,在这些接受治疗的患者中,有83岁高龄接受冠状动脉介入手术的老人、有出生才几个月接受先心病手术的婴儿、有患急性主动脉夹层的高危孕产妇、有患复杂主动脉瘤的国际患者……在德达医院医护团队的努力下,都获得了相当不错的疗效,完成了患者以生命相托的使命,体现了"至臻的临床疗效"的愿景,且德达医院在治愈率、病死率、并发症发生率、拔管时间、快速康复等各项主要指标上都达到了国际领先水平。对于医院来说,患者的治愈与康复就是医疗诊疗服务最好的服务结果。

在心脏团队模式的诊疗充分发展的情况下,德达医院也不断强化学科建设与会转诊资源,随着在医院进行医学影像检查的患者增多,肺部结节患者不断涌现,针对患者需求,医院聘请外部专家组建胸外科团队,为患者开展胸腔镜治疗。同时,其他学科如眼科、耳鼻咽喉科、消化内镜中心等也聘请外部专家,并建立了由华山医院、中山医院、中山医院青浦分院、上海交通大学附属第一人民医院(简称第一人民医院)、复旦大学附属华东医院(简称华东医院)等医疗机构专家组成的专家会诊库,有效补充了医院医疗服务资源。

此外,医院的国际诊疗部也网罗了来自世界各地不同国家的外籍医师,面向外语人群,提供诊疗全过程外语沟通服务。经过努力,医院在 2020 年成为上海国际医疗旅游试点机构,在对于外籍患者的诊疗上拥有了先行先试的技术资源和技术优势。

(二) 质量管理成效

德达于 2017 年起陆续接受青浦区质控中心每年两次的质控督察,包括院感、药事管理、超声、放射、麻醉、病历书写、急诊及重症监护、康复医学、临床检验、护理、临床用血等临床条线,各质控组督察结果反馈良好。从 2018 年开始,医院也陆续接受上海市医疗质控中心的督察,包括临床用血、院感、冠脉介入技术、心脏重症监护、体外循环、临床检验等相关临床技术,同样取得了满意的督查结果。在这过程中,德达医院医务部、急诊科、医学影像科、超声科的 4 位主任也应邀加入青浦区卫健委的质控专家组,参加青浦区卫健委组织的病历书写、超声、放射影像、急诊质控的督察工作。每次质控检查后,医院医务部和质量部将每次检查结果中体现的问题汇总,并督促相应部门整改。

德达除了建立了自身的质量评价、检测、分析和管理体系外,还重视医疗技术的创新发展和医疗质量的不断改进。医院从建院之初,就与美国哥伦比亚大学心脏中心(Columbia Heart Source)达成合作关系,双方在合作共赢的基础上,在临床标准和质量控制、远程会诊和海外转诊、医院建设、科室设置、学术交流与培训等方面进行了卓有成效、极具创新性的合作和探索。美国哥伦比亚大学心脏中心的一些国际知名专家和教授每年都会定期来到德达,参加医院质量评价和管理体系的委员会会议。在会议中,他们会针对医疗质量管理方面,提出一些建设性意见,并将一些经验分享给医院的行政管理团队。而在医疗技术方面,这些医学教授会参加临床的危重、疑难和死亡病例的讨论,进行手术观摩,在学术方面分享自己的经验,以及给出一些建议,讨论并协助医院的专家团队制定一些危重疑难患者的诊疗方案。

(三)商业保险拓展

德达为持有商业保险的患者提供多项商业保险结算方式的选择,是很多世界级保险公司的优选医疗机构。医院已经与众多商业保险公司建立长期伙伴关系,合作商业保险境内机构数达到 35 家,境外机构数达到 32 家。患者在德达医院可以享受高效便捷的就医咨询、优先授权、福利查询、直付结算与健康管理服务。医院为商业保险服务设置 VIP 门诊和住院就医区,提供中英双语就诊服务,提供专业陪同等细分化的服务,满足国内和国际商业健康保险客户的需求。商业保险总收入每年增加,到 2020 年已经接近总收入的 25%。同时,德达与国内外各大保险公司根据双方的战略发展需求,共同设计开发保险产品,通过精算的价格核算做到成本合理,为商业保险患者提供更优质诊疗体验,达到三方共赢的目的。

(四)社会荣誉

(1)获青浦区"绿色青浦"建设功臣先进集体奖(2017 年)。

(2)获上海市改善医疗服务行动医疗服务品牌称号(2018 年)。

(3)被评为上海市高水平社会办医疗机构医保定点试点单位(2018 年)。

(4)德达涉外医疗服务团队获上海市卫生健康系统"凝心聚力进博会、医疗服务创一流"立功竞赛活动优秀团队称号(2019 年)。

(5)获 2018 年度健康促进医院称号(2019 年)。

(6)获 2017—2019 年度上海市社会医疗机构先进集体称号(2020 年)。

(7)德达"一带一路"天使之旅先心病救治团队项目获第二届上海市卫生健康行业青年志愿者服务大赛铜奖。

(8)被评为上海市首批国际医疗旅游试点机构(2020 年)。

(9)被评为上海市社会医疗机构协会抗击新冠肺炎疫情先进集体(2020 年)。

(10)德达党支部获 2020 年度徐泾"两新"优秀党组织称号(2020 年)。

发 展 思 索

近年来,随着医改的进一步推进,中央以及上海市政府都积极鼓励发展社会医疗机构,先后出台了各项政策支持社会医疗机构良性发展,德达正是在这样的医疗服务卫生体系改革的背景下,凭借自身的地理和特色疾病诊疗的优势所成立的中外合资的社会医疗机构。在发展过程中，德达也形成了一些基于自身角度的思考。

医院的发展不同于一般的企业，是需要符合医疗客观发展规律的，是一个不断积累和逐步增长的过程，通过这几年的运营，医院实现了总诊疗人次、总出院人次、总手术人次逐年递增，特别是成为医保定点医疗机构后，医院业务量以每年翻番的速度增长，达到了预期目标。

不同于公立医疗体制的政府补贴机制，社会医疗机构需要有合适的财务模型来实现盈亏平衡，保障持续发展，其中，商业保险起到了非常重要的作用，而目前商业医疗保险与基本医疗保险的市场占有度完全无法比拟。只有商业医疗保险的持续发展，才能吸引一部分患者选择就诊体验相对更佳的社会办医疗机构进行就医，而体验了较为满意的就诊服务，患者才会更加有意愿继续购买商业医疗保险，两者的发展相辅相成、互相促进。目前国家已经初步出台针对基本医疗保险进行补充的商业医疗保险，后续商业保险将如何继续发展，对于社会办医疗机构又会造成何等的影响，值得关注。

随着医院业务量的不断增长，医院的总收入也按一定的增速每年增加，哪怕是在受新冠肺炎疫情影响的2020年，医院也基本实现了业务量和总收入与2019年的持平。能够实现这样持续性的发展，离不开医院在医疗服务模式、医院特色重点学科发展、医院多学科和跨学科建设、经营管理模式、医疗质量安全体系、诊疗服务过程优化、患者诊疗效果和满意度等多个方面进行的探索与尝试，医疗机构一定要找准自己的定位，形成自有的办医理念，同公立医疗机构形成差异化经营，充分发挥自身特点，规范执业，才能逐步得到政府、行业以及广大患者的认可。

未来德达将继续不断拓展服务边界，医疗机构要长期可持续发展，需要多核学科驱动，逐步由"大专科、小综合"初级模式转型为实现"强专科、多综合"升级模式，医院将继续坚持心血管核心学科地位，同时，结合疾病谱规律适时开展德达二期的建设，发展为多学科手术中心，或发展为多病种中心如增加肿瘤中心等形式。在健康服务方面，不断向前、向后延伸全生命周期管理模式，从家庭基础健康管理，到疾病预防与治疗，再到康复与终末管理，探索社会医疗机构实现区域公共卫生与医疗中心功能服务的可行性。

从长远趋势来看，社会办医集团化、连锁化将会持续发展，集中优质医疗资源，提供优质医疗服务，确保稳定医疗质量的医疗机构能够得到市场的认可，从而建立品牌效应，可以不断扩大办医规模，设立分院、连锁机构。而无法得到市场认可的医疗机构将无法保持经营态势，最终面临并购或关停，集团化、连锁化也有利于采购与议价，能够更加好地控制运营成本，盘活医疗资源，在目前医师多执业点的政策大背景下实现集团内部人才有序流动与运转，并逐步建立自有培训基地，实现梯队搭建可持续化,也保障了重要人员的上升通道,减少人才流失。

根据《关于全面推进上海城市数字化转型的意见》要求,到 2025 年,上海全面推进城市数字化转型取得显著成效,国际数字之都建设形成基本框架。到 2035 年,成为具有世界影响力的国际数字之都。如何结合临床诊疗及医院管理的需要,推动"数字医院、智慧医院"的建设,是必须思考的一个问题。在医疗领域信息化不断发展的当下,人工智能辅助诊断、"互联网+医疗"技术、智慧医院系统、科研数据分析系统的合理运用将成为推动医疗机构数字化转型的重要抓手。通过人工辅助诊断,能够减轻医生工作量,提高医疗工作效率,同时也是团队培养的重要工具。"互联网+医疗"技术能够拓宽医疗机构服务场景,延伸服务半径,围绕患者打造诊前、诊中、诊后全健康周期管理模式,增加患者品牌黏附力,推动家庭整体化健康管理。智慧医院系统既能够在医院运营管理、辅助决策、流程优化、质量监控等方面实现内部管理可视化、数据化的目的,又能提升患者就诊体验,提供预约挂号、来院导航、院内导航、过程提示、报告查询、无感支付、健康宣教等智能化服务。科研数据分析系统能够将患者疾病全过程中产生的数据和随访数据整合,避免重复劳动,提升临床科研效率,满足临床前瞻性、回顾性、多中心等研究需求,加速学科建设。

上海社会医疗机构之所以能够蓬勃发展,离不开政府部门的支持和行业协会的指导,其中,行业协会的作用尤为重要,医疗机构能够良性发展,需要行业协会的穿针引线,对上解读政府政策,反映行业现状,呼吁发展瓶颈,对下协助各家社会医疗机构优势互补,共享资源,建立品牌与口碑,做好行业自律,维护社会医疗机构权益。在如今公立医疗机构大而强的形势下,社会办医应该尝试构建自身合作体系,探索建立医疗联盟等形式,适当共享优质医疗资源,各自集中力量发展几个重点学科,相互支持协同发展,集体同商业保险及医疗耗材器械的采购进行议价,而有余力进一步发展的医疗机构,也应该扩大眼界,放眼全球,社会医疗机构的患者来自全球各地,应该包容性发展,而不是排他性发展。如今,中国已经在许多领域达到了世界领先的水平,作为医疗人,也要有决心,共同努力,推动中国医疗卫生事业不断发展,在世界上发出更强的声音。

（审稿人：David Earl Hoidal 孙立忠 撰稿人：章立）

专家点评

葛均波 中国医师协会心血管分会会长,复旦大学附属中山医院心内科主任,上海市心血管临床医学中心主任,上海市心血管病研究所所长,中国科学院院士、长江学者、博士生导师。

随着社会生活方式的转变,我国的疾病谱发生了许多的变化。目前,中国心血管病患病率处于持续上升阶段,推算心血管病现患人数 3.3 亿。《2019 中国卫生健康统计年鉴》显示,每 5 位死亡者中至少有 2 人死于心血管疾病。心血管病死亡率仍居首位,高于肿瘤及其他疾病,是直接影响我国人民健康的重大疾病之一。随着生活水平的改善,人们对医疗和生命质量的要求越来越高,对医务人员和医疗机构的要求也越来越高,近年来,我国医疗诊治水平大幅提升,但也呈现医疗资源分布不均衡、优质医疗资源短缺等问题。

就在我思索这些问题的解决之道时,孙立忠教授、黄连军教授找到我,跟我一起商量,想在中国打造一所以患者为中心的一个医疗机构,这个地方可以满足患者的需求,针对不同的患者需求提供差异化的服务,每当进到这个医院来,你就会觉得可以把生命托付到这个地方,我想这就是德达医院的元起点。

医学不是一个冷冰冰的关于单纯医疗器械和医疗技术的改进的学科,而是一个患者心灵的按摩师,美国妙佑医疗国际、纽约长老会医院,他们为什么好呢,其原因在于"patient-centered",即以患者为中心,我把你当一个整体的人看待,而不是头痛医头,脚痛医脚,还让患者来回跑。在德达建设发展的过程中,你会发现从董事会到管理层都始终秉持了"以患者为中心"的理念,从设计到布局安排,从机制到流程制定,一切都是在符合法律法规要求,同时在借鉴 JCI 国际化标准的基础上,围绕患者精心打造。

从筹建到运营,我见证了德达从无到有的过程,德达是一座新医院,但他又不像一座新医院。新是因为医院确实是平地而起,全新建造的一个医疗机构;不像新医院是因为德达自一开始医疗技术水平就处在一个高起点,医务人员都是来自三级医疗机构的中高年资人员,能够开展复杂严重心血管疾病的医疗救治,并且在开院初期就有能力举办国际心血管诊疗技术研讨会,开展手术直播。5 年左右的时间,医院接诊了超过 10 万名的患者,开展了 4 000 例左右的心血管介入治疗与心脏大血管手术,超过 70% 比例为高难度、高技术含量、复杂的外科手术及心血管介入手术,有一些甚至是本市乃至全国首例,医院在治愈率、死亡率、并发症发生率、拔管时间、快速康复等各项主要指标上都达到了国际先进的水平,所以有时候你会觉得德达不像一个开业只有 5 年的医院。

德达是医疗改革的一块试验田,经历了 5 年的发展,医院融合了国际的医疗运营理念和国内的医疗管理经验,探索性建立了独立的"管治分离"模式,"心脏团队"的多学科综合诊疗模式,定期国际病例讨论模式、快速反应小组模式,一站式健康管理模式,这是诊疗模式改革的有益尝试。5 年中,医院把自身的发展理念贯彻到实践中去,不断优化创新医疗服务模式,推动心血管疾病诊疗技术的不断革新完善,收治患者遍布全国各地,涉及各个年龄层次,在心血管疾病诊疗领域做出了贡献。

　　提升心血管病的防治水平,将对慢病防治、对健康中国建设起到非常重要的作用。希望在未来,德达医院这个平台,能够打造中国的妙佑医疗国际,成为我们中国甚至亚洲最好的心血管医学中心,能够为一些疑难、危重患者提供最好的医疗服务。

九、上海永慈康复医院——基于物联网思维的现代康复医学发展模式

院长心声

早日康复是人们探望患者时的祝福语,常理解为伤病的痊愈和健康的恢复。而真正意义上的康复医学是指综合应用各种有效措施,减轻并代偿伤病残者的身心功能障碍,使残存功能得到最大限度地改善和发挥,以最佳状态回归家庭、参与社会。康复医学是伴随社会发展和需求,逐渐发展起来的一门新的、跨学科的、独立的临床学科,我国的康复医学广泛吸取各国现代康复医学的理论和技术,并融入中医康复方法,逐步建立起具有中国特色的康复医学体系。

上海永慈康复医院是上海卫健委批准的一家按三级设置的康复专科医院,设有门诊、临床医疗、临床康复、康复技术和医技科室 26 个。组建有重症康复中心,脱机中心,意识障碍国际合作中心,智能机器人国际合作物联港,骨、脊柱康复中心,心肺康复中心等,拥有 10 万元以上设备 75 台,现实际开放床位 600 张。

医院拥有一大批经验丰富的专家和经过三甲医院严格培训的专业技术人员,主要以脊柱脊髓损伤、脑卒中、脑外伤、神经系统、骨关节病、小儿脑瘫等病症引起的功能障碍为康复治疗对象,同时还对老年病、心血管系统、呼吸系统、泌尿系统等疾病开展系统的康复治疗。

医院以现代康复医学为导向,将现代康复技术与临床医学、中医学、康复工程学紧密结合,运用运动疗法、作业疗法、文体疗法、语言矫治、心理疗法、假肢矫形器装配、康复护理、矫形手术、职业训练等多种先进手段,为各类患者提供从急性期抢救、早期干预到后期康复医疗的全面服务。

医院实行康复治疗小组工作模式。在康复医师的牵头和支持下,由康复护士、运动治疗师、作业治疗师、语言治疗师、心理治疗师、营养师、假肢和矫形器师、社会工作者、康复评定师等专业人员共同组成康复治疗小组,对每个患者分别进行初、中、末期康复评定,根据患者的运动、语言、认知、日常生活、职业能力等不同情况,确定训练计划和康复目标。各科室医护人员围绕训练计划和康复目标,认真贯彻全面康复的理念,发挥各自的技术优势,对患者进行系统的康复治疗及训练,力求使患者身心功能得到科学、系统、有效的补偿,改善、重建以及最大限度地恢复身心功能,减少和防止残疾的发生,增强他们参与社会生活的能力,使患者早日回归家庭和社会。医院优质的服务、先进的技术、优雅的环境、严格的管理、良好的技术赢

得了社会各界的广泛赞誉。

随着生活水平的提高以及健康意识的增强,人们更加追求生活质量、关注生命健康,这必然带来层次更高、覆盖范围更广的全民健康需求。但现实情况是,由于医疗资源分布不均,以及医疗行业的特殊性的原因,导致了如今大医院看病难、基层医院医疗水平有限等医疗痛点,人们就医体验难以得到保障。

在传统的模式中,患者围着科室转的就医日常导致其就医体验难以得到保障,而"医患合一"模式打破了传统的固有结构,充分激发医护人员的自主性,主动承担责任,将个人价值的提升反映到患者及其家属的满意度上(即用户价值的创造上)。

基于"物联网＋医疗"建设的探索,医院进行了率先尝试。通过在输液管上安装的监控感应器,确保护士站的电子屏时刻监测着患者的输液状态,而当患者输液即将结束时电子屏会自动报警,提醒护士前去换药或拔针;通过高科技医疗产品实现与患者的零距离交互等。

2017 年 7 月医院开业;2018 年 8 月与中山医院签约成立康复技术合作中心,10 月与国际意识障碍诊疗中心签约成立中国临床基地;2020 年与墨尔本大学、傅利叶智能联合成立康复机器人实验室。目前,医院是国内 15 所医学院校的临床实习基地。医院获得"上海市工人先锋号"称号,并连续 4 年被评为"闵行区文明单位"。

医院以康复手段齐全、康复功能完善、康复流程完备、康复管理一流、康复人才济济作为目标,加倍努力发展。

上海永慈康复医院院长　沈旭东

发 展 历 程

(一) 医院概况

上海永慈康复医院隶属于海尔物联网大健康生态品牌盈康一生,经上海市卫生健康委批准建设,是一家以"医患合一"为理念,按三级康复医院设置的集临床与康复于一体的非营利性康复专科医院。医院毗邻新虹桥国际医学园区,占地面积2.2 万平方米,建筑面积 4 万平方米,医疗业务面积 3.6 万平方米,医院环境优美,康复设施齐全,设置床位 400 张,展开床位可达 600 张。

医院现有医务人员 600 余人。医院坚持高质量,采取各种形式引进和培养高层人才,尤其是神经、心内科、呼吸内科等方面比较突出的人才,重点引进和培养学科带头人。健全考核体系,建立一套以人为本、人尽其才、才尽其用,有激励、有竞争、有活力、重效率的人才管理体系。经过四年多的发展,医院不断提高科室人员的工作主动性、协作性和创造性,促进科室各项工作持续进步,努力打造出具有永慈特点的专业团队。目前医院设有门诊、急诊、临床医疗、临床康复、康复治疗技术和医技科室 26 个。科室设备先进,医护人员经验丰富。拥有目前最新型号数字摄片 DR 系统、移动 DR 系统及心肺运动测试系统,同时装备 3.0T MRI、64 排 PET/CT,现已发展为包括医、技、护、治及设备工程技术在内的专业队伍。

医院以重症康复医疗为特色,将现代康复技术与临床医学、中医学紧密结合,开设中医治疗、物理治疗、运动治疗、作业治疗、言语治疗和精神心理咨询等,为各类患者提供从急性期抢救、疾患早期干预到中后期康复治疗的全面医疗服务。全年出院患者 5 500 余人,床位使用率超过 95%。

2019 年,医院获得国家卫健委"神经重症患者康复医疗服务与保障能力提升"建设项目 1 项,国家财政下拨建设经费 100 万用于永慈重症康复科研、医疗、服务等能力提升,满足康复患者不断迭代的就医需求。

2019 年,联合华山医院协办第四届国际昏迷和意识大会;2021 年 6 月,联合中山医院成功举办中国智能康复大会。

医院与国内 15 所医学院校合作建立实践教育基地,目前,已累计培养实习生 320 余名,包括康复治疗技术、康复护理、临床护理、临床药学等专业。

医院从建院开始就把持续提高患者满意度作为永恒的追求。对内坚持"人单合一",实现"创客"价值最大化,对外坚持"医患合一",实现患者体验最大化。海尔将在海尔平台上创业创新的员工统称为"创客",从而发挥医护团队的内在动力。把医护变成创客,把医院变成平台,把患者变成健康管理的终身用户。

在"医患合一"的模式下,永慈医院始终秉持"创业创新"的精神,瞄准传统"患者围着医护转"的痛点,建设了"智慧病房、智慧诊疗、智慧脱机、智慧结算、智慧康复"等"五大智慧场景",从而实现了"解放人、服务人、增值人、互信人"的理念。

如今,上海永慈康复医院逐步建设为"以重症康复为特色的物联网医疗生态平台",全力打造全员全社会参与的整体康复体系。

(二) 发展沿革

2017 年 1 月 19 日,上海市卫计委发布《上海市康复医疗服务体系发展规划(2016—2020 年)》。规划明确表示,推进康复专科医院建设,坚持发展增量、调整存量,有效提高全市康复医疗服务资源供给和效率。鼓励符合条件的企业医院、二级乙等医院转型为康复专科医院,加大对转型后康复专科医院的支持力度。鼓励社会资本举办康复专科医院,支持社会力量与市级医学中心、区域医疗中心康复医学科合作举办康复专科医院。社会资本举办康复专科医院,按照《关于进一步促进本市社会医疗机构发展实施意见的通知》等相关规定,享受政策扶持。新建的康复专科医院应临近区域医疗中心或市级医学中心设置。到"十三五"末,全市每个区至少有一所 200 张以上床位的康复专科医院。借此,海尔医疗——上海永慈康复医院应运而生。

早在 2016 年,海尔金控 100％控股收购上海永慈康复医院,也是海尔医疗大健康第一家医院。基于对社会医疗机构定位的认识,即社会医疗机构应该作为公立医院的补充而非竞争,且中国广阔的康复市场前景,永慈康复医院确立了重症康复的差异化定位。

2016 年的永慈,与如今相比完全是另外一番景象:眼前只有一栋依照临床科室建立的空楼,没有设备,更没有人。要建设医院,除了要从头开始吸纳专业人才,布局康复专科医院建设改造,还要处理 30 多张证件办理、医院装修等大小事务。

面对创业初期的困难,永慈医院一步步转危为机。办理证照的程序繁琐,医院领导明确职责分工,责任落实到人。就这样,永慈康复医院渡过了从 0 到 1 最艰难的时期,后来 12 项开业的验收,都是高标准一次性通过。2017 年 7 月,永慈康复医院终于正式开业了,随后完成了医院的医保审批工作。

(三)重点学科

永慈康复医院是海尔医疗领域孵化的首家医院,医院按照海尔链群合约构建了体验链群和创单链群增值分享的体系。先后成立了重症康复、脱机中心、脑意识障碍等差异化的明星专科,链接中山医院、华山医院等优质医疗资源,共创康复场景生态。永慈康复医院定位于"重症康复、专科特色、综合医疗",以重症康复、肿瘤康复为特色,打造具备综合医疗能力的平台型医院,坚持以患者为中心,为用户带来美好生活体验。

1. 重症康复

康复重症病房在"医患合一"的规范化管理下,以康复治疗介入早期重症患者为创新模式,已成功救治了多名被外院判为"不治"的患者,尤其针对在外院长期依赖呼吸机并发严重肺部感染的重症神经损伤患者,来到永慈重症病房大部分都能有效控制感染,成功脱离呼吸机,让患者重返家庭与社会。

永慈重症康复成立之初,从 1 个重症监护室扩展到 3 个病区、282 张床,50％是气管切开的患者,40 多台呼吸机长年工作着。通过大量的医疗实践和抢救工作,医院磨炼出了一支敢闯敢拼的医疗团队,并且定期对医护人员进行专科化培训,着力解决人员培训中的重点、难点,建立科室医疗安全机制,促进医院医疗队伍素质能力提升,为生命健康需求提供更好的人才保障。长期以来,康复重症病区在医疗发展的道路上,不断摸索与前进,结合当下最新的医疗技术深入脏器康复治疗。专研与历练已经成为康复重症病区的标签,目前该病区已形成有"温度、深度、广度"的科室,"三位一体"(医疗+护理+康复)病区的患者体验模式,获得家属及患者好评。

2. 脱机中心

在重症康复领域,心肺康复是其中的前沿,而针对心肺康复的呼吸机脱机治疗更是重中之重。相比国外,我国在此领域起步较晚,传统重症病房往往全封闭、无时差,患者卧床时视野受限且治疗环境嘈杂。在这种较差的体验中,患者心理上也产生了巨大的恐惧感和孤独感,同时极易产生各种并发症状。

针对这一系列痛点,永慈率先以床位、呼吸机等抓手,打造全国首个呼吸机脱机中心。在此期间,围绕患者需求打造的全新场景从各个环节上改善患者体验,力求让患者在身体、心理上同时得到康复。

在重症领域,医疗设备最为集中。传统模式下,患者生命体征的监测及自动设备开始报警,要经过陪护、护士、医生、科主任、外科专家层层传递。医术最高的人往往最后才了解到病情,这大大延误了患者的病情处理。为此,医院通过联合心电设备、呼吸机设备共创方,实现重症病房里心电监护仪和呼吸机的连接,并在院内完成跨楼层互联,让 ICU 能够实时监控不同病区的重症患者。当出现报警时,所有相关医护人员包含专家在内都能通过 APP 实时了解患者情况,并在线给予处理建议。

3. 脑意识障碍诊疗中心

国际意识障碍诊疗中心由世界神经性昏迷和意识障碍联合会主席、欧洲神经学会昏迷和意识障碍委员会主席 Steven Laureys 教授与上海永慈康复医院联合成立。中心依托上海永慈医院国际化的诊疗环境,整合上海永慈康复医院及昏迷科学团队(coma science group)专家资源,为意识障碍患者提供国际化、标准化的诊疗服务和康复管理。

意识障碍分为很多种。医生要做的就是通过昏迷恢复量表(CRS-R),结合影像学检查,对意识障碍患者进行分类、评估,为精准诊断、治疗和预后提供依据,为康复医学中的意识康复提供管理规范,为医养结合中的失能患者提供管理范本。

中心设置包括神经重症监护病房(NICU),脑损伤病急性期、脑损伤病亚急性和恢复期病房共计 110 张病床,以神经重症康复为特色,尤其为昏迷、植物状态、气管切开等重症患者提供标准 24 小时重症监护和全面系统的康复服务。

(四)"物联网＋医疗"

近年来随着康复需求不断扩大,康复医疗行业迎来重要发展机遇期。尤其是现代康复医学经过40多年的发展,取得了较大成绩。科学技术的不断进步,更使得人工智能在康复领域的应用卓见成效。智能康复设备、康复机器人技术等极大地满足了康复患者需求。未来,人工智能＋康复医疗必将成为康复医学发展的不竭动力。

为创新康复服务模式,推动康复技术创新与智能创造,交流探讨现代康复领域发展方面的新理念、新做法和新进展,让智能康复设备、康复机器人技术满足康复患者需求。自2019年起,医院持续建设智慧医疗场景,在物联网建设中,通过将分散的数据整合集成,实现医院各业务应用系统、各科室间信息的互联互通,优化医院业务流程,同时依靠数据挖掘和分析,为医院科研和管理提供支持。2019年,医院通过上海市信息安全测评中心的二级等保认证,搭建了异地备份、全院网络覆盖、大数据平台。

通过物联网手段,将院内能够输出数据的物联设备应联尽联,如呼吸机、心电监护仪、体温仪、血压计、血糖仪、指氧仪等,为智慧医院建设打下良好基础。物联网的具体应用场景包括。

1. 智慧护理

以移动护理为核心,将电子信息和人工智能技术应用于临床实践,优化护理服务流程,提高护理服务效率,改善患者护理体验,实现科学护理管理,从而推动护理服务模式和管理模式发生深刻改变。

2. 智慧病区

坚持"把时间还给医护,把医护还给患者"的原则,为患者提供及时、安全、周到的优质服务。通过建设智能输液、医护对讲、病区信息系统、生命体征自动传输系统、床旁交互系统、病历语音输入等,为患者和医护提供连续、全程的优质服务。

3. 智慧诊疗APP

医疗数据可以在移动终端实时呈现,医生(含外院医生)可通过自己手机,护士通过PDA,康复师通过工作手机,随时获得患者信息,通过手持设备可以在床边操作。医生手机端可远程监控重症患者的呼吸机、心电监护参数以及各项检查及医嘱情况。通过信息系统的建立,实现临床医护工作无线化、移动化和无纸化管理。

4. 康复机器人物联港

它是基于康复机器人技术,打造一体化智慧医疗平台,涵盖智能康复设备、康复信息管理平台、康复患者信息平台。用物联网技术＋互联网手段实现让设备、用户、康复师互联互通,提高工作效率,降低人工成本,实现数据共享。通过机器人模拟治疗师的手法,结合游戏化的虚拟场景,带动患者进行有针对性的训练。这些智能设备,让康复不再需要大量枯燥的人工训练,提高了趣味性,保证了训练质量,能大大提升康复效率,解放治疗师,最终实现覆盖患者全周期、全部位的康复训练,提高康复医疗规范化服务水平和标准化程度。

机器人目前包括有上肢、腕关节、踝关节、手部、腰部、下肢等不同形态。设备支持活动范围、肌力、认知等多维度功能评估,通过评估结果的对比与数据分析,提供更佳的训练方式。每次训练结束自动生成分析报告,为康复提供量化的数据参考。

5. 移动康复治疗系统建设

移动康复治疗系统是针对康复治疗中心业务全流程数字化管理的专业软件系统,系统不仅解决了康复中心日常工作、管理的诸多痛点,更让电子康复病历、康复质控管理、康复疗效提升和患者体验提升等核心功能进一步改善,提升了康复中心的业务水准,从而使"康复业务流程信息化,康复诊疗技术规范化,康复患者服务个性化,康复医疗数据标准化,康复医疗协作平台化"。

目前医院已经完成:患者门诊康复医疗流程管理、患者住院康复医疗流程管理两大系统。共涉及功能模块 20 多个,颠覆性地提升了患者和治疗师的体验。利用医院内部建设完善的无线局域网系统,把康复信息系统应用延伸到移动场景,每一名康复治疗师可以通过移动智能终端,与现有康复信息系统互通互联,实现在移动场景中查看患者康复病历、康复医嘱、治疗预约时间,对患者进行康复评定,并在康复治疗后进行实时确费等工作,真正实现了"解放人、服务人、增值人和互信人"的预期目标。

6. 智慧管理

智慧管理主要包括医保管理、绩效管理、财务管理、后勤管理、SPD 物流系统等,用专业化手段实现对全院管理工作高效监管,有力提升了医院管理水平。

7. 智慧驾驶舱

基于医院业务系统产生的基础数据建立数据中心,拓展智能化应用,包括基于临床数据中心的临床信息调阅、患者全景医疗、临床决策支持和院长监控大屏等内容,实现为医生提供决策支持,并对医院运行状况进行全方位、全流程监管,提升医院运行效率。

智慧医院应是"以患者为中心",需要根据患者需求而改变,利用现代信息技术,最终能够实现价值,提升效率。因此,物联网为康复医疗带来的不止是"物的互联",更应让机器带有温度,实现"人的互联"。坚持"服务人、解放人、增值人和互信人"的准则,医院实现了"医护围着患者转"的常态化医疗服务模式。

(五) 医院服务

患者体验的核心是"以患者为中心",也是高质量医疗的重要组成部分。而坚持以患者为中心、践行"医患合一"的上海永慈康复医院,为了每一位患者能够体验到的"时刻被关注"的温暖服务,更为了每一位患者的健康生活永远前行。在救治、服务患者期间,时刻站在患者的角度思考问题。在上海永慈康复医院,强化康复治疗专科特色的同时,还针对患者的不同病情、不同性格、不同需求等差异化特点为其制定个性化的医疗服务流程。在此期间,针对个性化需求而推出的"全流程,全方位"护理(即"两全"护理),让每一位患者从入院到出院,都有专人负责,针对患者不同需求,从对患者生理、心理、职业、家庭全面了解评估,制定护理计划,24 小时负责,使患者获得安全感和信任感,同时增加了护士的责任感、荣誉感,提高了患者的满意度。

通过"医患合一"的全面助力,让大健康产业在较长周期内获得自生长的动力,上永慈康复医院的实践路径,始终指向社会发展的终极命题——人们美好的健康生命体验。

管 理 运 行

(一) 管理架构

在物联网智能＋的驱动下,在"医患合一"模式的指导下,永慈康复呈现出智慧化组织的特征,相应地表现在客户体验、物联网交互、链群创造、增值分享、自驱动、网络协同这 6 个维度。

1. 客户体验

首先,永慈快速响应患者的个性化需求,把客户体验放在第一位。客户体验重点关注的是为客户提供增值、创新、深层次的个性化体验。

2. 物联网交互

永慈充分利用物联网技术交互实现非线性管理,使得网状节点组织基于共享平台提供服务,促使组织降低信息沟通的成本,并最大化实现资源的利用,从而更好地满足患者的个性化需求。

3. 链群创造

链群创造是指通过"创客制"的激励机制,充分利用链群合约,在链群内,创客围绕同一目标用户价值,每个人并联小微去创造价值,实现共赢共享,风险共担,使得组织最大限度地提高员工的积极性使其发挥各自的能力,从而提高创造力。2018年1月29日,永慈举办了各中心对赌协议签约仪式(医院对科室目标、人才发展、学科建设、团队成长、满意度等指标进行明确,并制定相应目标进行跟进以及达成进展)。个人能力层面,知识型员工和个体的潜能与力量进一步释放;资源支撑层面,链群合约中的以财务、人事、行政等为主的创单链群为以一线医护人员为主的体验链群赋能,提供资源支撑。同时,永慈积极寻求链接外部资源,实现跨组织的共创共赢。文化层面,始终秉承海尔传输的价值观,要构建"诚信生态,共享平台"。永慈不仅通过物质化展示,还通过带领核心骨干去海尔大学培训学习等方式,让员工深入理解文化价值观。

4. 增值分享

增值分享是指基于用户付薪的理念,以用户体验迭代为目标的创新实践得以持续推进。共创共赢的时代里,增值分享意味着用户价值牵动着每个攸关方的切身利益,进而各方才会充分创造用户价值。要实现多方共创共赢离不开组织对内对外的透明开放,永慈对内实现信息公开共享、员工之间学习分享;对外保持沟通交流的畅通与及时,各类医疗设备、专家等资源整合共享,共同推动医疗行业的发展。

5. 自驱动

自驱动是通过不断"赋权"让一线员工拥有"三权"(决策权、用人权、分配权),从而形成"自下而上"的推动机制,推动管理体系不断改进,提高组织中员工的活性。组织扁平化且呈动态网状的结构。

6. 网络协同

网络协同是指为响应个性化诉求,组织以满足客户需求为导向,前端以自发性的业务单元进行动态组合、发展与演变,各单元相互间紧密连接,打造内外接合、去中心化、灵活的组织形态,实现高效资源调配。网络协同重点关注的是协同的工作效率和决策精准性,以及单边或多边网络效应的有效激发和科学治理。通过信息科负责人曹建峰和平台用户体验负责人锁丹的共同助力,使得永慈得以在人工智能、大数据、云计算等技术变革背景下,围绕着患者实现业务便利性,不断实现技术的创新。

(二) 管理手段

1. "医患合一"的理念与实践

(1)"医患合一"理念:"医患合一"是海尔"人单合一"模式在医疗领域的跨界复制,它将先进的商业管理模式思维充分融入医疗领域,推动医疗从业者转型为医疗创客,营造创客自创业、自组织、自驱动的积极氛围,并形成"医护围着患者转"的常态化医疗服务模式。其中的重点就是,让医务人员主动承担责任,始终把患者的体验作为中心,将个人价值的提升反映到患者及其家属的体验上。

（2）提高患者就医体验感:永慈的"医患合一"模式,即从患者体验的角度出发,患者来到病区之后,医护人员会第一时间通过患者及患者家属,在疾病、心理的方面制订治疗方案。第一时间把医生、护士、康复医生三者放到一起,对康复、临床治疗、护理计划进行评估,评估完之后会把所有治疗的计划给到家属和患者。同时为患者制订一个共同努力的方向,然后分阶段制定康复和治疗的目标。医、护、康跨部门协作,共同制订统一目标。接下来通过长期的磨合,即通过医患之间、医护之间,以及家属和康复医生之间密切的交流,不断优化患者体验。同时,每个患者在办理入院手续时,医院都会留下直系家属的电话,并通过微信二维码建群,在群里面建立健康档案。在健康档案里,患者或患者家属能看到在永慈做过的所有的检验、检查结果。这些材料可以通过微信随时动态地进行查看,等到在三甲医院复诊时,患者不需要携带报告单,医生可以通过查看健康档案,从而更为直观地进行诊疗。不同于三甲医院,医生会第一时间针对单个病症给出治疗的方案。永慈不仅针对患者的单个病症,对于其他相关并发症都会予以治疗。

此外,基于"医患合一"理念,满足患者个性化需求的例子在永慈有很多,十病区有一位患者曾是音乐老师,特别希望能有音乐相伴,但是由于经常戴着呼吸机难以下病床,因此永慈相关的医务人员主动拿到口风琴和一些歌曲,在床边与她互动,大大提升了病患的体验感。同时,永慈还通过一系列活动,如开业义诊活动、健康大讲堂、用户交互、参观病区、体验康复设备等,拉近与患者的距离。

（3）链群合约在永慈的应用:"医患合一"不仅是提升患者体验,同时也为组织的管理提供了新范式,具体体现在链群合约在永慈的应用上。

对于永慈而言,其体验链群包括在这个平台上的所有康复医生、护士、与患者直接接触的其他医务人员等。创单链群包括医务、财务、人力、后勤部门等,创单链群通过体验链群实现增值。具体而言,医院所有的医护人员,包括辅助科室都属于临床一线的工作人员。临床一线工作人员在链群合约中与患者直接接触,是患者所有的需求的第一触点,即工作的出发点。临床采取措施的背后还需要财务、人力、后勤和医务部提供相关支持,把创造的价值分享到更大的价值。同时,医院积极链接外部资源,通过海尔金控的小微及第三方共同定制智能诊疗 APP,实时、多点、跨医院打通信息壁垒,将 38 家医院的部分专家资源并联。临床中心张绍明主任举例称,中山医院的某重症患者要转院到永慈,通过该 APP 永慈的医务人员就可提前知晓患者的情况,方便提前准备。患者到永慈以后,医务人员可以随时随地在该 APP 上了解患者治疗情况是否稳定;另外一旦出现什么突发情况,医务人员还可以调看患者的检查指标用于指导临床措施。同时,外院专家也可通过这个 APP 追踪该患者的处理情况,适时给出一定的意见。2017 年 11 月 14 日,永慈与第十人民医院达成战略合作,共建康复社群。

永慈的每一位员工都变为医疗"创客",在提升患者满意度的同时,创造员工自身价值。全院实行责任制护理,不需要患者或同事进行督促,责任护士下班后会主动围绕所负责的患者与管床医生和下一班的护士进行沟通,共同关注该患者目前治疗护理的情况、最近的心理变化等。

2. "用户付薪"的理念与实践

"用户付薪"的价值理念推动着永慈医务人员不断提高自身专业和服务能力。员工薪酬从多维度考评,除了依据职业能力、职称、外出学习的质量以外,还包括主任专家评价、患者满意度、家属满意度等。例如,康复科医生马晓鹏为了提升患者出院回家后续的体验,自主开发了一个微信小程序,医生和患者可以在该平台上进行沟通,患者可以拍张照片并具体圈画出疼痛部位。医生通过简单的评估、咨询,给出大致的诊断,进一步通过该线上平台直接发送文字、视频、图片等对患者的康复进行指导,从而较为便捷高效地解决患者的问题。

在该价值理念下,一系列激励机制应运而生。①病区小微独立核算机制:永慈目前共开设 13 个病区,每个病区作为一个小微,分别单独核算。核算的前提必须保证医疗安全,核算的内容不仅包括科室内员工的表现情况和创造的营收,还包括医疗质量、患者满意度评价、行业内对该科室的认证等,进行多维度的评估,最后根据综合的反馈决定具体分享的利益。②超利分享机制:对于超出目标的收益,一方面会通过奖金进行直观的分享,另一方面还提供如外出学习等机会。③五星小微升级机制:类似于评优秀员工,即公正、公开地对员工进行多维度的考核,一方面来自患者的评价、医护人员互评,下级可以评上级,最终通过投票选举决定优秀员工(即五星)。优秀员工评选之后,一方面可以带动科室员工更积极地把工作做得更好;另一方面,可以激励别的同事们向优秀员工学习更多的东西。通常,永慈的五星小微是拿到相关国际认证的,或者是国家级医疗行业相关委员会的委员,参加过康复治疗师大赛等。四星小微的资质与五星大体相同,但相对而言欠缺一些创新。三星小微指拥有初级证书的普通的合格治疗师,相比于四星五星,综合能力较低。二星小微一般刚入职,缺乏相关技能与经验,还需要五星和四星来带动更好的学习。

3. 对赌模式的实践

基于"用户付薪"的原则,创客通过"抢单"后以对赌跟投实现超利分享。根据海尔"高单聚高人,高人树高单",医院内部的抢单首先是人力群里发空缺岗位的相关通知,包括对年龄、技能、职称的相关要求。候选人以公开演讲的形式来进行竞聘,逐一阐述对相关科室或中心发展的规划、想法,并结合平时的工作经历。抢单结果由评审小组成员决定,次日通知。抢单活动至少每年 1 次,对于空缺职位的抢单一般在新建病区的时候;如果没有新建病区,且目前所有的病区抢单都已经有人占位,则会根据占领该岗位的人前一年的述职和业绩进行综合考评,如果没有达到目标,则会有其他的人来竞聘,抢单这个岗位。只要抢单者的综合条件更优,那该岗位就属于新的抢单者。因此永慈的岗位是不断更新迭代的,这促进员工不断进步。

要实现"用户付薪",就要权力下放,权力下放意味着员工需要承担风险,因此永慈也实践海尔提出的对赌模式。即有一个目标,参与的员工承担不同的风险,获得不同的对赌杠杆。永慈对于对赌的考评一般是每月 1 次。从医院的层面,据沈院长介绍,2019 年的 920"人单合一"模式国际论坛在永慈康复召开,由于准备时间短促,永慈通过对赌将目标细分下放,规划 630、730、830 实现目标。例如,临床中心和医院层面设置月目标;在科室层面,设置对于治疗师和患者之间早期康复、中期康复、末期康复的目标。一般是每周组长和主任带着病区的医师查一次房,对上周的目标完成情况进行评估,如果没有完成则分析原因,不断协调改进,直至完成目标。从员工的层面,工资也算对赌,每个月的工资的一部分是拿出的,根据每个月绩效的完成情况进行发放。同时,永慈还实践动态合伙人机制,股份一部分来自首次公开募股(IPO),即永慈的自创股份,中层干部(副主任职称)及以上基本都参与这部分持股;另一部分来自海尔的内部创客份额,用于鼓励创客在这个平台上持续创业创新,每个月永慈都会分配到相应的份额,由人力负责申报,最终由集团选定符合相应条件的员工。

4. 共赢增值表核算体系

为了反映各利益攸关方的生态收入,永慈采用共赢增值表来进行核算。把用户分为 3 类人群,一类是交易用户,即来永慈就诊一次的患者。第二类属于迭代用户,即两次来永慈就诊的患者。第三类是终身用户,即能够三次及以上来永慈就诊的患者。财务部门会对这三类用户产生的价值进行到单用户的核算,来具体核算在这三类用户当中永慈能创造的价值是多少。共赢增值表不仅衡量了用户价值,同时统计了和永慈能够产生交易往来的一些资源方,包括供应商和合作伙伴,展现了资源方能够为永慈产生的价值以及其产生价值后能够参与的分享,这也就体现了高增值、高分享。

建设成效与业绩展示

2017 年，上海永慈康复医院拔地而起，率先完成"医疗机构执业登记许可证"获批，民政注册，医疗机构执业新证复检等。在原有科室（内科、外科、康复科）的基础上增设麻醉科、中医科、微生物室，增加"急诊"服务方式，获得上海市医保局纳保通知，10 月 24 日正式纳入医保结算，开始批量收治患者。随后，医院举办多场健康讲座，下社区、进产业园，辐射范围长达 10 千米以上，受益人群上千人有余。每到一处专家团队都会为居民解决健康困惑，普及医学知识。本着"全民康复，全员康复"理念，永慈医院始终践行"医患合一"模式，加强广大社区居民的康复治疗意识，建立科学、文明、健康的生活方式，以提高健康水平和生活质量。

2018 年，院领导班子以实现可持续发展为目标，以建设特色康复医院为主线，狠抓医院管理、学科建设、人才培养，积极稳步地推进了各项工作的落实，医院全面建设继续保持了跨越式发展的良好势头。医疗设备总值近 8 000 万元。为保障上海市临床一线的用血需求，医院向全体员工发出无偿献血倡议，共计 100 余人参与此次无偿献血，献血量达 2 万毫升。先后成立了医院党支部、医院工会，获得区急救技能比赛团体第三名以及闵行区文明单位称号。

2019 年，物联网样板医院建设圆满完成，全院实现了移动护理、智能包药以及首个智联病房、智联诊疗、智联脱机、智联结算，实现了医疗数据床边闭环和移动呈现，医院信息化水平再上新台阶；9 月 20 日，物联网医院样板展示得到了海尔集团张瑞敏首席高度评价并荣获海尔集团"人单合一"大奖。这一年，学科建设取得新的成绩，医院康复中心获得上海市学科建设支持经费 100 万元，取得医院学科建设基金"零"的突破。这一年，链接医学院校 15 所，引入康复实习生 43 名，护理实习生 15 名。

2020 年注定不平凡，不仅是因为一场突如其来的新冠肺炎疫情席卷全球，更是因为在严峻复杂的疫情挑战下，医院派出支援人员前往一线，全力援助武汉打好疫情防控战，历经 48 天鏖战，支援人员所在的援鄂医疗队对口武汉商职医院，负责接管的二病区累计收治患者 39 人、转科 3 人、转院 2 人，34 人全部治愈出院，实现出院患者"零复发"，医务人员"零感染"。上海永慈康复医院始终以患者体验迭代为核心，医院社会效益进一步彰显，重症康复口碑和品牌持续提升。

2021 年，为积极响应上海市闵行区疫情防控开展的疫苗接种和医疗保障工作，自 3 月 5 日起，医院陆续派出近 80 余名医护人员组成的医疗小组支援闵行区疫苗接种工作，助力接种工作有序进行。截至 6 月 30 日，医院支援组已经连续奋战了 117 天，共计接种 5 万余人次、预检 8 万余人次、护理保障 15 万人次。

社会荣誉：

(1) 连续 3 年(2017—2019 年)荣获海尔金控集团"金榕树奖"。

(2) 连续 4 年(2017—2020 年)荣获"闵行区区级文明创建单位"称号。

(3) 康复重症病区被评选为"2019 年上海市工人先锋号"。

(4) 院长沈旭东荣获海尔集团 2019 年"人单合一"大奖——"生态品牌链群推进奖"。

(5) 上榜"全国改善医疗服务创新型医院"榜单。

(6) 在上海市社会医疗机构协会第八届管理年会暨抗击新冠肺炎疫情表彰大会中,医院荣获"抗击新冠肺炎疫情先进集体"光荣称号,七病区护士长李玉婷荣获"抗击新冠肺炎疫情逆行先锋"光荣称号。

(7) 入选首批上海市老年友善医疗机构。

(8) 入榜毕马威"社会办康复医疗机构 50 强"榜单。

发 展 思 索

(一) 康复的广阔市场

我国康复市场供不应求:随着我国医改的逐渐深化,卫健委已经正式发布了鼓励社会资本进入医疗领域的通知,而作为百姓需求最为迫切的康复医疗正是国家优先鼓励社会资本进入的医疗领域。

与此同时,康复机构极度欠缺,目前只有三甲级医院具备康复科,平均下来每个地级市不到一家,而且这些康复科的床位平均不到 30 张,住院周期不能超过 28 天。因此,目前国内康复医疗行业很难完全依靠政府建立能够满足社会需求的足够医疗机构。社会资本是国家可以依靠的力量,此时顺应时势进入康复医疗市场的社会资本不仅将获得更多的政策权益,还将得到源源不断的病源以及进入医疗市场的先手优势,并将对之后建立行业内的优势地位起到巨大的推动作用,但是在进入康复医疗市场之后也并非是完全一帆风顺的,面临的挑战也将是巨大的。

(二) 我国社会医疗康复专科医院现状和难题

(1) 口碑:我国社会办医经历了 20 世纪 90 年代末的辉煌后,由于存在追求短期利益、不顾疗效和口碑的现象,使得 21 世纪初以来社会医疗机构在百姓心中变成了缺乏诚信的代名词。如何在当地重新建立口碑、树立患者对医院的信心,是社会医疗机构长期生存发展的基础和最终保障。

（2）人才：我国公立医院掌控着我国绝大多数的优秀医疗资源,这些专业的医疗护理人员是一家医院保障疗效的根基。要重新建立这样一支队伍正常状态下需要几十年的积累和培养,新兴的社会医疗机构想要从公立医院直接获取优质的医疗资源近乎不可能,即使社会医疗机构可以花大代价获取个别高质骨干医疗人才,整个医疗团队的建设仍需多年积累。那么如何解决人才的缺口问题就成了社会医疗机构发展的又一瓶颈问题。

（3）疗效：对于医疗机构来说,最好的宣传无疑还是疗效。如果没有可靠的疗效作为依托,再大的资本投入、再多的广告宣传也不能挽回医院的颓势。

（4）价格：赚取收益是每个企业的本性,医疗行业占据着技术垄断的优势,是非常明显的营利行业,但如果社会医疗机构不能控制并约束自己的对于利益的追求,将会很快陷入困境之中。

（5）竞争：中国的医疗市场很大,医院也很多,康复机构像雨后春笋般不断冒出,目前康复医院的竞争主要在疗效、人才、服务、品牌等几个方面,虽然这些康复机构有很多的先天不足,但是如何补齐这些短板还需重点思考。

（6）如何树立品牌：在中国,做一个社会办康复医院,永慈的竞争对手有几十年甚至上百年的积累,有良好的商业底蕴和雄厚的人力资源、社会基础,有一流的专业技术人才和研发体系,有雄厚的资金和著名的品牌,有深厚的市场地位和科研体系,面对这样的竞争格局,面对如此的技术与市场,医院没有任何经验可以借鉴。

（三）解决路径

从系统论的观点出发。把医院看成一个有机联系的系统,它是由建筑、智能、人才、管理、服务和文化六个系统组成。

（1）建筑。康复医院的建筑设计不同于一般的综合型医院或者其他的专科医院,它有着自己的特点。特别是对于失能患者的康复设施的建筑设计非常重要。医院要不断改进无障碍设施,不断改善医院的标志标识系统,为失能患者的院内移动提供更大的便捷。

（2）智能。医院要抓住新一代信息技术发展的机遇,实现基础设施的提升,加快宽带泛在网络建设,实现每个人都能随时接受"在线"服务;实现物联医院,医院每个"单元"都能被传感器、网络连接,通过云计算,实现医院状态和数据深度分析,最终实现医院功能的智慧化。

（3）人才。比尔·盖茨说:"把我们顶尖的20个人挖走,那么我告诉你,微软会变成一家无足轻重的公司。"医院人才和微软人才一样重要。医院要不断增加人才方面的支出,而且人力成本增长率要超过财务的增长;同时要全面提高医务人员和其他人员的业务素质和服务素质,要制订医院学习计划,既抓好全体培训学习,也要鼓励支持个人的自我培训和学习。

(4)管理。管理出效益,这是大家的共识。医院要不断完善管理模式:①强化制度化和法制化,建立健全各项管理制度,坚持制度管人,避免就事论事的经验管理;②强化计划性和系统性,注重计划的整体性和可执行性,避免碎片化和沦为文字游戏;③强化持续改进的能力,世界在变,医院在变,患者的需求在变,医院要根据不同的需要不断改进;④强化有效监督,再好的制度,没有有效的监督,就不可能去实施。

(5)服务。服务产品被描述为"一个行动、一次表演、一项努力",普通商品则是"一件物品、一种器具、一样东西"。在质量控制上,商品在达到顾客之前,可以根据质量标准进行检查。但是,服务在生产过程中已经被消费掉了。医院的服务是医院相关资源的组合,医院会在不断摸索中寻找最佳方法,不断用"临床路径"描述服务产品的组合,重视策划、包装服务产品,让患者接受最人性化的服务。"医患合一"的理念,即在实现患者价值最大化的同时,实现医护人员价值最大化,这是需要不断探索的。

(6)文化。医院文化不是指娱乐活动,而是一种生产关系。首先要建立形成医院成员共同遵循的信仰或共同的理想的行为准则;要探索有永慈特点的文化体系;坚持精神文明促进物质文明,使医院走上可持续的良性循环发展道路。

(审稿人:沈旭东 撰稿人:杨情)

专 家 点 评

陈文华 上海交通大学附属第一人民医院康复医学科学科带头人,中国康复医学会康复治疗专业委员会主任委员,博士生导师。

近年来,随着我国人口老龄化和退行性疾病发病率增高,社会对康复医疗的需求急剧增加。毗邻虹桥国际医学园区的上海永慈康复医院不断完善康复医疗服务体系,通过提供多层次、多元化的医疗服务,把满足人们对康复的需求作为医院永恒的追求。

上海永慈康复医院是一所按三级标准建设的康复专科医院,医院按照学科建设和发展规划,根据患者就医需求、医护人员团队建设、病区设施配置、信息化系统建设等方面进行综合布局。医院拥有规范有效的质量管理体系、特色显著的重症康复、先进一流的物联品牌、温馨亲和的人文服务、清晰可及的发展目标。

结合国家"十四五"卫生健康规划，医院在康复医疗的道路上持续做强做优。永慈康复一方面对标国内，紧紧扭住学科和人才队伍建设的"牛鼻子"花血本，下功夫整合资源，积聚力量；另一方面对标国际，坚持打造一流的康复评估标准，努力培育出有专业影响力的学科品牌，建设出康复医学人才向往的工作平台。为此，医院为提高患者体验感，颠覆了传统医疗，通过包药不用等，机器取代药师拣选；输液不担心，物联网设备提升护理精准度；患者少跑腿，让医疗数据多跑路等智慧场景开启物联网医疗模式，在提升医疗服务水平等方面发挥作用。永慈智慧医疗建设成为在该领域中站得住、叫得响、干得好的特色口碑。

在康复医疗中，上海永慈康复医院逐渐形成有专科、有特色、有实力的标签。一方面，医院基础管理有很牢固的根基建设，充分利用完整的信息化系统，重细节，强规范；另一方面，永慈医院始终抓好服务，尤其在优质服务细节上，在服务环境优化上，在服务流程完善上，都做出了出色成效。正是通过有效的管理和深入人心的文化理念，加速了永慈实现跨越式的发展。

希望永慈在管理、技术、学术、服务的较高起点上，强化三个内核建设，继续强化党建引领内核，凝聚永慈全员参与建设最优秀康复医院的"合力"；继续构建管理规范的机制内核，层层传导，强化基础管理，质量安全管理的压力；继续孕育医院文化的凝聚内核，注入医院内涵发展的强大动力，为医院带来更为实在的效益，让患者有更多安全感和信任感，力争有新作为、新突破、新业绩。

十、上海大学附属孟超肿瘤医院——研究转化型肿瘤医院的精准医学发展之道

院长心声

　　癌症被认为是 21 世纪人类面临的最严峻的公共卫生问题之一。近年来,尽管癌症的治疗手段和方法有了很大的进步,但仍难以满足人民日益增长的健康需求。据国家癌症中心有关数据显示,癌症已成为我国高发疾病之一,恶性肿瘤仍然是威胁我国人民健康的致命因素。

　　细胞治疗作为一种新兴的肿瘤治疗技术和方法,已成为继手术、化疗和放疗之后,值得期待的有效治疗肿瘤的新方法,被认为是人类对抗肿瘤历史上的一次重大革命。在过去 30 年,癌症的免疫学研究和免疫治疗取得了重大进展,在癌症治疗中具有独特优势。与传统肿瘤治疗方法相比,细胞治疗具有安全性、针对性、持久性、全身性、彻底性、适应证广等特性。

　　目前,细胞治疗技术及细胞药物已成为近年来最引人注目的医学领域之一,在癌症、血液病、心血管病、糖尿病、阿尔茨海默病和抗衰老等方面展现出良好的治疗前景,尤其在抗肿瘤免疫治疗上发挥了重要作用,成为学术界最关注的研究热点之一。细胞技术和药物越来越多的应用于临床,成为解决众多临床未满足需求的主力军,为许多过去无计可施的疾病带来治疗的新希望。

　　上海大学附属孟超肿瘤医院是一家按国际一流标准建设的肿瘤专科医院。医院隶属于上海细胞治疗集团。上海细胞治疗集团主要的研发方向之一是细胞治疗,也是国内率先开展以非病毒载体工艺制备 CAR-T 细胞治疗产品的公司。医院以细胞治疗临床研究为引擎,以"细胞治疗＋"为研究及诊疗特色,以多学科联合为诊疗模式,为肿瘤患者实施个性化精准治疗。医院的建成与发展,不仅仅是上海细胞治疗集团"白泽人"共同努力奋斗的结果,也是落实上海市"5＋X"健康医疗服务产业园区战略布局的实际举措,更是践行党中央提出的建设"健康中国"、铺就"健康之路"的具体行动。

　　道阻且长,行则将至,行而不辍,未来可期。医院从无到有,从创建到发展,每一次进步和跨越,都伴随着无数艰难险阻,但同样也凝聚着无数"白泽人"忘我的付出、拼搏、努力和汗水。我们心存敬畏和感恩,我们深感医院建设发展过程中所取得的每一点成绩和进步,都倾注着各级政府领导的大力支持和指导,离不开社会各界的关怀和帮助。

我们将坚守以"成为精准细胞治疗为特色的国际一流研究型肿瘤医院"的愿景,本着"守正创新、呵护生命"的办院宗旨,通过全院人员共同不懈努力,坚信在不久的将来,一定会把医院建设成为国际一流精准医学中心、国际一流"细胞治疗+"研究型肿瘤医院、国际一流细胞治疗临床试验基地和国际一流细胞治疗临床转化中心。

上海大学附属孟超肿瘤医院院长　程传苗

发 展 历 程

上海细胞治疗集团董事长钱其军教授,是国家杰出青年科学基金获得者、国家重点研发计划项目精准医疗专项首席科学家、上海市优秀学科带头人、上海市领军人才、上海市"五一劳动奖章"获得者,中国科学院院士吴孟超的博士后。经导师吴孟超院士应允,将医院命名为"上海孟超肿瘤医院",旨在从基础研究入手,寻找新的技术手段和方法,挽救更多的肿瘤患者。医院以"孟超"为名,既要传承和弘扬吴孟超院士执着于医学事业的精神,同时也是对医院创新发展的一种鞭策。"孟超"的命名对全院人员来说,既是一种压力,也是一种动力,将激励全院员工不忘初心,守正创新,造福人类。

(一) 建院初衷

为责任而来。发展基础研究,为更多的患者解除病痛,是"中国肝脏外科之父"吴孟超院士一生的夙愿。他说:"我是医生,我想背着每一位患者过河。一把刀、一台手术只能救一个人,但一片基础研究的华盖能庇佑更多人。"医院建院之初,就承载着吴孟超院士的大医情怀,并被赋予了一份与生俱来的社会责任——不负吴孟超院士重托,"背"更多肿瘤患者过河。

为科技而来。钱其军教授及其团队,经过多年实践、研究和探索,将"细胞健康、细胞药物、细胞医疗"进行深度融合,构建"超级细胞研发体系",打造细胞治疗领域的"三位一体"战略闭环。为健康人群、亚健康人群以及肿瘤疾病患者,提供不同需求、不同层面的细胞治疗服务。而医院则是"三位一体"战略闭环中细胞医疗的落地环节,承载着细胞治疗临床转化的重要任务,并期望通过不断努力,为肿瘤患者开辟更多的创新疗法。与此同时,医院坚定不移地走深度融合发展之路,实现医研融合、院所融合。

为时代而来。2020年是国家"十三五"健康中国规划收官之年,也是"健康中国2030"行动新十年的开局之年。癌症已成为威胁我国居民健康的重大公共卫生

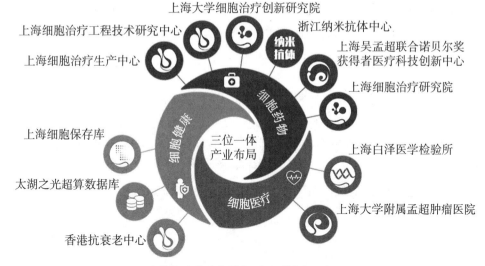

上海细胞治疗集团"三位一体"产业布局

问题。对此,党和国家高度重视,在《健康中国行动(2019—2030 年)》中明确提出将癌症防治列为重大行动之一。医院顺应新时代发展大势,积极响应国家号召,结合上海国际化大都市得天独厚的区域优势,按照国际一流标准建设医院,并不断改革创新,为患者提供更丰富、完善的解决方案,以满足个体化治疗需求,在国家战略的指引下,持续为"健康中国 2030"目标的实现做出贡献。2018 年,上海市公布了"5+X"健康服务业园区发展蓝图。医院被纳入嘉定区精准医疗与健康服务功能集聚区内的核心单位,医院聚焦肿瘤早期筛查、精准诊断、精准治疗、康复治疗等方面,并尝试将现有肿瘤治疗手段如手术治疗、放疗、化疗等与细胞治疗融合,以创新医疗手段及诊疗模式,帮助更多肿瘤疾病患者。

(二)建设过程

作为嘉定区精准医疗与健康服务功能集聚区核心单位,医院在建设及发展过程中,得到了上海市、嘉定区各级政府部门的大力支持。2012 年,在上海市科委的指导下,上海市细胞治疗工程技术研究中心成立;2013 年,在上海市细胞治疗工程技术研究中心的基础上,上海细胞治疗集团有限公司正式成立,为后续"三位一体"战略布局,以及医院的建立奠定了坚实的基础;2016 年,医院被列为嘉定区重点产业项目;2018 年,上海市"5+X"战略布局发布,精准医疗与健康服务功能集聚区落户嘉定,医院被纳入上海市"5+X"布局规划内,医院建设得到了市、区两级政府及卫健委领导的大力支持。2019 年,医院由二级医院设置升为三级医院设置,设置床位由 256 张增加到 410 张;2020 年 3 月医院获得执业许可,2020 年 5 月 6 日医院启动试运行;6 月 6 日成为上海大学附属医院;10 月 28 日正式开通医保,并逐步实现了上海市和异地医保结算;12 月 24 日举办上海大学附属医院揭牌仪式,医院正式开业运营。

医院由现代主义建筑大师迪特玛·艾柏利(Dietmar Eberle)设计,将人类生命细胞和园林景观"绿叶细胞"概念有机衔接,从园林设计到楼体设计,随处可见细胞元素,希望打造一个有益于患者康复的、生态的、健康的、可持续的富氧功能和缓解疲劳的氧疗"森林"医院。医院装修采用暖黄色基调,外围以"森林医院"为概念,绿色环保的理念搭配神清气爽的自然气息,衬托出生命健康的价值,为患者打造自然、温暖、人性化的就医环境。

(三)运行现状

从试运营起,医院始终坚持安全第一,保持安全、有序、稳定运行,至今无医疗事故发生,并呈现逐渐向好发展的态势,完成了从 0 到 1 的阶段性跨越。

医院以肿瘤疾病预防及治疗为中心,逐步开设了肿瘤外科、肿瘤内科、健康管理中心、肿瘤妇科、血液肿瘤内科、中西医结合科、放射治疗中心、内镜中心、医学影像科、营养科等科室。

在临床、科研及人才建设等方面,医院与上海大学建立深度合作,2021 年 4 月 22 日,医院刘昌功院长正式受聘为上海大学兼职教授。在后续人才招聘及培养上,医院正逐步与上海大学拟定高端人才引进"校编院用"(即学校编制、附属医院工作)创新模式,广泛吸纳海内外临床及科研高端人才加入。

管 理 运 行

医院运行以来,主动对标三级综合性医院和 JCI 评审标准,始终坚持"两品"(品质、品牌)发展理念,实施医、教、研、管四轮驱动战略,不断推进管理创新、技术创新和诊疗模式创新,医院各项工作起步开局良好,总体运行平稳、安全有序。

(一)瞄准细胞治疗前沿,狠抓学科建设

作为处于起步阶段的肿瘤专科医院,通过学科规划谋求长远布局,瞄准细胞治疗前沿,强化人才引进和培养,配置高端医疗设备,形成了"强专科、精综合"的学科布局,实现医、教、研水平和医疗服务能力的提档升级,打造医院核心竞争力。

1. 构建优势肿瘤学科群

围绕肿瘤的诊治特点和细胞治疗技术的发展趋势,以细胞治疗临床研究为牵引,综合手术、微创介入治疗、化疗及靶向治疗、放疗等诊疗技术,建成了一批特色学科,如肿瘤内科、血液肿瘤科、肝胆肿瘤外科、胃肠肿瘤外科、甲乳肿瘤外科、肿瘤妇科、泌尿肿瘤和放疗科、内镜诊疗中心等科室,配置了一批高精尖医疗设备。目前医院拥有 VitalBeam 立体定向直线加速器、Discovery 710 PET-CT、3.0T 超静音 MRI、全景动态电影 320 排超螺旋 CT、DSA 等一流大型设备。同时着重打造麻醉科、营养科等学科建设,注重肿瘤心理干预,为全方位肿瘤诊治助力。

2. 打造高水平科研人才梯队

建立优势学科群离不开高水平的医疗人才队伍。成为上海大学附属医院后,医院在职称评选、科研经费申请、立项和研究方面,获得了与公立医院相媲美的机会,吸引了更多高端人才加入。医院各专业均由知名专家担任专业组组长,由一批科研型临床中青年技术骨干作为中流砥柱,住院医师由以硕士为主的临床医技人员构成,实现人才梯队可持续发展。医院注重内引外联,不断扩充院外或远程会诊专家库,先后引进皮肤病学专家、中国工程院院士廖万清教授,影像学专家肖湘生教授等知名专家到院开设专家工作室。目前,医院已拥有了一批以两院院士领衔、国内外医疗人才深度融合为特色的专业化医疗团队。

3. 建立完善的人才培养平台

医院创新人才培养方式,提升产、学、研发展质量,针对多样化的岗位制订差异化人才发展规划,统筹推进人才培养计划。引"智"输"血",举办精准医疗峰会、诺奖及大师论坛、学术沙龙等国内外学术交流活动,定期邀请知名专家、教授来院授课。搭"台"造"血",结合临床需求和医师自身能力,有计划地分批、定期外派进修医疗技术。从"项目、人才、经费"等方面出台举措,建立院级科研管理办法和科技奖励机制,鼓励年轻医生大胆创新和实践,营造浓厚的学术科研氛围。

(二)紧盯肿瘤精准防治,打造特色诊疗

肿瘤精准防治是医院致力追求的目标,依靠上海细胞治疗集团强大的科研技术研发力量,紧紧围绕肿瘤精准早筛和精准诊治打造诊疗特色,为患者提供全方位诊治方案。

1. 打造精准肿瘤早筛中心

按照"肿瘤三级预防"理念,注重病因预防,医院先后 10 余次到社区,通过义诊、肿瘤科普讲座等形式普及肿瘤防治知识;专注临床预防,推进肿瘤早发现、早诊断、早治疗的"三早预防",针对不同人群,开展 DNA 甲基化、基因突变等检测,同

时也开展精查胃肠镜、PET-CT 等检查,进行癌症风险评估、防癌体检和跟踪随访;针对性开展肿瘤临床预防和康复性预防,提高患者生存及生活质量。医院运行以来,共为 5 000 多名客户进行肿瘤早筛,很多患者因肿瘤早期被发现并及时接受治疗而受益。

2. 开展"细胞治疗+"临床研究

依托集团细胞治疗技术和产品优势,全力推进"细胞治疗+"临床研究,出台细胞治疗临床研究管理办法,组建以"手术+细胞治疗""放疗+细胞治疗""化疗+细胞治疗"等多种特色临床研究诊疗团队。依托集团细胞健康、细胞药物和白泽检验所,进行深度科研融合,积极推进临床科研转化应用。医院与国内知名合同研究组织(contract research organization,CRO)合作,积极申请国家临床药物试验机构(GCP)备案,力争成为国内细胞治疗行业标准制定主要参与单位。

3. 实施肿瘤多学科临床诊疗

以满足肿瘤患者最大获益为前提,充分利用细胞治疗临床研究前沿技术,整合医院学科优势,组织实施多学科联合诊疗(MDT)。MDT 团队组成由病种为牵引,融合多种治疗方式,辅助癌痛管理和营养支持,医院组建了肝胆肿瘤、胃肠肿瘤、妇科肿瘤、泌尿肿瘤、肺肿瘤、血液肿瘤等系列 MDT 团队。利用远程会诊手段,邀请院外知名专家共同参与,在门诊、病房经常性开展 MDT,真正做到为患者提供有价值的、全面的诊疗服务。

(三) 对标三级医院标准,夯实医疗质量

医院对标三级医院标准,完善体系、细化标准、精益管理等多措并举,提质增效,狠抓医疗质量,提升医疗品质,加快迈向科学规范、创新发展之路。

1. 建立并完善医院质量管理组织体系

建立由医院医疗质量与安全管理委员会、医疗质量与安全管理部门和科室医疗质量与安全管理小组的三级管理体系。委员会下设医院感染管理、病案管理、输血管理、护理质量管理、药事管理与药物治疗学等若干专业委员会,对临床管理进行科学决策。按照三级医院和 JCI 评审标准,建立全员参与、覆盖临床诊疗服务全过程的医疗质量管理与控制管理制度。严格落实 18 项核心制度和各项业务管理规范流程,编写各类管理制度 500 余条,制定各科室、各管理项目质控管理标准1 300 余项。

2. 构建常态化质量与安全管理机制

以突出医疗质量安全、核心医疗制度落实、提升患者满意度为导向,按照"管理制度化、制度标准化、标准数字化、数字信息化"的思路,明确质控督查内容,对医疗

质量进行条块纵向督查、对诊疗流程横断面地毯式检查。设计移动端督查量表,实现走动式督查和便捷统计分析。建立临床医师医疗质量和医疗安全积分卡,实行"驾照式"管理,建立"红、黄、绿"交通灯式医疗安全预警机制,开展"六类重点患者"实时监管,规范医师诊疗行为,确保医疗安全。以专项质控为抓手,先后开展"合理用药"主题月、"病历书写规范"主题月、"院感防控"主题月等专题活动,加强重点科室、重点区域、重点环节、重点技术、重点人员的管控。通过院周会、条线会方式反馈质控督查结果,利用 PDCA、QCC 等管理工具,进行专项医疗管理整改,实现持续质量改进。医院运行以来,多项管理措施并举,落实质控指标绩效管理,实现了医院医疗质量建设的不断提升。

(四) 根植优质服务理念,提升服务水平

医院秉持"舒心、放心、信心"的"三心"服务理念,在患者就诊的便捷性、舒适性及实效性等方面提高服务品质,不断创新服务模式,为患者提供人性化、全方位服务,深受广大患者的好评。

1. 开展优质服务年活动

2021 年年初,医院为落实国家卫健委提出的"民营医院管理年"活动,启动"优质服务年"活动,将优质服务作为贯穿全年的最重要工作。本着"全员参与、流程优化、专业优质"的原则,发布了门诊服务、住院服务、健康管理服务和行政机关服务的岗位服务标准,按照"每月有重点、每季全覆盖"的思路,开展优质服务督查,树立优质服务标兵和窗口。建立满意度调查信息系统,既实时接收患者满意度评价,也开展内部各岗位满意度测评,不断提升患者就医体验,提升服务水平,真正让改善措施落地生根,构筑医疗服务管理闭环。

2. 持续优化服务流程

医院从患者角度出发,提供院前、院内和院后的全流程服务。提供 7×24 小时的院前咨询服务,开通电话、网络和微信预约医疗服务。满足在院患者多种需求,门诊设立"综合服务中心""一站式检查预约中心",实现微信线上缴费、报告查询方便患者就医。在住院部,设立医患助理,为患者与医生搭建良好的沟通桥梁。建立出院随访制度,通过多种形式主动关心患者病情,有效跟踪患者出院信息,加码守护患者健康。

3. 营造舒心就医环境

医院持续优化门诊、住院环境和氛围,提供舒适的诊疗环境和充满同理心的服务沟通,营造了舒心的就医环境。医院生活设施齐全,病房有地暖、直饮水,院内有咖啡吧、超市、水果吧、洗衣房、健身房、图书馆等。此外,为丰富患者的精神生活,

医院与安亭文体中心合作打造"白泽健雅沙龙"共建项目,定期开展艺术鉴赏、文艺演出、读书分享会等公益服务,为患者提供心理、精神、社会等多方面人文关怀,让每一位走进医院的患者感受到温暖和尊重。

建设成效与业绩展示

自运营以来,医院开局起步有序,各项工作顺利展开,全院工作安全稳定,整体呈现良好发展态势,赢得了来自社会各界的广泛关注与肯定。

(一)以文化软实力推动医院高质量发展

文化软实力作为医院核心竞争力的重要组成部分,在医院的创新发展过程中具有引领和带动作用。医院自筹建初期便高度重视文化建设,通过系统梳理、特色挖掘,提炼出一整套契合医院特色、时代特征的医院文化理念——以"让细胞改变生命的长度和丰度"为使命,以"成为以精准细胞治疗为特色的国际一流研究型肿瘤医院"为愿景,以"守正创新、呵护生命"为宗旨,以打造"放心、舒心、信心"医院为理念,目标建设成为国际一流精准医学中心、国际一流"免疫治疗+"研究型肿瘤医院、国际一流细胞治疗临床转化中心、国际一流精准抗衰老中心、国际一流细胞治疗临床试验基地,并将此文化贯穿于医疗服务、队伍建设、学科建设、制度建设、学术研究、健康宣教等各方面,成为引导发展、凝聚人心、激励干劲的重要力量。

(二)成为上海细胞治疗领域对外展示的一个窗口

作为上海市"5+X"健康医疗服务业园区、嘉定精准医疗与健康服务集聚区重点单位,医院在医疗、教学和科研方面得到了市、区各级政府和卫生部门的大力支持。医院自成立以来,专注肿瘤全周期管理,以"细胞治疗+"为特色医疗差异化发展,填补了医疗行业空白,同时也满足了更多老百姓的医疗服务需求,各级领导对医院发展与前景寄予厚望,成为上海细胞治疗领域对外展示的一个窗口。

(三)成为上海大学附属医院

医院注重产学研互补合作模式,积极推进与高校全方面合作,以期资源共享,共同发展。医院在试运行仅1个月的时间(2020年6月6日),在"面向未来的医学创新与教育"首届学术研讨会暨上海大学医工交叉研究院成立大会上,举行了上海大学附属医院授牌仪式。医院正式成为上海大学附属医院。"上海大学附属孟超肿瘤医院"的正式授牌,标志着医院在医、教、研建设上进入了全新的发展阶段,具有里程碑意义。目前医院科研院长刘昌功受聘为上海大学兼职教授,钱其军被任命为上海大学医学院副院长,钱其军、李忠、叶真龙受聘为上海大学硕士生导师。上海大学与医院的深度合作将会进一步强化医院科研、人才方面的建设。

(四)成为精准医疗分会的主委单位

精准医疗分会是中国医药生物技术协会的分会之一,于 2015 年在上海成立,分会致力于通过基因检测精确地对所有肿瘤疾病进行预测、预防和治疗,并能够辐射到预后管理中,为我国整个医疗过程临床试验进行最优化的诊治,达到精准治疗的目的。医院在成立之初就是精准医疗分会的主委单位,为国内外的学者提供了学术交流和沟通的平台,通过众多学者思想碰撞,为我国精准医疗的发展指明方向。同时作为肿瘤专科医院主办精准医疗分会吸引了海内外人才,促进产业聚集、精准医疗聚集区的进一步发展。除了积极主办学术分会,医院还参加了各类协会、组织,在营业一年之内先后加入了上海市社会医疗机构协会、嘉定区社会医疗机构协会、中国康复医学学会、上海市继续医学教育卫生分会、嘉定区医学会等。

(五)CAR-T 细胞疗法入选"2019 年度医药生物技术十大进展"

2020 年 1 月 11 日,由中国医药生物技术协会和《中国医药生物技术》杂志共同主办的"2019 年中国医药生物技术十大进展评选"活动落下帷幕。国家杰出青年科学基金获得者、国家重点研发计划项目精准医疗专项首席科学家钱其军教授团队研发的非病毒载体制备的 CAR-T 细胞治疗产品 BZ019 从 20 个候选项目中脱颖而出,摘获该年度"中国医药生物技术十大进展"称号。该产品已获得国家药品监督管理局许可开展临床试验,用于 CD19 阳性成人复发或难治性弥漫大 B 细胞淋巴瘤,此项临床研究主要在中国医学科学院血液病医院开展,这是目前国内少数进入临床试验的非病毒载体制备 CAR-T 细胞治疗产品。医院作为上海细胞治疗集团临床转化应用基地,参与细胞药物研发工作并发挥着积极作用。

(六)CAR-T 细胞联合疗法治疗实体肿瘤成效明显

2021 年 2 月,国际学术期刊《英国医药杂志》旗下《癌症免疫治疗杂志》,以《自分泌 PD-1 抗体的 CAR-T 细胞联合疗法治疗晚期难治性卵巢癌的临床数据》为题,报道了钱其军教授科研团队和上海市第十人民医院许青教授临床团队的研究成果。其采取自分泌 PD-1 抗体 CAR-T 细胞联合疗法治疗 1 名晚期难治性卵巢癌患者成效显著:无进展生存 5 个月,生存达 17 个月。这个治疗案例是目前公开报道的 CAR－T 细胞分泌抗体的临床治疗数据，并且它赋予了 CAR－T 细胞更多功能：从单纯杀伤肿瘤细胞前进到"肿瘤细胞杀伤＋引发肿瘤局部免疫反应"，从而更好、更持久地诱导抗肿瘤作用。这次患者使用的是上海细胞治疗集团的"白泽 T 技术"。白泽 T 技术从 2010 年概念提出，12 年磨一剑，剑指实体肿瘤，伴随着纳米抗体研发平台、mRNA 研发平台和非病毒载体平台的搭建，完成了先进的技术储备并开始朝着实体肿瘤治疗的更深领域进发。

（七）举办"诺奖论坛"进一步提升国际影响力

"诺奖论坛"邀请诺贝尔奖各个领域得主前来参与讲座并展开交流，通过跨学科学习与交流拓宽院内医疗团队的认知边界，将诺贝尔奖思维融入细胞治疗的研发与临床中。2020 年 12 月 24 日，在医院揭牌仪式上，来自全球的 36 位诺贝尔奖获得者发来祝福视频，期待医院在引领细胞免疫治疗快速发展方面发挥更大作用。其中，2013 年诺贝尔化学奖获得者、美国迈克尔·莱维特教授说："上海大学附属孟超肿瘤医院是根据'白泽计划'愿景而建。医院拥有先进的医疗设备和一支高水平的医疗团队，也是'森林'式医院，环境非常宜人。相信上海大学附属孟超肿瘤医院能够引领细胞免疫治疗的快速发展，为未来医学发展奠定理论和实践基础。"36 位诺贝尔奖获得者不仅带来了祝福，也为医院发展提供了国际顶尖科学指引。为引入全球医药趋势、产业进程、科技突破等各种不同角度的前沿信息和先进知识，并将这些顶尖的创新思维融入学习和研发中，将"细胞治疗＋"推向更高的维度。与此同时，医院还定期邀请上海市三级医院肿瘤科专家来院进行学术交流，举办学术沙龙、专家讲座、肿瘤免疫论坛等活动，通过开展形式多样、内容丰富的学术活动，在院内形成了良好的学术交流氛围，院内外专家通过对肿瘤治疗最新进展的交流，为将来的合作奠定了一定基础。

（八）成为中国肿瘤免疫细胞治疗协作组 12 家医院之一

医院与国内外研究机构保持着紧密的联系与临床合作。仅一年建设发展，医院在肿瘤免疫细胞治疗方面所做的努力和成绩得到全国业内专家认可。在中国医药生物技术协会举办的第九届全国生物治疗大会上，医院成为中国肿瘤免疫细胞治疗协作组 12 家医院之一，为医院打造以"细胞治疗＋"为特色的肿瘤专科医院提供了强有力的支撑。

（九）一大批国内外著名专家加盟医院

医院致力于成为研究型医院，打造"院所合一"模式，推动临床科研的有效发展,吸引了众多国内外著名专家和优秀人才的加入。中国工程院院士廖万清教授、国家重点学科负责人、中华心胸放射学会主任委员、中国肿瘤介入治疗学会主任委员、全军肺癌诊疗研究中心主任肖湘生教授、兔单抗体技术发明人朱伟民教授、美国堪萨斯大学医学中心病理学硕士、细胞生物学博士陈泰颖教授,2016年干细胞领域"麦克尤思创新奖"获得者应其龙教授,安德森癌症研究中心终身教授刘昌功教授等优秀科研人才的加盟,为医院细胞领域的临床研究奠定了坚实的基础。

(十) 发表了一批高水平的医学论文

以成为研究型医院为发展目标,医院重视基础和临床的双向发展,形成研发、临床、生产三位一体战略闭环融合发展模式,从而实现"以基础促临床,以临床助基础"的良性共同发展。医院一直重视科研工作,医务人员能够第一时间参与到药物研发当中,从而减少了临床转化应用的壁垒,医院重视研究型科室、研究型人才的培养与发展,积极申报国家级、市级和区级课题,同时还组织开展院内课题的申报,从而形成了浓厚的科学研究氛围,在医院运行短短一年的时间内,发表文章近10篇,其中最高的影响因子为6.698分。

(十一) 履行社会公益,彰显责任担当

医院使命的明确,如同引航灯,引领团队走在正确的航道。自成立以来,医院秉承"合众人之力,将爱心传递"的公益理念,积极参与社会公益事业,携手传递向善力量。2020年初,新冠肺炎疫情暴发。面对来势汹汹的疫情,医院第一时间进入备战状态,制定了一系列疫情防控制度、规范和应急预案,严格执行体温预检、高频次消毒、核酸检测等工作。在筑好抗击疫情防线的同时,医院积极响应政府号召,驰援嘉定区抗疫工作,在疫情防控最严峻的时刻,主动请战,选派10名专业的医护人员组成疫情防控支援队,投身安亭镇抗疫一线。2020年12月17日,在由上海市社会医疗机构协会主办的上海市社会医疗机构协会第八届管理年会暨抗击新冠肺炎疫情先进表彰大会上,医院被评为"上海市社会医疗机构抗击新冠肺炎疫情先进集体"。随着抗疫工作的阶段性胜利,开展新冠疫苗接种,共建全民免疫屏障成为抗疫关键,从2021年3月29日起,医院第一批17名护理人员经过培训后,被派往嘉定体育馆疫苗接种点。4月6日,队伍转战安亭于塘路接种点,助力安亭镇疫苗接种顺利开展,医护人员在接种岗位上发扬不怕苦、不怕累的精神,加快疫苗接种步伐,为安亭市民筑牢防疫"健康网"。医院还不定期开展科普宣传、健康讲座、义诊服务等公益活动,同时精心制作主题科普医学微视频,通过线上线下多渠

道发布,广泛宣传医疗健康知识,惠泽百姓。

发展思索

2016 年,中共中央、国务院印发了《"健康中国 2030"规划纲要》以促进健康产业繁荣发展,要加大对医疗健康前沿研究领域的支持,消除体制机制障碍,催生更多健康新产业、新业态、新模式。在医药领域中细胞治疗产业不仅是战略性新兴产业,也是践行"健康中国"战略、提高人民健康水平的生力军。近年来,国务院出台相关政策支持细胞治疗临床前沿医疗技术研究,山东、广东、安徽、上海、北京、天津、浙江、云南、四川、重庆等省、直辖市相继颁发支持干细胞转化研究的计划、方案和意见,推动细胞产业发展。2019 年,细胞治疗首次写入我国产业结构调整指导目录,将指导细胞治疗加快由实验室走向市场的转变。

上海大学附属孟超肿瘤医院正是在这一行业发展大背景下,应运而生的一家以细胞治疗临床研究为特色的肿瘤医院。在未来 5 年发展中,将围绕上海细胞治疗集团和医院使命、愿景及竞和哲学思想,紧盯建设成为国际一流以细胞治疗为特色的研究型肿瘤医院这个目标,坚持"两品"(品质、品牌)发展,重点聚焦医院文化和研究型团队建设、细胞治疗临床研究能力的提升、肿瘤精准诊疗特色形成 3 个方面。着重把握以下几点。

(一) 坚持细胞治疗研究特色是医院发展的关键

医院依托上海细胞治疗集团,实现细胞药物研发、生产和临床三位一体的闭环。细胞治疗被誉为肿瘤的第四种疗法,也是最有可能彻底消灭肿瘤的一种疗法。CAR-T 治疗方式在血液肿瘤方向已取得突破性进展,上海细胞治疗集团在实体瘤细胞治疗研究方向上已开展多个临床研究,医院坚持以"细胞治疗＋"为特色开展肿瘤患者临床研究,健全肿瘤治疗手段,力求实现让更多的患者肿瘤得到消退,让更多患者用得起细胞治疗技术的"白泽计划"。

(二) 坚持研究型医院建设是医院品牌建设的方向

细胞治疗是生物医药最前沿领域,非常需要依赖研究型临床科研人才。医院将以细胞治疗临床研究为核心,通过引进国际、国内细胞治疗领域领军人才,着重打造卓越的临床科研团队,培养一批临床和科研水平兼优的拔尖人才,持续推动和改进细胞治疗临床研究,不断提升临床诊治能力,向着国际一流研究型肿瘤医院稳步前行。

（三）坚持医疗质量持续改进是医院发展的基础

严格机构、技术和人员依法执业，严格落实疫情防控、毒麻药品管控、辐射安全管控、药品耗材入院管控，始终树立依法办院意识；以《上海市三级肿瘤专科医院评审标准》和 JCI 准入标准为准绳，利用 PDCA、QCC 等管理工具，绷紧基础医疗质量这个弦不放松，建立三级医疗质量管控体系，在落实核心医疗制度、诊疗规范、合理用药、围术期管理等方面持续改进医疗质量，确保医疗安全，坚持医疗质量的底线思维是社会办医可持续发展的重要保证。

（四）坚持优质服务是医院发展的先决条件

医院在现阶段尚未形成特色和优势，需要与公立医院进行差异化发展。坚持优质服务理念，提升服务效率，降低客户机会成本。医院设备设施高端，在门诊、检查、检验等环节减少客户来院等待时间，满足患者个性化时间安排需求。坚持患者优先理念，提升服务内涵优化就医体验。在门诊延长患者问诊时间，让患者有更多时间和医师交流；在病房提升服务频度，让主诊医生更加准确地掌握患者病情变化。

（五）坚持融合发展是医院创新的根本

作为肿瘤专科医院，肿瘤预防要与肿瘤治疗融合发展，要重点做好肿瘤的精准早筛。根据 WHO 的定义，肿瘤筛查是指用快速、简便的方法，从大量尚未出现症状的人群中筛选出可疑的肿瘤患者，是肿瘤"三早预防"里面的早期发现环节。医院未来将利用人工智能、大数据、分子影像、分子病理等前沿生物技术，充分挖掘个人内在因素，结合群体宏观环境暴露因素、个人基本情况、生活方式等因素，为客户制订个性化、有针对性的肿瘤精准干预方案。

（审稿人：樊震林　撰稿人：张俊元　刘骥）

专家点评

张鹭鹭　海军军医大学卫生勤务学教研室主任，二级教授，专业技术少将，军队科技领军人才，长江学者特聘教授。

健康，是每个国民的立身之本，也是一个国家的立国之基。上海大学附属孟超肿瘤医院（以下简称该院）以"细胞治疗＋"为研究特色，以多学科联合为诊疗模式，为肿瘤患者实施个性化精准治疗，有利于推进医疗创新、技术创新和诊疗模式创新，切实缓解当前社会上存在的群众"看病难、看病贵"的问题。医院实行的"白泽计划"，可以让广大肿瘤患者最大限度地享受平等、优质医疗资源，使人健康快乐地活到天然寿命。

一是坚持"生命至上、质量第一"，打造"三心型"医院成效明显。医院扎实践行"守正创新、呵护生命"的宗旨，传承和弘扬吴孟超院士"勇闯禁区、勇于创新、永不满足、永远争先"的精神，培育形成具有该院特色的质量文化，医院医疗质量不断提升。医院还秉持"以患者为中心"的服务理念，在患者就诊的便捷性、舒适性及实效性等方面提高服务质量，不断创新服务模式，切实解决"看病难、看病贵"等老百姓关心的热点、难点问题，全面改善患者就医体验，真正做到让患者放心、舒心、信心。

二是采用多种管理工具全面提升医疗质量。医院成立了质量管理小组，建立质量督导员制度，对临床质量分条块纵向督查；每季度对临床质量横断面地毯式检查，针对存在的细节问题，提出质量改进的策略；建立安全员巡视制度，由高年资主治医师承担，及时发现问题、解决问题，防患于未然，实现"零事故、零差错"；推进PDCA、"品管圈"等管理工具持续质量改进，全员参与质量改进，人人争做质量监督员，全面提升了质量管理水平。

三是多学科联合诊疗模式惠及广大患者。MDT是整合院内优势学科，依托于精准检测、精准监测、精准治疗三大技术平台，推行肿瘤专业化、规范化和个体化综合诊断、治疗的重要模式。该理念旨在使传统的个体经验性医疗模式转变为现代的小组协作规范化决策模式，以制订全方位专业化、规范化诊治策略，合理配置、整合医疗资源，最终以质量控制系统来不断提高各亚学科专业水平，推动多学科交叉区域医学科学发展，最终最大限度地惠及广大百姓。为了明确责任，实行"三指定"，即指定首席会诊专家、指定会诊秘书、指定专人考勤管理；为了优化流程，对患者做到"两个明确"，即明确治疗方案、明确续诊科室，让患者尽早得到确定性治疗；为了延伸服务，门诊提供一站式后续服务、优先安排大型检查、定期跟踪随访、优先安排相关治疗。

四是架起医患沟通"连心桥"缓解医患矛盾。医学是一门"以心灵温暖心灵"的科学，医生要有"心"，才能重拾医学的人文关怀，回归医学的本质，要做到"有时去治愈，常常去帮助，总是去安慰"。面对日益凸显的医患矛盾，该院注重融洽医患关系，通过入院当日主诊医师病情沟通制度、术前主刀医师谈话制度、术后即刻病情告知制度、出入院责任护士宣教制度、出院前康复指导制度、出院后病情随访制度，实现与患者全程面对面无障碍沟通。医院借助微信、好大夫、小科秘等网络平台，创建多渠道健康教育平台，拓展延续性康复指导，实时进行医患沟通，让患者感受到"医护时时在身边"的医疗体验。

十一、上海康平医院——建设精神卫生"心灵港湾"的实践创新

院长心声

时光荏苒,岁月如梭,不知不觉,康平医院建立至今已有十二个年头。十二年来,康平职工默默奉献,倾注才华与心血,在平凡的医疗岗位做出了非凡的业绩,不仅创造了上海市社会医疗机构的标杆医院,还成为上海市社会医疗机构中最早设立吸毒成瘾认定与精神疾病司法鉴定的具有二级医保资质的精神卫生专科医院。

在国家政策的普惠下,康平医院通过艰难探索,一步步走到今天。医院一贯坚持社会效益第一、经济效益第二、社会效益与经济效益完美结合的原则,依靠着一贯坚持的优质服务、高医疗技术和质量水平存活并发展了起来。

十二年来,康平注重党建引领,充分发挥党组织的政治核心作用和战斗堡垒作用,党组织坚持把方向、管大局、保落实,坚持把党的建设和医院建设发展紧密结合,以党建促业务发展,党组织积极做好凝聚人心工作。医院坚持职工代表大会制度,每年至少召开两次以上职代会。职工参政议政、民主管理热情高涨,职代会提案质量高,提案内容绝大多数都涉及医院管理和提升医疗质量、人才培养等重大问题。在建党百年之际,党支部还组织了一系列教育活动。可以说,康平坚持把党的政治优势转化为医院发展优势,为医院事业的发展装上了动力强劲的红色引擎。

医院始终坚持依法治院、医疗技术、质量立院、科教兴院、特色强院的发展战略,秉承医院精神"崇德、真诚、求精、创新"广纳天下英才。医院坚持以标准化建设为统领,增强医疗、教学、科研、保障、行政管理之间的协同作用,实现医院管理制度化、技术标准化、服务人性化,努力构建职责明确,协调统一、运行通畅、保障有力的管理体系,为实现医院跨越式发展奠定了基础。

医院始终坚持质量、科研、品牌建设优先,将医院抑郁症特色专病与精神医学专科建设结合、与科研工作结合、与学术发展结合、与临床工作结合,使医院抑郁症特色专病门诊量逐年上升,也为医院培养了一批年轻专技骨干,医疗业务质量不断提高。多年来,在上海市精神卫生质控检查考核中,康平医院始终处于优秀行列。

医院注重加强多元外部合作,不断提升软实力。康平结合自身专业特色,先后与上海高校协会、上海大学心理咨询中心合作,开展心理咨询培训与服务,已举办大学心理学教师早期识别心理疾病讲习班 17 期。目前康平医院是上海高校心理咨询协会和上海大学心理咨询师的临床培训基地、西南大学心理学部应用心理学本科生实习基地、全国第二批内观培训基地。

康平一直坚持建设医院特色文化,并注重深化医院文化精神对员工的塑造与培养,使医院文化精神能落地生根,发挥作用。康平医院的 Logo 是职工自己设计的,在职工中征集,最后经筛选后确认。康平医院在 2019 年 6 月,即医院建院 10 周年时,完成了《康平医院文化建设学习手册》的编辑,它包含了康平医院的愿景、核心价值观、康平精神、康平使命、服务理念、管理理念等,它反映了康平人的思维、行动的准则,是 10 年来医院精神文明建设及成果的汇集和结晶,它将引导全体康平人在康平文化的陶冶下,团结、执行、创新,进一步推进医院健康快速发展。康平医院为患者精心打造心灵港湾,医院着重从构造良好舒适的就医环境,提升医疗服务质量,塑造良好的医院形象着手,用康平文化来激活医院的每一个细胞,努力凝聚职工合力,最大限度发挥职工积极性和创造力,激发职工爱院如家、视患者为亲人的工作热情,根据患者的不同需求,认真落实各项便民措施,努力为患者打造一个"心灵港湾"。

经过全院职工不懈努力,康平医院先后获得了上海市"两新"组织先进基层党组织,上海市卫生系统文明单位,上海市社会医疗机构先进集体,中国非公立医疗机构协会信用 AAA、能力 5 星等称号。

未来,康平医院将一如既往,努力践行科学发展观,对焦康平五年愿景目标,在管理上创新、在业务上求精,更好地为人民群众的健康服务,努力将康平打造成上海乃至中国一流的精神卫生品牌。

上海康平医院院长　张少平

发展历程

上海康平医院就坐落于上海市虹口区广灵四路与广粤路口,医院取名"康平"寓意着使患者变得"健康平安"。康平医院是一家特殊的医院,前来就诊和住院的都是特殊的精神障碍患者。作为一所非政府出资批准的精神卫生专科医院,康平医院成立于 2009 年,当时正值上海世博会筹办期,为了世博会能如期举办并安全顺利地结束,保持社会的和谐安定有序,出于职业的敏感,时任虹口区卫生局的领导找到还在虹口区精神卫生中心任临床专家院长的张少平,希望他能出来领衔,再成立一家非政府主办的精神卫生专科医院,缓解虹口区乃至整个上海市精神卫生专科医院不足的矛盾。

虹口区卫生局的这一提议既是乘着世博会的东风,更有国家对民营医院一系列政策出台的支持和鼓励。2009 年 3 月,国务院《医药卫生体制改革近期重点实施方案(2009—2011 年)》出台,主题是加快形成多元办医格局,鼓励民营资本举办非营利性医院。2010年5月,国务院《关于鼓励和引导民间投资健康发展的若干意见》又出台,直接鼓励民间资本参与发展医疗事业。康平医院的诞生正逢其时。

2009年,在张少平院长的带领下,康平医院走完了所有的办院流程,国家也给予其与公立医院享受同等医保政策的待遇。2010年在通州路一幢区商务委属下且只有2 000多平方米的建筑内,康平医院正式开院诊治并接收住院患者,当时核定床位数只有90张,医院组织架构为理事会下的院长负责制,下设各职能科室和病区。在建院初期,康平医院与其他社会办医疗机构一样面临办院场地难找、房租高、缺资金、缺专业人才的问题,医院全院职工群策群力,缺资金就先借贷,业务用房先租用废弃厂房;缺专业人才,就自己手把手带教培养……虽然办院初期硬件条件有限,但医院依靠自己一贯坚持的优质服务、能看好病的高医疗技术和高质量水平存活并发展了起来。

医院办院目标清晰,注重党建引领,在医院成立的同时建立了党组织,充分发挥党组织政治引领和战斗堡垒作用,坚持把党的建设同步规划、同步推进,以党建促业务发展,党组织积极做好凝聚职工人心的工作,采用"三心"工作法,即职工的事事事热心,职工的困难件件关心,对职工的生活处处暖心。在办院初期,康平医院员工通过社会招聘,来自五湖四海,急需思想统一,让每一位员工爱上康平,自觉成为康平的主人,参与康平建设与管理。医院认真落实职工代表大会制度,每年召开两次以上职代会,审议医院工作报告、财务报告、奖惩条例,以及医院改革重大事项,广泛征求职工代表提案和意见,每年能收到职代表关于提高质量、改善服务、完善制度、安全规范等建议提案几十条。职工的主人翁意识增强了,积极性也调动了起来,年轻的康平医院在党建的引领下,得到了较快发展。2012年时,刚建院3年的康平医院申报参与了上海市社会医疗机构星级医院评审,医院开始以标准化建设为统领,增强医疗、教学、科研、保障、行政管理等之间的协同作用,努力实现管理制度化、技术标准化、服务人性化,职能明确、协调统一、运行通畅、保障有力的管理体系。通过评审,由于硬件设施条件的限制,康平医院以高分荣获上海市"三星"社会医疗机构称号。同年康平医院"抑郁症"成功申报上海市社会医疗机构特色专病。

此时的康平,站在了医院发展的新起点上,需要考虑如何做强做大,如何进一步提升医院的发展能力,包括物力、人力、创造力和品牌竞争力等。康平医院希望通过内部的管理创新,要素平衡、结构调整,来提高医院的整体运营效率。康平医院十分重视患者的就医感受,因为患者的就医过程及体验,最能体现医院的真实管理能力。医院在现有的硬件设施基础上,进一步在服务和精细化管理上下功夫,制定了康平医院第一个五年愿景(2013—2018年),让康平员工清楚知道康平医院的发展方向,未来要建成什么规模、层次和标准。医院愿景的提出,呈现了康平医院未来的美好画卷,为医院管理提出了整体思路。同时又进一步规划加强"抑郁症"学科建设,进一步完善人际关系和激励措施。

随着康平医院的快速发展和社会需求的不断增加,2015年,康平医院搬迁至广粤路,新的6层医院大楼建筑面积有5 000多平方米,整整扩大了1倍多,就诊条件和住院环境焕然一新,实际开放床位数也增加到了450张,拥有4个病区、1个门诊部及规范配套的医技科室和设备。

康平医院现有职工170多位,其中医护人员120多位,其中医生护士100多位,卫技人员19位,行政后勤60余位。党团员有42人,中高级以上职称有30人,医、药、护、技人员持证上岗率达到100%。康平医院的多位专家跻身于上海市精神卫生临床质量控制中心专家委员会、上海市精神疾病司法鉴定专家委员会、上海市心理卫生学会森田疗法和内观疗法专业委员会、中国残疾人康复协会精神残疾专业委员会、上海市儿童健康基金会儿童心理健康专家委员会、上海市医药协会精神卫生中心管理专业委员会、四川省西部精神医学协会重性精神障碍专业委员会、上海市社会医疗机构协会健康促进分会、中华医学会精神分会上海市医学会精神医学专科分会委员会、上海市精神科医疗事故鉴定委员会等行列。患者及家属满意率测评达到98%以上,医院业务收入从2017年的5 610万元增至2020年的8 000多万元,实现了社会效益和经济效益的双丰收。实践证明:患者需要康平医院,社会更需要像康平医院这样为特殊患者提供心灵港湾的好医院。

康平医院曾是上海市社会医疗机构中较早拥有司法鉴定资质的单位,也是上海市第一批承担公共职能、开展吸毒认定工作的社会医疗机构,还是上海首批经卫生部门批准启动心理健康进社区的医疗机构;康平医院编著出版了上海高校系统心理咨询教材《心理咨询师精神科临床实训手册》,并与上海大学联合开展心理咨询培训与服务,医院对全市大、中、小学心理咨询教师进行精神科知识培训,并对培训合格的教师发放资质证书;康平医院作为社会医疗机构参加了上海战疫心理援助热线工作;康平医院被批准为第二批中国内观疗法培训基地,首创了康复新治疗项目——"住院内观与叙事结合""住院内观与患者家属共同参与相结合";康平医院的医疗、护理、放射区质控成绩均在全区社会医疗机构中名列前茅;康平医院建立了党工团组织、让职工直接参与医院民主管理;康平医院作为社会办医疗机构参加上海市精神卫生质控,成绩优异。

这十个"亮点"是康平医院坚持"质量立院、科教兴院、特色强院"发展战略的成果,也是"厚德、精医、敬业、创新"精神的淬炼。康平医院以标准化建设为统领,增强医疗、教学、科研、保障、行政管理等各方的协同配合,实现管理制度化、技术标准化、服务人性化,努力构建职责明确、协调统一、运行顺畅、保障有力的管理体系,为康平医院实现跨越式发展奠定了坚实的基础。

未来,康平医院将以成功创建五星级医院为动力,全面实施专科兴院、人才强院的发展战略,始终坚持以质量安全为核心,以专科建设为龙头,以自主创新为动力,以人才培养为纽带,以"抑郁症"、"心理咨询"特色为品牌,以科学管理为主体,积极探索现代化管理的新模式,外树形象,内强素质,以此带动医院全面发展,实现"技术一流、服务一流、管理一流"的发展目标,努力把康平医院办成服务优质、质量优秀、群众满意、专科特色显著,颇具影响力的品牌医院。

管 理 运 行

(一) 以人为本、规范管理制度

康平医院的宗旨是"品质为本、关爱为怀"。多年来,医院不断规范完善各项管理制度。制度是规则,需要大家共同遵守,因此制度必须得到每个员工的了解和认可。医院在制定或修改制度时,都会让职工参与讨论,使制度的产生经过"起草—修改—试行—再修改—颁布"的过程,这样既保证了制度的可操作性,医院的职工也能心甘情愿地接受约束,从而起到制度化管理的效果。医院相继制定了行政综合管理制度 101 条、医疗质量管理制度 111 条、护理质量管理制度和规范 186 条、核心管理制度 20 条等,并不断完善且装订成册,实现了制度化管理。各职能科室均建立考核机制,做到了考核细化、量化,并建立档案,使各项规章制度考核落到实处,使院内形成了每个员工既是制度的执行者,同时又是制度的监督者,使康平医院初步形成了一个制度管理的立体网络。

(二) 人才质量是关键

康平医院的发展战略是"科技强院、人才立院、质量荣院、特色兴院"。风雨十余载,拼搏著华章。康平医院应时代潮流而生,也要在时代的大潮大浪面前接受市场优胜劣汰的严酷考验。正因为是非政府出资经批准主办的精神卫生专科医院,又属于民间办医的非营利性企业,如何确保社会效益与经济效益两边平衡,就需要有高超的前瞻思路和大局意识,其中人才质量是关键。

1. 提升医院质量是永恒主题

医院成立了由院长任组长的质量管理领导小组,工作职责包括负责全院医疗管理、质控、临床、护理、医技、药学、院感、信息、后勤等工作的质量监督和管理;制定全院工作质量管理年度工作计划;制定和完善全院医疗质量管理制度、持续改进方案,对各项医疗质量标准、各种诊断治疗技术操作规程和各种医疗文件的书写进行规范;对全院临床、护理、医技、药学等工作中的安全隐患提出指导性的改进要求;制定医院新技术、新方法准入管理制度和规定;讨论、决定全院医疗、医技工作中的差错、过失和事故等事件的院内处理意见;组织宣传贯彻质量管理的有关知识,开展对全院医务人员的质量意识教育和质量安全意识教育工作;定期组织相关人员对临床、医技部门的医疗质量进行监督、检查、评价,并提出整改意见。按医疗质量标准规范医疗环节,使质量水平不断提高。

2. 加强药品管控

(1)根据相关法律法规,进行处方点评相关工作,门诊处方确保每月随机抽取不少于总处方张数 1‰检查;病区医嘱单抽取不少于 1‰住院患者数,且每季度点评出院病历数不少于 1 份。对"毒、麻、精神"类药品处方每张必检。每月定期公布处方点评结果,上报医务科,并在院部会议上通报不合理处方并提出改进建议。

(2)关于麻醉药品、第一类精神药品采购、验收、储存、保管、调配、使用等药品全过程管理。

(3)关于抗菌药物调配、使用等药品加强全过程管理。

3. 加强人才队伍建设是医院工作重中之重

2009 年,被评为"上海市劳动模范"的张少平,还在虹口区精神卫生中心担任临床专家医生、院长,他长期工作在临床第一线,2005 年就被列入"上海市领军人才培养计划"。张少平常年从事精神科临床、教学和科研工作,擅长心理咨询、精神障碍、抑郁障碍、青少年儿童心理障碍、神经症等心理疾病的诊疗、教学和科研工作,积累了丰富的临床经验,具有较高的学术水平和较深的造诣,在精神疾病诊治领域具有较大的影响力。正因为如此,时任虹口区卫生局的领导慧眼识才,在张少平临近退休之际,勇挑重担,组建尚处于孕育之中的康平医院。

张少平院长非常清楚,医院能否生存立足、发展壮大,人才是关键。康平医院刚建院时,招来的医院职工有 70 名左右,管理层基本上是公立精神专科医院刚退休的中层以上干部,他们熟悉医院的管理流程,具有丰富的管理经验,像办公室、医务科、护理部、财务科、人事科、信息科、总务科等部门设置一应俱全,保障了康平医院这家新生的民办医院顺利启动,运行基本正常。但当时的医技人员主要来自退休回聘和医学院校应届毕业生,老的老,少的少,缺乏中间骨干力量,初级职称远多于中高级职称,且从院校毕业的应届生没有任何临床经验,他们从住院医生到主治医生再到主任医生,还有很长的路要走,人才问题不解决,将是严重制约康平医院诊疗质量和发展腾飞的掣肘和软肋。

为创设"事业留人、感情留人、待遇留人"的医院文化氛围,医院党支部在高倩书记带领下,充分发挥党员的先锋模范作用,把凝聚民心作为推动医院各项工作的关键。医院采用"三心"工作法及困难"五必访"(工伤、献血、患者住院、丧亲、病休),连心"五必谈"(思想有波动、家庭有矛盾、干群有分歧、职工有纠纷、违章违纪)的工作法,起到很好的效果。

在康平医院,工作虽然繁重,但待遇也很优厚。医院提供免费的工作餐、房贴补助,每月还有 5 000～6 000 元的绩效留成。医院为职工缴纳五险一金均按高标准执行,并为每位职工增加补充公积金。针对外地员工较多的现状,医院积极帮助外地员工办理居住证、落户。

康平医院还每年向虹口区政府申请公租房,至今已申请到公租房 14 套,另设职工宿舍 5 套,约 1 020 平方米,切实解决了职工的后顾之忧。此外,医院还建立职工互助基金,为职工及家庭突发意外实施救助帮扶,有 40 多位员工获得"及时雨"的关爱,累计金额近 10 万元。浓郁的医院文化氛围,极大增强了职工的归属感和团队意识,充分调动了职工的工作积极性和创造性。

有了良好的医院文化氛围,人才培养的平台就越筑越高。近些年,来自各区专科医生、高等院校精神科本科生和研究生等高学历人才纷纷汇集到康平医院的大旗下,想要加入这个团队中。张少平院长坚持在学习中培养、在使用中帮助其成长。每位入院的新医生,首先需要攻读国内外精神科权威专家的专著,大家共同学习讨论,康平医院的读书活动坚持至今。康平医院从不论资排辈,只要医生有科研课题,有论文发表,外语考试通过,就能顺利评上中、高职称。只要评上,医院一律评聘挂钩,绝不会"高评低聘"或"只评不聘",医生的职称地位和经济待遇同步提高。有些临床医生平时忙于工作,没有过多的时间潜心撰写论文,康平医院聘请专业人士进行辅导。年轻医生在康平医院成长有通道,发展有空间,工作有干劲、事业有奔头。医院近几年来,由专家带领年轻医生主要完成了《抑郁症药物治疗合并集体认知心理治疗研究方案》《抑郁症个案管理研究方案》《抑郁症缓解期康复训练预防复发研究方案》《精神疾病患者流行病学调查》《精神疾病的临床疗效》等研究,并在国内重要期刊发表论文 6 篇,目前正在进行《抑郁症全病程管理》及《抑郁障碍伴躯体疼痛的研究》。

在康平医院,和其他医院的医生分工细化不同,康平医院更需要多面手、全能型医生。例如,心电图医生需要对临床医生进行考核,因为心电图医生准时下班后,病房里的患者如突然需要做心电图,临床医生就需要掌握这门技术。此外,像心肺复苏、紧急抢救等,都需要临床医生临危不乱,如果没有过硬的医疗技术和本领很难胜任。针对康平医院这种特殊的情况,医院组织临床医生轮流到上海市第一人民医院急诊科去现场培训学习与进修，还经常组织国外进修、考察。同时，在外培训期间，只要进修成绩合格取得结业证书的，奖金照发不扣。这种人性化操作，既不损害医生个人的利益，又激发了他们外出培训进修的学习热情，与日后的职称、晋升完全挂上钩。优秀的人才培养机制帮助康平医院吸引到了更多的优秀人才，给医院的发展注入源源不断的新鲜血液。

人才培养非一日之功，更需要花重金、下血本，如果只囿于医院这个小环境，将很快被飞速发展的时代所淘汰。张少平院长通过与国内外著名的公司牵线搭桥，邀请到国外最前沿的专家学者来医院交流指导，又重金派遣优秀医生到国外进修学习。经过多年的努力，康平医院既有像张少平、陈银娣这些资深的老专家，又有一大批年富力强、学识和经验丰富的中青年医生骨干，共同构建起康平医院的人才梯队。

（三）优质服务是保障

康平医院的服务理念是"患者至上，尊老爱幼、真诚关爱"。康平医院服务的对象是精神上患有疾病的患者，因此在服务上更需要百倍呵护、照顾有加。在服务保障上，康平医院走过了从被动服务到主动服务、从主动服务再到感动服务的历程。

康平医院刚成立时，张少平院长就清晰地认识到，患者是医院运转和发展的内在支撑，搭建起医生与患者之间的信任，是患者解除病痛、恢复健康的前提。虽然政府给了康平医院一定的政策支持，但所有的经费都需要自筹，医院只能群策群力。张少平院长认为：康平医院短时间内无法改变外部环境，但完全可以重塑康平医院的内部环境，只有硬件设施配置到位，才能给患者以充分的信任感与认可度。因此，康平医院该添置的医疗设施一项不缺。2015年搬迁到现在的新址后，康平医院的硬件设施和环境布置又上了一个新的台阶。

来到康平医院就诊的每一位患者，都有"宾至如归"的亲切和温暖感。一走进宽敞明亮的就诊大厅，就有导医服务人员迎上前来，指导患者如何挂号、对症求医。张少平院长、陈银娣副院长这两位专家级医生，与前来就诊的每一位患者微信扫码，沟通联系，全天候服务。病房科主任也会将手机电话号码告知患者家属，可以随时联系知晓情况，这在其他医院是无法做到的。因为他们知道，医患之间只有高质量地提供服务，建立起充分的信任感，才能有效地解决患者的病痛，从而提高医院的整体质量。而优质并不等同于优价，作为正高级主任医师的陈银娣，专家门诊费只有40元，在市级医院，同水平专家收费则可达数百元。与患者进行心理咨询互动时，陈医生短则20分钟，长则1个小时，在琐碎的日常小事中启发引导、寻觅病因。

每天清晨六点钟，康平医院还没有开门迎接患者，4 个病区的护士们已经开始忙碌起来。患者们陆续从病床上起身，拿好洗漱用品，井然有序地排队到水槽边刷牙洗脸，有的患者在医院里已经住了长达十年之久。工勤人员和师傅们则会视患者为家人，帮他们穿衣、清洁卫生。

提及精神障碍患者，外人往往会谈虎色变、避之不及。家里出现精神障碍患者，也往往只能自我哀叹，情绪消沉，这是不利于精神障碍患者康复的现实社会大环境。其实，精神障碍患者绝没有外界想象中的那么可怕，更多的是安静而沉默，木讷而寡言，但内心又极度地敏感和自卑，病耻感是所有精神障碍患者和家属普遍的心理状态。有些患者因为长期住院，与外界断绝了正常接触与联系，信息闭塞，社会功能开始退化，在生活照料上很是随意和疏懒，需要医院护士加倍的耐心和督促。

与想象中的暴力、攻击、劝说再平息这种周而复始的传说不同，在康平医院，更像是一个成人"幼儿园"，当精神障碍患者的心智变得停滞甚至倒退时，无论是护士还是医生，都会拿出数倍的耐心与细心，安排好这些"大朋友们"的生活，抚慰他们的情绪。帮助患者修剪头发，安抚患者按时用餐。相处时间长了，患者有时甚至会把康平医院的医生和护士称为"妈妈"，这是心理意义上的依托，更是康平医院在服务上做到极致的最好回报。

(四) 特色项目是引领

康平医院精神是"厚德、精医、敬业、创新"。早在 2004 年，张少平、陈银娣等还在虹口区精神卫生中心任职时，市卫生局就给项目，指定虹口区精神卫生中心从事抑郁症专病的医、教、研工作，陈银娣作为虹口区抑郁症诊疗中心副主任，参加了抑郁专病医、教、研的具体管理工作。2008 年，张少平、陈银娣被任命为上海市"抑郁症研究"特色项目主要负责人，2012 年代表康平医院在上海市卫生局和社会医疗机构协会组织的擂台赛上，成功拿下了"抑郁症专病"科研项目。多年来在抑郁障碍诊疗医、教、研各方面培养了 30 位年轻医生，达到国内先进水平，形成一支技术力量成熟雄厚的团队。而院长张少平更是上海市心理康复协会精神疾病专业委员会委员，在临床抑郁症、心理咨询等方面具有很高的造诣。所以，2009 年康平医院成立之初，院领导就把抑郁症和心理咨询作为医院的特色项目，努力做深、做细、做扎实、做出成效。

由于社会节奏的不断加快，生活成本和压力的不断增大，人际关系的日益紧张、疏离等，患有精神疾病的人越来越多，我国也呈现高发趋势。精神疾病的类型有很多，其中，全球患有抑郁症的人群高达 3.5 亿，但 90% 左右的抑郁症患者并没有意识到自己可能患病,从而未能及时就医。而就医的人群中,真正到精神科专科医院或综合性医院精神科治疗的却不足 10％。究其深层原因,还是内心恐惧,害怕被定义成"精神病"。

作为精神卫生的专科医院,康平医院有一项特色治疗项目,就是心理治疗。通过心理咨询,解决患者的疑点、难点,增加他们的信心,特别是增加他们治疗心理疾病的信心。解决了患者的心理障碍以后,这些患者可以恢复到原来的各种能力与状态,可以继续完成他们的学习,适应各类工作岗位。因此,患有精神疾病并不是一件可怕的事情,真正可怕的在于不能正确认识它、面对它、接受它、控制它,最终解决它。

康平医院力争做好、做强抑郁症专病和心理咨询的特色项目,提高对就诊患者的辨识率,快速识别出抑郁症患者、对症下药,进行后续系统治疗。这其中,心理咨询功不可没,因为有很多抑郁症患者属于心因性诱发因素,仅靠药物无法完全解决问题,心病还需心药治。但抑郁症患者不吃药物、光靠心理疏导也难根本解决。因此,康平医院紧紧抓住"抑郁症专科"与"心理咨询"两个特色项目,相辅相成,双管齐下,将咨询与治疗互为融合,先了解其症状的起因,找到解决问题的关键,再配以药物的治疗,康平医院这种医疗模式,具有其他综合性医院无法比拟的优势。

多年来,康平医院坚持科研优先立项、经费优先确保、设备优先购置、人员优先培训的特色业务发展原则,将抑郁症特色专病与精神医学专科建设相结合、与科研工作相结合、与学术发展相结合、与临床工作相结合,使抑郁症专科特色专病患者门诊量逐年上升,达到 60％以上。

康平医院积极与上海高校协会、上海大学心理咨询中心联合开展心理咨询培训与服务。举办大学心理学老师早期识别、心理疾病讲习班及精神心理疾病临床技能见习、知识培训共 17 期,发放结业证书 157 张,成为上海高校心理咨询协会和上海大学心理咨询中心心理咨询师的临床培养基地、西南大学心理学部应用心理学本科生实习基地、上海大学心理辅导中心附属临床教学医院。康平医院的"抑郁症专病"被评为上海市社会医疗机构特色专病。康平医院还自编教材并出版《心理咨询师精神科临床实训手册》,成为国内专门用于培训心理咨询师,在精神科专科机构学习的专用权威教材。

党的十九大提出"加强社会心理服务体系建设,培育自尊、自信、理性、平和、积极向上的社会心态",按照国家十部委联合印发的《全国社会心理服务体系建设试点工作方案》的通知精神,和上海市《关于本市开展全国社会心理服务体系建设试点工作》的通知要求,康平医院依托院内精神卫生专家众多的优势资源,主动请缨组建了社区心理干预团队及志愿者团队,率先在虹口区馨苑社区和梦湖苑社区开展心理健康进社区试点工作,有效缓解了政府部门的工作压力,为急需心理健康咨询援助的社区一解燃眉之急。

张少平院长、陈银娣副院长等资深精神科专家来到社区现场,为有需求的社区居民提供健康教育、心理咨询等服务,不厌其烦地答疑解惑,培训讲座,尤其是为特殊人群如空巢、丧偶、失独、留守老年、遭受意外伤害的妇女、困境儿童、孤残儿、残疾人士及其家属提供心理健康服务。康平医院主动邀请社区工作者到医院来参观检查,详细介绍医院的情况和发展理念。通过康平医院不懈的努力,也让社会各界认识到了精神疾病并没有什么可怕之处,康平医院和普通医院也并没有什么区别。

康平医院的使命是"肩负人民群众重托,履行救死扶伤天职"。新冠疫情严重期间,康平医院积极参与上海战疫心理援助热线工作,4位二级心理咨询师应对着全国人民的心理需求,24小时提供咨询服务,专业的知识解说,亲切婉转的话语,纾解了压抑在人们心头的恐惧、焦虑与不安,成为疫情期间联系党和政府与人民群众之间最好的沟通桥梁。尤其值得一提的是,"张少平心理咨询工作室"经常深入社区开展心理健康知识培训和咨询活动,还主动上门为敬老院里的老年人服务。张少平心理咨询工作室有5名专职心理咨询师、5名兼职心理咨询师,他们具有丰富的咨询经验和独特的咨询方法,本着认真负责的工作态度,拥有热情助人的美好心灵。咨询师的秉承的宗旨是:热心、耐心、信心、责任心。目前,张少平心理咨询工作室已列入虹口区凉城街道党群服务项目,参与凉城街道的心理呵护驿站心理咨询工作。

(五)规范护理是根本

康平医院的运营理念是"为社会提供最好的专科医疗服务,为医院创造最佳的社会经济效益"。护理工作是医疗卫生事业的重要组成部分,是以促进健康、减轻痛苦、提高生命质量为目的,运用专业护理知识和技术为患者提供服务的工作。康平医院护理部坚持"以患者为中心"和"优质护理服务"的理念,强调规范化服务,紧紧围绕"质量、安全、效益"的标准,以过程管理和环节管理为抓手,提升护士队伍的整体素质,提高护理服务质量和专业技术水平,促进医患关系和谐。

康平医院的病房护理采用责任制护理模式,每位护士从原先对应10名患者缩减为8名患者,增加临床一线的护士总量,从目前的1∶0.2逐步达到1∶0.4,实现护士人力资源的合理配置,这样更好地为患者提供全面护理服务,满足患者的各项护理要求。建立健全护理质量追溯机制,设立意见箱、患者满意度问卷调查,将护理质量考核制度与护士晋升、评选挂钩结合,有效地促进护理质量持续提高。

护理质量和护理安全是护理工作永恒不变的主题,也是护理管理工作的核心所在。为完善和提升康平医院的护理质量和护理安全,优化人力资源配置,康平医院把 PDCA 模式充分运用于护理质量管理,使每个环节都能得到有效控制,更好地实现住院患者各项治疗、护理的目标。

对危重患者、高风险患者(如跌倒、噎食、暴力、自杀、出走)、药物过敏者,康平医院在住院患者一览表、病历牌、床头卡上,统一制作醒目的安全警示标识。所有入院患者均要进行跌倒、噎食、暴力、出走、消极行为的风险评估,如有高风险患者及时进行上报,签署告知书,同时落实相关护理措施。对重点患者、"三防患者"每小时要巡查一次,加强观察,随时沟通,发现异常及时处理。

康平医院认真执行《护士条例》规定,完善护士准入制度,护士持证上岗率达到100%,年轻护士学历大专以上达到60%,本科以上达到30%。主管护师达到30%以上。每年都要参加市区级护士管理人员的培训,护士长管理培训率达到100%。只有护士管理队伍专业化,规范护理才能落到实处。

康平医院的每位护士都要学习相关的心理技能,为患者提供心理安抚、情感支持等专业护理服务。医院设立工休座谈会、护士长倾听日等,及时解答家属提出的意见与建议,加强与患者和患者家属之间的沟通交流,满足患者的合理要求。

为贯彻落实新冠疫情防控常态化管理,护理部及时修订各项护理管理工作制度和流程,包括入院患者、病房陪护与探视制度、各项消毒隔离制度等。疫情严重时,为减少护士上下班次数,保证护士与患者的安全,医院由原来的三班倒模式改为两班倒模式。因疫情暂停会客期间,各病区的护士都能做好患者及家属的安抚解释工作,对特殊患者或刚入院的新患者,护理部充分理解,开设手机视频通道,让需要视频的患者和家属手机线上交谈沟通,效果非常好。护士们还定时为患者代买点心、水果及各项生活用品,尊重患者的生活和饮食习惯,取得家属的理解和配合。

(六) 精神康复是统领

康平医院的院训是"诚信、笃学、仁爱、精业"。随着社会的发展与进步,自 20 世纪 60 年代起,精神疾病的治愈率标准,已从集中解决患者的攻击性、避免伤人及自伤,到 21 世纪全病程康复,最终回归社会。世界卫生组织把健康定义为"不但没有身体的缺陷与疾病,还要有完整的生理、心理状态和社会适应能力"。所以,精神科医护人员最终目的,并非只是治疗症状,还要让患者拥有回归社会的能力。因此精神障碍患者到康平医院住院,不是单纯为了缓解或治愈疾病,更重要的是让精神障碍患者能够在精神上恢复正常的生活与工作,重新回归社会,单纯的药物治疗很难做到这一点,后期精神康复治疗就起到关键的统领作用。

康平医院康复科是一支非常优秀的团队,秉承"人无我有、人有我新、创新永存"的发展理念,在当前"以精神疾病防治为中心"向"以心理健康为中心"的治疗新模式下,康平医院康复科主动提升自身素养、行为规范,坚持以康复精神为主导、以学科发展方向为前提,以创新、务实、严谨为准则,以确立精神专科特色为根本思想,在开设新项目、应用范畴、技术水平等方面都取得了骄人成绩,如森田治疗在康平医院开展得较早,森田疗法的特点是:不问过去,注重现在;不问症状,注重行动;生活中指导,生活中改变;陶冶性格、扬长避短。传统的森田治疗主要用于治疗神经症患者,而康平医院康复科改良后的森田治疗,在治疗精神分裂症、酒精依赖症、抑郁症、焦虑症患者上都取得较好的疗效。

康平医院康复科建立健全管理制度并严加执行,康复师在治疗期间会使用到很多治疗用具,而精神障碍患者可能会在治疗中会趁着康复师不注意偷偷拿走治疗用具,成为日后自伤或他伤的隐患。为保证治疗用具安全、环境安全、患者安全,康复科制定了《危险品清点保管制度》,所有带到病房做治疗用的笔、刀、绳子等每次使用完毕,都要经过两人以上核对,治疗中严加管理、治疗后在病房当场清点,回到康复科后再定点设置,至今从未发生过一例因安全问题而影响到患者的切身利益和有损康复工作顺利进行的事件。同时在康复过程中,患者因病情变化不定而有时会情绪失控,突然对康复师破口大骂甚至拳脚相加,康复师总能做到临危不乱,循循善诱,制定《特殊交班制度》,让下一任康复师在治疗过程中对此患者多加关注,防止意外事件发生。

一个优秀、高效的团队,必定是团结协作的团队。尺有所短、寸有所长,人尽其才,发挥每个康复师在工作中的最大潜能,是作为康复科领导寿月琴的追求。康复科里每位员工,特别是新入职的员工,都会给出切合实际的指导建议,推出"传、帮、带"的教学模式,带教老师严格按照带教计划完成带教任务。实习期结束后,新入职员工在带教老师指导下设计课程,理论及实际操作合格后,再上报人事科申请转正,严控把关。

康复科 2014 年在住院患者中开展森田心理康复治疗,继而于 2015 年又尝试开展内观治疗,目前我院已把森田与内观治疗应用到门诊患者中,效果反应很好,非常受门诊者的欢迎。2017 年,由康平医院领导批准出资,委派 3 名康复治疗师到日本内观研修班进行为期 10 天的内观专项学习,获得日本内观研修班结业证书。内观治疗主要通过回忆和分享在人生成长历程中,他人给予自己的关爱和付出,讲述自己的人生故事。叙事治疗就是目前最受到广泛关注的后现代心理治疗方法,它摆脱了传统意义上将患者看作问题的治疗观念,通过"故事述说""问题外化""由薄到厚"等方法,使患者变得更自主、更有动力。康复科学成归来后,将所学到的理论和知识灵活运用到治疗中,对内观的治疗模式进行整改,重新制定方案,使治疗内容更加丰富、精神障碍患者的参与积极性更高、治疗的疗效更佳,形成新的治疗模式,在上海市独创内观和叙事相结合的治疗新模式,且治疗成效一直领先。"森田内窥+叙事"项目2021年获上海市卫健委优秀护理项目。

2019年康复科有两位治疗康复师入选中国心理协会内观疗法学组第四届委员会委员,2020年7月有两位治疗康复师获得心理分析研究会(GAAP)A级沙盘证书;2021年有一位心理治疗师获得上海市心理卫生协会颁发的处级美式催眠证书。2018年9月,上海市精神卫生中心临床质控中心在制定精神障碍康复治疗管理规范时,特地征求康平医院的意见。康平医院康复科从治疗规范的专业角度,提出相关意见和建议,得到上海市精神卫生中心临床质控中心领导的充分肯定并采纳,张少平院长当选上海市心理卫生学会森田疗法和内观疗法专业委员会副主任委员。当年康复科还带教日本留学生和西南大学心理系的学生,治疗师组织他们临床见习、实习、出科考,圆满完成带教任务。日本留学生对康平医院康复科治疗师严谨的工作作风、认真的带教态度、专业的业务能力非常钦佩。有的西南大学学生实习结束毕业后,主动选择留在康平医院工作。

康平医院成立之初,住院患者以中老年为主,且大多是慢性退缩的精神分裂症患者。随着康平医院的诊疗技术与水平普遍得到市民的认可,社会知名度越来越高,有越来越多的年轻患者到康平医院求诊住院,年龄最小的只有9岁。为迎接新挑战,康复科开设了面对年轻患者的治疗新方案。

经过接触和反复观察,康复师发现:在年轻患者群体中,人际关系出现问题是诱发疾病的普遍因素。解铃还须系铃人,只有碰触到问题的痛处和关键,才能通则不痛。康复科最终确定,将一些患者组成治疗小团体,在人际关系和人际互动层面进行工作,面向年轻患者的短程团体治疗。因其从未有过,新治疗的开展遇到不少问题,治疗方案从无到有,多元化的科室团队集思广益、分工合作,制作出邀请函等创新治疗用品。年轻患者们在同龄人面前,放下戒备之心,坦诚吐露心声,体验到安全、愉快和真实的治疗感受,重建更好的人际关系,保持良好的心理健康,最终重返校园、重返工作岗位。

老年患者入院后,因久坐不动,身体机能严重退化,发展到后来甚至不能生活自理。康平医院康复科专门为老年患者设计了一套治疗方案,把康复治疗技术、老年心理学和团体艺术治疗结合在一起。课程开展中,康复科借助各类生活中的运动道具,如瑜伽球等,保证老年患者在不会伤害彼此和自身的前提下,形成两两之间的互动,既完成了老年患者的肢体训练,也丰富了老年人枯燥的住院生活。

为满足住院患者的精神需求,弥补患者长期住院在精神、躯体和社会功能上的缺陷,康平医院康复科每年都会在全院患者中组织数次高人气、高质量的大型联欢会活动,有各类语言类节目如小品、三句半,歌曲如独唱、合唱,时装走秀,诗歌朗诵等,将平时治疗的内容和成果以丰富多彩的文艺形式展现在舞台上。这些节目都是由康复师带着患者自编、自导、自演,让患者实现自我认可,重新找回社会价值,是康复环境的重要环节。

由于精神障碍患者一直是受社会歧视甚至妖魔化的弱势群体,尽管现在有所改善,但对精神障碍患者的冷漠、偏见和躲闪仍相当程度的存在,不少精神障碍患者因病而产生强烈的"病耻感",心理阴影未能消除,尽管病愈后回归社会,仍会在求学、就业、恋爱上屡屡受挫。为此,康复科在全院的各个楼层面都设立精神障碍患者作品展示柜,将精神障碍患者中有些具有代表性的优秀作品如绘画、手工等存放在展示柜里。康复科还特地组织有绘画特长和爱好的精神障碍患者进行绘画创作,在医院内举行绘画展览,使康平医院职工和社区居民能进一步了解精神康复者的绘画才能和丰富细腻的内心世界,给予他们更多的理解和尊重。

(七) 文化建设是灵魂

康平医院的团队精神是"爱院如家,团结协作"。康平医院建院 10 多年来,形成了成熟而完善的医院文化建设。康平医院有自己的院歌《辉煌康平》:"我们康平白衣天使,大医精神创新奋进;我们慰安心灵,我们助人平安……"康平医院有自己的院徽:绿色代表健康,使人对健康的人生与生命充满无限希望,也代表医院的发展充满希望;绿丝带是中国精神卫生的标志,也是康平人对精神障碍患者的理解尊重与爱心;土壤具有肥力特征,能生长植物,康平人在精神卫生这块土壤上扎根、发芽、开花、结硕果;绿叶象征着生命力,也体现着辛勤与扶持精神,这是赞美康平人具有无私奉献的精神;成长茎代表康平医院在不断地成长;心形果实代表在康平人努力下,医院一定能不断发展硕果累累。

康平医院文化的行程和积累是一个主动建设与在医院发展过程中逐步自上而下的自觉灌输过程,通过文化宣传和影响活动,深化医院文化精神对员工的塑造与培养,主要有 3 个途径:一是文化内涵的统一。通过汇总、梳理、归纳、确认、组织、成长发展过程中积淀的文化精神,在医院各级各部门中给予确认。二是文化传播。将确认的文化内涵体系在全院职工内部或外部进行广泛的宣传和传播,建立起坚实的员工文化体系传播基础。三是文化执行。将文化精神纳入各个层面的组织行为,使医院的文化精神落地生根、发挥作用。

张少平院长在"我的中国梦·我的康平情"主题演讲会上讲述了发生在康平医

院建院过程中一个个感人肺腑的故事;陈银娣副院长与大家分享学习《向世界上最好的医院学管理》读书心得;康平医院与虹口区图书馆建立长期合作关系,向住院精神障碍患者提供精神食粮,年轻员工组织团建、体育比赛、文娱活动等,都是康平医院文化建设的具体化。医院的文化建设形成强大的凝聚力、向心力,是医院最为宝贵的精神财富。

建设成效与业绩展示

康平医院十二年来得到了长足的发展,取得令人瞩目的成绩。抑郁症专科被上海市卫生局认定为"上海市社会医疗机构特色专病",近十年来,康平医院医疗护理质量经上海市精神卫生质量考核(参与公立医院合并考核)一直获得进入优秀行列的好成绩。上海康平医院已成为上海大学"心理咨询师临床培训基地",国家"211工程"高校——西南大学心理学应用心理学专业本科生实习基地。与日本、韩国、美国、澳大利亚等学者专家建立长期的业务交流协作机制。

虹口区卫健委副主任张建敏对康平医院评价甚高,他认为康平医院不仅仅是医疗救治患者,还积极参加社会心理体系建设,主动融入社会,主动融入政府所倡导的各项公益事业中去,承担了许多政府和社会所赋予的职能,这是民办医院最难能可贵的。他总结,康平医院的医疗水平高、医患信誉好、社会评价高,这是政府部门对康平医院最好的褒奖和鼓励。

医院所获得的荣誉:

(1) 荣获上海市卫生健康系统文明单位(文明医院)称号。

(2) 上海康平医院党支部被评为上海市"两新"组织先进基层党组织。

(3) 获中国非公立医疗机构协会医疗服务能力状况综合评价5星级。

(4) 获中国非公立医疗机构协会信用状况综合评价AAA级。

(5) 荣获2021"关注患者健康管理"优秀护理项目——森田内观＋叙事康复治疗护理项目。

(6) 获得安全生产标准化三级单位(专业公共卫生机构)证书。

(7) 荣获上海市社会医疗机构抗击新冠肺炎疫情先进集体称号。

(8) 荣获2017—2019年度上海市社会医疗机构先进集体称号。

(9) 上海康平医院五楼病区荣获2017—2018年度上海市卫生健康系统三八红旗集体称号。

(10) 荣获上海市社会医疗机构协会药学分会药剂科先进集体称号。

发 展 思 索

随着时代的发展,社会生活方式的改变,科学技术的进步,心理-社会反应也随之更多出现。较长时期以来,我国医疗工作的重点集中在躯体疾病方面,目前世界医学发展已经能证明为适应人类健康事业需要的生物-心理-社会医学模式。

当前,我国精神卫生工作面临着诸多变化,根据全国部分地区流行学资料表明,各类精神疾病的总患病率已达12.6%,高于结核和肿瘤,已是名副其实的常见病。在儿童和青少年中,独生子女的问题十分突出。根据部分地区调查发现,儿童中精神偏异症状的发病率占被调查对象中的20%~30%,这类问题如不及时纠正和处理,有可能发展成为后果严重的行为问题和精神疾病。有些智力正常的儿童学习困难也并不少见,儿童期出现自杀行为也已经不是个别罕见的现象。青少年人群由于与社会交往日益广泛,在探索生活的道路中,不可避免遭受到应激与挫折,以及对性成熟的懵然无知,缺乏正确引导而滋长了颓废无聊等不良情绪,都有可能影响青少年的心理健康。近几年也有不少资料表明青少年违法行为和暴力冲动有上升趋势,如不及时采取措施,也将会成为突出的社会问题。随着社会发展进步,人均寿命的增长,社会老年人口增多,与老年相关的老年痴呆、脑血管病伴发的精神障碍也随之增加。另一方面老年人退休后,面临着环境的改变,有一个重新再适应的问题,如果不注意调节老年人心理上不适应转变,就容易出现老年抑郁症等其他心身疾病。

目前社会上对精神障碍患者的歧视和偏见仍十分严重,把心理上的变态看成是不体面的事,以致不是讳疾忌医就是隐藏病史,直到病情十分严重,无法再拖延时才去就医,严重影响了疾病的治疗和康复。即使已经治愈的患者也会因此背上了沉重的精神枷锁而不能正常工作、学习和生活。总之,在当今社会,精神卫生工作在整个医疗卫生事业中的作用和地位已日益呈现出它的重要性,暴露出的问题也越来越多。

精神卫生工作是一项涉及面很广泛的系统工作,上海提出的精神卫生工作理念为"以精神疾病防治为中心"向"以心理健康为中心"转变,建设与社会主义国际化大都市、亚洲医学中心城市,与公众身心健康需求相适应的国际一流的精神卫生体系。康平医院虽是社会医疗机构精神卫生专科医院,也同样是参与精神卫生建设的主力军,任重而道远,所以康平医院必须进一步明确社会责任,要进一步加强医院的内部管理,形成蓬勃向上的组织文化和道德精神,充分利用人才培养、学术活动、技术发展等进一步提升医疗质量和专业水平,培育一支强大的专业团队。康平医院要创造条件,进一步完善以精神心理专科为核心、多个临床医技科室为支撑的"大专科小综合"医疗服务布局,可以为患者提供与公立医院同质化的专科医疗健康服务,真正成为上海乃至全国精神专科医院中不可忽视的中坚力量。

开展精神卫生工作是一项群众性很强的工作,不仅需要精神科专业人才,还需要得到方方面面的支持和配合。当前较为现实和可行的办法是深入社区、学校、企事业单位等广泛开展群众性教育活动,普及精神卫生知识,开展心理咨询服务,给需要心理安抚或心理缺陷患者给予指导和鼓励,帮助度过心理危机,提供对付环境中各种矛盾的办法。对特殊对象还可以采取心理治疗＋药物治疗,把患者从痛苦中解救出来。目前精神卫生社区工作一直由公立医院承担,社区精神卫生工作面广量大,各区精神卫生中心专技人员远远不能满足社会需求,所以拥有一定专业实力的社会办精神专科医院,应同样也是参与社区精神卫生工作的中坚力量,这也是更好满足人们的健康需求和构建和谐社会的需要,是实现中华民族伟大复兴的需要。康平愿意为人民群众的心身健康做出更多的努力和奉献。同时也希望政府政策制定者,能为社会办医疗机构规划一条透明的、包容的、合作的、公立和非公立医疗机构共同发展的道路。

（审稿人：张少平　撰稿人：高倩）

专 家 点 评

宋立升　上海市精神卫生临床质量控制中心主任,上海交通大学应用心理学硕士生导师。曾任上海市精神卫生中心副院长(2007—2017),中国医院管理协会精神病院管理分会常委。

上海康平医院至今已有十二年。从康平医院的发展来看,可以说是社会办医中的一个成功案例。康平医院在发展过程中,特色亮点归纳主要有以下十个方面:

(1) 有政治意识,注重党建引领。康平医院领导充分认识到党的领导同样是社会办医疗机构的根和魂。在建院初期,同时建立了党组织和群团组织,加强思想工作,协调党群关系,帮助刚出生的康平解决发展中的难题,号召全院职工群策群力,调动职工积极性。

(2) 强化医院制度建设。这一点非常重要,但往往又是刚建立的单位所缺少的。康平医院多年来一直坚持加强制度建设,而且制定或修改制度时都让职工充分参与讨论,这样的制度职工才能心甘情愿地接受它的约束。各职能部门都将制度装订成册,并建立相应考核机制,使各项规章制度能落到实处。

(3) 抓契机,参与意识强。积极参与社会医疗机构"星级"医院评审,使医院管理更加规范化。康平医院建院三年时,就积极申报第一轮社会医疗机构"星级"医院评审,进一步向建立管理制度化、技术标准化、服务人性化、职能明确、运行通畅、保障有力地管理体系而努力。

(4)康平医院办院目标清晰。2013年医院制订了第一个五年愿景。让康平员工能清楚知道医院发展方向。医院愿景的提出,呈现了康平未来的美好画卷,也为医院管理提出了整体思路。

(5)重视抓学科建设。学科建设是医院发展水平的标志,康平医院2012年成功申报"抑郁症"为上海市社会医疗机构特色专病。医院通过抓学科建设,使医院专技学术水平提高,专病门诊量逐年上升,也为医院培养了一批年轻专技骨干。

(6)重视人才队伍培养。优秀的人才是康平医院的立身之本,康平努力打造学科带头人、技术骨干和后备力量三个层面的医生梯队,逐步填补人才断层,尤其注重对高素质年轻专业人员的培养,建立完善的人才培养激励机制,引入灵活的人员聘用制度、激励机制等,调动了员工积极性,确保了康平的稳健发展。

(7)重视抓医院品牌建设。康平医院的领导认识到,创品牌对于康平医院尤为重要,是医院发展的重要核心。因此,结合康平实际,集中精力培养自己的特色项目,如"抑郁症""心理咨询""康复""劳模工作室"等形成了康平的品牌特色。

(8)严抓质量管理。这是康平医院始终如一的重要工作,尤其是注重抓好基础质量、环节质量和终末质量管理。抓"三基训练"、抓疑难病例讨论等,由于康平对质量紧抓不放,所以多年来在上海市精神卫生质控中心考核一直进入优秀行列。

(9)康平医院加强多元化外部合作。近几年医院结合自身专业特色先后与上海高校协会、上海大学心理咨询中心合作,主编心理咨询师培训教材,现已成为多家单位的临床培训基地、实习基地、内观培训基地。医院通过与高校合作,为大、中、小各类学校培养了合格心理咨询师170余位,既弥补了自身的短板,又发挥了精神特色专科优势,并实现了业务发展。

(10)重塑医院文化建设。康平医院要做到健康平安,文化建设是灵魂。康平孕育了具有康平特色的文化,通过文化凝聚了一大批有志发展康平医院的康平人。康平医院文化的形成和积累是在医院发展过程中逐步形成的,康平人在康平文化的熏陶下已形成强大凝聚力和向心力,所以康平医院文化是康平医院最为宝贵的精神财富。

总之,康平医院以上10项亮点体现了康平医院办院方向明确、管理措施到位、医院发展成效明显,希望康平医院要继续运用现代医院管理理念,实施目标定位和差异化竞争,继续重视医院的品牌培育和建设,重视人才、科研、管理方面的投入,以获得更持久的发展动力,使康平能在新形势下不断持续、健康地发展。

十二、上海集爱遗传与不育诊疗中心——领跑中国辅助生殖医学发展赛道

院长心声

1997年,由复旦大学附属妇产科医院与美国遗传与辅助生育研究院合作组建的专科辅助生殖中心在上海呱呱坠地,取名"上海集爱"——"集爱心之源,圆生育之梦"之意。从成立之初"跟着跑",引入美国的先进技术,到现在"带着跑",拥有自主研发的发明专利,如今的集爱已经成长为一个锐意进取、斗志昂扬的青年,临床诊疗保持国内外一流水平,诞生了上海、华东地区甚至全国多个"首例"试管婴儿,自2018年起连续四年成为上海市取卵周期数、胚胎植入前遗传学诊断(PGD)周期数、累计分娩数"三冠王","领跑"中国辅助生殖医学发展赛道。所有成果都与集爱独特的管理模式密不可分。2020年,中国的不孕率已经上升到18%左右,分娩数量已连续4年持续下跌;同时,中国新生儿出生缺陷发生率达5.6%;而第七次全国人口普查结果显示人口老龄化程度正进一步加深。《"健康中国2030"规划纲要》将"人人享有生殖健康"列为重要决策部署,在"十四五"开局之年,面对人口长期均衡发展的压力,面对全国500余家人类辅助生殖中心的竞争,集爱更将通过自身管理创新,保障医院高质量、可持续发展。

上海集爱遗传与不育诊疗中心常务副院长　孙晓溪

发展历程

上海集爱遗传与不育诊疗中心(简称集爱)是由复旦大学附属妇产科医院与美国遗传与辅助生育研究院(GIVF)于1997年合作组建的辅助生殖中心,也是全国首批成立的中美合作专科辅助生殖中心。

(一)缘起:先行者

20世纪80年代,我国逐步开始经济体制改革,医疗卫生领域在此基础上提出"调动各方面的积极性发展卫生事业,支持个体行医"的改革思路,民营医院社会医疗机构由此起步发展。

在1978年世界首例试管婴儿诞生之后,生殖医学迈入了一条新的轨道。1988年,中国大陆首例试管婴儿诞生,中国生殖医学在张丽珠教授等先驱学者的努力奋

斗下,已经走到了跳跃式发展的前夜。

1996年10月26日,中美第七次科技协定签字仪式在中国驻美大使馆举行,原华山医院泌尿外科主任赵伟鹏教授与原五官科医院门诊部和中西医结合部主任项斯玲教授以在美华裔著名科学家的身份出席招待会。彼时,赵伟鹏教授已在美国首家专科生殖中心——GIVF任职,与试管婴儿之父罗伯特·爱德华(2010年诺贝尔奖获得者)研究工作团队中一名GIVF的CEO——约瑟夫·舒尔曼一起成立了国际部,准备开拓国际辅助生殖市场。

经卫生部多次组织美国考察,在时任上海医科大学副校长陈洁教授和上海医科大学附属妇产科医院院长刘豫阳教授的促成下,双方确定了合作意向,于1997年7月在美国签订了合同与章程。

1998年9月1日,经过1年多的国内外培训与筹备,集爱正式对外营业,率先将当时美国先进的全套辅助生殖技术引入中国,并进行本土化改造,吸引了来自全国各地的求子夫妇。

2000年,国务院体改办等八部门联合发布的《关于城镇医药卫生体制改革的指导意见》中提到,为了"进一步调动医药卫生工作者的积极性,优化卫生资源配置,提高医疗服务质量,国务院决定进行城镇医药卫生体制改革,促进卫生机构和医药行业健康发展,让群众享有价格合理、质量优良的医疗服务,提高人民的健康水平。建立新的医疗机构分类管理制度,营利性医疗机构依法自主经营"。集爱早在1997年便取得了中国外商投资企业批准证书与营业执照,该政策的发布为集爱顺利取得医疗机构执业许可证带来了有利的政策依据。结合集爱试运营的成功,上海市卫生局向国家卫生部呈交了《关于拟同意上海集爱遗传与不育诊疗中心补办执业许可的请示》,2001年9月3日,卫生部发文《卫生部关于同意建立上海集爱遗传与不育诊疗中心的批复》。集爱受到了医药卫生体制改革春风的照拂,由此走上正规化、现代化的蓬勃发展之路。

(二)使命:开拓者

对于面临人口老龄化和低生育水平的中国来说,妇幼健康尤为重要,是未来人口和社会发展的驱动力。自成立以来,集爱在保障妇幼健康的道路上不断奋进,从创立伊始年均600个取卵周期数,到如今近10 000个取卵周期数,集爱的周期数实现了飞跃式攀升,与此同时,稳定的试管婴儿成功率与口口相传的好口碑不断提升着集爱的声誉与知名度,吸引着越来越多有辅助生育需求的患者前来就医。截至2021年7月,总就诊人次近100万。

虽然立足上海,集爱愈七成患者都是从外省市甚至境外慕名而来,大多来自江苏、浙江、安徽等省,这也是集爱全面融入长三角大健康高质量一体化发展的成果。作为中外合作医院,集爱的服务团队具备良好的英语沟通能力,也有精通日语的成员,沟通零障碍,目前已很好地服务来自中国香港、澳门、台湾地区及美国、英国、德国、比利时、法国、日本等世界各地的患者近 800 人。

集爱获批开展的辅助生殖技术项目齐全:2004 年 3 月获批开展夫精人工授精技术(AIH);2005 年 11 月试运行常规体外授精-胚胎移植(IVF-ET)、卵胞浆内单精子显微注射技术(ICSI),并于 2007 年 3 月获批正式运行;2011 年 10 月试运行胚胎植入前诊断技术(PGD),并于 2013 年 1 月获批正式运行;2014 年 5 月试运行供精人工授精技术(AID),并于 2015 年 6 月获批正式运行。此外,还包括经皮睾丸/附睾精子抽吸术(PTSA/PESA)、胚胎冷冻复苏移植(FET)、辅助孵化技术(AH)及卵子冷冻技术、外周血及绒毛染色体检查、优生优育检查、生殖心理咨询等服务。

集爱拥有精湛的医术,先进的设备,致力于将生殖医学学科做专、做精、做细、做大、做强。2006 年,冷冻卵子宝宝诞生;2011 年,胚胎植入前遗传学诊断(PGD)婴儿诞生;2015 年,植入前胚胎遗传学筛查(PGS)试管婴儿诞生;2017 年,胚胎植入前单体型分析(PGH)试管婴儿和成功阻断 X-连锁重症联合免疫缺陷病的试管婴儿诞生;2019 年,罕见的成功阻断马方综合征和家族遗传性淀粉样变性周围神经病的 PGD 试管婴儿诞生;2020 年,同时阻断染色体平衡易位和单基因疾病的 PGD 试管婴儿诞生。一次次突破与创新,蕴含了集爱人的辛劳与心血。一个个医疗成果的诞生,代表着试管婴儿技术的日益精进。

通过高精尖的辅助生殖技术,让无法怀孕的家庭开花结果,集爱的工作就是让无中生有成为可能。在高新技术的背后,是集爱经验丰富、综合实力强的诊治团队。这个团队由女性不孕、男性不育及遗传科 3 个主要临床与实验部门组成,还有胚胎实验室、超声、护理团队等。目前,集爱共有员工 122 名,医师 31 名,其中正高 11 名、副高 10 名,博士 19 名、硕士 6 名;各类技术员 29 名,其中正高 1 名、副高 2 名、中级 16 名,博士 6 名、硕士 6 名;护理人员 25 名,其中中级职称 14 名。这支团结、默契、强大的队伍,用高效的就诊流程和贴心温暖的服务,竭力为患者提供更舒适的就诊体验,收获好评无数。

(三) 发展:攻坚者

近年来,全国的生殖医学中心犹如雨后春笋般发展起来,截至 2020 年年底,全国经批准开展人类辅助生殖技术的医疗机构为 536 家。面对竞争与危机,更加需要形成和发扬自身的特色与优势,提高诊疗水平和能力,优化服务方式提升服务效能,促进优生优育结构转型,推动医院高质量发展。为了形成自身特色,发扬自身优势,集爱积极面向科技前沿、面向人民生命健康,不断向科学技术的广度和深度进军。

在辅助生殖领域,反复失败等疑难杂症是诊治的热点、难点和痛点,对此,集爱积极联合复旦大学附属儿科医院,上海儿童医学中心,瑞金医院血液科、内分泌科、肾脏科,新华医院内分泌科,第九人民医院整形科,中山医院心内科,华山医院神经内科等医院及强势科室,打造遗传性罕见病医联体,多学科联合诊治单基因遗传性疾病。目前集爱已能够进行包括进行性肌营养不良、β地中海贫血、血友病、遗传性耳聋在内的130多种单基因罕见病的辅助生殖治疗,诊治病种数居华东地区前列。

2018年1月起,每月开展一次生殖遗传科疑难病例多科会诊,联合遗传性罕见病医联体的外院专家共同诊断遗传科接诊的复杂病例。患者及家属与专家面对面交流,对患者的基因检测报告进行重新解读、对可疑变异的致病性进行再评估、建议下一步的检查项目、制定下一胎的孕产管理方案等。截至目前,集爱已完成来自全国各地的共137例生殖遗传疑难杂症的多科会诊,造福百余家庭。

集爱在女性生育力保存领域进行了成功的探索。女性生育力保存技术包括胚胎冷冻、卵子冷冻和卵巢组织冷冻等。对于希望保留生育能力的已婚癌症患者,在手术和放化疗之前可先进行卵子冷冻,集爱已为6位需要保存生育力的患者进行卵子冷冻,她们平均年龄34岁,冷冻原因包括乳腺癌、卵巢肉胚窦瘤、乳腺肿块等。

近年来,卵巢组织冷冻移植技术受到了越来越多的重视,冷冻复苏移植后的卵巢组织不仅可以保留卵巢的内分泌功能,还有可能实现生育功能,不论对于年轻妇科肿瘤患者的保育治疗,还是对于其他有可能影响生育能力的妇科或非妇科领域的特殊疾病患者的治疗以及针对一些可能影响生育能力的特殊状况的处理,都有着十分重要的临床价值。目前全世界已经有160余例经冻存卵巢组织移植后出生的健康孩子,然而国内在这一领域的发展尚处于起步阶段。2018年,集爱着手开展卵巢组织冷冻研究,派医生和技术员赴日本圣玛丽安娜大学妇产科系学习卵巢组织冷冻技术,并与上海市人类生育力保存中心合作,进行患癌女性生育力保护,保留孕育后代可能性,进行卵巢组织冷冻,目前共冷冻22例,患者平均年龄30.59岁,冷冻原因包括子宫内膜癌、宫颈癌、外阴癌、卵巢囊肿、卵巢畸胎瘤等。

此外,集爱还为30余例宫颈癌、乳腺癌、卵巢癌患者进行助孕治疗;子宫内膜癌患者30例,成功率42%;早期子宫内膜病变89例,成功率52%。

管理运行

（一）董事会领导下的院长负责制

作为一家中外合作医疗机构，集爱管理模式上最大的特点是董事会领导下的院长负责制。董事会是集爱的权力机构，一年至少召开一次董事会议，决定集爱的一切重大问题。董事共 11 人，由中美双方各自委派代表，其中中方委派 7 名，美方委派 4 名；监事由中方委派，对董事、高级管理人员执行合作企业职务的行为进行监督。

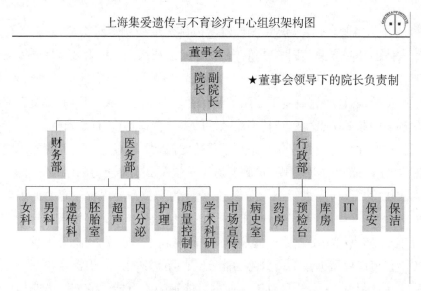

上海集爱遗传与不育诊疗中心组织架构图

★董事会领导下的院长负责制

上海集爱遗传与不育诊疗中心组织架构图

而在医院的日常运营中，主要由院长、副院长（中美双方各一名）、医务科主任、财务科主任、行政部主任组成的院务委员会进行管理，按照院务会议事规则，每周举行一次院务委员会会议，讨论医疗、科研、教学、管理等各项事宜，保障医院正常平稳运行。如遇重大事件，及时向董事会汇报。

（二）全面质量管理体系

人类辅助生殖技术涉及的安全问题、措施、理念等非常复杂，涉及多方面法律、伦理、社会难题。生殖中心的管理，是各种方案与技术，各个环节与流程，各种经验与医学证据的交织，易产生不可控变量，进而导致临床、实验室指标的波动。采用科学的质量管理与控制,建立稳定的质量控制平台,才能保障生殖中心技术操作的规范性及各方面指标的稳定性。

医疗质量是医疗服务的核心,是医院的生命,25年的实践让集爱积累了丰富的质量控制经验。集爱内部成立质量管理核心小组,由常务副院长任组长,医务科主任、女科主任、男科主任、遗传科主任、胚胎实验室主任、护士长任成员,建立较完善的全面质量管理体系(total quality management,TQM)、诊疗技术规范与质量控制标准,密切关注生殖的安全性和服务的精准性。

从临床与实验室的角度来看,安全性与成功率是关键。为了保障这两点,集爱建立了全面质量管理体系,包括技术规范的建立,诊疗流程管理,患者投诉管理,文件、记录与数据的管理,内部汇报系统等。

1. 每两周一次临床与实验室质控会议

在质量管理核心小组的牵头下,集爱每两周召开一次全体医技护人员参与的医疗质量分析会议,分析各科室的医疗质量,并进行管理评价。为了保障辅助生殖的安全性,提高成功率,集爱将医生分为3组进行比较分析,包括3组医生的工作量、患者纳入指征、COH方案的效率、IVF/ICSI/TESA的有效率、促排卵方案的比较、周期取消情况、胚胎复苏率、囊胚形成率、ICSI比例、新鲜胚胎移植成功率、FET成功率、OHSS发生率、累计妊娠率、活产率、种植率等。就相关问题提出整改措施,并跟踪、监督整改落实情况。

2. 每月各科室自查报告

在质量管理核心小组的监督下,每个月所有科室上交管理质控报告(门诊/手术量、年度月比、满意度、患者投诉、改进措施)、临床质控报告(临床数据与分析)、实验室质控报告(实验室数据与分析)、护理管理报告(岗位工作量)。

3. 风险管理

人类辅助生殖技术有其特殊性,为了确保安全性,集爱质量管理核心小组非常重视危急/突发事件的对策及处理,以及中心的风险管理。制定了药品、器材管理制度,接触配子、胚胎的实验材料质控制度,双盲和保密制度,病历管理制度,随访制度,自查制度,消毒隔离制度,差错事故管理制度,突发事件应急预案等,同时加强大数据时代的信息监管,保障医疗安全与信息安全。风险管理方面,集爱拥有双人核对制度和电子识别系统(指纹、图像采集身份识别、腕带防患系统),实验室环境和设备的监控及智能检测系统,操作过程及人员的风险管理。保障医疗质控科学化,紧抓医疗安全常态化,推动医院可持续健康发展。

4. 首诉负责制

患者的评价可以基本真实地反映医疗服务的质量。为了全面推行优质服务,完善服务措施,加强服务管理,提高服务质量,集爱制定了"首诉负责制",全体工作人员接到投诉均应热情接待、积极应对,不得以任何理由推诿拒办或置之不理,对于能够当场协调处理的,应当尽量当场协调解决;对于无法当场协调处理的,接待的部门或科室应当主动引导投诉人到医疗服务接待办公室;第一时间与患者沟通,涉及临床诊疗相关的,调查后请医务科进行耐心解释与开导,维护正常的医疗秩序,保护医患双方合法权益。另外,在每月精神文明调研中,针对患者提出的问题与意见,主动电话沟通,交流问题所在,切实提高患者满意度,提升集爱医疗质量与患者管理的能力。

全面质量管理体系的建立运行及质量管理核心小组的监督落实,使所有操作依照一个明确、全面而标准的规范进行,定期审查,尽量减少每一个变量的波动,建立了稳定的质量控制平台,集爱的质量管理因此有了良好的成效。

(三) 红色引擎党建引领

2011 年,集爱成立党支部,对于医院的整体发展、管理,起到了至关重要的引领作用。支部共有 22 名党员,党员班子由老、中、青三代组成,平均年龄 37 岁,其中,男性 7 名,女性 15 名;研究生学历占 77%;党员覆盖所有科室,均为医、技、护、行政各岗位骨干。

1. 牢握思想建设,着力打造学习型党组织,保持党员先进性

集爱党支部制度规范,党务公开,认真贯彻落实"三会一课"制度,每次组织生活做到"七有"——有主题、有签到、有讨论、有共识、有记录、有照片、有简报;坚持"四史"学习教育常态化、日常化,通过支部书记讲党课、"今天我上党课"主题微视频、"学习强国 PK"、原原本本读原著等形式,开展党员理想信念教育、党性教育、医德医风教育、纪律教育。

集爱党支部管理严格,纪律严明,党员发展、党员培训、党籍管理、党费收缴等工作扎实有效。支委班子重视落实"三关心一引领",充分发挥党员的先锋模范带头作用,将党支部的正能量辐射到群众中去。

2. 紧抓特色党建,着力打造创新型党组织,发挥支部创造力

集爱党支部最大的特点是"既严肃认真,又生动活泼",面对新形势、新挑战,集爱党支部解放思想、与时俱进,用创新的理念和思维引领党组织工作科学发展,形成党建特色,打造党建品牌,已圆满完成四期复旦大学基层党建特色项目。

同时,不断创新组织生活方式,丰富理论学习形式。例如,连续举办两届"两学一做场景化,百变党建情景秀",提高学习的实效性;举办垃圾分类知识竞赛,倡导绿色低碳生活方式;参观中共二大会址、四行仓库纪念馆、沙家浜革命历史纪念馆、

上海市档案馆等;观看红色戏剧《辅德里》、爱国电影《我和我的祖国》、红色舞剧《永不消逝的电波》等。通过多元、有特色的组织生活,增强团队的凝聚力和向心力。

3. 坚持群众路线,着力打造服务型党组织,扩大党务影响力

新冠肺炎疫情暴发伊始,集爱党支部第一时间参与成立防疫工作小组,全体党员担任预检分诊志愿者,在一线岗位为每位患者测量体温、询问流行病史;积极利用微信群等,为患者提供线上问诊服务,发布相关科普文章;通过上海慈善基金会捐赠1000个护目镜、580件隔离衣,全力以赴打赢防疫持久战。

集爱党支部注重实际,党建工作"接地气";融入日常,学习教育常态化;创新思维,党建活动有特色;立足本职,党建带动医院发展。努力建设成为一支规范、务实、创新、高效、活泼、充满正能量的队伍,充分发挥基层党组织战斗堡垒在推动发展、服务群众、凝聚人心、促进和谐中的作用,为加强医院管理奠定坚实的组织基础。

(四)学科建设促进临床发展

卫生事业作为一项民生事业,工作回报周期较长,短期之内也许看不到明显的成果。但是,这并不意味着社会办医可以短视、"唯利是图",只注重经济效益,而忽略自身的学科建设,无视长远的可持续发展。自成立起的每一年,集爱都会派技术骨干去美国GIVF培训,美方技术专家也会定期来集爱参与中心建设并传授经验和技术,使得集爱先进的治疗技术及时与国际接轨。

集爱始终坚持临床带动科研,科研发展临床,在实践中创新,在创新中突破,在突破中进步,积极营造创新氛围,提升科研创新能力,鼓励科研成果转化。近年来积极申请到国家自然科学基金、中华医学会、上海市卫健委、市科委、黄浦区卫健委、区科委、集爱院内等各级科研课题近百项,累计资助金额近2000万元;累计在《新英格兰医学杂志》等国内外核心期刊发表论文200余篇,参与出版8部学术专著;积极参加复旦大学上海医学院的妇产科教学、中华医学会、全国生殖学习班以及医院的相关学习班的教学授课工作;还参与了行业诊疗规范、指南的编写,如《中国高龄不孕女性辅助生殖临床实践指南》《关于胚胎移植数目的中国专家共识》等。

自2013年起每年举办集爱中美生殖医学高层论坛,每年都邀请几十位来自中国、美国、西班牙、瑞典、澳大利亚、日本等世界各地的辅助生殖医学专家齐聚一堂,为学员带来精彩的学术讲座和国内外临床与科研的前沿成果,从临床、实验室、生殖遗传、生殖免疫、生殖基础研究、腔镜技术及妇科合并症等多个方面,共同探讨生殖医学的热点问题,以进一步提高辅助生殖技术的安全性和成功率,关注辅助生殖发展的现状与未来,获得了学界和业界的良好反响。2018年起主办了两届妇产科

领域遗传性疾病的诊断与咨询学习班,围绕遗传学检测技术的临床应用及未来发展方向、妇产科领域常见遗传性疾病的基因诊断及处理、罕见病及疑难病的产前诊断、胚胎植入前诊断最新进展等主题展开深入探讨。

2017年2月,集爱诞生全球首批成功应用胚胎植入前单体型分析(preimplantation genetic haplotyping, PGH)的第三代试管婴儿,该技术利用连锁分析构建携带者家系的全基因组单体型,通过定位胚胎是否携带易位染色体单体型以及易位断裂点区域是否发生同源重组来判断胚胎的染色体状态,成功实现了正常型胚胎和易位型胚胎的精准区分,从而完全阻断平衡易位核型向子代的传递。同年10月,相关论文"The establishment and application of preimplantation genetic haplotyping in embryo diagnosis for reciprocal and Robertsonian translocation carriers"发表于 *BMC Medical Genomics*。2018年3年,集爱牵头全国11家医院成立中国 PGH 诊断技术研究联盟,推动 PGH 技术的多中心临床研究及成果转化,得到了国内外同行广泛认可。2019年1月,集爱自主研发的 PGH 技术获得了国家发明专利。2021年,联盟单位已增加至32家,已举办两届中国 PGH 诊断技术研究联盟年会,联盟已收治病例1500多例,出生近400名 PGH 宝宝,同时有100多名宝宝正在妊娠中,准确率达到100%。后续还在进行系列横向、纵向深入研究,还有4项相关衍生专利申请中。

集爱率先在国内临床开展针对不孕症患者的扩展型携带者筛查研究,2020年5月,集爱团队在国际 SCI 学术期刊《分子遗传学与基因组医学》(*Molecular Genetics & Genomic Medicine*)上发表"Expanded carrier screening in Chinese patients seeking the help of assisted reproductive technology"。该研究发现,46.73%的受检者携带至少1种隐性遗传病,近10%的受检者携带2种隐性遗传病,2.8%的被试个体携带3种或3种以上隐性遗传病。在接受筛查的夫妇中,2.26%被确定为生育隐性遗传病后代高风险夫妇。至今,集爱共筛查出148种隐性遗传病、180对高风险夫妇,包括双阳和女方携带伴 X 染色体遗传的隐性遗传病致病变异,其中有94对夫妻纳入了胚胎植入前单基因遗传病检测(PGT-M)治疗,进行有效的 PGD 阻断。

2020年8月,集爱团队在 SCI 期刊 *Science Advances* 上在线发表了文章"Disruption in ACTL7A causes acrosomal ultrastructural defects in human and mouse sperm as a novel male factor inducing early embryonic arrest",发现了男性遗传因素导致早期胚胎停育的第一个突变基因 ACTL7A,并明确了 ACTL7A 突变的致病机制;同时发现卵母细胞人工激活(AOA)技术能够成功克服因该突变导致的胚胎停滞,并使 ACTL7A 突变雄性小鼠获得健康子代,为这类患者提供了治疗方向。

把目光聚焦到全生命周期的起始点,从源头助力未来。临床上很难解释的疑难杂症,通过科学研究,可以追溯生命源头的"基因密码",探索发病机制和治疗方案,阻断疾病发生发展。集爱积极打通横亘在临床与科研之间的藩篱,打通医学科研临床创新链,让临床的切实需求落地落实,真正满足医生和患者的需要。

(五) 高效灵活的人才管理机制

科技的灵魂在创新,科技的根本是人才,卫生技术人才是医院生存和发展的关键。与公立医院相比,高效且灵活的人才选择与淘汰机制是社会办医的一大优势,但是,由于人才培养周期长、人员流动性高等现实问题,人力资源管理也是我国民营医院社会医疗机构发展的一大瓶颈。

集爱主要通过社会招聘广泛吸纳人才,医师大多来自公立三甲医院,有丰富的临床诊疗经验和较强的科研水平,高级职称占 68%,研究生学历占 81%;技术员团队较年轻化,也具备较强的科研能力,其中高级职称占 10%,中级职称占 55%,研究生学历占 42%;护理人员中中级职称占 56%。

集爱团队是一支具有创新能力,集临床和科研于一体的高水平、高素质、创新型人才队伍,非常注重人才培养和梯队建设,既有具备强大的医、教、研综合能力的学科带头人、领军人才,也有临床经验丰富、科研能力强劲的中坚力量,还有快速成长的储备人才、青年翘楚。同时,通过竞争机制,定期选拔具有扎实理论基础、丰富临床经验以及较强科研能力的人才到 GIVF 进行交流和学习,为持续建立创新型人才梯队储备青年人才,GIVF 累计培训 60 余人。除此之外,集爱还为人才提供其他国内外长期及短期培训机会,如美国贝勒医学院遗传咨询培训班、哈佛大学波士顿儿童医院医学遗传学与基因组学中心、西班牙马德里 IVI 生殖中心、日本圣玛丽安娜医科大学、香港大学玛丽医院等。因此,通过制定科学的人事制度,包括员工招聘、晋升和培训制度,建立人才培养机制,完善人才梯队建设,有计划性地进行人才甄选、培养与开发,为人才成长提供广阔的平台,社会办医人才培养周期长、人员流动性高等问题便迎刃而解。

(六) 生殖健康传播打响集爱品牌

科普是科学的广告。科普和科研就像是科学的两翼,两者都对科学的发展、社会的进步有着重要的促进作用。然而,与科研相比,科普往往容易被人们忽视。集爱利用自身专业优势,积极对标《"健康中国 2030"规划纲要》,热心大众健康传播,普及生殖健康知识,建立了包含医院官方及医生个人微信公众号、抖音、快手、微博、小红书在内的自媒体矩阵,以及报纸、杂志、电视、广播、网络等媒介组成的融媒体平台,通过原创科普文章、漫画、短视频、直播、视频博客(Vlog)等形式,为大众带来丰富多元的科普视听盛宴。

1. 完整的自媒体矩阵

在妇产科领域,辅助生殖起步较晚,尤其是在国内,大众对于试管婴儿的认知和接受程度并不高,甚至还存在很多困惑和误解。通过集爱权威的平台和医生专业的讲解,把深奥的医学术语转化成通俗易懂的科普,为患者和大众答疑解惑。

求子之路艰辛而漫长,与其他妇产科患者相比,不孕不育夫妇的心理更加脆弱,很多夫妇在治疗过程中常会出现沮丧、愤怒、内疚和孤立等心理状态,严重者会影响自身的受孕过程和质量。因此,医院会给予他们更多心理疏导和人文关怀。同理心能产生共情,除了科普,医院还通过医患小故事打动、感化患者的内心,使他们产生共鸣,从而对自己的就诊经历、治疗过程和不孕不育群体产生更高的认同度,健康传播与教育的效果才能事半功倍。科普也因此成为良好的医患互动、沟通的桥梁。

集爱微信公众号每年发布约 60 篇优质科普文章,目前已累计发布 400 余篇,且原创率高达 90%,粉丝数超 7 万,累计阅读量达到 240 万次,其中最高单篇阅读量超 2 万次。曾荣获 2017 年"上海十大健康微信公众号入围奖"。集爱官方快手账号目前粉丝量 6500,共发布短视频作品 19 个,累计播放量近 160 万,进行 3 场快手直播,播放量近 200 万,荣获 2020 上半年"快健康直播实力医院"(全国第二)。同时,鼓励、支持医生打造个人科普品牌,并由医院进行管理和监督。医生个人微信公众号、抖音、快手、微博、小红书上的生殖医学科普遍地开花。

2. 全面的融媒体平台

集爱会紧跟热点话题,并从辅助生殖角度给出最专业的分析;集爱每一次技术升级、每一位特殊宝宝的出生和医患新闻,集爱都会及时发送给各个大众媒体和医学专业媒体,借报纸、杂志、电视、广播、网络等媒介平台,提高生殖医学健康科普的辐射范围和影响力。

近年来,累计在纸质媒体《人民日报》《文汇报》《东方早报》《新闻晨报》等主流报刊上发表新闻报道、健康科普近 70 篇;《瞭望东方周刊》等杂志专访 6 篇;《夜线约见》《看看新闻》《七分之一》等电视采访 20 期;《活到 100 岁》等广播电台节目采访 5 次;东方网、新华网、新民网、人民网、解放网、澎湃新闻、上海观察等网络报道 600 余篇。集爱还参与了两季上海电视台大型医疗纪录片《人间世》的拍摄。

3. 多元的科普形式

除了传统的科普文章,集爱还积极探索丰富的科普形式,如漫画、短视频、直播、Vlog 等。疫情期间,主动利用快手等网络直播平台,进行线上的科普讲座,仅2020 年就已进行 66 期,惠及百万观众。

(七)人性化服务实现差异化竞争

随着全球化进程和中国经济、社会的快速发展,人民的物质文化水平日益提高,医疗服务需求也不断提升,社会办医在提供相应的优质、多元、人性化、个性化和特色化服务方面具有巨大的优势和潜力。

1. "以患者为中心"的人文关怀

作为一家社会医疗机构,集爱更加重视患者的就诊体验与满意度,始终坚持"以患者为中心",以便民、利民、惠民为根本点,在建设布局、就诊流程、宣教疏导、患者管理、服务反馈等每个环节渗透"以人为本"的服务思想。通过美化就诊环境,优化就诊流程,增强服务意识,加强人文关怀等改善患者就诊体验,提高患者满意度,为广大患者提供安全、高效、便捷、温暖、舒心的医疗服务。

集爱近 70% 的患者来自外地,考虑到辅助生殖诊疗的周期性和外地患者请假难、住宿难的问题,集爱医护团队努力改造、优化流程,在制订个性化诊疗方案的同时尽力缩短疗程,尽可能地为患者提供方便。在进行患者管理时,将标准化与个性化相结合,给予患者个性化方案的选择,及时为患者提供全周期、各阶段的信息,为患者提供更精细化的服务。集爱坚持每日为患者开展不孕不育的诊治与流程健康宣教,每日在微信后台回复患者提问,医护人员每日利用业余时间在患者微信/QQ群内答疑,增设导医岗位分流疏导患者、解答疑问,推出集爱 APP,便于患者预约挂号、诊间支付、查询报告等。

为了提高患者满意度,集爱坚持每月进行精神文明调研,至少发放 100 份调查问卷,请患者对所有岗位的服务质量、服务态度、礼貌用语、挂牌服务、是否收受红包等情况进行打分并点评,评比分数与排名于全院公示;设立精神文明奖惩制度,如被表扬或投诉,根据实际情况进行奖励或处罚,并及时根据患者反馈进行整改。2017 年,集爱还引入了第三方患者满意度调查,请第三方公司根据医院具体情况设计问卷,并请患者填答,根据详尽的调查结果逐一整改落实,如为了保护患者隐私,B 超检查室加装门帘等,真正将改善服务态度、提高服务质量落到实处。

2. 提供高端 VIP 特需服务

为了满足患者多层次、个性化的就医需求,集爱为有需要的患者提供 VIP 医疗服务,包括全方位绿色通道,门诊、手术、打针、抽血、B 超、取药等所有环节优先安排;一对一个性化服务,VIP 护理团队高年资护士全程陪同;高级专家点名手术,尽享优质且高效的 VIP 尊贵体验;实验室项目同样优先、优化,通过胚胎发育实时监控动态分析系统,用延时摄影技术实时动态监测胚胎,看到胚胎每时每刻的生长发育情况,使胚胎培养过程具有可追溯性,帮助胚胎学家更有效地选择胚胎。

3. 打造生殖健康公益品牌

社会对集爱的成长提供了各项支持,作为一家具有高度社会责任感的医疗机构,集爱还通过爱心公益的方式回馈广大患者。

为了加强出生缺陷综合防治,助力优生优育,集爱连续五年在"三八妇女节"、"9·12中国预防出生缺陷日"策划关爱女性、关爱家庭的"出生缺陷早预防,健康中国我行动"主题活动,免费为有需要的家庭进行健康宣教、遗传科义诊,并且免费检查外周血细胞染色体。2019年4月,启动"幸福家庭"隐性遗传病筛查防治公益项目,为申请接受隐性遗传病携带者筛查的受检者夫妻补贴2 000元,并为检测出双方携带同一致病基因(双阳)且接受三代辅助生殖治疗的夫妇补助10 000元。2019年8月,为了回馈社会与广大患者的信任,以集爱诞生30 000例试管婴儿为契机,集爱投入100万元成立"上海集爱遗传与不育诊疗中心辅助生殖帮困基金",旨在帮助更多辅助生殖困难家庭,成立至今已有13组家庭申请,经过严格的筛查审核,共11组家庭接受了集爱辅助生殖帮困专项基金的资助。2021年5月,为了帮助更多单基因遗传病患者家庭拥有健康的孩子,集爱推出免费帮助50个罕见病家庭完成PGT-M的活动。

此外,集爱还通过各种方式回馈社会。2008年汶川地震后捐款20万元;2010年青海地震后捐款20万元;2010年向嘉定现代农业园区捐赠1.5万棵树,并在公路边建亭立碑;2015起连续7年资助青海玉树藏区"二完小学"学生完成学业,邮寄崭新的衣物和学习用品,并"认领"5名家庭条件最困难的小学生,给予单独的资助;连续10年探望并资助退休困难职工等。

(八) 积极融入长三角一体化发展国家战略

集爱的发展本身便立足上海,辐射长三角,患者也多来自长三角地区,因而能够充分利用长三角资源,并为长三角服务。组建长三角党建微联盟,通过临床、实验室技术指导、科研扶持、人才培养、远程会诊、党建互动等,将先进的辅助生殖技术辐射到长三角各地区,对当地医护人员、患者进行生殖遗传健康知识普及,共同推动健康服务落地,惠及更多有需要的人群。

(九) 中外企业文化融合

企业文化也是一种管理文化。集爱的管理、运行、发展充分吸收了中美合作双方文化的精髓,实现了中外文化的融合,做到取长补短、共同吸收、开创特色。

以人为本的员工关怀管理是企业文化建设的一个关键方面,也是营造和谐氛围的重要手段。在追求工作质量与效益的同时,集爱也非常注重员工关怀,重视员工的精神文化生活,经常组织员工旅游、运动会、周年庆典等文化娱乐活动。通过良好的关怀机制,提高员工的工作积极性,保持更好的工作心态,增进对集体的认同感、归属感和忠诚度,增强团队凝聚力。

建 设 成 效 与 业 绩 展 示

(一) 荣获 2017—2018 年度"上海市卫生健康系统文明单位"

集爱积极推动"五型"——规范型、创新型、服务型、口碑型、示范型医院建设。着力打造规范型医院,文明建设常态化;打造创新型医院,全面发展科学化;打造服务型医院,便民利民实效化;打造口碑型医院,品牌形象优质化;打造示范型医院,先进典型标杆化。以精神文明创建工作统揽医院工作全局,以文明创建促进工作创新,用工作创新促进文明创建,最终实现守护人民生殖健康,圆万千家庭优生优育之梦的目标。

除此之外,集爱还荣获 2016 年和 2019 年"上海市社会医疗机构协会先进集体"、2019 年"上海市社会医疗机构协会精神文明十佳好事"称号;集爱女科主任李路医生荣获 2019 年"上海市卫生健康系统三八红旗手"、2018 年中国医师协会生殖医学专业委员会评选的"感谢有你-中国生育力呵护天使"称号;集爱男科实验室主管陈颖副主任技师荣获 2018 年"上海市十佳医技工作者提名奖"。

(二) 常务副院长、董事、集爱党支部书记孙晓溪教授荣获 2019 年"上海市教卫工作党委系统优秀党务工作者"

孙晓溪书记始终强调"党员亮身份、支部亮旗帜",党员是群众中的先进份子,身份要公开,插党旗、戴党徽、亮身份,接受群众监督,把党建工作真正地融入医院文化中。党建工作的主题是服务为本:服务党员、服务员工、服务患者、服务医院。党建与医院的业务工作不可分割,党务工作应该更好地支持、带动、促进医院的发展,提升医院的综合实力。除此之外,孙晓溪教授还荣获 2019 年"复旦大学优秀党务工作者"称号;在中国共产党百年华诞之际,集爱党支部荣获 2021 年复旦大学"先进基层党组织"的荣誉称号,以及复旦大学上海医学院"党建工作样板支部"创建培育单位,这是对集爱党支部 11 年来的基层党建工作的充分肯定。

（三）自主研发的 PGH 技术"一种鉴别染色体平衡易位携带胚胎和正常胚胎的方法"荣获 2019 年国家发明专利证书

"隐性遗传病因"染色体平衡易位携带者的外貌、智力和发育都正常，却会在生育过程中屡屡碰壁：反复流产、不孕不育，甚至生出异常胎儿。平衡易位是一种常见的染色体结构异常，由两条不同染色体发生断裂重接形成，可能是家族遗传，也可能是新发的，在正常人群中有 0.16%～0.20% 的发生率，在反复流产或者"试管婴儿"反复种植失败的患者中发生率则高达 5%～9%。PGH 技术可以成功实现正常型胚胎和易位型胚胎的精准区分，彻底终结染色体平衡易位，与目前国内外的创新方法相比，该技术准确度高，普遍适用于相互易位携带者和罗伯逊易位携带者，还能同时完成"PGH"与"PGS"，具有明显优势，是我国辅助生殖领域的又一重大突破。

（四）常务副院长孙晓溪教授荣获 2017 年"全国妇幼健康科学技术奖自然科学类一等奖"

发现导致人类卵子突变基因 TUBB8 并阐明了机制；发现第二个突变基因 TRIP13，进行非基因编辑的分子干预，逆转了疾病表型，为未来患者的基因治疗奠定了基础；发现影响人类胚胎基因组激活过程的基因 PADI6，揭示了人类胚胎发育阻滞的遗传学奥秘，推进了早期胚胎停育机制的认识及相应疾病的精确诊断。《人类卵子成熟障碍及早期胚胎停育的遗传学机制》荣获 2017 年"全国妇幼健康科学技术奖自然科学类一等奖"。

此外，集爱还曾荣获 2013 年"上海市卫生局辅助生殖优势专科"；孙晓溪教授荣获 2014 年"黄浦区专业技术拔尖人才奖"；集爱辅助生殖团队荣获 2019 年"复旦大学优秀医疗团队"；孙晓溪教授《人类卵子及卵泡发育异常相关疾病的遗传学研究》荣获 2020 年上海市科学技术奖自然科学奖一等奖。

（五）2020 年 12 月 23 日，诞生全国首例同时阻断染色体平衡易位和单基因疾病的第三代试管婴儿，一体化 PGT 技术平台上线（2020 年）

虽为"90 后"，董女士却在 25 岁前后遭遇了两次早孕期自然流产和一次生化妊娠，经检查发现她是染色体平衡易位。更加不幸的是，董女士夫妇还同时携带了 SLC26A4 基因的致病突变，该基因编码人体内重要的 Pendrin 蛋白，如果 Pendrin 蛋白功能失常可能会导致内耳和甲状腺异常，引起耳聋-甲状腺综合征或非综合征性听力损伤 DFNB4 型，临床上表现为先天性的双侧感觉神经性听力损伤，以及双侧前庭水管和耳蜗发育不良,也可导致儿童期或成人前期甲状腺肿大等。他们一旦怀孕,宝宝将有 25% 概率成为患者,50% 为携带者。

目前,业内普遍使用的 PGT 技术存在一定的不足:不同的指征,需要用不同的检测技术平台;即便是同一指征,不同的病种可能也要用不同的技术平台,操作相对复杂,要经过多次不同的检测,耗时长,缺乏适用于不同指征和病种的、统一的通用型 PGT 技术平台。为了解决这一困境,经过多年探索实践,集爱一体化 PGT 技术平台应运而生,这个生殖遗传检测界的"一网通办"整合了不同技术方法的优势,建立了简便高效的通用型检测平台,可以化繁为简,一次性解决多道难题。好在,在集爱一体化 PGT 技术平台的帮助下,董女士顺利生育一名健康的女婴,既不携带母亲的平衡易位,也不会患有耳聋或甲状腺肿大,实现了两种遗传病的同时阻断,这标志着集爱辅助生殖技术领域再次取得重要突破。

(六) 荣获 2018—2020 年连续三年成为上海市取卵周期数、胚胎植入前遗传学诊断 (PGD) 周期数累计分娩数"三冠王"

辅助生殖行业通常以一年里完成的"周期数"为单位,衡量一个生殖中心的体量。"取卵周期数"量大的医院,可谓辅助生殖业务量第一梯队。2018 年,集爱取卵周期数超过 9 800,2020 年 PGD 周期数超 1 500。试管婴儿成功率达 55% 左右,妊娠率领先且稳定。保障母婴安全始终是集爱辅助生殖治疗的重中之重。医生通过个体化促排卵方案和选择性单囊胚移植,为母婴的安全与健康保驾护航。据集爱随访统计,迄今分娩超 36 000 名"集爱宝宝",在健康与智力方面,试管婴儿与自然分娩的婴儿无明显差异,且试管婴儿出生缺陷率仅为 0.7%,低于中国自然怀孕分娩的出生缺陷总发生率 5.6%。

(七) 胚胎实验室成功创建 2019—2020 年度"上海市卫生健康行业青年文明号"

胚胎实验室是生殖中心的"高精尖"核心部门,作为一线"幕后英雄"操作着生命的起源,精心培育着人类的生殖细胞,日常进行卵子采集、体外受精、单精子穿刺、卵子及胚胎冷冻复苏、胚胎体外培养、植入前胚胎活检等辅助生殖相关技术。并致力于从事提高辅助生育技术效率及子代安全性的相关研究。以辅助生殖临床工作为基础,日常工作全神贯注,认真负责,所有步骤达到百分之百精准,保障辅助生殖的安全性。应用胚胎延时摄像动态观察系统,随时观察胚胎发育的形态及生长动态,提高辅助生殖成功率。

(八) 2021 年荣获第三批"上海市健康科普文化基地"

集爱热心大众健康传播,普及生殖健康知识,拥有完整的自媒体矩阵和全面的融媒体平台,用多元的科普形式,包括原创科普文章、漫画、短视频、直播、Vlog 等,打造生殖健康科普特色品牌。"集爱遗传与不育诊疗中心"微信公众号还荣获 2017 年"上海市十大健康微信公众号入围奖",集爱常务副院长孙晓溪荣获 2018 年中华医学会"传播健康心系大众"医学科普奖突出贡献奖,集爱快手账号荣获 2020 上半年"快健康医院直播榜全国第二、直播实力医院",集爱原创漫画《乘风破浪的胚胎》荣获 2020 年"上海健康科普优秀作品征集活动图文类二等奖",集爱原创科普纪录片《一个妈妈和她的蝴蝶宝宝》荣获 2021 年"上海市优秀科普作品"。

(九) 原院长兼副董事长、现名誉院长兼名誉董事赵伟鹏教授荣获 2015 年"上海市白玉兰纪念奖"

"白玉兰纪念奖"是上海市政府于 1989 年设立的对外表彰奖项,每年颁授一次,旨在鼓励和表彰对上海市经济建设、社会发展和对外交流等领域做出突出贡献的外籍人士。作为上海集爱遗传与不育诊疗中心原院长兼副董事长和美国遗传与辅助生育研究院副总裁,赵伟鹏教授为创建中国辅助生殖中心,推动中国辅助生殖技术的发展,以及为中美辅助生殖技术的交流,做出了重大贡献,成为中美医疗合作的桥梁,荣获"白玉兰纪念奖"实至名归,这也代表着上海市政府对于集爱成立及发展的认可。

(十) 投入 100 万元成立"辅助生殖帮困基金"(2019 年)

2019 年 8 月 4 日,上海集爱遗传与不育诊疗中心召开"30 000 集爱宝宝诞生暨集爱辅助生殖帮困基金成立"新闻发布会。为了回馈社会与广大患者的信任,集爱投入 100 万元,成立"上海集爱遗传与不育诊疗中心辅助生殖帮困基金",旨在帮助更多辅助生殖困难家庭,成立至今已有 13 组家庭申请,经过严格的筛查审核,共 11 组家庭接受了集爱辅助生殖帮困专项基金的资助。

发展思索

上海已经走在社会办医管理和发展的前列,社会办医的规范与繁荣有利于推动上海健康服务业集聚化、融合化、特色化、高质量发展,为上海建设成为"亚洲医学中心城市""具有全球影响力的健康科技创新中心"积极贡献力量。对于社会办医的发展,浅谈以下两点思考。

(一) 以数字化创新赋能智慧医疗

在中国新医改的大背景下,智慧医疗正在逐渐融入医疗行业、走进大众的生活。智慧医疗是一个平台开放、生态共建、持续进化的形态,通过云服务、大数据分析、人工智能科技等技术赋能智慧医疗创新服务,如互联网医疗、创新患者管理平台等,打造以患者为中心、各方共赢的智慧医疗生态系统,助力医疗健康领域的数字化升级,提升患者服务能力,提升公众健康管理水平,为医疗健康蓝海创造更多价值。

(二) 向社会办医开放更公平的配套政策

以上海为例,自 2009 年上海市社会医疗机构协会成立以后,已经充分发挥了行业协会等第三方监管与服务的力量,在人员职称评定和晋升、医疗机构评审、上海市卫健委科研课题申请、继续医学教育项目申请方面,提供了平等的机会,创造了优质的平台。

但是,在其他实际操作层面,阻碍社会办医的隐形"玻璃门"依然存在,比如一般省市的区域卫生规划对公立医院更有优势,导致社会资本难以进入医疗领域,公立医院较社会医疗机构在市场占有和医疗成本上有先天优势;再如,在上海市科委、申康等条线的课题申报中,社会医疗机构申报资格较少,即便有资格申请,申报的额度和中标率也无法与公立医院相提并论。

(审稿人:孙晓溪　撰稿人:戴心怡)

专 家 点 评

李善国　上海市优生优育科学协会(上海市妇幼保健协会)会长,国家卫生健康委妇幼司人类辅助生殖技术质量管理专家组成员、上海市人类辅助生殖技术专家委员会主任。曾任上海市卫生计生委疾控妇幼处处长、妇幼保健处处长、兼任上海市妇幼保健中心主任。

20 世纪 90 年代末,乘着我国改革开放的东风,站立在上海勇于创新的潮头,全国首家中美合作专科辅助生殖中心——上海集爱遗传与不育诊疗中心成立了。

1998 年 5 月 23 日,《新民晚报》头版刊登《中美"送子观音"手拉手,集爱遗传与不育诊疗中心将成立》一文,美国遗传与辅助生育研究院将与上海医科大学附属妇产科医院合作建立上海集爱遗传与不育诊疗中心的报道引发了上海乃至全国的广泛关注。1998 年 9 月 1 日,上海集爱遗传与不育诊疗中心正式开诊,据悉,不到半个月内预约登记的不孕不育患者就超过了 900 人。

集爱的成立具有划时代的意义,这是全国社会办医探索道路上的典范,也是我国辅助生殖技术发展史中浓墨重彩的一笔。这个中美合作办医的先行者,成为"第一个吃螃蟹的人",没有经验可循,只能"摸着石头过河",在"海纳百川、追求卓越"的城市精神肥壤沃土的孕育下,播种、生根、发芽,凭借敢拼敢闯敢创新的劲头,在生殖医学领域耕耘出一片新天地。集爱在全方位、各领域不断挺进:基层党建、医院管理、质量控制、学术科研、人才培养、健康科普、便民服务、医德医风、文化建设、爱心公益等,并形成了个性特色和先进模式,成为上海面向全球、引领全国、辐射长三角的一张"闪亮名片"。

近年来,中国辅助生殖技术治疗周期数每年超过 100 万;截至 2020 年 12 月,全国经批准开展人类辅助生殖技术的医疗机构达到 536 家,辅助生殖技术临床应用日趋成熟,医者妙手回春,造福千家万户,随着国家出台优化生育政策,释放生育潜力,为火热的辅助生殖赛道添了一把火。

2016 年《"健康中国 2030"规划纲要》中强调要"进一步优化政策环境,优先支持社会力量举办非营利性医疗机构,推进和实现非营利性民营医院与公立医院同等待遇,推动非公立医疗机构向高水平、规模化方向发展"。2020 年 6 月 1 日我国《基本医疗卫生与健康促进法》实施,明确规定:国家鼓励和支持公民、法人和其他组织通过依法举办机构和捐赠、资助等方式,参与医疗卫生与健康事业,满足公民多样化、差异化、个性化健康需求。有国家政策的指引和保障,为集爱的下一步发展增强了信心,夯实了根基。

在各级卫生健康管理部门的支持和指导之下,集爱一路走来,不负昭华、彰显丰硕成果;相信在全体"集爱人"的自强不息和不懈奋进之下,未来宏图可期。

十三、上海全景医学影像诊断中心——创新型一站式独立医学影像诊疗平台建设

院长心声

随着影像设备和诊断技术的飞速发展,医学影像在现代医学中的重要性愈加明显,其中 75%～80% 的临床诊疗依据来源于医学影像诊断,精准的影像诊断在临床诊疗中起到了关键性作用。大型三甲医院影像科设备完善,医生诊断水平高,但存在负荷过重、检查排队时间过长等问题,无法满足群众日益增长的就医需求。在新医改背景下,国务院办公厅颁布了《关于支持社会力量提供多层次多样化医疗服务的意见》等一系列鼓励和支持社会办医的政策,在国家鼓励多元办医的大环境下,全景医学影像成为经上海市卫计委批准试点成立的第三方独立医学影像诊断中心,参与了国家关于第三方独立影像诊断中心设置标准的制定和试点任务。

第三方独立医学影像诊断中心是指独立设置的应用 X 射线、超声、CT、MRI 及核医学 PET 等现代成像技术对人体进行检查并出具影像诊断意见的医疗机构,简言之,第三方独立医学影像诊断机构是将公立医院影像科、超声科、核医学科等功能科室整合到一起实现节约化运营,并作为独立法人实现基于医学影像学的医、教、研协同发展的创新型医疗机构,是提供一站式检查服务,出具权威、专业诊断报告的独立影像诊断平台。

医学影像诊断设备多样且各有所长,扫描方案丰富,很多病变需要联合应用多种设备,多项检查方能明确病变性质、精准分期和评估。而公立医院由于临床科室多、检查压力大以及学科侧重点不同,无法做到每个病种都精细化扫描、诊断,同时受制于影像相关科室间融洽沟通、人员编制、高端设备引进规划、扫描诊断时间有限等情况,影像技术改进存在一定的局限性。相较于公立医院,医学影像诊断中心开创了一站式影像检查服务新模式,能够整合各类医学影像设备特色特长,根据患者病情,融合各种检查方法、各种扫描序列优势为患者提供融合影像诊断方案,以达到精准诊断的目的。

独立医学影像诊断中心能够以自由灵活的机制,与各大公立三甲医院开展合作,根据不同科室临床需求,整合自身设备、医技团队、疑难病诊断等方面的优势,开展影像技术研发和改进,为临床诊疗决策提供支持,还可以与高校合作共建,搭建医工交叉合作平台,推动科研工作高质量发展。

独立医学影像诊断中心还可以联合产业上下游,实现产、学、研一体化发展。

充分发挥其在设备、生产、市场开拓等方面的强项,联合上游设备厂商、知名院校、公立三甲医院,资源共享高效协作,打通从科研模型到临床应用的高速通道,构建产、学、研用合作转化平台。

独立医学影像诊断中心打造了一个创新型融合影像诊断平台,以更灵活高效的机制,开创了影像诊断服务新模式,努力提高服务质量和诊断效率,加速医疗服务的升级和转型。随着互联网、大数据、人工智能等在医疗领域的发展与应用,智慧医疗将成为未来发展趋势,通过"互联网+医疗"的模式,第三方独立医学影像诊断中心能够把基层医院、公立医院以及非公立医院连接起来,实现跨区域先进设备的充分共享和专家团队的高效协作,加速了优质医疗资源下沉,增加了服务的可及性,让更多患者享受到优质、高效的服务。

上海全景医学影像诊断中心院长　张建

发展历程

(一)医院概况

全景医学影像是致力于疑难病诊断的专业医疗机构。作为精准影像的追寻者,深度健检的实践者、专属医疗的提供者,全景以精准影像诊断为主要技术支撑,以"专业立身、学术引领"为发展理念,执行严格的质控体系,为大众提供影像诊断、深度健检和专属医疗服务。

上海全景医学影像诊断中心于2015年6月成立,同年12月开业,是由原上海市卫计委批准的国内首家第三方独立医学影像诊断中心,上海市五家高水平社会办医疗机构之一,现已成为第三方独立医学影像诊断中心的标杆。中心设置了医学影像科和内科两个诊疗科目,其中医学影像科下设了5个专业,分别是X线诊断、CT诊断、磁共振成像诊断、核医学诊断、超声诊断,配备了全球前沿的"多模态"影像筛查设备——PET/MRI以及PET/CT、双源螺旋CT、MRI等一系列影像诊断设备,建设了一支以医学影像泰斗周康荣教授为首,高级职称专家以及青年医技人员相结合的专业人才梯队。

全景作为第三方独立医学量影像诊断行业的领跑者,创新地提出"融合"的概念,将医学影像各专业进行融合,同时推动临床与影像融合,通过"问计于临床",开展基于临床需求的影像检查,至今已形成一套完善的影像检查体系,涵盖从影像扫描流程到专家诊断、质量监控的一整套方案,助力临床诊疗服务。

全景积极参与各地科委、卫健委的课题研究、专利申请等,连续5年获得上海市卫健委科研课题支持。全景各中心积极开展各类新技术开发和改进,发表多篇SCI文章,多次参加国内外一流学术会议,累计获得知识产权174项。协同临床开展烟雾病多模态定量评估、PET/CT癫痫病灶定位、骶管囊肿与马尾神经关系三维可视化、肝脏脂肪定量分析、脊髓血管成像等一系列科研合作,受到各大医院临床专家的好评。上海全景医学影像诊断中心被评为上海市"专精特新"企业、入选2020年度上海市科技小巨人工程。全景已初步形成经济效益与社会效益并重、高新技术集成与创新模式并举的良好发展格局。

(二)发展历史

全景医学影像成立于2011年9月,公司成立之初起名世正医学影像。2015年第一家医学影像中心成立时,为了更好地配合医学影像的业态,更名为"全景医学影像"。在建立之初,为了找到适合的发展道路,公司组织团队去欧美考察,发现全美医疗影像诊断市场40%的贡献来自第三方独立医学影像诊断中心,而国内大医院人满为患、检查排队时间长、影像科医务人员及设备都有限,"看病难""检查难"成为百姓的痛点和难点,亟需一个集约化、集成化的专业医疗机构解决此问题。

2013年国务院《关于促进健康服务业发展的若干意见》明确提出"引导发展专业的医学检验中心和影像中心"。2015年《国务院办公厅关于印发全国医疗卫生服务体系规划纲要(2015—2020年)的通知》提出"建立区域医学影像中心,推动建立基层医疗卫生机构检查、医院诊断的服务模式,提高基层医学影像服务能力"。在国家多项政策的支持下,全景借鉴欧美模式,结合中国医疗的特点,打造出符合中国特色的第三方独立医学影像诊断中心。2014年,上海市卫计委根据国家相关文件,结合几家申请机构的实际情况,最终选定全景试点运营第三方医学影像诊断中心。

2015年12月,全景第一家医学影像诊断中心在上海徐汇区成立,成立之初即配备了全套前沿医学影像设备(包括PET/MRI、PET/CT、3.0T MRI和FALSH双源CT等),组建了一支由周康荣教授领衔的专业团队,制定了管理制度、工作流程、科研计划,并自主研发了相关的系统和配套软件。2016年,徐汇中心成立了技术研发中心,承担中心诊断技术支持、诊断技术研发和知识产权申报工作,同时与华山医院、中山医院,长征医院等公立三甲医院进行科研合作,攻克多项技术难题,为企业创新提供了有力的外部支持。

在上海发展成熟之后,全景希望将第三方独立医学影像诊断中心推广到其他更多中心城市,于是开始筹备杭州、广州、重庆中心。2017年,杭州、广州中心相继开业,2018年重庆中心开业,在规模扩展的过程中,学科建设、人才短缺问题成为主要制约因素,影响了企业的发展速度。全景在学科建设、人才培养等方面进行了一系列探索创新:属地化引进管理人才、相关领域专家、技术骨干,同时聘用部分兼职医务人员以满足业务发展需要;推行学科分组,组建学科带头人,搭建由学科带头人、副高以上主任医师以及青年医技护组成的三级人才梯队,打造每个中心的优势特色学科;建立和完善人才引进、考核和激励制度,保证人才队伍的持续稳定;同时与高校、三甲医院合作开展学科共建,提升学科能力和水平;举办继续教育项目和大型学术交流活动,提高人才队伍专业水平以及科研能力,一系列创新举措取得了良好的成效,使全景迈入了高速发展的阶段。

随着客户对健康检查以及对医学影像诊断多样化、个性化的需求,现有产品和技术无法很好地满足客户多元化的要求,全景不断开拓创新,自主研发新技术、新产品,设计推出了绿色深度健检方案,同时系统有计划地启动"问计于临床"项目,打造专科特色技术以及专精特新产品,进一步提升了企业竞争力。

为了更好地满足技术研发需要以及推动全景医教研的协同发展,全景与上海大学携手开启了校企联合的创新发展模式。在学科建设、科研、人才培养等方面开展深度合作,进一步完善全景医教研体系。随着管理运行模式越来越成熟以及学科、人才、技术等核心问题得到解决,全景开始布局更多城市,天津、北京、成都、徐州中心相继开业,目前已形成连锁化、集团化的运营态势。

(三) 全景特色

1. 配置高端设备,奠定"高诊"基础

全景配备了全球前沿的"多模态"影像筛查设备——PET/MRI以及西门子、GE、飞利浦的 PET/CT、FALSH 双源 CT、3.0T MRI、1.5T MRI 以及乳腺 X 线机、彩色多普勒等一系列高端医学影像设备,可筛查全身多种良恶性肿瘤、心脑血管疾病和神经系统疾病。

2. "一站式"影像检查,优化就诊流程

公立医院人满为患,医疗设备资源紧张,患者要想完成检查,就必须要经历挂号、排队、检查、再挂号等一系列繁琐复杂的过程,不但浪费时间,还有可能耽误疾病最佳治疗时机,而第三方独立医学影像诊断中心的出现打破了这种旧的诊疗模式,将影像科、超声科、核医学科等功能科室整合到一家独立医学影像诊断中心,同时配备 CT、MRI、PET/CT、PET/MRI 等高端影像设备,拥有一批专业影像诊断技术团队,患者不用奔波,即可享受一站式的精细服务,完成所有影像检查。从预约、检查到取报告,各个流程都非常快速便捷。

3. 临床影像问诊，设计检查方案

全景推行临床与影像医生联合问诊服务。检前，由高年资影像医生和临床医生对患者进行联合问诊。结合患者主诉、现病史、既往史、手术史、家族史以及以往检查资料等专业信息，考虑各类影像技术的优势和特色，为患者制定影像检查方案和扫描重点，并给予技师专业扫描建议；对于疑难病或重大疾病，开展多中心联合问诊服务，充分发挥各中心学科优势制定更精准的影像检查方案。

4. 创新融合影像，精准医学诊断

全景创新性地提出了"融合"概念，所谓融合，即临床与影像间的融合以及多种影像方法之间的融合，着力推动影像技术从单一影像到融合影像，整合各类医学影像设备的特色特长，融合多种扫描技术，为患者制定融合影像检查方案；利用自身技术将不同设备扫描的图像进行异机融合、解剖校准、多序列深度融合，从而达到最佳的检查诊断效果。此外，中心也将患者近期在其他医疗机构扫描的符合诊断标准的影像图像与中心扫描的影像图像进行融合配准，避免患者重复检查，增加经济负担，造成身心伤害。全景通过举办医学融合影像高峰论坛、开展"问计于临床"、临床病理影像联合读片（MDT）等形式，推动临床医学、影像医学和核医学等多学科融合发展，努力实现精准影像。

5. 绿色深度健检，守护患者健康

借助高精尖设备及先进的技术手段，深度筛查身体各个层面，可早期发现血管微小病变、重大心血管疾病，同时可对癌症和慢性病或潜在健康风险进行排查，做到及时防治。

中心围绕肿瘤和心脑血管疾病筛查，设计开发了"高诊无忧"专病筛查产品：全身磁共振（mMR）检查、肺部深度检查、乳腺三联深度检查、肝脏深度检查、胃部深度检查、脑卒中深度检查、心脑血管深度检查、痛风深度监测、颈椎深度检查、腰椎深度检查、膝关节深度检查、肩关节深度检查等深度健检方案，受到了患者的广泛欢迎和好评。

6. 专病特色技术，体现学科优势

与沪上公立三甲医院合作，立足临床和患者所需，积极展开针对专病的影像技术研发与创新，目前中心在肿瘤良恶性鉴别、神经系统及心血管等疾病诊断方向形成特色优势，推出了包括 PET/CT 烟雾病多模态定量评估、PET/MRI 癫痫病灶定位、脊髓血管 MRA 成像、肝脏脂肪定量分析、颈动脉斑块易损性评估（MR-VPD）、骶管囊肿马尾神经融合成像技术、肝脏三维可视化一体化成像、肝脏特异性造影剂普美显的应用、全身磁共振检查等一批特色技术，为临床诊断和治疗提供充分影像学依据，获得了临床的高度评价。

7. 打造云上全景，实现远程诊断

利用大数据和云计算技术搭建"全景云"平台，依托"全景云"合作医疗机构将影像数据上传至平台，由全景医学影像诊断中心的医师进行阅片审核，提供高质量诊断报告。针对疑难病例，全景医学影像诊断中心根据病例所属的亚学科组织相应学科副主任以上级别医师会诊阅片，提交会诊意见，实现远程诊断，促进优质医疗资源上下贯通、信息互通共享、业务高效协作，弥补合作医院影像工作人员数量和经验不足的短板，提升了合作医疗机构影像诊断水平。

8. 多学科联合咨询，解决看病难题

同时根据患者需求，提供多学科联合咨询服务。根据患者检查诊断结果，组织上海三甲医院 3 名以上相关亚专业学科的临床专家，针对复杂疾病情况，制定专业性的疾病诊疗方案，最大限度提高诊疗精准性，并安排诊疗方案的执行和落地（包括住院、完善检查等），缩短患者诊断和治疗等待时间，切实解决患者看病"末尾一公里"难题，让患者把握最佳治疗时机，提高治疗质量。

9. 影像报告解读，患者不再迷茫

检查后，由高年资医生进行一对一影像报告解读，分析病变性质、侵犯组织情况，给出详细的诊断意见和具体就诊建议，同时为患者答疑解惑，提供全方位、全流程健康服务。

管 理 运 行

（一）健全管理体系，不断提升医疗质量

1. 科学组织构架，提高管理效能

中心实行董事会领导下的总经理和院长双主管制，中心内部划分医务部、科教部、医疗部、护理部、综合办公室、财务部、客服部等职能部门，各中心总经理和院长有效配合、高效协作，领导和指挥各中心经营管理和业务活动。

2. 优化制度流程，狠抓医疗质量

根据影像中心的特点，制定了 11 项医疗安全核心制度及医疗设备、辐射安全、医院感染、医疗废物等管理制度。成立医疗质量管理小组，采取每月科室自查，每季度中心检查以及分析讲评等方式开展质量与安全管理工作，对发现的问题限时落实整改，确保医疗质量持续改进。坚持多样化的读片制度，通过疑难病例读片、随访病例读片和读书报告等方式学习交流，不断提高扫描技术水平和影像诊断能力。编制医疗急救管理制度和流程，定期组织急救演练、辐射安全演练，确保医疗

安全。制定了医疗风险防范预案,有效防控潜在风险,中心自成立以来,未发生过医疗事故和重大医疗纠纷。

3. 执行高标准质控,严把诊断质量

全景执行国际高标准的质量控制体系,推行专业系统分组、联合问诊、医生巡回上机扫描制度以及三级报告审核制度,形成了一整套完善的影像检查和质量监控体系。

专业系统分组:结合临床,执行全身系统五大专业分组——颅脑组、胸心组、乳腺甲状腺组、腹部组、关节脊柱组,组建学科带头人以及医技护纵向结合的亚专业团队。

联合问诊:影像专家和临床专家联合问诊,通过客户主诉的症状、过往病史、家族病史初步拟定客户的影像检查重点并予以技师专业扫描意见。

医生巡回上机扫描制度:影像医生巡回上机扫描,及时追踪,发现可疑病灶,进行更精细的加扫,为诊断提供更精准翔实的影像数据。

三级报告审核制度:由初诊医生书写报告,副高以上主任医生进行审核,学科带头人对疑难病例进行会诊讨论。

从流程到扫描,从影像到报告,每一个环节都追求精益求精,严格把控报告质量。

4. 执行"双盲"评审,客观质控检查

中心执行"双盲"质控评审,由医管中心全面负责中心日常质控工作,全力配合上海质控中心督查工作,不断改进质控质量。上海市质控中心定期采用"双盲"方法对中心进行质控评审,随机匿名抽调三级医院专家组成专家团队,医管中心则匿名随机抽取中心诊断报告,由专家团队对报告图像质量、书写规范性、诊断符合率进行审核评价。评审后,医管中心召开质控会议,对出现的问题进行分析,及时落实改进。双盲评审消除了人为因素对评审结果的影响,评审程序更为严格,评审结果更客观公正,有利于提高中心技术人员的质控意识,促进质控的不断改善。

5. 开通异地医保结算,便民惠民

上海全景医学影像诊断中心开通跨省异地门诊医保直接结算。异地门诊就医人员只需在参保地办理备案手续,持社会保障卡,即可在全景医学影像诊断中心进行就诊费用直接结算,就诊时只需支付个人负担的医疗费用即可,不仅减轻了患者负担,同时有效解决了异地就医跑腿报销的问题,便民惠民。

6. 提升服务质量,改善就医感受

中心工作人员牢固树立"以患者为中心"的服务理念,做到精细化、人性化服务。推行信息化服务系统,提供网上预约、电子报告查询以及网上咨询服务,提高服务效率。实行检前预约制,减少客户等待时间,检查前一天客服短信或电话通知客户,提醒饮食禁忌以及检查注意事项;现场为客户提供引导以及陪检服务,外地客户免费邮寄诊断报告,为外籍客户提供外语陪护和外语报告。完善便民利民设施,配备充电宝、雨伞、轮椅等便民用品。检查后客服部跟进随访,收集客户反馈,实行"服务投诉零容忍"制度,对客户投诉及时落实整改,不断提升服务质量。

7. 积极参加"双评"工作,共推行业发展

积极申请参加中国非公立医疗机构协会"信用等级"和"服务能力"评价工作,以"双评"为契机,以评促建,以评促改,不断加强中心内涵建设和质量管理,提升服务水平,争创行业标杆。

2020 年 9 月 22 日,中国非公立医疗机构协会医院对上海全景医学影像诊断中心开展信用等级与服务能力现场评价工作,对医院的诚信与信用建设、行政管理、医疗质量与安全、护理与医院感染控制、医院信息化建设、医院服务与文化建设、创新品牌等各个版块进行全方位多维度的检查评价。全景凭借着科学化、制度化、规范化的运营管理,荣获"能力评价五星"和"信用评价 AAA"级称号,获得了行业认可。

全景在收获肯定的同时,高度重视评价反馈,聚焦问题和短板,严格落实整改,达到以评促建、以评促改的目的。同时将双评标准融入管理实践中,推动医疗质量和服务质量持续改进,为打造有广泛社会影响力、有品牌知名度的示范性第三方医学影像诊断中心而努力。

(二) 注重学科建设和人才培养,医、教、研协同发展

1. 推行亚学科分组,搭建人才梯队

全景医学影像建立之初就重视学科建设与人才培养,组建学科带头人,搭建分级合理的人才梯队,专业的技术团队为临床和患者精准诊断提供了强有力的支撑,较好地满足医疗、科研、教学工作的需要。

各中心推行学科分组,根据临床专业划分为颅脑组、胸心组、乳腺甲状腺组、腹部组、关节脊柱组五大学科组,属地化引进相关学科权威专家教授,组建学科带头人、中高职称专家以及青年医技护纵向结合的人才梯队。上海全景医学影像诊断中心在学科带头人张建教授、朱玉兆博士的带领下,已连续 5 年获得上海卫计委科研课题项目支持。同时,全景各中心高效协作,集中资源开展学科共建,优势学科互补,提高全景各中心整体业务能力,做到"有明显优势,无明显短板"。

2. 培养融合影像人才,提高团队整体专业水平

引进人才的同时注重人才的"内生培养",充分发挥学科带头人传帮带的作用,

积极申报省(市)级科研课题,组建科研团队,制定科研任务,带领团队攻坚克难,同时给予青年人才帮扶指导,提高团队科研能力和水平。各学科组日常组织教学读片、轮转学习、专家教学、疑难病例讨论、临床影像病理联合会诊,不断提高学科能力,提升医生团队整体专业水平和疑难病诊断能力。

建立一套高效的考核和激励机制,充分发挥制度的激励、导向和保障作用,对有科研任务的员工,按其工作强度以及在研发过程中发挥的作用,实施不同的物质补贴,保证其在产品研发转化过程中无后顾之忧,专心从事科研工作。对有突出贡献的先进个人和团队在中心科技大会上进行奖励表彰,同时给予职称评定与人才落户支持,激发员工的科研动力,推动科技成果转化实施率。为人才团队免费提供培训学习、学术交流、继续教育机会,为年轻医生的业务能力提升,学历提升提供保障,也为公司的后续发展储备力量。

3. 重视学术创新交流,提升业内影响力

过去的几年,全景举办一系列继续教育与融合放射学、核医学、临床医学三大学科的高规格学术交流活动。专家多次参与美国核医学与分子影像年会(SNMMI)、欧洲核医学年会(EANM)、北美放射学年会(RSNA)等国际性学术会议,发表多篇 SCI 文章,科研创新能力比肩国内顶尖三甲医院。

4. 校企联合,完善学科共建机制

全景医学影像在发展过程中不断完善医教研体系,与高校合作,开启校企联合,共享双赢的创新发展模式。借助高校基础设施、理论研究等方面的优质资源,整合利用全景在实体布局、医疗设备、影像人才、诊断技术、病例数量等方面的先发优势,在学科建设、人才培养、技术研发应用和赋能基层等方面开展深入合作,用最高效的方式培养医学影像高端人才并实现医教研协同发展。

2019 年,上海全景医学影像诊断中心与上海大学签约合作建立了教学科研基地,上海全景医学影像诊断中心院长张建教授凭借高水平的专业能力和业界影响力被聘为上海大学特聘教授,联合培养医学影像人才。2020 年全景与上海大学进一步深化合作,成立"上海大学全景智能影像研究院",在全景医学影像徐汇、虹口两个中心挂牌建立"上海大学附属全景医学影像诊断中心",完善学科共建机制,搭建高水平科研合作平台。

5. 联合产业上下游,产、学、研一体化发展

全景在充分利用现有影像设备的功能基础上,保持软硬件设施的及时更新,购入新型设备、图像处理软件,提高影像诊断和开发能力。在发展过程中逐步深化产学研合作体系,与GE、西门子等设备公司以及科研院校、公立三甲医院等产业上游开展深度合作,共享设备、人才、研究成果,通过资源整合,高效协作,共同推动研究

成果临床转化应用,打通从科研到临床应用的全产业链条,实现产、学、研一体化发展。全景与长征医院、华山医院、仁济医院、岳阳医院、上海大学、上海交通大学、杭州师范大学建立了合作关系,协同临床研发了一系列针对专病的特色影像技术;同时联合科技公司、设备厂商研发包括影像云平台、人工智能影像诊断系统等核心产品。

6. 赋能基层医院,参与医共体建设

全景医学影像积极响应和支持国家推进紧密型县域医疗卫生共同体建设,开启了探索新医改背景下跨区域人才培养和技术合作的创新模式,赋能基层,助力分级诊疗。

2019年8月与台州路桥区卫健局签约合作,依托全景云建设医共体云平台,为其进行人才培养、教学支持、科研指导、影像科室建设等全方位的帮扶指导。陆续与阜宁县人民医院、黄山首康医院、高安人民医院、淮南医院东方集团总医院、金昌市人民医院签约合作,推动优质医疗资源下沉。

探索创新基层影像人才培养路径方法。2019年9月,为路桥区基层医疗机构的影像医师和技师举办了为期两个月的培训班。2020年8月,全景联合江西省卫健委、湖南省卫健委、上海大学、西门子(中国)有限公司举办了为期4天的《第三届全景医学融合影像论坛暨"战役"医学影像高级培训班》,来自江西、湖南近百名基层医学影像同仁参与培训学习,知名专家教授发表学术演讲、全景专家介绍影像新技术、组织疑难病影像病例讨论座谈会、带领学员参观西门子工厂及上海大学医工交叉研究院,受到了学员广泛好评和业界高度关注。

未来,全景将以影像诊断为切入点,以赋能建设为主要目标,继续深化拓展与周边县级医院的合作,逐步构建功能融合、区域覆盖、辐射全国的基层医疗机构服务体系,助力实现区域医共体"大病不出县"的目标。

(三) 专业立身学术引领,收获高水平科研成果

1. 开展"问计于临床",开发实用检查方案

全景坚持把"问计于临床"作为打造核心竞争力的关键抓手,积极开展亚学科的问计于临床,收集临床科室需求,重点开发临床需求的特色技术产品,推进新技术研发、转化和应用。

"问计于临床"项目自2018年启动,持续至今,综合运用中心现场参观、学术沙龙交流、多学科联合会诊、专题授课、新技术评审等形式,累计问计临床专家近400人次。对提高团队学科水平,开拓影像技术研发和改进方向具有重要意义。

"问计于临床"项目实施以来,已推动了40多项新技术、新项目转化应用,得到了临床专家和患者的一致好评,同时也促进了各类临床医学专家对全景医学影像的品牌认知,对独立医学影像诊断业态的了解,对中心人才、设备、技术优势的熟悉。

2. 开展"新技术评审",促进影像技术改进

影像技术来源于临床,服务于临床。自 2019 年开始,全景开启"新技术评审"活动,针对公司待开发、已开发应用的新技术举行《医学影像技术研发(改进)项目汇报评审会》,邀请公立三甲医院临床、影像医学与核医学专业的博导、主任医师参与评审,结合专家评审意见,进行影像技术优化改进,目前,全景已开展 40 多场影像技术评审会,已开发、待开发的临床新技术项目共计 119 项,涉及临床科室包括心内科、肝胆外科、胸外科、血管外科、内分泌科、呼吸内科、妇科、医学美容科等。已完成的项目采用图像对比、H5 链接、科普文章等形式对临床科室及公众进行分享传播,推动了影像新技术的开发和落地应用。

3. 推出专、精、特、新产品,打造核心竞争力

全景坚持自主研发创新,走创新型专、精、特、新的发展道路,致力于在自己的领域做专、做精、做强。以学科组为单位组建产品小组,落实研发任务,推动影像新技术、新项目研发应用,推出针对专病的特色技术以及"专、精、特、新"产品,打造影像中心核心竞争力。

目前,上海全景医学影像诊断中心已开发应用了包括 PET/CT 烟雾病多模态定量评估、全身磁共振(mMR)、颞下颌关节紊乱 MR 诊断评估、多模态融合磁共振断层血管成像(MRTA)技术的临床应用、脊髓血管磁共振血管造影(MRA)的临床应用、PET/MRI 在难治性癫痫中的应用、实影渲染技术(cVRT)的临床应用、多层螺旋 CT 三维重建在鼻骨、下颌骨整形中的应用等十余项影像特色技术的开发和落地应用,获得了临床和患者的高度评价。其中基于烟雾病多模态定量评估研发的影像技术"基于 ^{18}F-FDG 的模拟脑血流灌注参数成像方法"获得首个发明专利,并成果转化应用于临床,目前累计造福 1 000 余例患者。2018 年全景荣获上海市"专精特新"企业认定。

4. 打造医工交叉平台,推动科研成果转化

医学的创新发展,离不开工科技术的推动,医工交叉融合目前是医学与生物工程的共同热点,全景医学影像在医工交叉领域做了多方面探索创新。全景与上海大学深化合作,充分发挥上海大学在理科、工科以及生物工程方面的学科优势,打造高水平医工交叉合作交流平台,以学科交叉融合推动科技创新和科研成果临床应用。

2020 年 11 月 15 日,全景与上海大学联合,承办第二届上海大学医工论坛,来自上海大学、上海市三甲医院从事医工交叉研究的 150 余名科研学者,聚焦生物材

料、智能医学、医学影像三个方向,共同探讨医工交叉在老年医学、公共卫生、医学工程三大领域的技术创新及未来合作,影响力广泛。2021 年 1 月 10 日,举办了上海大学医工论坛第一届亚专业(骨科)交流研讨会,来自高校医工交叉研究院的专家学者与上海三甲医院骨科、脊柱外科的临床专家以及医学影像专家展开深度对话,广泛探讨了人工智能、生物材料等工程技术在骨科诊疗上的创新应用。未来,全景将继续与高校深化合作,探索创新,推动医工交叉融合型人才培养以及医工交叉领域产学研的深度合作。

5. 探索人工智能,加速行业发展

医学影像诊断结合人工智能(AI)是业界热点。人工智能对疾病进行智能化、可视化和精准定量研究,将持续提高医学影像诊断水平和效率,提升优质医疗资源可及性。

全景依托大数据分析和深度学习技术,瞄准互联网＋医学影像、人工智能＋诊断,专注于将基于机器深度学习的人工智能方法应用于功能和分子影像学多模态影像,推动智能精准影像实现。

目前,全景已经将"肺结节人工智能诊断系统""基于 PET/CT、PET/MRI 多模态影像的人工智能肺部肿瘤分级系统"成功应用于影像诊断服务,大幅度提高了影像诊断效率。此外,上海全景医学影像诊断中心已成功入选"2019 年上海市产业转型升级发展专项资金(人工智能)拟支持单位",获得上海市人工智能发展专项扶持。全景还入选了科技创新 2030——"新一代人工智能"重大项目《医疗影像国家新一代人工智能开放创新平台建设》,将联合其他 10 余家单位,完成推动我国在医疗影像人工智能领域技术创新、建设行业生态体系的总体目标。

建 设 成 效 与 业 绩 展 示

(一) 医疗服务量逐年高速增长

全景经过几年的发展,取得了良好的社会效益和经济效益,凭借先进的设备、科学严谨的诊查规范、知名影像专家领衔的专业团队、高效精准的诊断治疗和针对疑难病影像技术的研发能力,得到了临床和患者的高度认可,影像检查诊断量持续高速增长。上海徐汇中心 2016 年检查量 16 076 人次,2017 年检查量 36 082 人次,2018 年检查量 59 583 人次,2019 年检查量 74 620 人次,2016—2019 年均检查量46 590 人次。同时公司加大研发投入,2017 年,研发投入 502 万元,占比 4.4%,2018 年研发投入 1 300 万元,占比 6.2%,2019 年研发投入 1 224 万,研发投入占比

4.6%,科研投入和产出稳步增加,公司进入高速发展阶段。在未来的几年内,随着公司品牌知名度的提升、研发投入的增加、科研项目的顺利实施以及明确了精准诊断、AI+诊断、医疗大数据分析三大战略方向,中心的医疗服务能力和服务量还将持续快速提升。

(二)科研成果丰硕　奠定行业领先地位

全景秉承"专业立身,学术引领"的发展理念,注重科研培育工作和自主研发创新,坚持医、教、研协同发展,取得了丰硕的科研成果。累计获得 19 项政府立项资助:集团公司获得上海市张江管委会项目 1 项,徐汇中心连续 5 年获得上海市卫计委课题立项资助,获得上海市经信委项目 1 项、市科委项目 2 项、上海市张江管委会项目 1 项、徐汇区商委项目 2 项;获得浙江省科学技术厅项目 2 项、杭州市科学技术委员会项目 1 项、杭州市上城区科学技术局 2 项、上城区发展改革和经济信息化局项目 1 项;获得广州市卫健委课题 1 项。参与三甲医院联合课题研究 20 余项,开展自主研发科研课题 24 项。先后在国内外专业学术期刊上发表学术论文共 29 篇,在业界顶级学术期刊 *Radiology*、*EJ NMMI* 等 SCI 杂志上发表论文 12 篇,累计影响因子 100 多分;近 3 年先后有 16 篇论文(9 篇口头报告、7 篇壁报展示)入选北美核医学与分子影像年会(SNMMI),在全国名列前茅;2 篇(口头报告)入选北美放射学年会(RSNA),1 篇(壁报展示)入选国际磁共振年会(ISMRM);3 篇(壁报展示)入选欧洲核医学年会(EANM)摘要;10 篇入选中华医学会核医学分会和放射学分会摘要。累计获得知识产权 174 项,其中发明专利 12 项,实用新型专利 25 项,软件著作权 137 项;另有在审实用新型专利 6 项,在审发明专利 4 项,受理发明专利 5 项。科研工作的高质量发展,为全景医学影像打造国际一流第三方独立医学影像中心打下了坚实的基础。

(三)取得多项资质荣誉,获得社会高度认可

全景坚持以科技促进步,以创新促发展,重视科研与自主创新,经过几年的发展,影像检查量持续增长,品牌知名度不断提升,学术科研成果丰硕,获得了社会和行业的高度认可,取得了多项资质荣誉。

(1)获"高新技术企业"荣誉称号(2018 年)。

(2)获上海大学医学影像教学科研基地授牌(2019 年)。

(3)入选 2020 年度上海市科技小巨人工程项目。

(4)获评 2017 年度"徐汇区企业技术中心"企业单位。

(5)全景医学影像荣获 2018 年度第一财经·中国企业社会责任榜"杰出企

业"称号。

(6) 获 2019—2020 年度上海市"专精特新"企业称号(2019 年)。

(7) 获中国非公立医疗机构协会医学影像医协体中心称号(2019 年)。

(8) 被评为 2017—2019 年度上海市社会医疗机构"先进集体"(2019 年)。

(9) 荣获上海市医疗机构协会"抗击新冠肺炎疫情先进集体"称号(2020 年)。

(10) 被评为上海非公立医疗机构协会"能力评价五星"和"信用评价 AAA 级"单位(2020 年)。

(四) 践行公益,积极履行社会责任

中心在获得长足发展的同时,积极履行社会责任,始终恪守"发扬人道主义,弘扬民族扶贫济困"的传统,认真履行弱势群体的医疗救助职责,充分发挥自身社会效益。2017 年以来,上海全景每月安排知名影像专家周康荣教授、肖湘生教授开展免费义诊,缓解患者看病挂号难的问题。累计派出医务人员参加各类义诊百余人次。连续 10 年参加浙江省象山县政府组织的上海各大医院肿瘤专科专家义诊;2017 年进社区为高龄老人开展公益讲座养生防暑;2018—2019 年参与"情满赣江关爱巾帼"公益活动;2019 年举行"雷锋精神伴我行"活动,为虹梅街道居民提供免费健康咨询。

(五) 携手同心,共同战"疫"

2020 年年初,新冠肺炎疫情暴发,全景第一时间成立了新冠肺炎疫情紧急应对小组,陆续向援鄂医疗队、抗疫一线医疗机构、红十字会、省级和地市级驻沪办、街道社区等 100 多家单位进行捐赠,累计捐赠口罩、手套、护目镜、防护服、隔离衣、消毒液等各类防护物资总价值达 200 余万元。

为了缓解各大医疗机构因影像检查量激增带来的繁重诊断压力,全景医学影像免费向全国的医疗机构开放云影像协作平台,由来自全景各中心的影像专家提供影像咨询和解读支持。同时向患者开通免费远程二次影像解读及咨询服务,为各地有需要的民众排忧解难。

全景医生发挥自身专业优势,利用全景公众平台科普防疫知识,协助抗击疫情。中心多次召开会议部署工作,制定疫情防控工作方案、应急预案,各部门高效协作积极配合,保证院内工作安全有序开展。针对大量复工前和就医前肺炎筛查患者,CT 组医技护团队不辞辛苦,为患者安排检查、出具高质量筛查报告。

发 展 思 索

历经多年发展,社会办医已成为我国医疗卫生服务体系中的重要组成部分,是推动我国医疗供给侧改革的重要抓手,在满足人民群众多样化、多层次、高品质健康医疗服务方面发挥着越来越重要的作用。在新医改背景下,随着国家《"健康中国 2030"规划纲要》《关于促进社会办医加快发展的若干政策措施》《关于促进社会办医持续健康规范发展的意见》等一系列鼓励社会办医政策的颁布实施,社会办医发展驶入快车道,据国家卫健委数据显示,截至 2020 年 11 月底,全国医疗卫生机构数量达 103.1 万个,全国拥有 52.3 万余家非公立医疗机构,其中,全国社会办医院 2.3 万个,占全国医院总数的 66%,社会办医已进入了黄金发展期。

社会办医数量虽多,但依然存在着行业发展不规范、不平衡以及服务能力弱的问题,社会办医疗机构在学科建设、人才培养、医疗质量等方面都需要不断提升,随着"互联网＋医疗""医工交叉"等业界热点的出现以及人工智能在医学影像中的日益广泛应用,社会办医又迎来了新的机遇与挑战,第三方医学影像诊断中心如何创新管理,实现高质量发展? 面对热点趋势的出现,又是如何抓住机遇,促进发展? 希望全景的发展经验能够为社会办医带来启示。

(一)加强内涵建设,提升服务能力

过去 10 年,社会办医疗机构总量快速增长,仅从数量上看,社会办医疗机构在我国医疗机构中占比接近七成,已远超公立医院,但在诊疗规范、医疗水平、服务能力等方面与公立医院仍存在较大差距,社会办医服务总量仅占全国的 16% 左右,服务能力严重不足。社会办医疗机构亟需转变管理发展模式,实现升级转型,提升医疗质量和服务能力,进一步满足群众多样化、多层次的医疗需求。

社会办医疗机构要更新管理思想,树立科学管理理念,从过去的粗放式发展向集约化、精细化发展转变,由低水平扩张向重视内涵质量建设转变。结合自身背景和市场需求,明确市场定位,寻找正确的业务方向,创造差异化竞争优势。以内涵建设为抓手,加强依法执业,严格规范诊疗行为,树立良好诚信和市场信誉。完善落实好各项医疗质量安全管理制度、质控体系、院感制度、病案管理制度、医疗风险防范制度,确保医疗质量与安全。注重学科能力建设和技术创新,不断提高医疗技术和诊疗水平,满足患者的就医需求。加强行业自律,积极支持和配合中国非公立医疗机构协会医院信用等级和能力评价工作,以评促建,以评促改,全面推动医院管理水平、医疗质量和服务能力迈上新台阶。

（二）塑造专科品牌，连锁化发展

社会办医综合实力相对公立医院较弱，与公立医院错位竞争，差异化经营管理，发展"小而精"的专科医院和专科品牌将依然是社会办医疗机构的重要选择。不盲目追求规模效应，瞄准专科领域做深、做精、做细，打造特色专科、单病种专科，打造机构核心竞争力；同时在管理和学科建设上不断精进，不断提升医疗质量，凭借专科优势在患者口中形成好口碑，打造行业认可、患者信赖的专科品牌，实现健康可持续发展。

特色专科的诊疗服务体系，既能满足细分医疗市场的需求，又能降低运营风险，同时也具有很好的规模复制性，便于连锁化集团化经营。目前，已形成以体检、眼科、口腔、医疗美容为代表的专科医院多元发展格局，且形成了一批特色品牌，企业通过规模复制，成为特定专科领域的引领者。全景医学影像专注于疑难病诊断，以精准影像诊断为技术支撑，在影像领域精耕细作，同时重视学科建设和科研创新，经过多年的发展已形成连锁化、集团化的经营态势，取得了良好的社会效益和经济效益。

随着社会办医的规范发展、行业自律的建立以及社会办医管理理念和管理模式的升级转型，社会办医将实现由量变向质变的转变，实现品牌化、连锁化、集团化的发展态势。未来，随着我国步入老龄化社会阶段，康复、护理、医养市场潜力巨大，加上国家政策的鼓励引导，这些专科领域将成为社会办医拓宽业务，赢得口碑的重要赛道。

（三）强化学科建设，建立可持续发展的人才团队

学科建设是医院建设的核心任务，学科建设水平直接反映出医院的诊疗水平和学术地位。影像检查作为临床诊疗不可或缺的技术手段，其学科水平直接影响了诊断的精准度，影响临床的后续治疗和预后。加强学科建设，提升科研技术水平，不断提高疑难病诊断能力、提高影像技术诊断水平是打造影像中心核心竞争力的重要抓手。

社会办医要明确好学科建设目标，制定好学科发展长远规划，使学科研究方向符合医院发展要求、满足社会需求。建立完善人才引进、绩效考核以及激励机制，引进学科带头人、技术骨干，打造学科带头人、技术骨干和后备力量三级医生梯队，填补人才断层。充分发挥学科带头人引领作用，做好医疗、科研与人才培养工作，带动医、教、研协同发展。

在引进人才的同时更要注重人才的内生培养，形成"自我造血机制"，与公立医

院、高校合作共建，拓展人才培养路径方法，完善人才培养机制，建立可持续发展的人才团队。

积极参与学术交流，关注学科前沿动态，创造良好的学术氛围和科研氛围，提升青年医生学术水平，整合内外部资源，与学科相关院校、厂商、互联网平台等机构开展合作，实现对学科建设的全方位支持，形成产、学、研、用协同发展的格局。

（四）加快信息化建设，推动智慧医学影像发展

2018 年，国务院发布了《关于促进"互联网＋医疗健康"发展意见》，受政策激励，互联网医疗得以快速发展，而 2020 年新冠肺炎疫情，群众网上寻医问药，加速了互联网医疗的发展。疫情期间互联网医疗利好政策陆续出台，如互联网诊疗纳入医保、网售处方药有条件放开等，进一步助推互联网医疗的发展。未来，互联网医疗和线下的实体医疗将进一步整合与重构，有效推动我国优质医疗资源合理配置。

第三方独立医学影像诊断中心在发展过程中加快医院智能化、信息化平台建设，依托互联网＋医疗、大数据分析、算力及算法，打造智能医学影像"云平台"，实现远程阅片、远程报告、远程会诊以及人工智能研究。通过"云平台"将各级医疗机构连接起来，推动影像诊断业务的集中部署和管理，进而实现影像服务集约化、规模化、网络化运营，并借此积累大量的标准化影像数据，基于深度学习、强化学习实现人工智能精准量化分析，实现快速智能诊断，大幅度提升服务效率和诊断水平，推动影像服务升级转型。未来，越来越多的影像诊断工作将由人工智能系统替代，影像医生将实现由"知识储备型"影像诊断者向知识开拓者、影像技术研发者转型，同时给予患者更多的情感交流与关怀，推动医患关系进一步改善。

社会办医要充分利用互联网＋医疗，构建跨区域线上线下立体服务网络，实现医疗数据的互联互通、信息数据共享，为智慧医院的建设构建信息基础，实现医院的跨越式发展。

（五）科技引领进步，创新驱动发展

医疗的核心是用医疗技术解决患者需求，科研、科技创新是提高医疗水平的必然选择，也是社会办医高质量发展必然途径。全景自成立以来，一直坚持科技引领，创新发展，重视影像技术的研发创新。每年投入百万元级研发经费，推出专科特色技术，打造"专精特新"产品，凸显技术优势，提升影像诊断竞争力。

社会办医疗机构要时刻关注学科前沿技术动态，更新医疗设备，引进先进技术，不断提高诊疗水平和服务效率，满足患者就诊需求。重视技术创新，加大科研

投入,提升科研能力和学术水平。探索多元化合作路径,拓展内外部资源,与公立三甲医院、高校共同开展医疗技术项目合作,推动特色技术、特色产品落地转化,做到"人无我有,人有我精",提升企业核心竞争力。目前,人工智能已成为健康医疗的热点,社会办医要抓住机遇,科技赋能,创新发展,以医疗技术的提高带动服务质量提高,满足群众日益高标准的医疗需求。

(六)医工交叉融合,推动精准诊疗

医工交叉是目前医学及科研领域的热点,医工交叉,是将生命科学、临床医学、自然科学与工程科学等学科交叉融合、协同开展科学研究与应用的一门新兴学科,医学与工程技术的融合是未来医疗健康产业的发展趋势。医工交叉的重要成果之一就是医学影像,高端设备 PET/CT 和 PET/MRI 的出现让检查进入了多模态融合影像时代,让原来不可能做的检查成为可能。联合多种设备的异机融合以及多种扫描序列的多模态成像,将不同成像方式所获取的影像图像融合配准,最大限度地挖掘影像信息,实现精准诊断。

目前不少有实力的综合院校都成立了医工交叉研究院,并与医院开启校企联合模式,整合资源,推动医学与理工科的深度融合,推动大数据精准医疗、生物医药、高端医疗器械等医工交叉前沿领域的研究与应用,并在此过程中大力培养知识复合型、有能力解决医学技术实际问题的医工交叉人才。

社会办医要立足前沿,放眼未来,紧跟医疗产业发展趋势,整合利用临床资源,与高校、科研机构构建全方位战略性合作,努力打造医工交叉创新产业高地,推动医工交叉在药物研制、医疗器械、诊疗技术等方面取得突破,推动我国健康产业繁荣发展。

(审稿人:张建 撰稿人:杨扬 杨环球)

专家点评

王辉 上海交通大学医学院附属新华医院核医学科主任兼肿瘤中心主任,中华医学会核医学分会副主委,上海核医学分会荣誉主委,博士生导师。

全景医学影像是国内首家第三方独立医学影像诊断中心,是医学影像领域的领头羊。第三方独立医学影像诊断中心属于新兴业态,没有发展经验可供借鉴,全景从1家中心现在已经发展到了9家中心,难能可贵。未来几年内,规模还将不断扩大,业务量不断增长,发展势头很强劲,让我们看到了社会办医发展的动力和

活力。

全景医学影像的定位是致力于疑难病诊断,创建伊始,就组建了一支由周康荣教授领衔的专家技术团队,在质量控制上执行严格的标准,强大的软硬件设施,为影像中心的良性发展打下了牢固的基础。联合问诊、一站式检查及融合影像检查方案,做到了精细精准,为患者提供便捷高效的诊断服务,打造出了影像中心的特色。

学科和人才一直是社会办医的短板,严重制约社会办医进一步发展。全景能够持续快速发展,一个重要的原因就是学科建设和人才培养上做得比较好。组建学科带头人、中高级职称专家以及青年人才纵向结合的人才梯队,稳固的人才团队为学科建设、业务开展提供有力支撑。在学科建设中,重视专家教授传帮带,培养青年医学影像人才,同时通过校企联合,探索学科共建和人才培养机制,形成医、教、研协同发展的格局,促进了医院的持续健康发展。在发展过程中注重科研创新和学术交流,积极申报科研课题同时坚持自主研发创新,促进科研成果转化应用。连续 5 年获得了上海卫健委课题以及一系列优秀的科研学术成果,推出针对专病的特色技术以及"专精特新"产品,技术能力非常强,打造了核心竞争力。每年举行融合影像高峰论坛以及继续教育培训,为人才培养和学术科研提供了有利条件。此外,对外拓展多元化合作路径,与公立三级医院、高校、设备厂商等上游产业公司合作,为学科建设、科研以及人才培养提供全方位的支持,实现产、学、研一体化发展。这一点,值得民营医院借鉴学习。

全景在自身取得长足发展的同时,利用自身精准诊断优势,响应国家政策号召,赋能基层,助力分级诊疗。利用互联网+医疗,对基层医疗机构进行人才培养、学科建设以及远程诊断等全方位立体支持,提高基层诊断能力和水平,让基层老百姓也能享受到高效优质的医疗服务。建设分级诊疗体系是国家医改的重点,目前社会办医数量多,服务总量严重不足,融入分级诊疗体系,平衡医疗资源,是社会办医的责任,也是推动社会办医提升服务能效、实现进一步发展的路径。互联网、大数据以及 5G 技术为赋能基层提供了技术支持,民营医疗机构要积极探索合作方法路径,推动优质医疗资源下沉,助力基层医疗服务体系建设,在这一过程中,促进自身业务增长、品牌输出,实现企业进一步发展。

全景在发展过程中重视探索创新,开展"问计于临床"以及"新技术评审",与临床密切沟通交流,以临床需求开展新技术、新项目研发,打造"专精特新"产品;探索医工交叉合作模式,促进医工交叉融合发展。社会医疗机构要找准定位,在管理发展、学科建设以及提升诊疗技术等方面探索创新,不断提高医疗质量和服务能力,从而提升企业竞争力,推动企业实现跨越发展。

在收获经济效益的同时,全景也注重社会效益,积极履行社会责任,致力于公益慈善事业。在新冠肺炎疫情中累计捐赠物资总价值达200余万元。同时开展专家义诊、健康咨询和健康讲座等公益慈善活动,更好地回馈社会。社会医疗机构要回归医疗本质,不能片面追求经济利益。长远来看,不断提高医疗质量,提升服务能力,回馈社会才是生存和发展之道。

坚持"专业立身,学术引领"的发展理念,发扬全景的特色优势,牢牢抓住学科和人才建设,不断提升管理能力、技术能力和服务能力,打造优质社会办医品牌,服务更多人群,发挥好全景在医学影像诊断中心的引领示范作用。

十四、上海衡道医学病理诊断中心——服务便捷、数字创新、连锁覆盖的病理诊断平台

院长心声

服务于健康中国战略,病理是公认的疾病诊断"金标准",是指导临床治疗和预后评估最可靠的依据。近年来,得益于市场需求、技术进步、顶层设计等多方面推动,第三方病理迎来了前所未有的发展机遇期。

但与之伴随的,是病理学科一直以来客观存在的短板。一是人才缺口较大。由于培养周期长、责任风险大、劳动报酬低,年轻医学生不愿进入病理专业。相关统计显示,当前全国有执照的病理医生约 1.7 万人,缺口近 10 万人。二是病理资源分布严重不均。优秀病理医生多集中在大城市的大型三甲医院,而基层医疗机构,尤其是广大县域医院的病理人才极度匮乏。三是临床对于早期筛查、精准诊断的要求越来越高,病理能力的羸弱制约了临床能力的提升,更阻碍了"大病不出县"的落地。这既是包括衡道病理在内的全体独立第三方病理诊断机构的价值意义所在,也是我们要实现行业突破的责任所在。

自 2018 年 1 月 12 日运营以来,衡道病理扎根上海、面向全国,始终以病理为核心,力聚一孔、全面深耕,既是国内首批独立第三方病理诊断中心,也是目前国内单体较大的病理诊断机构及国内少数具备综合性病理服务能力的专业化机构。

衡道病理所拥有的这些身份,受益于上海市相关部门的大胆闯、大胆试、自主改。一个小插曲是,当初衡道病理注册之时,国家卫生行政主管部门的机构分类中尚无"病理诊断机构"这一类别,只能按"医学检验所"来申请。正是因为宝山区卫健委及时呈报、宝山区政府前置审批的同意批复,才有了上海市卫健委的核准批复,也才有了衡道病理的可能性。

三年多来,衡道病理在病理领域不断做深做强,主营业务和技术平台完全围绕病理为核心,在以病理为中轴的综合性业务建构上,满足临床、CRO、科研的专业化服务需求。同时,通过人工智能与医学媒体的能力配套,不断建构自身独特的服务能力和竞争壁垒,形成了"一体四翼"(临床诊断服务、标准化工业服务、数字病理与人工智能研发及医学教育新媒体)的紧密组织架构。

此外,衡道病理也积极参与了国家卫计委《病理诊断中心基本标准(试行)》的初稿拟定、意见征询和文件出台的工作。

"一年一小步，三年一大步"。依据这一规划节奏，衡道病理在新的 3 年里将紧密围绕深化医改的主基调，加速做好"服务下沉、产品闭环、数字创新、连锁覆盖"，闯出一条符合国情、服务民生的专业病理发展之路。

上海衡道医学病理诊断中心董事长　朱大为

发 展 历 程

2021 年 6 月，《国务院办公厅关于推动公立医院高质量发展的意见》再次提出，要引领公立医院高质量发展新趋势，其中首要一条就是加强临床专科建设。具体来说，是要"以满足重大疾病临床需求为导向建设临床专科，重点发展重症、肿瘤、心脑血管、呼吸、消化、感染、儿科、麻醉、影像、病理、检验等临床专科，以专科发展带动诊疗能力和水平提升"。

病理与检验、影像，三者并称为推动临床医学发展的三大支柱学科，作为疾病诊断的"金标准"，病理因为在抗击新冠肺炎疫情中发挥了重要作用，进而迎来了"春天"的信号。

2020 年 3 月 4 日，中共中央政治局常务委员会召开会议，研究当前新冠肺炎疫情防控和稳定经济社会运行重点工作。会议强调，加强病理学等基础医学研究，更好指导临床实践。

1. 政策背景

在疫情之前，伴随着个性化治疗、靶向治疗、精准医疗的不断发展，近年来病理与临床的关系已经越来越密切。例如，在肿瘤治疗中，精准的病理诊断能够帮助临床医生更好地判别肿瘤良恶性质、恶性肿瘤的分类和分级等；同时，通过找到"靶标"，也就是癌细胞中特异的癌变基因或基因组，可以为患者提供个性化治疗的靶向药物和用药剂量。

但是，病理行业的发展依然存在不少痛点和难点。最突出的，就是病理医生和技术人员的严重缺乏。高达 7 万～10 万的病理人才缺口，使得现有的病理资源更加集聚在实力雄厚的三甲医院，但三甲医院的病理医生工作任务也往往十分繁重。另外，部分二级医院虽然有病理科，但也只能承担一部分较为基础的工作，不具备复杂、疑难病理的诊断能力和配套检测项目的开展能力。而且，在基层医疗机构的病理科，"1＋1"模式是常态，也就是一名医生和一名技师构成一个科室。部分医生甚至不一定具备病理诊断资质，或者临时由医护人员转岗而来。至于小型医院，则根本没有能力成立病理科。于是，第三方独立病理诊断中心就有了应运而生的价值和市场空间。

2016年12月21日,国家卫计委发布《关于印发病理诊断中心基本标准和管理规范(试行)的通知》,鼓励社会资本建立独立第三方病理诊断中心。

2018年6月,国家卫健委《关于进一步改革完善医疗机构、医师审批工作的通知》又明确:在保障医疗质量安全的前提下,医疗机构可以委托独立设置的医学检验实验室、病理诊断中心、医学影像诊断中心、医疗消毒供应中心或者有条件的其他医疗机构等提供相关服务。

2020年12月22日,国家卫健委下发《抗肿瘤药物临床应用管理办法(试行)》,明确规定:医师应当根据组织或细胞学病理诊断结果,或特殊分子病理诊断结果,合理选用抗肿瘤药物。原则上,在病理确诊结果出具前,医师不得开具抗肿瘤药物进行治疗。2021年6月28日,为贯彻落实《抗肿瘤药物临床应用管理办法(试行)》的文件要求,指导医疗机构科学设定抗肿瘤药物临床应用管理指标,提高抗肿瘤药物临床合理应用水平,国家卫健委制定并下发《抗肿瘤药物临床合理应用管理指标(2021年版)》,文件明确指出:经组织或细胞学病理诊断确诊或特殊分子等病理检测成立的恶性肿瘤,才有指征使用抗肿瘤药物和抗肿瘤靶向药物。病理报告应具有可信性,需由具有相应资质的医疗机构出具病理诊断和检测报告,或病理会诊报告。这为衡道病理的发展打开了更多、更大的门。

在我国医药卫生体制改革之中,第三方病理也在助力医疗机构体系实现精细化管理,提高运营效率;第三方病理在助力促进优质医疗资源均衡布局、完善分级诊疗体系方面发挥着重要作用。

随着药品、耗材加成的取消,带量采购以及按疾病诊断相关分组付费(DRG)、按病种分值付费(DIP)等支付方式的改革,对于公立医院而言,药品、耗材转变为成本,依靠多做检查、多开药来获取收益、实现补偿的思路行不通了;粗放式管理也将遭弃,成本管控、绩效管理将成为医院的重点课题。医院需要提升自己的精细化管理能力,从原来的关注收入、扩大规模,转向更加关注成本控制、绩效增长。

2021年6月,《关于推动公立医院高质量发展的意见》再次提出,坚持和强化公益性导向,全面开展公立医院绩效考核,持续优化绩效考核指标体系,重点考核医疗质量、运营效率、持续发展、满意度评价等。

在分级诊疗+医保控费的医改大背景下,检验检查成为继药品之后的又一个控费重点。而独立医学实验室的成本和效率优势无疑十分契合当前的医改需求,独立医学实验室的发展自然会得到政策的助力。

在医保支付方式、公立医院绩效评价机制变革中,第三方病理也将迎来更大的发展机会。对于病理科绩效不尽如人愿的医院而言,与第三方病理中心开展技术共建，就可以进一步提升运营医院的管理水平，降低成本、提高产出。

2. 发展沿革

2017年，国家尚未提出第三方病理诊断中心的概念，既有的第三方病理诊断服务主要依托于医学检验所开展，但各个区规划名额基本已满。在与上海市及宝山区卫健委的接触过程中，衡道病理提出的"专注病理诊断、聚焦基层赋能"的思路得到了主管部门的肯定。

2015年年底，宝山区卫健委在接到衡道病理的申请之后，及时向区政府主管领导、市卫健委沟通协调，在充分评估衡道病理递交的建设规划和申请方案后，宝山区于2016年4月率先给予了前置审批的同意批复，随后，上海市卫健委给予核准批复，为衡道病理的战略发展抢得了先机。

2017年1月，衡道病理实验室依照国家标准动工建设，当年7月底建设完毕，9月试运行。

2018年1月12日，衡道医学病理诊断中心正式开业，成为获得独立第三方病理诊断中心牌照的综合性病理服务专业化机构。

管理运行

（一）锻造核心竞争力，推动全行业高质量发展

我国第三方医学检验中心起步较晚，直到20世纪90年代才零星出现。目前我国独立医学检验机构中有病理检测的机构在200家左右，水平参差不齐。

病理诊断是公认的疾病诊断"金标准"，是指导临床治疗和预后评估最可靠的依据。因此，相较医学检验、血透、消毒供应等，病理诊断的技术含量和资质门槛更高，更为依赖专业人员、技术平台、质控体系，对临床诊疗的意义更加关键。高门槛意味着高标准、严要求。但第三方医学检验现状是医学检验起步晚，服务项目同质化，以价格竞争为主。

衡道病理意识到，要破局这一掣肘，关键在于打造自己的核心竞争力，同时提升全行业的技术壁垒。

（二）核心竞争力一：聚焦病理，构建业务图谱

三年多来，衡道病理形成了"一体四翼"的紧密组织架构，临床诊断服务、标准化工业服务、数字病理与人工智能研发及医学教育新媒体4个领域齐头并进，飞速发展，成为目前国内少数具备覆盖全病理服务和配套能力的综合体。

与常见的"生化检验为主,附带病理服务"的第三方医学检验中心业务模式不同,衡道病理的主营业务和技术平台完全围绕病理为核心,在以病理为中轴的综合性业务建构上,满足临床、CRO、科研的专业化服务需求。

衡道医学病理诊断中心所拥有实验室的面积近6 000平方米,服务16个省市的500余家客户,是目前国内单体规模位居前列的病理诊断中心。拥有全系列自动化、标准化和智能化病理诊断技术平台,以及包括 FISH、PCR、DNA 测序等的多元化分子病理技术平台,IHC、多色 IHC、CyTOF 质谱流式、scWB 等全系列的免疫病理和单细胞蛋白检测平台,可以开展免疫组织化学与特殊染色、组织学病理诊断、细胞学病理诊断、分子病理诊断、肿瘤微环境检测、单细胞蛋白检测等多种项目。

衡道病理同时成立"疑难病理及亚专科病理专家组",构建13个亚专科(如淋巴造血、骨关节、软组织、消化、乳腺等),由53位顶尖病理专家分项担纲负责,"精准诊断、呵护生命",确保"专业、高效、权威、特色",让医患双方最大程度获益。同时,还提供肾穿刺活检、甲状腺穿刺、皮肤病理等特色病理诊断,并借助数字化病理网络,为间隔数千公里的地区提供基于远程数字化技术的病理诊断服务,包括数字远程会诊、代表病理诊断顶尖水平的术中快速冰冻诊断等。上海、北京两大独立诊断中心,汇聚京沪多地顶尖三甲医院病理专家,同步提供多样化的会诊及医事咨询服务,助力精准诊断与治疗,达到呵护生命的企业宗旨。

为加强专业化,衡道病理在上海诊断中心正式开业时,就同步建立了实力雄厚的专家团队。原国际病理协会中国部副主席、原中华医学会病理分会副主任委员、复旦大学附属肿瘤医院荣誉教授朱雄增教授受聘出任上海衡道医学病理诊断中心首席执业专家。

得益于国家卫健委《关于进一步改革完善医疗机构、医师审批工作的通知》,借助多点执业的形式,加上自己培养的自有团队,衡道病理拥有国内外顶级病理专家组成的会诊团队,皆有数十年的从业经验,保证提供最优质与可靠的诊断服务,同时构建老、中、青三代多层次的人才梯队,与国内知名病理专家形成紧密的诊断支持与教学培训合作模式。

目前,衡道病理自有的全职医技团队已达到一线大型三甲医院的规模,吸引了30多位国内顶尖病理专家前来多点执业,同时签约 20 余位一线会诊专家。

除了服务于医院和患者之外,衡道病理还为临床科研及药物研发提供辅助,推出了面向临床科研和药物研发的服务产品"衡科益",提供基于质谱流式技术和组织切片拓扑学的各种标准化和定制化单细胞蛋白质检测服务,通过更为丰富的细胞亚型和拓扑信息,帮助研究者丰富研究的维度,提升研究的精细度,以便更好地透视疾病,同时助力临床研发新的治疗模式和适用药物。

全面执行国际 ISO15189、美国 CAP 的标准与规范,衡道病理致力于打造病理诊断与技术的行业标杆,于 2021 年 12 月 10 日获中国合格评定国家认可委员会(CNAS)ISO15189 国家认可并获颁证书,衡道病理由此成为全国第 13 家获 CNAS ISO15189 国家认可的机构,也是首家通过 CNAS ISO15189 国家认可的非公立第三方病理诊断机构。遵循 CNAS、美国病理学家协会(CAP)的质量控制要求,衡道病理持续打造病理诊断的中国范本。

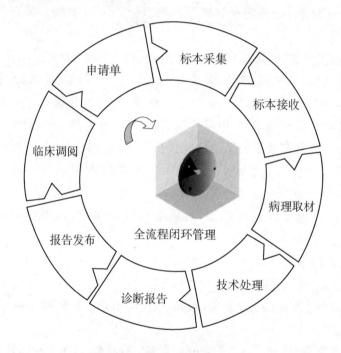

(三) 核心竞争力二:强化精准治疗的伴随诊断实力,打造差异化优势

在全行业提升质量的基础上,做出自己的特色和优势,是第三方病理诊断中心的核心竞争力。

伴随诊断是一个需要多环节严谨配合与验证的完整体系,有助于快速判断抗癌药物方案是否适合具体的患者,同时将基因与疾病状态、预后以及最终更有效的治疗联系在一起,已逐渐成为精准医疗中不可或缺的工具。

衡道病理以全系列分子病理检测技术平台为依托,为肿瘤的临床治疗提供强大的伴随诊断工具,通过肿瘤早诊和早筛、临床个体化用药、预后评估和肿瘤监控等方面的组合应用,实现肿瘤精准医疗的全程管理。

以程序性死亡受体1(PD-1)/程序性死亡受体配体1(PD-L1)为例,过去10年,中国与全球临床医学的发展趋势同步,免疫治疗试验进展飞速,几十项国内和国际试验不断将PD-1/PD-L1免疫检查点抑制剂推入临床,国家和地方的临床实践指南也在对新疗法的有效使用进行规范。作为PD-1/PD-L1免疫检查点抑制剂药物的疗效预测标志,PD-L1检测已经获得FDA批准作为免疫治疗的伴随诊断或补充诊断。基于先进、完备的病理技术平台,衡道病理具备提供多种伴随诊断服务的强大能力,尤其是在免疫治疗PD-1/PD-L1伴随诊断领域,具有十分丰富的实验操作与管理经验,PD-L1诊断量高达全国第三方送检量的1/3。衡道病理推出了个体化PD-1/PD-L1免疫治疗检测产品"衡普益",联合PD-L1和高度微卫星不稳定(MSI-H)/错配修复缺陷(dMMR)检测,有效降低单一指标带来的漏诊问题,并由三甲医院病理主任医师出具诊断报告,权威性和可信度极高,是A级技术平台+A级检测技术+A级诊断报告的"3A金标准"产品。早在2020年1月,衡道病理和安捷伦就开始了"PD-L1 IHC 22C3 pharmDx第三方检测标准化"项目的合作,通过输出"标准、稳定、可追溯"的质量控制体系,解决免疫治疗伴随诊断规范性问题,并将秉持"精准用药、诊断先行"的理念,通过对样本处理、检测平台、质控体系、判读标准、报告模板、系统支持、数据分析等服务环节的全流程统一标准和规范服务,为患者提供"可及、可靠、可信"的PD-L1检测,从而有效支持临床医生用药判断的准确性,使更多中国病患获益。

2021年1月,经过双方长达六个月的共同努力和安捷伦的评估,衡道病理中心实验室成为中国首个"安捷伦PD-L1伴随诊断示范实验室",并于2021年4月27日正式授牌。

(四) 核心竞争力三:数字化智慧病理解决方案赋能各级医疗机构,助力药物研发

数字化病理是指将计算机和网络应用于病理学领域,是一种现代数字系统与传统光学放大装置有机结合的技术。国内已经有多所高校、医院及其他科研机构建立起数字化病理系统的可视化数据库。诸多大学采用数字化病理系统进行经典教学切片和疑难病例切片的扫描,建立起统一的形态学数字化病理网络教学平台;国内一些大型医院的病理科和中心实验室也已经建成数字切片库,用于远程病理会诊,并尝试性地开展联合诊断。

同时,依托于人工智能的发展,数字化病理信息的判断,能够在更加高效、智能化的检测中提高诊断的准确性,从而满足现代医疗发展需求,提高基层医院病理诊

断水平,促进分级诊疗政策落地。

通过全玻片数字扫描技术形成数字化切片,医生通过计算机显示器进行阅片,在完成对传统显微镜阅片形式升级的同时,可开展基于互联网的病理远程会诊和冰冻切片远程诊断。衡道病理的"远程术中冰冻专职团队",年均阅片会诊量超过1万例,可以快速出具权威术中冰冻病理诊断报告。

2020年,衡道病理以自主创新为基层赋能,基于人工智能以及5G技术,倾力研发了"5G全科数字化智慧病理解决方案"。该方案以集成衡道病理自主研发的全部数字化软硬件产品"智慧病理全流程创新平台"体系为依托,聚焦我国县域医疗体系的发展痛点,围绕病理诊断的多层次、多维度需求发力。

该智慧病理全流程创新平台包含"两硬件、六系统":"两硬件"指智能病理取材台和数字切片扫描仪,用于在病理切片制作和病理诊断场景中实现制片流程高效辅助和远程协助,提升病理医师的效率。"六系统"由构成智能病理信息管理系统的科室管理系统、质量控制系统、远程会诊系统、数据管理系统等组成,能够实现病理中的全流程无纸化、条码化、结构化的智能闭环管理,建立全流程的质控指标及质控评级,整体升级现有病理诊断管理流程。另外,还包括研发数据清洗系统、教育教学系统、数据标注系统,以及人工智能辅助系统,充分利用积累数据,发挥数据的最大价值,辅助病理医生诊断,赋能整个病理行业。

在衡道病理的智慧病理全流程创新平台上,上述"两硬件、六系统"构成智能病理硬件、智能病理信息平台以及病理大数据平台三大组件,以此构建全流程智能化的病理中心。

具体而言,这套方案一方面以面向基层医疗机构的应援式病理诊断服务体系"即时呼™"为抓手,提供包含取材指导、远程诊断、专家会诊,以及病理教育、病理硬件建设等在内的特色服务矩阵,让基层医疗机构进行"模块化"选择,"拼图式"地构建出相当于三甲医院水平的病理诊断服务能力。

另一方面,以基于人工智能的病理诊断与报告系统为抓手,通过全数字化病理切片管理和全流程质控管理,助力三甲医院病理科的数字化升级。这一解决方案中,衡道病理自主研发的硬件包括苍牛™(Blue Cattle)系列5G智能取材台等,能够满足基层医院取材、术中快速冰冻等所有需求;自主研发的软件包括病理科室管理与质量控制信息系统(Histo-PIS)、智慧病理远程诊断云平台(Histo-PCP)、全数字化病理数据管理与人工智能辅助诊断平台(Histo-SmartPath),兼容国内外所有主流品牌的数字切片扫描仪,能够帮助基层医院病理科实现全面的信息数字化,满足远程诊断所需要的基础建设。据不完全统计,衡道病理数字化产品所包含的核心技术已申请5项发明专利、6项实用新型专利及20余项软件著作权。

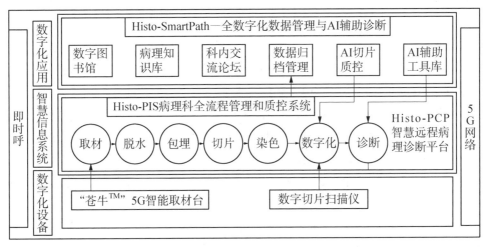

衡道全流程智慧病理解决方案

这套包含多项专利和软著成果的解决方案,可以根据需要,灵活运用于病理行业的多个场景,分别满足三甲医院和基层医院的不同需求。

比如,2020年末上海申康医院发展中心主持开展的《基于人工智能的病理诊断与报告信息系统》建设项目成果揭晓,由衡道病理承接的子项目顺利完成验收,并荣获上海申康医院发展中心2020年度"医联工程优秀应用奖"。整个项目自2020年5月底启动,12月1日验收,历时半年。项目主要包含病例管理、标注管理、切片管理、人工智能辅助识别、病理质控、数字病理图书馆等六大子系统。再比如,衡道病理通过学科共建模式或者医联体共建模式,帮助基层医院具备相当于三甲医院的病理诊断水平。事实上,这一项目是衡道病理自主设计研发的"5G全科数字化智慧病理解决方案"的一个典型应用。而这套包含多项专利和软件著作权成果的解决方案,可以根据需要灵活运用于病理行业的多个场景,分别满足三甲医院和基层医院的不同需求。从2018年衡道医学病理诊断中心正式运营开始,合作医院机构数量以每年翻一番的趋势增长,尤其是2019年较2018年涨幅更是达到236%。截至2021年6月底,衡道病理已经服务医疗机构近300家,遍及安徽、浙江、江苏、山东、河南、江西等20多个省市,最远到达距上海5 250千米的新疆喀什地区。

2020年9月,衡道病理携"5G全科数字化智慧病理解决方案"亮相中国县域健康大会,"给您一个自己的三甲病理科"主题布展深深打动了与会院长们,数十家县级医院当场确定合作意向。

通过5G智慧病理解决方案,衡道病理协助基层医院解决术中冰冻、疑难会诊等难题,同时协助医院建设管理规范、项目齐全、质量控制严格的高水平病理科,对临床起到强有力的支撑。

比如,衡道病理与安徽省界首市中医院开展技术协作,在衡道病理诊断中心专家远程指导下,医技科室与临床科室密切配合,首例"右侧颈部淋巴结清扫术"成功完成,标志着界首市中医院病理诊断技术水平又上了一个新的台阶。

衡道病理携手安徽省芜湖市繁昌县中医院共建病理科,协助医院进行远程病理数字化平台的建设,成功完成远程术中冰冻诊断。繁昌县中医院首例"快速冰冻病理切片远程诊断"的成功开展,标志着县域病理科服务能力的提升。《健康报》于同年 8 月 7 日刊发专题报道,将此项合作定义为"医技科室与临床科室合作的典范"。

衡道病理持续加强产学研合作,数字化病理诊断联盟战略赋能药物研发。衡道病理拥有来自爱丁堡大学、诺丁汉大学、加州大学戴维斯分校(U. C. Davis)、复旦大学等国内外知名高校的人工智能研发团队,在数字病理与人工智能研发有超过 5 年的技术积累,已经形成一套完善的、覆盖病理图像各层级的算法栈。

2020 年上半年,衡道病理联手合作伙伴中兴通信建设全国首张基于 5G 技术的病理诊断服务网络,依托 5G 新平台,可以将"快速诊断、日常会诊、远程教学、病理人工智能"落地,实现"一揽子"应用升级,尤其将为对于时间极度敏感的"术中快速冰冻诊断"带来全面的服务革新,大大提升合作医院诊断和手术效率,持续推动"集约化、中心化、数字化、智能化"的病理诊断能力覆盖,从而助力国家医改"分级诊疗"政策的落地。

衡道病理是商汤科技关于病理人工智能的战略合作伙伴,衡道病理依托人工智能专业团队和技术储备,联手知名三甲医院开展科研合作,运用自身作为病理诊断机构所具有的大数据优势和丰富的落地场景,构建整个病理行业在人工智能时代的基础设施,为病理医生提供智能化辅助工具,提升诊断效率。双方联合研发的消化道病理辅助筛查平台,胃肠镜活检病理良恶性分类准确度超 98%,结合人工筛查可做到零漏检。并于 2021 年底,联合商汤科技、上海电信、瑞金医院、同济医院申报"上海市促进产业高质量发展"重大专项。

衡道病理拥有专业病理数据标注平台,开放标注数据集,为病理人工智能赋能;同步建设大规模的病理人工智能训练资源库——PathHub™ 肿瘤病理大数据平台,已积累超 40 万数字病理切片及结构化病例数据,覆盖所有主流癌种,其中标注切片数十万张,以高质量的数据和专业的标注能力跻身中国人工智能医疗企业的前列,所自主研发的 PD－L1 肿瘤免疫治疗辅助诊断、免疫组化定量分析平台有效提升了病理医生的诊断效率。

衡道病理持续加强产学研合作,强化科研成果转化与落地。衡道病理与东华大学计算机学院成立"医疗大数据与人工智能联合实验室",与上海交通大学医学院病理学系共建开放式病理教学图谱,同时与复旦大学附属肿瘤医院、长征医院、松江区中心医院等共同研发病理人工智能辅助诊断模型。

与此同时,衡道病理先进的数字化病理诊断技术,也在助力药物研发。

在药物开发过程中,临床前 GLP 病理学和肿瘤学临床试验是非常重要的环节,常规病理是其中一项有力的技术支撑。衡道病理使得传统病理搭上数字化与人工智能的现代快车,在实现病理切片数字化的基础上,持续优化对于肿瘤的定性评估以及肿瘤微环境信息的获取等,对药物开发进程可提供实质性的帮助与推动。衡道病理基于数字病理的药物研发相关服务和解决方案,可通过数字病理或人工智能技术来提升药物研发的效率和精准度。例如,通过多重免疫组化对肿瘤微环境进行分析,再结合人工智能,可能将肿瘤微环境的研究做得更精细。5G 技术将为上述一揽子服务提供技术支持。2021 年年底,衡道病理顺利通过 CNAS ISO15189 国家认可,通过 CNAS 认可,意味着衡道病理具备按国际认可准则展开检查的技术能力及诊断水平,也意味着病理报告的授权签字人所出具的报告具有权威性和国际公信力,能够获得众多签署互认协议方国家和地区认可机构的承认,可实现国际范围内检查结果互认。

(五) 核心竞争力四:服务能力下沉,助力实现医改的分级诊疗目标

我国医药卫生体制改革中的分级诊疗目标要求是:到 2020 年我国计划县域内就诊率达到 90％左右,最终实现"大病不出县"。然而,薄弱的病理诊断成为"卡脖子"环节。

衡道病理配合国家分级诊疗及医联体政策应运而生,是为各级医疗机构提供全流程病理诊断服务的专业化机构。

据此,衡道病理配合"大病不出县"的分级诊疗政策目标,以衡道医学病理诊断中心为依托,整合以上海、北京为代表的优质病理诊断资源,面向基层提供量身定制对标三甲诊断水平的病理诊断服务解决方案。

依托 50 余名中国顶尖病理专家组成的会诊团队,和自有的专业医技人才梯队,衡道病理推出基层医疗机构应援式病理诊断服务体系"即时呼™",以诊断质量控制为抓手,下沉优质病理诊断服务,覆盖呼吸及纵隔、淋巴造血、乳腺、骨肿瘤、消化系统、泌尿生殖、皮肤、软组织、细胞病理、脑及周围神经、头颈五官及口腔、儿科病理等 13 个亚专科,随时响应基层医院从大体取材支持、取材及诊断质量控制、常规病理诊断,到活检小样本诊断、术中冰冻诊断的全流程临床诊断需求。

未来该服务体系将基于显微镜的病理学实验室,向基于数字图像的病理实验室转变。从大体标本的接收、记录、拍照以及切片的取材、制片、扫描进入数据库,然后叠加人工智能诊断,完成一个报告,其中还包括分子病理等,病理诊断数字化将是必然的趋势。

同时,衡道病理以"全职医技团队＋一线会诊专家＋共建联合平台"多层级模式,依托"数字远程会诊网络＋实体中心 & 物流支持",为广大基层医院提供"专业、高效、权威、特色"的病理会诊及诊断支持,专注解决术中冰冻、疑难会诊、各类特色穿刺活检和小标本快速诊断。本着"授之以渔"的原则,衡道病理还通过资源配置和技术赋能的方式,从硬件配备、技术扶持、人员培训、专家支援等环节纵深服务,实现基层病理诊断综合品质的根本提升。

在这一过程中,衡道病理持续增加基层医疗机构能够开展的医疗服务项目,将患者留在当地,同时实现高效的转诊筛选,为上级医院输送符合转诊标准的患者,降低患者的医疗成本,提高医疗资源的使用效率。

目前,衡道病理立足上海、北京,扎根华东、华北,合作的医疗机构辐射中西部、东北部等地,遍布全国 20 余个省、市,通过"技术赋能、质控对标、共建共管、能力内化"的方式,采取技术输出、合作共建的方式建设地区化的病理诊断中心,依托地区化病理诊断中心,作为区域医共体或医联体的病理能力辐射机构。

在上海市宝山区政府的推动下,衡道病理首先开始与上海本地医院合作。2018 年底,仁济医院宝山分院揭牌,仁济医院肾内科血透中心和消化科胃肠镜中心也同步落户分院。通过公开招投标,衡道病理成为该院的病理诊断服务提供商。

仁济医院宝山分院将全部的病理诊断服务交由衡道病理开展,这在最大程度上解决了该院病理医生人手与诊断力量不足的问题,有力支撑了宝山区优质的临床诊疗服务。双方合作开展以来运转良好,月送检样本量达到数千例,并开展了病理诊断中具有相当技术难度的术中快速冰冻诊断,有力地保障各类日常手术的顺利开展。

在宝山区的极力引荐下,衡道病理利用基于互联网的智慧远程病理诊断服务,已经辐射到宝山区对口援建的新疆喀什地区,有效覆盖该地区叶城县的 75 万群众,全面展开医疗精准扶贫。

衡道病理充分整合并开放资源,推动国内顶尖病理专家的资源共享,协助基层医院在强化自身病理诊断能力的同时,建设紧密型病理医共体,协助各乡镇卫生院解决病理诊断的问题。

2019 年 7 月 22 日,安徽省阜阳市颍上县中医院与上海衡道病理合作共建病理诊断中心。此次共建县中医院病理诊断中心,有力地解决颍上县中医院以及周边地区病理诊断中的难点,为县级医疗机构及县域医共体提供"专业、高效、权威、特色"的病理会诊及技术支持。

2018年7月30日,衡道病理与江苏省连云港市灌云县人民医院合作正式启动,双方在学科建设、资源共享、人才培养等方面形成紧密合作,积极构建融合、共生、协同、共赢的合作关系,实现"1+1>2"。

自首个诊断中心运营的3年时间以来,衡道病理的年样本量以每年不低于3倍的速度增长,仅2019年的样本总量较2018年同比增长545%,到2020年底全年的样本量突破11万大关。

(六)核心竞争力五:发力在线病理医学教育,构建服务闭环

衡道病理旗下的医学新媒体,以"衡道病理"公众号和"衡道研习社"为载体,通过数字化的全新教学模式,传授病理知识与技能,使基层医院的医生、技师与知名专家实现沟通交流,以"传播精彩课程、分享经典病例、促进人文交流、推动行业发展"为己任,面向全国病理人传播病理技术、病理诊断的专业知识,医学新媒体已然成为基层医院病理工作者提升病理知识和操作技能的学习交流平台。

一方面打造"一站式"的在线学习平台,开发全新的病理学习模式,提供更优质的课程内容,传播病理学专业知识;另一方面打造有料、有趣、有温度的病理社群,借助互联网技术,打破时空限制,让全世界各地的病理同仁建立链接,深入探讨,交流学习。

"衡道病理"公众号提供专业知识、关注行业动态、分享职业情感,为全国数万名病理人及行业上下游从业人员打造专业学习园地和精神情感家园。目前已发表原创学术文章近900篇,全网累计阅读量突破950万次。

"衡道研习社"小程序沉淀了病理大咖讲授的精品课程,以衡道病理独家开发的病理诊断体系化课程为代表,包括衡道讲堂、技术达人精品课、病理大咖说、疑难病例讨论、网络在线读片等多种形式,涵盖从技术到诊断、从低阶到高阶的多样化课程,打造一站式的在线教育平台。截至2020年底,已吸引全国乃至全5万名用户观看,注册用户超过5万,年访问量突破550万次,总观看时长接近40万小时。

衡道病理系列微信群按亚专科病理、病理技术和病理直播群等组成系列矩阵,面向行业开放,是服务病理从业人士的窗口和全行业的即时交流平台,累计总人数近2万人。

建设成效与业绩展示

自 2016 年衡道病理获准"出生",到 2018 年上海衡道医学病理诊断中心投入运营,再到 2021 年完成融资,一路走来,尚处于初级阶段到衡道病理,一步一个脚印,取得了丰富的经验和丰硕的成果。

(一) 学术成果与多元化交流

继 2019 年发表了 8 篇国际学术论文之后,衡道病理 2020 年又有 7 篇人工智能研发领域的论文发表(或被国际学术期刊接受)。

2020 年完成的这批论文,研究方向涉及病理辅助诊断、图像分析、颜色恒常性、深度学习模型对抗攻击,分别发表在 *IEEE CVPR*、*IEEE T-MI*、*IEEE J-BHI*、*Bioinformatics* 等国际重要期刊及会议上,综合影响因子超过 30。

相关研究为病理人工智能相关的产品开发打下坚实的基础。病理是基础医学和临床医学的桥梁,新的技术和学术突破需要新的技术平台,在科研方面衡道病理也是硕果累累。

2020 年末,上海申康医院发展中心主持开展的《基于人工智能的病理诊断与报告信息系统》建设项目成果揭晓,由衡道病理承接的子项目顺利完成验收,并荣获上海申康医院发展中心 2020 年度"医联工程优秀应用奖"。

为了提升上海市属医院的病理科数字化、智能化与互联互通水平,上海申康医院发展中心于 2019 年立项《基于人工智能的病理诊断与报告信息系统》建设项目,重点支持 8 家试点三甲医院率先实现病理科数字化管理与人工智能应用落地。其中,由衡道病理医疗大数据与人工智能研发中心负责、在瑞金医院开发与实施的项目获此殊荣。

(二) 创新科研平台

1. CyTOF/TST 平台

Helios 质谱流式细胞仪/Hyperion 组织质谱成像系统,将传统流式、质谱检测以及组织成像相结合,可实现超高通道的流式分析和组织成像分析,同时结合高维度数据分析手段可实现生物信息的深度。

2. 单细胞免疫印迹分析平台

衡道病理联合上海交通大学研发单细胞免疫印迹仪,搭配新型光敏水凝胶芯片、智能分析算法,可在单细胞水平解析蛋白表达信息,有效解决细胞异质性问题。在精准医疗、肿瘤药物靶标筛选和验证、肿瘤适应证和伴随诊断开发、人体干细胞技术研发等领域具有巨大潜力。

3. 多色荧光定量病理分析平台

衡道病理与 Akoya Biosciences 联合推出肿瘤免疫微环境检测创新技术平台,该平台主要由 Opal 多重荧光免疫组化标记、Vectra 多光谱成像以及 inForm 智能化软件分析,三位一体全面解析肿瘤微环境。为组织生物学标志物分析、肿瘤创新药物靶点研发以及临床免疫诊疗创新检测方法提供整体解决方案。

(三) 社会荣誉

(1) 获得上海人工智能最具成长力企业证书(2019 年)。

(2) 被认定为高新技术企业(2019 年)。

(3) 获得宝山区先进集体称号(2020 年)。

(4) 获得宝山区在线新经济示范企业称号(2020 年)。

(5) 获得"中国创新创业大赛"上海赛区优胜奖(2020 年)。

(6) 获得 ISG 网络安全技能竞赛"观安杯"医疗卫生组三等奖(2020 年)。

(7) 获得宝山区工人先锋号称号(2020 年)。

(8) 获得上海市社会医疗机构抗击疫情先进集体称号(2020 年)。

(9) 获得"科技型中小企业"资质认定(2020 年)。

(10) 被评为未来医疗 100 强·创新医疗服务榜 TOP100(2020 年)。

(11) 衡道病理创始团队成员获评上海市五一劳动奖章(2020 年)。

(12) 衡道病理员工分别获评宝山工匠、宝山区五一劳动奖章、宝山区五四青年奖章(2020 年)。

(13) 获 2020—2021 未来医疗 100 强·创新医疗服务榜 TOP100(2021 年)。

(14) 衡道病理联合创始人、董事长获评上海市优秀共产党员、宝山区优秀共产党员(2021 年)。

(15) 获得上海市"专精特新"中小企业认定(2021—2022 年)。

发 展 思 索

(一) 打造头部企业,带动行业提升

从全球市场规模来看,预计到 2024 年,病理学市场规模将从 2019 年的 303 亿美元达到 444 亿美元,从 2019 年到 2024 年复合年增长率为 6.1%;从国内市场规模来看,病理行业的潜在市场接近 800 亿元并且以每年 20% 以上速度增长,市场前

景一片光明。但这一赛道目前仍处于早期,竞争相对分散。

不过,近年来随着技术的进步、肿瘤患者的增多、国家政策的外部影响,病理行业的市场不断扩大,也吸引了资本的持续流入。

2020年,衡道病理宣布完成A++轮融资,并实现了业务收入在2019年基础上的两倍增长。2021年3月29日,衡道病理又宣布完成B轮亿元人民币融资。这是持有病理第三方牌照的专业病理机构中,当时最大规模的一笔融资。这一融资额既表明了资本对于病理专业领域的投资信心,也表明病理这一细分行业赛道进入了打造技术型头部企业的阶段。

我国第三方医学检验机构的市场份额占整体医学检验市场规模不足5%;相较之下,日本、欧洲、美国的这一比例则高达67%、50%和35%。国内第三方病理因为仍处于发展初期,不仅各家企业水平参差不齐,也面临着服务项目同质化,甚至打价格战的现象,带来了一定的行业乱象。头部企业的培育,不仅可以为行业发展和人民健康做出贡献,还可以提升产业链带动能力、研发创新能力、市场主导能力,通过"头雁作用"的发挥,形成一定的示范、引导作用,带动全行业的规范、有序、蓬勃发展。

(二)提升行业地位,加强学校教育和院外培训,为行业发展提供源头活水

头部企业培育、行业健康规范发展,需要企业苦练内功,也需要一个良好的外部环境。

人才是病理行业发展的前提和基础,病理诊断的准确性依赖病理医生扎实全面的病理知识和实践经验,但人才的培养并不容易,甚至可以用"十年磨一剑"来形容。即使是诊断病理学硕士毕业,也需要经过几万,乃至几十万张片子的阅读,积累近10年的时间,才能成长为一个优秀的病理医生。

在高校教育中,建议让病理回归本位,承认病理科是临床学科的地位。在学科规划的源头上,需对学科设置、执业注册、人才培养等方面进行政策调整。

在实际工作中,许多诊断中心的人才结构呈哑铃状,主要由少数高年资的诊断医师和部分成长中的年轻医生或新手组成,而中年诊断骨干相对缺乏,且年轻医生的流动性也较大。

另外,病理科收入水平低,也是人才紧缺的原因之一。根据健康信息联盟(HIA)《中国首部公立医院成本报告(2015)》统计数据,在公立三甲医院,病理科的全年收入水平仅为医学影像科、检验科的10%都不到,成本收益仅为16%,远低于医学影像科、检验科的80%、89%。

考虑到病理诊断人才培养周期较长,因此全社会应加强对病理医生的重视程度,规划培训体系,既有传帮带,也有专业的培训课程,促进年轻医生的快速成长,打造稳定的病理诊断梯队。

由于第三方病理的业务量更大,可以为病理医生提供更充分的支持,因此建议以优质第三方病理为培训基地,加强病理医生的继续教育。

(三) 创新监管工具,加强信用评级、质量认证体系验证等

质量是第三方病理获得临床医生和患者认可的关键,也是开拓市场的前提。但由于存在政策落实不到位,以及部分社会办医缺乏品质思维的问题,大众对社会办医存在一定的刻板印象,认为社会办医信用不够、服务质量不佳。

目前病理机构在质量标准上一般遵循国内、国际的质量认证标准。比如美国的 CAP,国内的 ISO9185、ISO/IEC17025 等。建议相关监管部门、协会组织等加大第三方病理诊断中心的室间质评工作和质量认证体系验证,从标本接收、固定、取材、脱水、制片、染色、诊断等全流程进行质控管理,确保全流程的规范和结果的准确、一致。通过质量认证体系验证,既可提高第三方病理的社会信任度,确立行业门槛,也有利于推行诊断报告互认。

同时,建议创新监管工具,加强事中事后监管。近年来,我国持续深化"放管服"改革,坚持放管结合、并重,正在把更多行政资源从事前审批转到加强事中事后监管上来。对于第三方病理行业,建议推进信用分级分类监管,依据企业信用情况,在监管中采取差异化措施。设立市场主体信用"黑名单",建立企业信用与自然人信用挂钩机制,强化跨行业、跨领域、跨部门失信联合惩戒。

目前,中国非公立医疗机构协会已经建立了评测标准,希望能够融合第三方信用评级体系,逐渐树立行业形象和行业标杆。

(四) 数字化人工智能推动精准诊疗

医学人工智能不仅可以提高医生的工作效率,还可以提高临床诊断的准确率,让精准医疗真正成为可能。目前,人工智能在医学影像、辅助诊疗、药物研发、智能化医工设备、患者服务、健康管理等方面的研究都取得了重大的进展,在一定程度上缓解了医疗资源供需不平衡的矛盾。同时,当前医学人工智能应用仍然面临很多困难和问题,技术的难题有待突破,准入门槛和商业模式也有待进一步明确。2017 年 7 月,国务院印发的《新一代人工智能发展规划》专门明确了智能医疗与智能健康和养老的任务要求。在《"十三五"卫生与健康科技创新专项规划》中,也明确要求以精准化、数字化、智能化、一体化为方向,重点发展新型诊疗、协同医疗、智慧医疗、主动健康服务。国家科技部积极推动数字诊疗装备研发,2019 年部署了

"新型医用人工智能前沿技术创新""基于人工智能的医学软件系统性能测试共性技术研发"等指南方向,支持开展人工智能重点产品研发和关键共性技术创新。对于下一步工作思路,主要有3个方面:一是加快推进医学人工智能在基础理论、关键共性技术、创新应用、数据平台建设等方面的突破。二是充分发挥国家临床医学研究中心及疾病领域的协同研究网络作用,打造数据平台,加强开展基于医疗健康大数据的医学人工智能应用的研究和示范,加快推进医学人工智能应用服务落地。三是加强与国家药监局医疗器械审评中心等相关部门的协同,建立顺畅的工作机制,共同促进医疗人工智能产品的创新发展和应用。

在人工智能的帮助下,不仅能够预测治疗效果,甚至有望预测患者未来患病的可能性,这也正是精准医学的一大核心优势。通过更透彻地理解为何发生疾病以及在哪些环境之下更可能产生疾病,人工智能得以帮助并引导医学从业者了解可以根据哪些发病前迹象实现疾病预判。对于医疗行业以及每一位普通人而言,这种提前评估疾病风险的能力无疑是革命性的。更具体地讲,要全面实现精准医学,首先需要在各制药企业、生物技术公司、学术界、诊断机构等参与方之间建立起紧密的协作体系,从而推动创新工作的快速进步。

精准医学有望真正改善民众的生活质量,甚至挽救更多生命。而人工智能的应用则能够显著放大这种积极效果。对于众多因目前诊疗费用及医疗保险额度而无法承担高复杂度治疗方法的患者,精准医学与人工智能技术的结合还能显著降低治疗的成本与享用门槛。诚然,精准医学仍然面临着诸多挑战,但人工智能的介入终将帮助人们不断探索、最终实现这一伟大目标。

(审稿人:张洋　朱大为　撰稿人:高涵燕)

专家点评

郑军华　上海交通大学医学院附属仁济医院党委书记,二级教授,博士生导师。上海市第一批援鄂医疗队领队兼党总支书记。

改革开放40余年来,上海始终把制度创新放在突出位置,通过制度性安排解决发展中遇到的瓶颈。这种制度创新的自觉,也体现在第三方病理的发展上。衡道病理作为有独立第三方病理诊断中心牌照的综合性病理服务专业化机构落地上海,即为证明。

从医疗机构的性质说,第三方病理也是社会办医疗机构的组成部分。"十四五"开局,中国医疗卫生事业迎来提速的历史拐点,构建顶天立地、坚实密集的医疗卫生网格布局,离不开公立与社会办医疗机构的互补共进。

根据国家卫健委的统计,截至2020年11月底,全国社会办医非公立医疗机构达到了2.3万家,占全国总数的66%,且每年同比增长约15%,总服务量同比增长约9.5%。优质社会医疗机构的大量涌现,与国家和地方政府的政策支持分不开。近年来,以"上海健康服务业50条""社会办医新政22条"为代表的文件相继出台,提高了社会办医的地位,在政策上扶持了社会医疗机构的发展,打造"亚洲医学中心城市"的建设目标,更是对上海社会办医的整体水平提出了更高的要求。

上海是一个制度创新高地,也是一个科技创新高地,强大的科技实力、科研力量、充分的科研人才,也为第三方病理未来的创新,为国际化、特色化、高水平的第三方病理企业成长奠定了基础。

比如,人工智能是上海落实国家战略部署、重点发展的三大先导产业之一,也是城市数字化转型的重要驱动力量。目前,上海已经聚集了全国30%以上的人工智能人才,且在人工智能数据、应用场景等方面优势明显,正向打造人工智能高地的目标加速迈进。

依托于人工智能,病理人工智能的加速发展不仅能够有效分担病理医生的工作量,弥补行业内病理医生不足的短板,还可以直接推动上游病理工业市场的发展。

企业是创新的主体,第三方病理的发展需要企业自身的改革自觉、发展努力,心无旁骛,在发展的道路上行进。也期待在上海这样一个改革沃土上,生发出第三方病理更多的创新。

十五、上海曜影医疗——医生创办的国际化高品质医疗连锁

院长心声

"曜影"的含义是初升的太阳,意味着生命、温暖、希望。而这几个关键词,正是曜影医疗创始团队对于医疗的理解,也是我们创立曜影的初衷:做温暖的医疗。

1995年,我进入上海医科大学(现复旦大学上海医学院)学习,并选择心内科成为我的研究生专业,师从心血管领域的泰斗级人物——陈灏珠院士。后来,我前往美国埃默里大学攻读心脏科博士后,回国后创建并主持了上海市第一人民医院心力衰竭门诊,率先在中国开展心力衰竭疾病管理。在长期从事一线临床工作中,我能深切感受到国内患者对于高品质医疗服务的巨大需求。这成为深扎在我内心深处的"种子"。

幸运的是,在国家政策的支持下,这颗种子最终发芽了。

2016年3月,曜影医疗上海商城门诊部正式开诊。通过"全科＋专科"的诊疗模式、"以患者为中心"的服务理念,依托专业的医疗团队,曜影医疗迅速在客户中建立起了良好的口碑。在那之后,黄浦滨江门诊部、前滩世贸门诊部、浦东张江门诊部、世纪公园门诊部陆续开业,部分门诊部还得以扩大规模,曜影医疗的影响力也拓展到长三角区域。2021年4月,曜影医疗杭州门诊部开业,曜影医疗服务网络正式"破圈"上海,进入长三角。

与此同时,曜影还与世界知名医疗机构之一——妙佑医疗国际(Mayo Clinic)携手合作,引入其学科探索、平台模式和服务机制,为曜影客户提供更好的高品质国际化服务。现在,曜影医疗已开设多个特色中心,在很多方面能为客户提供一站式的健康服务,希望从整体上解决客户的医疗问题。

目前,曜影医疗旗下门诊部均位于上海与杭州的核心地段,医疗服务网络已初具雏形。为了确保各家门诊部都能保持相同水准的服务品质,曜影医疗探索了一系列的管理办法与医疗制度,保证质量安全与团队发展。在2020年新冠疫情暴发之时,我们的服务网络经受住了考验。

此外,我们还一直注重对于数字医疗的探索。2021年5月,曜影医疗旗下互联网医院正式亮相,已开通全科、内科、眼科、儿科、皮肤科等5个科室,未来计划开通16个科室,全面提供数字医疗和线下医疗整合式医疗服务。

让我们感到欣慰的是,曜影医疗在5年多的发展历程中,一直得到社会各界的关心与支持,也为成千上万名客户解决了健康问题,得到了大家的信任与喜爱。在

中国社会医疗蓬勃发展、多元化办医越来越得到重视的今天,曜影医疗将持续坚持高品质的服务理念,用自己的方式传递一份爱与温暖。

上海曜影医疗创始人兼首席执行官 史浩颖

发 展 历 程

(一) 机构简介

曜影医疗(SinoUnited Health)创建于 2016 年,是以上海为总部的高品质医疗服务连锁机构。曜影医疗的核心医疗团队由国际和国内资深医生组成,严格遵守国际和国内医疗指南,并结合领先技术进展,坚持"以患者为中心",为客户提供高品质的医疗服务。曜影医疗已开设多个特色学科中心,包括消化内镜中心、儿童健康中心、日间手术中心、女性健康中心、心脏诊疗中心、行为健康发展中心、男性健康中心、皮肤整形中心、眼视光医学中心及运动医学和康复医学中心。曜影医疗与海内外知名医疗机构保持长期的交流与合作,在引入国际医疗资源的同时,更将国际化的高品质医疗服务带入中国,确保客户享有更多的优质医疗资源和服务。

(二) 发展沿革

2016 年 3 月 17 日,为了响应"健康中国"战略,国家出台"十三五"规划纲要,提出要鼓励社会力量兴办健康服务业,推进非营利性民营医院和公立医院同等待遇。同时推进全科医生(家庭医生)能力提高及电子健康档案等工作,全面建立分级诊疗制度,实施全民健康卫生人才保障工程和全科医生、儿科医生培养使用计划。在这样的政策大背景下,曜影医疗第一家门诊部在上海市南京西路的上海商城宣告成立,主打"全科+专科"的模式。在业内人士看来,独特的"全科+专科"服务模式,极大地弥补了国内优秀医疗资源向专科倾斜的特点,能做到全程和全面管理患者的健康,使整个团队的技术优势获得倍增体现,并将患者的健康体验放大到极致。

2017 年 10 月,曜影医疗位于黄浦滨江地段的歌斐中心门诊部(现更名黄浦滨江门诊部)落成开业,其套内使用面积是第一家门诊部的 4 倍,全科和各专科诊室达到 30 个。新增加的十几个专科包括消化内科、儿科、泌尿外科等均由医术一流的专家坐镇。

2018 年,上海出台相关政策,接连推出"健康上海 2030"规划以及"健康服务业50 条",为高品质非公社会医疗服务描绘了生动的发展蓝图和轨迹。在鼓励发展一批国际化、特色化、高水平的社会办医疗卫生机构的政策中,曜影医疗获得了快速发展,结合 2 年多的运营与探索,门诊部数量进一步扩张。2018 年 3 月,曜影医疗旗舰店——前滩世贸门诊部正式开业,其日间手术中心的落成,标志着曜影医疗的服务能力得到提升与拓展。2019 年 1 月,女性健康中心也在前滩世贸门诊部正式揭牌,国际化的健康服务理念进一步落地国内。

2019 年 5 月,曜影医疗张江门诊部正式开业,成为曜影医疗第 4 家"全科＋专科"模式的综合门诊部。2019 年 10 月,曜影医疗旗下第 5 家门诊部在世纪公园正式开业,以"运动医学和康复医学"为特色中心,联动曜影医疗强大的医疗团队资源,为周边的国际社区及企业客户提供全面且有特色的医疗及健康服务。

2020 年 7 月,曜影医疗上海商城门诊部规模升级,位于 3 楼的新诊区正式开业,新增 1 000 平方米门诊区域面积,以及 20 多间诊室。

2020 年 1 月,上海市发布了贯彻《长江三角洲区域一体化发展规划纲要》实施方案,强调加强与长三角其他地区的协同发展。伴随着"长三角一体化"的推进,曜影医疗也充分利用上海的"龙头效应",开始在长三角组建医疗服务网络。通过前期调研与精心筹划。2021 年 4 月,曜影医疗在成立 5 周年之际,正式宣布曜影杭州门诊部开业。曜影医疗服务网络正式在长三角区域"破圈",为长三角人群提供"家门口"的高品质健康服务。

2021 年 5 月,曜影医疗旗下互联网医院正式亮相,已开通全科、内科、眼科、儿科、皮肤科等 5 个科室,未来计划开通 16 个科室,全面覆盖客户日常健康需求。曜影充分利用线下门诊的优质医生资源,采用了"视频"这一可靠性、直观性、互动性都比较高的线上咨询方式,通过医助团队的诊前介入、联合团队的诊后随访、国际特色的双语服务,帮助客户获得更方便地获得高品质的医疗服务体验。不仅如此,曜影医疗互联网医院还保持了与线下门诊完全一致的质量安全制度,确保整个医疗行为的安全可控。

未来,曜影医疗计划在上海、苏州等地开设更多连锁门诊部,并在上海中心城区建设一家综合性医院。

(三) 发展规模

经过 5 年多的发展,曜影医疗已经开设了 7 家门诊部,其中上海 5 家、杭州 2 家,并为多家跨国企业和机构提供企业医务室的服务,上线了互联网医院服务,深受广大客户的好评。

目前,曜影医疗 7 家门诊部总计建筑面积约 6 000 平方米,诊室超过 140 间,拥有超过 200 人的全职医护团队,团队成员来自中国、英国、美国、澳大利亚、马来西亚等多个国家。每年服务客户超过 10 万人次,其中近 50％ 为外籍,已成为上万个中外家庭的医疗首选。

同时,曜影医疗还与国内外多家商业保险机构达成合作,覆盖全球主流商业保险公司。近 40 家保险公司与曜影医疗之间开通有直付业务,为客户提供了方便快捷的支付体验。

(四) 学科建设

目前,曜影医疗开设全科、内科、外科、泌尿科、妇科、儿科、皮肤科、运动医学科、骨科、康复理疗科、中医科、精神科、耳鼻咽喉科、口腔科、眼科、医学影像科、心理咨询等多个科室,并开设成人及儿童的心血管内科、消化内科、呼吸内科、内分泌科等多个亚专科服务,基本覆盖客户健康需求。

同时,曜影医疗还建立有 10 大学科中心,围绕患者需求,整合科室资源,打造一站式健康服务平台。10 大学科中心包括:消化内镜中心、儿童健康中心、日间手术中心、女性健康中心、心脏诊疗中心、行为健康发展中心、男性健康中心、皮肤整形中心、眼视光医学中心及运动医学和康复医学中心等。

全职医生中,拥有博士学位的占 38％,硕士学位占 35％,其中 50％ 的拥有海外教育背景或从业经历,58％ 拥有国内三甲医院从业经历。目前,在曜影医疗,拥有 10 年以上临床经验的医务人员占比超过 84％。

曜影医疗系上海医学会理事会员单位,也是多家医学学会成员,还是中国非公医疗学会消化及内镜分会的常委成员单位。通过学会平台,曜影医疗积极参与各项学术活动,不断更新临床医疗实践。

国际化也是曜影医疗的特色之一。曜影医疗的医生来自中国、英国、美国、澳大利亚、马来西亚等多个国家,工作语言包括中文、英语、法语、意大利语、马来语等,组建了一支具有国际化服务能力的医疗团队。

此外曜影医疗借助国际化团队,还依托学会平台,通过加强国际交流与外部合作,助力科室建设与学科发展。

曜影医疗与来自妙佑医疗国际等国际一流医疗机构的专家团队定期开展沟通,还与区域内三级医院建立有良好的交流机制,通过学术会议、案例研讨、现场指导等多种方式,促进提升医疗团队的学术视野和国际化服务水平。

(五) 特色服务

经过 5 年多的人才引进、学科建设及门诊部建设,曜影医疗深刻发掘市场需求,围绕"全科＋专科"的服务模式,推出了一系列具有特色的服务。

1. "全科＋专科"服务

"全科＋专科"的诊疗模式在国外非常成熟。患者往往首先由全科医生诊治，全科医生总体评估后，推荐给专科医生，确保患者获得最好的医疗体验。而全科医生也长期服务于家庭中的每位成员的健康，对每个人的家族遗传、疾病史、健康状况、用药禁忌等信息了如指掌。当人们需要各种健康咨询资讯时，全科医生会给予专业的建议，当人们患上疾病时，全科医生会及时诊治或给予转诊服务。

曜影医疗把这一优秀的全科医疗服务模式引入整个曜影医疗系统。曜影医疗的全科医生团队由来自中国、英国、美国、澳大利亚等国家的资深全科医生组成，能从患者整体健康状况出发，为患者提供更为全面系统的健康诊断，是患者、家庭和社会的健康卫士。全科医生和专科医生之间的协同合作、资源整合，也极大提高了诊疗效率，帮助患者高效解决问题。

2. 消化内镜中心

曜影医疗消化内镜中心由消化内科专家诸琦教授带领，医护团队拥有专业领域资深临床经验。消化内镜中心从设计到具体操作均都是参照国际最高标准的理念，如内镜的消毒，让患者不会有任何交叉感染的机会。诊疗过程中充分的医患沟通和专业操作，更能让患者体验精准、高专业水平的内镜诊疗。

目前消化内镜中心可以处理消化内科常见疾病，如胰腺疾病、幽门螺杆菌、功能性消化不良的诊治，还可以开展消化内镜下的检查与微创手术，如胃肠道早期肿瘤精细筛查、胃肠道早期肿瘤内镜下治疗、胃肠道息肉内镜下摘除、胃肠道黏膜下肿瘤、胆囊胰腺疾病超声内镜诊治、食管胃底静脉曲张内镜下诊治、长期不能进食空肠营养管置入等。

3. 心脏诊疗中心

曜影医疗心脏诊疗中心由心内科和心力衰竭专家史浩颖博士带领，采用曜影医疗"全科＋专科"模式，多学科专家团队接受了全面和前沿的心脏疾病领域的培训。团队采用国际化标准和诊疗流程，全面评估患者，对有心血管疾病高风险患者以及确诊的心血管疾病患者进行早期干预，提供健康生活方式指导、最佳的药物和介入治疗，持续全程跟踪随访，关注心血管健康问题。血管疾病发病急，对生命威胁极大，心脏诊疗中心与三甲医院有通畅高效的绿色通道，保障患者在第一时间得到专业救治和后期可靠的治疗。

4. 女性健康中心

女性健康中心引进妙佑医疗国际女性健康中心成熟完善的管理运营模式，组建了"全科＋专科"的多学科协作女性健康医疗团队，在中心诊疗指南等方面融合了国际经验和国内创新，为女性健康尤其是乳腺健康、更年期健康、两性健康等提供高品质的医疗服务。

在女性健康中心的发展过程中,门诊部积极组织临床学习及交流,从学科建设、临床人员培训到医院管理等方面进行多维度互动,深层次提升了曜影医疗对于妙佑医疗国际服务理念及管理方法的认知。随着"全科＋专科"的多学科协作的进一步深化,中心针对女性健康问题提供了更多的医疗帮助和生活方式指导,给女性客户带来更全面的一站式健康守护。

5. 儿童健康中心

曜影医疗儿童健康中心以出色的儿科团队协同众多专科,为广大家庭以及儿童和青少年提供专业、可靠的医疗健康保障服务。曜影严格执行当下前沿的国际医疗理念,为患者提供全面的国际化儿科服务。在美式儿保的基础上,结合中国宝宝成长环境客观因素,因地制宜地搭建指导方针,提供系统化及定制化的儿科服务。

儿童健康中心以儿内科为中心,整合曜影眼科、耳鼻咽喉科、口腔科、中医科、运动医学科、康复理疗科、泌尿外科等学科,结合及团队优势,打造覆盖成长期的一站式儿童健康中心,为幼儿、儿童、青少年的重要成长时期提供以儿童保健、疫苗接种、疾病预防、常见疾病诊治、日间手术等为主要内容的健康服务。

6. 运动医学和康复医学中心

曜影医疗运动医学及康复医学中心拥有一支强大的国际化康复理疗团队:运动医学医生基于循证医学,结合新的技术,为患者提供更好的护理,让患者更快地回归热爱的活动;整脊团队依托曜影医疗多学科优势,不仅提供多学科联合诊疗,还可以借助医学影像手段,探讨机械力学与神经学在脊椎之间的相互联系,针对个体情况拟定精准客观的脊椎结构改善计划,提高患者的生活质量。

曜影医疗康复团队均接受过海外专业培训,或拥有国内三甲医院工作经历,有多年的临床经验。他们曾多次为多场国内外高级别体育专业赛事提供驻场医疗服务,被患者誉为"与世界冠军共用的专家"。团队以循证医学为依据,运用先进的西医和中医原理,制定治疗计划,可以确保在治疗颈部、肩膀、膝盖、脚踝和其他关节的运动损伤或外伤方面,以及疼痛管理方面的持续性。团队更结合中西医应用开发个体化治疗方案,进一步改善疗效、缩短疗程,且更注重于伤害预防,将专业技能结合全新的技术实现更好的医疗效果。

曜影医疗的骨科医生擅长脊柱、关节的运动伤害,骨质疏松,关节炎,退化性疾病等骨科疾病的诊断和治疗。从诊断到治疗,骨科专家、运动医学专家与理疗师共同合作,为每一个患者提供针对性的综合多学科解决方案。每一位患者在门诊就诊及接受手术治疗后,都能得到康复团队的康复治疗。从诊断到治疗的整个过程,

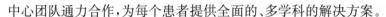

中心团队通力合作,为每个患者提供全面的、多学科的解决方案。

7. 男性健康中心

曜影医疗男性健康中心核心医疗团队由"全科＋泌尿科＋专科"组成,汇聚了经验丰富的专家,致力于治疗男性健康和疾病,特别是心脏病和前列腺疾病,并以疾病预防为重点。

曜影医疗男性健康中心充分发挥多学科合作的特色。全科医生在治疗开始和专科转诊中发挥关键作用,提供个性化男性健康筛查,提高疾病的早期检出率,尽早将患者转到专科医生获得诊疗服务,以确保患者得到正确的治疗及护理。泌尿科医生凭借丰富的诊疗经验,为不计其数的患者解决了各类健康问题,并在诊疗过程中充分尊重每一位患者的个性化需求,制订个性化治疗方案。曜影医疗充分了解男性健康的本质和困难,致力于在舒适的环境中、在充分沟通的前提下,以及能充分保证私密性的基础上,为患者提供高品质的医疗资源,以帮助他们恢复和保持最佳的健康状态。

8. 皮肤整形中心

曜影医疗皮肤整形中心由皮肤科资深医生带领,倡导"长期的肌肤健康管理"。无论是过敏、湿疹等各类常见皮肤病,还是缺乏保养的亚健康肌肤与脱发问题,皮肤医护团队都能为客户提供专业、高品质、温馨的医疗诊治与护理,并结合客户的实际需求,提供个性化的医疗诊治方案,让客户在安全、舒适、私密的治疗环境中,解决皮肤疾病,改善肌肤衰老情况,摆脱脱发的困扰。

同时,皮肤整形中心开设专门针对儿童、青少年的专科服务,坚持引进国际先进的设备,提供专业的过敏原检测等特色服务。皮肤中心始终以患者为中心,通过精湛的医学专业技术,结合先进的仪器设备,致力于解决患者皮肤疾病问题,并专注个性化、多样化的高品质医学美容。

9. 日间手术中心

曜影医疗日间手术中心是根据国际顶级医疗机构的标准指导设计与创建的,中心建有百级层流与万级层流手术室,配备各类高精尖手术设备与耗材。中心严格控制手术室内空气的洁净度,达到业界高标准,充分满足各类外科手术的要求。

日间手术中心团队由优质的外科医生和麻醉科医生组成,有效确保手术的安全性。目前手术中心以日间手术为主,为普外科、骨科、泌尿外科、眼科有手术需求的患者进行各类微创及低危的手术治疗。日间手术中心提供连续性的医疗服务,避免转诊等待周期,提高诊治效率。手术中心始终秉承"以患者为中心"的高品质服务理念,采用规范化、标准化的手术质量控制体系,为需要手术的患者提供高效、全面且温暖的人性化服务。

10. 行为健康发展中心

曜影医疗行为健康发展中心(精神科与心理咨询)旨在帮助人们应对与克服抑郁症、焦虑症、双相情感障碍、多动症、饮食失调、儿童和家庭问题、夫妻关系等多种问题。

曜影医疗有着十分优秀的心理科团队,涵盖心理医生、心理咨询师和精神病学专家。行为健康发展中心可以为出现较为严重的情绪状况的患者提供初步评估,并确定随后的最佳治疗方式。中心的目标是为儿童、青少年和成年人提供温暖且有效的护理服务,并使之尽快达到康复。曜影给予每位患者温暖有效的心理咨询和照顾,致力于提供最快速的心理健康恢复。

11. 眼视光医学中心

曜影医疗眼视光医学中心拥有多位资深眼科医生和验光师,组成了的强大团队,配备先进的检查和治疗设备,包括全自动电脑验光仪、眼压计、眼轴测量仪、眼底照相机、黄斑断层扫描仪、青光眼筛查仪等,为客户提供准确和全面的检查服务。曜影严格遵循医疗规范和专业指南,为患者提供专业、温馨的服务。此外,眼科团队还能提供手术治疗,包括白内障摘除和人工晶体植入术、玻璃体切割和视网膜修复术、眼睑成形术等。

12. 互联网医院

曜影医疗互联网医院已开通全科、内科、眼科、儿科、皮肤科等 5 个科室,充分利用线下门诊的优质医生资源,采用了"视频"这一可靠性、直观性、互动性都比较高的线上咨询方式,通过医助团队的诊前介入、联合团队的诊后随访、国际特色的双语服务,帮助客户获得方便的高品质医疗服务体验。不仅如此,曜影医疗互联网医院还保持了与线下门诊完全一致的质量安全制度,确保整个医疗行为的安全可控。

管理运行

(一) 管理框架

曜影医疗是一家由医生主导并作决策(physician driven)的医疗机构,其管理团队以医生及有医疗背景的专业人士为主。医生管理的优势在于:①医生的决策驱动力往往来自患者,在进行医疗决策时,会优先坚持以患者为中心;②医生了解患者需求,也更加了解各个学科,有助于建立高质量的医疗服务。目前,机构核心管理团队医生占比 50％，中层占比 52％。

首席执行官(CEO)为史浩颖医生(Dr. Kathy SHI)，同时，她还是曜影医疗的创始人，心血管内科主任。史浩颖系复旦大学附属中山医院心脏科博士毕业，美国埃默里大学医学院心脏科博士后，有着 20 年的心血管疾病的诊治经验，曾创建并主持上海市第一人民医院心力衰竭门诊，是心内科和心力衰竭专家。

首席医疗官(CMO)为诸琦医生(Dr. Justin ZHU)，是消化内科及内镜中心主任、医疗顾问委员会主席。诸琦医生 30 多年来在包括美国、欧洲和日本的知名大学教学医院及外资医疗机构从事消化内科研修、临床、教学及科研工作，在消化系统的疑难病症及消化内镜领域拥有极其丰富的经验及造诣，尤其在胰腺疾病、胃肠道功能性疾病及消化内镜诊治领域取得了不菲的成绩，得到了国内外同行的高度认可。同时，作为中国超声内镜领域的先驱者之一，在国内较早开展消化道腔内微探头超声内镜检查技术，进行了晚期胰腺癌的超声内镜引导基因重组溶瘤病毒治疗的创新等，培养了大量的硕士、博士研究生。

临床团队是直接面向患者端的医疗服务主体。临床团队的优秀与稳定，对于高品质医疗服务至关重要。在曜影，通过医疗团队、护理团队以及运营团队的分工合作，发挥各自专业特长，负责整个医疗流程中的不同板块，从医生诊断治疗的核心服务，到护士的专业护理和患教，以及客服的全流程跟踪服务，共同为患者提供最优解决方案，提升服务品质。

职能部门是整个系统运转的重要支持部门。职能部门位于集团层面，除日常运营及办公支持外，还聚焦市场获客、产品设计、客户服务，共同协助一线团队运转以及整体业务增长，并促成最终的医疗服务品质持续进步。

(二) 管理方法

1. 医生团队管理

医生团队是直接为患者提供医疗服务的一线团队，也是整个曜影医疗的核心竞争力。从医生招募开始，曜影医疗就十分强调传承"以患者为中心"(patient first)的价值观和医疗理念与整个团队保持一致。而价值观的教育，也是医生入职培训的第一课。

入职以后，曜影医疗不仅关注医生的临床医疗质量，还关注医生的个人成长发展，并将医生纳入整个机构的共同成长蓝图，让医生自觉成为践行曜影医疗价值观的一分子。

(1) 医疗质量的监督与管理：曜影医疗通过建立多层次、立体化、全方位的医疗质量管理体系以及制度规范，对医生的医疗行为进行严格的质量管理。曜影医疗设立医疗顾问委员会、药事委员会、质量管理和促进委员会、院感委员会、标准操作程序(SOP)委员会,明确医疗质量管理部门、科室医疗质量管理小组、各级临床人员三级全程医疗质控管理职责,建立临床不良事件上报机制,收集、分析和整理医疗质量电子化数据,防微杜渐,并监督临床流程制度实施、收集反馈、及时优化。

(2)医疗人才的培育计划:曜影医疗十分关注医生的个人成长,为其能力提升和职业发展提供了多种层次的便利和帮助。曜影医疗设计了完整的职业培训和继续教育计划,确保帮助每一位医生都能获得足够的可持续的职业发展支持。此外,曜影医疗提供多种形式的交流学习活动。一方面,曜影通过开展多学科团队合作,促进不同专业医生思想交融,培养复合型人才;另一方面,联手海内外知名专家,与妙佑医疗国际等海外知名医疗机构开展定期交流和培训,通过建设重点学科,提升临床诊疗能力。

(3)医生与机构的共同成长:曜影医疗致力于让医生成为整个机构成长的一个有机组成部分,真正将自己的日常工作与机构的未来发展建立联系,从点滴之处落实质量安全和服务理念。事实上,一线医生的意见往往有助于管理层做出正确决策。为此,曜影医疗建立了一系列的沟通渠道,医生可以通过相关委员会系统与管理层开展对话,并及时得到反馈,极大提升对机构的责任感与归属感,实现与机构的共同成长。

2. 护理团队管理

曜影医疗自2016年成立以来,护理团队由最初的4位护士,发展到如今的100多人。经过5年多的洗礼,曜影医疗从多个维度入手,致力于建设一支高水平、多语言能力的优秀护理团队,并设计了丰富的职业成长路径,让护理团队的成长融入整个曜影医疗的发展之中,成为曜影医疗高品质服务的重要基石。

(1)技能提升护理专业作为一个独立发展的学科,需要不断了解学科发展动态,丰富护理知识及操作技能。曜影医疗建立了一整套的学习系统,从病例讨论、技能竞赛到情景演练,还会派送护士前往国外医疗机构进行学习。曜影鼓励每一位护理人员主动提升自己的能力,从而更好地服务患者。

(2)职业路径曜影医疗重视每位护士的职业发展,为她们提供职业规划。从护理管理、护理教育、专科护理到互联网护理,曜影医疗的护士们拥有丰富的成长方向。曜影注重在实际工作中发现护士的潜力和才能,提供建议和支持。事实上,目前曜影医疗有不少门诊部经理就是从优秀的护士长培训而来。她们的成长,让曜影医疗的高品质服务得到了全面的延续。

3. 质量安全管理

对于医疗机构而言,质量安全的重要性不言而喻。自创立之日起,曜影医疗就一直致力于为患者提供卓越的医疗服务,质量管理成为整个服务体系中的重要一环,并成立了独立的质量安全控制部,接受质控委员会的领导,承担曜影医疗质量与安全、患者服务体系的总体监控及支持工作。

(1)制度保障:为了保障服务质量的同质化、标准化,质控部定期组织新员工质量安全培训、质控管理培训等,培训内容包括异常事件上报及案例分析,质量管理工具使用,鼓励每一位曜影人都成为曜影质量安全的"吹哨人"。出于对临床医疗质量安全的特别重视,公司建立了完善的同行评审制度并相应成立了同行评审委员会,质控部定期对同行评审员进行专项培训,增强医护及各相关专业人员各项甄别及处理问题的软实力,为可能触发同行评审争议的医疗事件的处理做好充分准备。

(2)"慧眼奖":为了倡导公司全员注重质量安全的企业文化,曜影医疗特别设立了"慧眼奖",并由 CEO 亲自颁发。自该奖项设立以来,事件上报率以 50% 水平增长,共计上百名员工参与上报"异常事件",先后有 10 位曜影人荣获此项殊荣。

(3)海外顾问:曜影医疗建设有颇具实力的海外医疗技术顾问库,通过质控部牵头,定期组织曜影各部门主管及质量核心管理人员,与来自妙佑医疗国际的专家代表进行关于"患者安全管理"线上分享交流、培训和讨论。

4. 疫情防控管理

在 2020 年突如其来的新冠肺炎疫情中,疫情防控管理显得尤为重要。针对疫情,曜影医疗第一时间建立新冠肺炎疫情防控工作领导组,成立院内专家组,与感染管理科一起,根据疫情不同阶段特点,不断完善内部处置流程及应急预案,保障门诊部内就诊客户的安全。

在疫情防控进入常态化以后,曜影医疗仍然坚持严格的防控措施不松懈。2021 年 1 月,曜影医疗上海商城门诊部代表静安区非公社会医疗机构,接受了国务院联防联控机制专项督查组的现场督查和指导,并获得督察组的好评。

(1)落实预检分诊:疫情期间,曜影医疗不断完善"预防-主动"型的防疫防控响应体系,并形成快速、有效的内部联动机制,更好地落实预检分诊制度,快速更新疫区名单、预检标准,确保工作到位。同时,曜影医疗提前了解客户的就诊需求及基本信息,将预检分诊进行精细化管理,让客户在等待预检的同时,也能感受到曜影的关心和温暖。

(2)严格员工管理:特殊时期,曜影医疗全体员工做好严格的自我防疫管理,培训到位,防护到位。如遇到员工疾病状态,人力资源部门(HR)和保健医生及时主动关心员工健康状况,进行员工健康跟踪。所有医务人员、工勤人员、实习生定期按国家要求进行核酸检测;新冠疫苗做到应打尽打;院感防控培训与考核常态化开展;实行分时就餐,避免人员聚集;所有员工快递需在诊所外快递投放点拆除外包装,进行手消毒后方可进入诊所;进行各种防控预案及时演练等。

（3）确保就诊安全:曜影医疗积极配合上海市政府及卫健委的要求,设置开诊科室和项目,紧跟严防严控的步伐,严把预约、预检筛查关,竭力做好防疫防范,以保证客户的就诊安全。随着疫情动态变化,线下服务流程变化很大,预约和客服岗位加班加点,确保患者就诊安全。

（4）开展线上服务:曜影医疗充分发挥互联网优势,及时展开免费线上咨询服务、远程视频指导、建立患者网络社群等服务,通过各种方法确保患者服务的延续性,也有助于门诊部疫情防控效果。

5. 门诊部管理

连锁卫星门诊部(network clinic)是曜影医疗的重要特色之一。如何管理好位于不同区域、拥有不同医疗特色的门诊部,确保患者在整个曜影系统内享受到同质化的服务标准,一直都是曜影医疗发展与追求的重要目标之一。

（1）框架设计与统一标准:对于曜影医疗"全科＋专科"的模式来说,要做好连锁门诊部的布局,框架设计尤为重要。曜影医疗充分汲取了国内外的优秀经验,从第一家门诊部开始,就设立了支持整个医疗网络运转的体系,一方面对门诊部的行政事务给予支持,如人事、财务、政府事务、市场获客、产品服务等;另一方面则保证能从集团层面设定统一的医疗与运营标准,包括门诊部设计布局、患者就诊流程、诊疗规范、应急预案、客户服务等,确保患者在各个门诊部都能获得"以患者为中心"的温暖体验,贯彻曜影医疗的服务理念。

（2）技术手段与信息化支持:通过全面推进信息系统建设,曜影医疗确保了在技术层面对患者管理的统一性和规范性,为不同科室、不同门诊部之间的转诊以及协调创造了可能,真正形成了一个完整的医疗服务网络。通过目前的信息系统支持,曜影医疗一方面可以严格控制每一位患者整个就诊环节中、各个流程的等待时间,另一方面还可以发挥医嘱安全、数据共享和决策支持等方面的技术优势,提升医疗协同水平。

（3）门诊部管理:在门诊部层面,门诊部主任直接管理医生、医技等团队,并对医疗安全负责;门诊部经理则负责协调门诊部内部整体运营。除此之外,还设有独立的质量安全管理人员,确保医疗质量。相关团队在集团层面则有对应的管理部门,对这些团队的工作标准、目标、绩效、质量等进行管理和考核。

（三）工作抓手

1. 制度与流程建设

严谨规范的流程与制度是医疗安全的重要保障,也是曜影医疗进行管理工作的重要抓手。为此,曜影医疗特别成立 SOP 委员会,专门负责设立相关制度与流程。目前,曜影医疗已建立超过 250 项制度/标准流程,形成 176 份规范表单,有力保障了医疗质量。

(1) SOP 委员会:SOP 委员会是由不同专业、多学科临床第一线人员组成,对本医疗机构的文件,采取统一管理,依据《JCI 医院评审标准》、国家法律法规实施细则、行业标准及技术规范的要求,对文件进行全面整理,包括制度、标准操作流程、计划、应急预案、诊疗指南及其他相关文件的编写、审核、修订、培训、监督落实。

此外,SOP 委员会还对涉及多部门的制度、标准操作流程、计划、应急预案、诊疗指南及其他相关文件进行协调和沟通;制定文件的实施和管理政策、文件标准格式,并对各部门负责人进行培训,按照统一的格式制定或修订相关文件。

(2) 文件制定原则:相关文件制定强调切实可行,具体内容应简单明确、可操作性强,核心是符合本医疗机构实际并可执行、不流于形式,以“能使具备专业知识和受过培训的工作人员理解和掌握”为原则。

(3) 文件制定目标:相关文件重点解决临床一线团队合作和分工协作问题,克服医疗服务工作标准化的难点,规范诊疗工作和行为等工作流程,针对其细节进行量化,使临床一线工作有章可循,管理有据可依。

(4) 文件制定标准:文件撰写依据《JCI 医院评审标准》、国家法律法规实施细则、行业标准中的衡量要素,并结合本医疗机构实际情况制定和编写,标准求高不求低。通过建立完善的管理机制、落实各项管理制度及部门标准化流程,从而不断提高服务能力和运行效率,实现集团化连锁管理模式,追求精益求精,为患者提供规范化、同质化、精细化的高品质医疗服务。

2. 培训体系建设

对于医疗机构而言,提升服务能力是一件需要长期持续进行的工作。曜影医疗为不同团队、不同岗位、不同职业阶段的人员建立了综合的培训体系,通过系统化的方式,为能力提升和组织成长打下良好的基础。

(1) 内部培训体系:曜影医疗联合各个部门,为员工建设了完整的内部培训体系。从入职培训,到岗位培训,再到制度流程培训,员工通过这一系统能快速融入系统、理解曜影文化并开展工作。在常规培训体系之外,曜影医疗还搭建了线下学术平台以及线上智能学院,拓展培训方式和内容。

(2) 外部培训学习:曜影医疗充分鼓励医护人员积极参与外部培训学习,并为相关人员的继续教育提供支持。针对专业岗位人员,曜影医疗还提供多种机会学习专业操作、专项岗位的执业资质、提升个人能力。

曜影医疗的医护人员不仅经常参与业内顶级医疗大会,机构本身也是多个顶级医疗机构协会的会员单位,如上海医学会理事会员单位、中国非公医疗学会消化及内镜分会的常委成员单位等。

3. 企业文化建设

曜影医疗非常清楚企业文化对于企业可持续发展的重要性。在创始人兼CEO史浩颖医生的直接参与下,曜影医疗团队共同确立了愿景、使命和核心价值观。

◆ 愿景:成为中国顶尖的医疗机构。

◆ 使命:提供高品质、可信赖、费用可控的医疗服务,整合临床实践和医学教育,为患者解决医疗问题。

◆ 核心价值观:以患者为中心,多学科合作,相互尊重,仁心仁术,正直诚信,追求卓越,团队合作。

(1) 强调知行合一:作为一家国际化的医疗机构,曜影医疗积极通过点滴细节,将企业文化建设渗透到日常工作、沟通和生活中,促进员工的"知行合一",既让企业价值成为员工的自觉追求,又能让患者及客户直接从中受益。例如,通过评选"慧眼奖",鼓励员工提交异常事件报告(UOR),让大家不再有"告状""打小报告"的顾虑,让质量安全成为所有人都严格遵守的行为准则。

(2) 强调价值传导:当员工能感受到符合曜影价值观的医疗行为时,其对相关理念的体认会更加深刻,从而让曜影的价值观在员工中形成一种正向传导。例如,当某位员工或家属遇到健康难题时,曜影医疗管理层会调动各种资源予以帮助,让员工真切感受到曜影医疗价值观中所倡导的"多学科合作""仁心仁术",在自己的工作中也能进一步践行这一价值。

(3) 强调责任担当:医疗服务直接关系着患者健康。提供高品质、可信赖、费用可控的医疗服务,为患者解决实际的医疗问题,不仅是身为医者的使命,更是一份与机构共同成长的责任。新冠肺炎疫情暴发期间,曜影医疗及时推出了在线"轻问诊"及慢性病患者门诊续药服务,患者可进行线上咨询或自主选择取药方式,减少外出可能产生的风险,赢得了患者的一致称赞。部分科室虽然停诊,但迅速组建了医患交流群,继续通过不同渠道和方式坚持为患者服务。这些都充分体现了曜影医疗的文化与价值观。

曜影医疗管理团队坚信,企业所提倡的文化内核,体现在每位员工身上,都是一个"文化银行",曜影给每位员工存入什么,员工就会提取什么。管理者只有秉持曜影文化,让每一位员工感受到了作为曜影人的温暖,才会在面向患者的时候,展现和传递这份温暖,真正让患者体会到温暖的医疗。

建设成效与业绩展示

(一)医疗服务网络初步形成

经过5年多的精心运营,曜影医疗旗下门诊部稳定发展,为周边企业及社区居民提供高品质的医疗服务,并各自拥有其特色服务,初步形成了曜影医疗服务网络。

(1)上海商城门诊部:上海商城门诊部位于南京西路上海商城西办公楼,是曜影医疗"全科+专科"模式的最早实践者,多年来为众多的外籍和中国客户提供优质医疗服务,获得了大批客户的口碑与信任。其特色服务为全科服务、心脏诊疗服务、运动医学及康复医学服务。

(2)黄浦滨江门诊部:黄浦滨江门诊部是曜影医疗中外专家云集的综合性门诊部,也是曜影医疗消化内镜中心所在地。黄浦滨江门诊部与众多世界500强企业及知名跨国机构相毗邻,为黄浦滨江生态商务区的商务精英、居民及商旅人士提供国际化标准的医疗服务与健康管理。其特色服务为无痛胃肠镜检查。

(3)前滩世贸门诊部:前滩世贸门诊部是曜影医疗旗舰店级的综合性门诊部,也是曜影医疗目前最大的门诊部,并配备日间手术中心。前滩世贸门诊部毗邻国际学校、国际幼儿园、体育公园、高端会所和国际商务区,为该区域中外籍商务精英和国际社区提供高品质的医疗服务与健康管理。其特色服务为女性健康筛查、眼科视光学检测、皮肤美容等。

(4)张江门诊部:张江门诊部位于张江高科技园区,设有全科及各专科,拥有完善的运营体系及硬件设施,全面覆盖个人及家庭健康需求,能提供专业的疾病筛查及在此基础上的疾病管理或健康管理。其特色服务为私人医生服务。

(5)世纪公园门诊部:世纪公园门诊部地处浦东世纪公园板块,秉承曜影医疗"以患者为中心"的服务理念,打造"运动医学及康复医学中心"特色。门诊部以运动医学诊断为基础,为患者制定完善的治疗计划,结合临床实践经验丰富的骨科、康复医学、整脊、中医等团队,多学科合作,帮助患者解决运动康复及相关的骨科康复、心脏康复、神经康复等问题。其特色服务为运动医学及康复医学服务。

(6)杭州嘉里门诊部:曜影杭州门诊部地处杭州嘉里中心,与周边充满活力的CBD、时尚纷呈的商业购物中心、香格里拉大酒店及酒店式服务公寓一同构成了杭州高品质、全方位的生活新地标。针对杭州市场对于高品质、国际化医疗的需求,曜影医疗充分发挥运动医学及康复医学优势,通过便捷的预约方式、充分的医患沟通、周到的诊后服务、对患者隐私的重视,让患者安心就诊,切身地感受到"温暖的医疗"。其特色科室包括骨科、康复理疗科、运动医学科、整脊科、中医科等。

(二) 商业保险覆盖逐渐完善

得益于可信赖的医疗品质和可控的费用,曜影医疗与中外主流商业保险公司开展了良好的合作,近40家保险公司与曜影医疗之间开通有直付业务。这一逐渐完善的商业保险支付体系,为曜影医疗的发展带来了助力。目前,曜影医疗客户中超过50%来自商业保险。在与保险公司的合作及评选中,曜影医疗经历了十分严格的考核,对标的不仅仅是中国保险体系,还有国外商业保险体系,考核项目包括质量控制、服务、多维度医生资质、语言服务能力、质控体系、客户质量能力等。面对严格的打分系统,曜影医疗最终一一通过,获得了商业保险机构的信任与认可。

(三) 社会形成正面品牌效应

1. 承办活动

曜影医疗成立以来,影响力不断拓展,得到了来自企业、政府等各类组织的认可,受邀参与或承办了不少大型活动,体现了其医疗特色及社会责任。

(1) 公益义诊:2017年9月,曜影医疗成功入选GE医疗2017年女性乳腺筛查上海站指定合作医疗机构,开展"金质关爱,粉红行动"义诊活动;2019年1月,曜影医疗女性健康中心成功揭牌,举办首届"女性健康国际研讨会",并成立"职场女性健康联盟",倡导女性健康生活方式;2019年9月,曜影医疗携手上海电影艺术学院、长泰广场,联合举办"曜动张江"的快闪活动;2019年10月,曜影医疗举办"粉红丝带,与你有约"公益行动,为有需要的女性客户提供免费一对一咨询,并提供免费乳腺超声检查。2021年6月,曜影医疗在上海嘉里中心举办首届"家庭日",为现场儿童提供生长发育、口腔、近视等义诊。

(2) 医疗支持:2018年11月,曜影医疗与上海马拉松运动医学研究所、上海体育学院、黄浦区淮海楼宇体育促进会组成专家团队,为上海马拉松嘉年华提供马拉松医学风险预防和管控;2019年11月,曜影医疗为进博会参展商提供医疗保障服务,配备了经验丰富的双语医生和护士每日驻场,成功帮助多位外籍客人。

(3) 学术论坛:2020年11月,曜影医疗举办国际儿科交流高峰论坛暨第一届曜影医疗中美儿科专家研讨会,联手妙佑医疗国际以及上海知名儿科专家,以"关注儿童成长与发展,重视儿童心理与关怀"为主题,围绕上述问题,开展了从理念到实践,从基础到临床,从生理到心理的全方位讨论;2021年3月,第二届"曜影医疗·女性健康国际研讨会"召开,曜影医疗携手妙佑医疗国际与沪上三甲医院医生,以专业视角共同聚焦女性健康的发展、挑战与预防;2021年6月,曜影医疗携手中欧校友医疗健康产业协会,举办"新10年,数字医疗的发展与未来"产业前沿论坛。

2. 抗击疫情

曜影医疗作为高品质医疗服务机构,充分践行社会责任,积极投身到抗击疫情的战线中来。

2020年2月初,新冠肺炎疫情肆虐,在返岗返乡人员陆续返沪的关键时刻,曜影员工响应政府号召,报名志愿者协助上海火车站的防疫管控工作。同时期,受意大利驻上海领事馆、纽约大学等涉外机构邀请,曜影医疗的感控团队来到各机构,为工作人员提供疫情防控咨询和现场指导服务。此外,曜影医疗多名医务人员还在外籍人员社区、跨国企业等机构中开展线上讲座,提供咨询建议。

2021年4月,上海新冠疫苗接种进入高峰期,曜影医疗向黄浦区新冠疫苗接种点派驻旗下门诊部优秀的护士们,助力新冠疫苗接种。派驻护士们在接种工作中充分展现了曜影一贯坚持的高品质标准,将"做温暖的医疗"带到接种现场,兢兢业业、保质超量完成接种工作。

(四) 社会荣誉

2016年5月,获得美国心脏协会官方认证,成为指定急救培训中心。

2017年12月,受邀成为上海医学会理事会员单位,同时还成为中国非公医疗学会消化及内镜分轨常委成员单位。

2018年9月,曜影医疗全科主任 Frank Morris-Davies 医生荣获上海市政府颁发的"白玉兰纪念奖"。2018年10月,受邀出席由 FCS 上海外服举办的《白领健康指数报告》发布会,并被 FCS 上海外服授予"白领健康联盟-优秀医疗机构"。

2018年12月,曜影医疗消化内镜中心被授予"上海消化内镜诊治联盟"称号,建立以消化病及消化内镜诊疗为核心的多中心专科联盟,涉及全市多家三甲医院的合作与交流。

2019年12月,参与亚太多中心临床研究,在 SCI 期刊 *Digestion* 上发表学术论文。

2019年12月,荣获招商信诺"2019年度最佳合作医院"奖。

2019年12月,在上海浦东新区社会办医机构质控检查中,曜影医疗前滩世贸门诊部被评为"医疗质控管理先进单位"。

2020年6月,曜影医疗全科主任 Frank Morris-Davies 医生被授予"意大利之星"骑士荣誉勋章。2020年10月,曜影医疗消化及内镜中心获得了"2020上海医交会——中国品牌医疗合作交流大会"颁发的"2020年度中国品牌医生团队"奖。

2020 年 12 月,获得创业邦评选的"2020 中国医疗大健康创新企业 80 强"称号,并连续两年获得"年度中国创新成长企业 100 强"。

2021 年 3 月,曜影医疗创始人兼 CEO、心血管内科主任史浩颖医生被授予"2019—2020 年度上海市卫生健康系统三八红旗手"称号。

2021 年 5 月,曜影医疗护士周婷婷作为曜影 100 多名护理人员的代表,荣获上海市社会医疗机构"优秀护理工作者"称号;丁宝琼、林志敏和张雨馨三位护士被评为"黄浦区社会医疗机构抗击新冠肺炎疫情先进个人"。

2021 年 6 月,曜影医疗在《That's Shanghai》举办的 2021 生活大赏中,荣获"年度医疗服务诊所·读者选择奖"。

发 展 思 索

对于曜影医疗团队来说,经历多年的发展,对于自身所处行业的发展与未来有一定的思考。2021 年 4 月 22 日,"THAC 2021 中国峰会暨第十四届中国高端医疗发展论坛"在上海召开,曜影医疗首席医疗官诸琦医生应邀发表演讲,以"后疫情时代:高端医疗发展的再思考"为题分享感悟,他的观点就很具有代表性。

(一) 如何理解"高品质医疗"?

"高品质医疗"有两个关键,第一个是"visible and invisible"。要达到高端品质,光靠那些看得见的设备、设施是不够的。"以患者为中心"的核心,就是"以患者及患者需求为中心(needs and wants)",高品质医疗的"高",就藏在看不见的细节里,那就是如何在医生和患者就诊过程中,有效地将其医疗的专业性扎实地做好,并且从患者角度出发,提供他们"希望"得到的服务。

第二个关键是"comma and full stop"。一旦患者将肠子交到专业医生的手上,医生就"一辈子背负了一个责任",应该全力帮助患者避免肠道疾病、特别是肠癌。持续而长久地提供客户个体化医疗照护与关怀,是高品质医疗看不见却又至关重要的核心精神。

(二) 怎么坚持"高品质医疗"?

所有的团队都凝聚一心,保持同一方向的价值取向与理念,才能持之以恒地提供优质的医疗服务。曜影打造的"全科+专科"模式、且由医生主导并作决策(physician driven)的管理机制,让曜影长期以来在患者群中累积了一定的口碑与信赖关系。同时,曜影医疗也是较早一批布局互联网医疗战略的商业医疗机构,在

特殊时期得以及时将线下服务转至线上,让医疗服务不间断

(三)怎么维持团队的凝聚力?

强调高品质医疗机构要保证服务水平稳定,还需要"以员工为中心",要从上到下将团队的需求照顾好。有了积极上岗的员工,才会有真诚的服务。

尽管在后疫情时代,商业医疗机构的发展将面临诸多挑战,但曜影能用自己的经验证明,高品质的服务,一定能赢得客户与市场的支持。

(审稿人:张驰　撰稿人:周颖　熊莺)

专家点评

金春林　上海市卫生和健康发展研究中心(上海市医学科学技术情报研究所)主任,上海市卫生经济学会副会长兼秘书长,中国卫生信息学会卫生管理统计专业委员会副主任委员。博士生导师。

在由医生创办并管理的医疗机构中,最为著名的就是美国的妙佑医疗国际,它是世界最具影响力和代表世界最高医疗水平的医疗机构之一,而这也正曜影医疗要追求的目标。

其实,让曜影医疗快速崛起的原因,除了恰当的时机和卓越的团队之外,还有一个重要的原因,是其聚焦于发展高品质医疗服务。

从以往的报道来看,曜影医疗创始人兼 CEO 史浩颖医生,对于医疗的品质是有十分清晰的认识的。

为了确保能给到患者高品质、有温度的医疗服务,曜影医疗做了以下几件事情。

(一)确保医生团队的高水平

在医生团队的发展上,曜影医疗秉承宁缺毋滥的原则,一定坚持每个加入的医生都是医术高超且是真正关怀患者的。患者在生病的时候本来就很不舒服,很需要温暖和照顾,所以这个时候,对于医生的要求不只是要医术高,而且还要能照顾好患者的需求。

(二)确保所有服务流程的设计、就医环境的设计等一切细节都围绕以患者的需求为核心

与一般的医疗机构不同,除了采取预约制和保证医患之间充足的沟通之外,曜

影医疗还特别提供病后随访服务,以及时了解患者的恢复情况并在需要的情况下继续提供必要的支持,从而为患者提供包括诊前、诊中、诊后的全程化的健康管理方案。

为了更好地照顾到患者的需求,曜影医疗团队在门诊部的设计上也下了很多功夫。比如儿童健康中心从一开始就将国际化的设计理念与儿科医疗标准相结合,格局配置更以感控为先,分流健康宝宝与疾病宝宝,降低就诊儿童在院内的交叉感染概率。

这一点也清楚地表明:做最温暖的医疗不只是简简单单的一句话,真正要去实现它是一件很不容易的事情,有很多的细节需要努力,需要付出。所以只有由医生领导并做决策的医疗机构,才能真正地做到以患者为中心,才能真正地提供给患者有温度的服务。而这一点,正是曜影医疗能快速崛起且能在患者中快速建立起良好口碑的重要因素——这是一家由医生创办并管理的医疗机构,它真正地做到了以患者为中心。

(三)强大的运营团队

当然,要做一家高品质的医疗服务机构,仅有高水平的医生和卓越的理念是不够的,还需要一个强大的运营团队使理念成为现实。然而在竞争激烈的今天,新成立的数百家新医疗机构都需要优秀的运营人才,导致这个领域的人才急缺。

而曜影医疗,在汇聚了一批业内顶级医生的同时,也汇聚了一批经验丰富的运营人才。从各个方面都能了解到,在曜影医疗从事运营工作的,是一批非常优秀的人才,这也是曜影医疗得以保持医疗服务的高品质标准,并且顺利推广复制、稳定发展的一个重要保障。

综合以上的分析,高水平的医务团队、以患者为中心的服务设计和发挥稳定的运营团队,构成了曜影医疗成功发展的主线。假以时日,他们也许将成为距离"中国妙佑医疗国际"这个梦想最近的一个团队。

十六、上海圆和医疗——"管理式医疗"体系的构建与实践

院长心声

作为英国医疗集团 Circle Health 在中国成立的医疗品牌，圆和医疗在 2018 年进入中国市场。早在创立之初，圆和医疗便在运营管理模式和医疗健康服务产品设计等方面力求将 Circle Health 在欧洲的成功经验融入本土化体系。不同于传统的医疗机构，圆和不再困陷于仅为患者提供医诊服务，而是放眼于广阔的健康人群和亚健康人群市场。同时，作为健康保险企业紧密的合作伙伴，圆和也不仅将自身定位为增值服务提供商，而且是发挥医疗机构的专业技术优势、转而成为其控费增保及提升客户健康指数的技术和产品研发伙伴。

几年来，圆和医疗始终以敏锐触角关注着市场发展和行业动态，在英国 Circle Health 成熟的患者治疗与康复管理体系基础上、立足自身医疗资源优势、依托强大的国际国内临床资源，探索创新出"管理式医疗"服务体系。

"管理式医疗"服务体系是以最终健康结果为价值导向、全方位、全周期的服务体系。这不仅在模式上改变了传统的诊疗概念，更是向外延伸了预防、早期筛查、早期干预、精准治疗、科学康复的全周期医疗服务。

促使其发展的不仅是圆和医疗对于医学本质的深刻思考，也是市场和民生需求所向：人们尽量不生病、大病转小病；由此，生命个体健康质量提高、家庭经济负担降低、医疗机构承载压力减轻、健康保险企业费用降低、社会整体幸福感提升。

基于"管理式医疗"服务体系，圆和在不同行业和人群中思索着实践方式：面向复杂疾病或重疾和恶性肿瘤的患者，圆和应用多学科会诊在疾病精确诊断、优化治疗和科学康复中的优势，开发出了"重疾一体化解决方案"；针对健康群体的日常健康维护需求，圆和开发出了"诊疗式健康筛查解决方案"；针对消化道疾病患者及高危人群的早期筛查与诊断、日常消化道健康管理的需求，圆和开发出了"胃肠道健康一体化解决方案"；着力于医学学科的科研、大数据及人工智能科技的转化应用，圆和发展出针对常见肿瘤和慢性病的早期筛查与治疗专项服务——圆和"常见肿瘤一体化智能解决方案"；针对有全方位健康和疾病管理需求的人群，圆和开发出了其覆盖全生命周期的"圆和会员健康与疾病一体化解决方案"。

同时，圆和在与合作伙伴的合作中，也在持续发展"管理式医疗"服务体系在全生命周期健康管理中的应用，整合创新出圆和医疗"企业员工健康保障一体化解决方案"。该方案是一个数字化驱动的健康服务体系，其核心特质是圆和"客户健康

画像数据中心""管理式医疗"服务体系、与保险支付能力进行跨产业协同,以此为社会的人力资源发展创造新的驱动力,在企业人力福利构建中发挥重大、积极作用。

圆和医疗首席执行官　白桦

发 展 历 程

圆和医疗是英国医疗集团 Circle Health 目前在中国成立的唯一医疗机构,与中国世界 500 强企业合作,将英国 Circle Health 创新先进的医疗管理系统、"管理式医疗"服务体系及礼宾服务理念引入中国。圆和医疗致力于融合不同机制下的优质医疗资源、构建一流的国际临床网络平台,为客户提供全生命周期的疾病、慢病与健康管理服务;将国内外优秀临床资源和高品质礼宾服务相结合,创造超越病患所期待的医诊服务体验。

圆和医疗一直致力于融合不同机制下的医疗资源,建立优质的医疗机构与杰出医学人才间紧密合作的国际交流平台,构建跨国境、跨区域的多学科联盟,促进学科建设以及学术、科研与应用的发展。同时,圆和始终不渝地持续优化医疗服务模式,开创性地构建了"管理式医疗"服务体系。以"医疗＋"的多产业协同发展思路,联合互联网大数据、人工智能智慧医疗、金融保险、药品转化服务等行业,实现产业协同,打破了传统医疗产业固有的发展模式。

(一)圆和医疗的诞生——缘起英伦

圆和医疗的创新发展源头来自其母品牌 Circle Health。

英国 Circle Health 医疗创立于 2004 年,目前是英国规模最大的医疗集团。2004 年,由 1 200 名医护人员发起创立了合伙制医疗机构——Circle Health UK。发展至今,Circle Health 已经成为拥有 3 500 位来自英国各大医院及医学研究中心的医生合伙人。目前,Circle Health 旗下的 57 家医疗机构遍布英国各地,拥有超过 200 间手术室、3 000 张床位及来自欧洲各国的万余名专科医生专家。至此,其遍布英国和欧洲的医生资源成为 Circle Health 不可撼动的核心竞争力。

Circle Health 以创新的方式来进行医院的运营管理:让每一位一线临床医疗人员、专家和护士共同担负起医院的管理职责,赋予他们更多的责任和权利,并建立起一个独特的更有效、更安全、更富于人文关爱的医疗运营体系。凭借其高效的管理系统和创新的服务模式,Circle Health 于 2015 年荣获 LaingBuisson Award 年度"英国私立医院第一名",并在 2017 年的英国国家医疗质量委员会评审中成为总平均分为最高评级"GOOD"的仅有的两家医院之一,成为融合不同医疗体制、聚集临床资源的典范。

(二) 圆和医疗在中国的发展

圆和的首家医疗机构——上海圆和新太门诊部开业于 2018 年 5 月,这是圆和医疗的专家门诊和国际会诊、转诊中心。门诊紧邻瑞金医院,坐落于上海市黄浦区瑞金洲际酒店内 11 号,专注于内分泌科、血液内科、心血管内科、高血压科、神经内科、肾脏内科、呼吸内科、消化内科、普外科、皮肤科、眼科、心理科、中医科(中医内科)、预防保健等多个专科的主任专家医诊,慢病精准管理和国际会诊、国际一流医院转诊服务。同时,这也是圆和医疗"全生命周期健康与疾病一体化解决方案"的线下会员服务中心。

圆和医疗的上海圆和新永门诊部开业于 2019 年 3 月,门诊坐落于上海市黄浦区思南路 35 号,共 5 000 余平方米,建有诊疗式健康筛查部、日间手术室、胃肠内镜检查与诊治部、儿科综合部、特色口腔门诊及疫苗接种部。除全科、内科、外科、儿科、妇科、耳鼻咽喉科、口腔科、中医科、精神科、皮肤科、肿瘤科等特色诊疗科目外,同时为患者提供诊疗式健康体检和精准专项筛查服务。

已建成的这两家门诊部,将临床业务与礼宾服务相结合,同时联通 Circle Health 在欧洲与英国的 20 家全科医院和 37 家专科医院、康复医院和综合医疗健康管理中心,为患者创造超越其期待的国内、国际医诊体验。

(三) 圆和医疗的特色医疗与健康服务

1. 国际国内多学科诊疗(MDT)

圆和的 MDT 是一个闭环的诊疗服务体系。例如,患者经首诊医院确诊,可通过圆和专家会诊合作体系发起会诊需求,利用圆和远程专家会诊、多学科会诊合作体系,享受地跨全球的临床网络资源、获得国际知名专科专家出具的治疗方案或第二诊疗意见,并借由这一体系进入"院内远程会诊,院内后续治疗"的生态闭环。目前,圆和医疗 95% 以上的国际会诊患者均选择"远程会诊＋就地治疗"的模式,不出医院即可享受国际前沿的医疗资源和具有专业权威性的诊疗方案。圆和国际国内 MDT 服务的实现依托于圆和医疗强大的临床资源网络。基于 Circle Health 在全球范围内的机构和合伙人体系,圆和医疗与来自英国、欧洲的院士级别学科带头人及知名专家紧密联动,并与百余位来自上海市三甲医院的高年资专科专家建立合作关系,打造了地跨欧洲、北美、亚洲的卓越医疗资源网络。正因于此,圆和医疗成功建立了一流的跨国际、跨院派、跨机构的多学科会诊、专家诊疗、学术交流、临床科研专家团队,目前国内外专家规模已超过 300 人。同时,圆和与爱思唯尔(Elsevier)开展合作,组织学科专家委员会将其发布的 23 类- 62 种恶性肿瘤临床路径系统进行汉化。另外,圆和医疗与 HCA Health 医疗集团旗下属的莎卡珑研究中心(Sarah Cannon Research Institute,SCRI)的临床新药物板块进行紧密联系,SCRI 每月向圆和医疗更新各靶向药物临床试验进展报告,这也使得圆和的国际国内 MDT 成果领先。

2. 专科专家门诊

圆和医疗充分依托其国内、外的优秀医疗资源与专科专家资源,以创新的"诊前、诊中、诊后"诊疗模式对客户就诊情况进行综合管理,帮助医患间更好地交流、巩固治疗效果,提升医诊服务体验。同时,圆和医疗与多位国内专科学科带头人成立专家工作室,应用先进临床技术和诊疗理念为患者提供个性化的、精准的专家诊疗服务。例如白春学教授的"肺结节智能诊断工作室"、赵旭东教授的"心理身心疗法工作室"、知名营养师许俪馨的"高强度间歇性训练(HIIT)科学营养管理工作室"等。

3. 跨境医疗服务

圆和充分发挥自身作为医疗机构的优势,利用其在中、英两国拥有的医疗机构及强大的国际临床网络资源,构建起一个专业的跨境医疗体系,为患者提供"国内专家首诊＋国际专家会诊及转诊＋回国后康复及随访"的闭环式跨境医疗服务。

4. 慢病精准治疗项目

针对中国居民慢病患病率逐年增长的现状,圆和邀请上海知名三甲医院专科专家特别设计针对高血压病、冠心病、糖尿病、脂肪肝、甲状腺病、乳腺疾病等共 6 种慢病的专项筛查。筛查结果将与该患者原有病史及病历资料一同形成个性化的慢病管理档案,同时配合专家的看诊与解读,就客户已患有或可能患有的慢病进行"一病多管,多病一管"的系统化追踪管理。"一病多管"即一种慢性病,因其可能有损害其他器官的并发症,比如糖尿病的管理,就有内分泌、肾内科和心血管科多科医生共管;而"多病一管"的创新在于,患者患有多种疾病,由一位全科医生负责全面管理、协调、会诊等。

5. 诊疗式体检与专项筛查

由首席医疗官缪晓辉教授带领专家团队对近 5 年国内高发疾病的流行病学调查和医学指南进行研究,从而制定具有临床意义的检验检查项目以保证体检在医学层面的科学性。由来自上海三级教学医院高年资医生组成的体检医生团队实施检前、检中和检后全程诊疗式体检。体检前:初步了解既往体检结果和健康状况,制定个性化体检方案。体检中:每一专科医生详细询问该专科既往病史以及服药、手术、监测等诊疗情况和效果,并做专科体格检查。体检后:除了出具完整的体检报告外,还根据客户需求,由医生一对一地进行线上或线下体检报告深度解读,体检发现的控制不良的慢性疾病或新发现的疾病,立即进行深入检查、门诊治疗,或邀请多点执业的三甲医院专家诊治,并对诊治结果进行随访,实现了"检-诊-治-管"一体化的全新健康筛查模式。

6. 特色儿科门诊

由原上海儿童医学中心呼吸科专家岳孟源主任领衔,门诊设有儿童保健、儿童内科、儿童口腔科、儿童五官科等临床科室,并可实现肺功能检测、过敏原检测、生理及心理发育筛查评估等功能,始终如一守护宝宝健康。同时,圆和与上海儿童医院及英国伦敦大奥蒙德街儿童医院(GOSH)作为合作机构,为患儿的本地就诊及国际会诊、转诊提供强大支持。

7. 胃肠道健康与疾病一体化解决方案

"专属专家,检治一体,持续管理"——"评估—预诊—检查—治疗—随访",五位一体解决胃肠道健康问题。由上海知名三甲医院消化内科主任和麻醉科主任组成的专家团队亲自操作、慢速推进,为患者进行无痛胃镜、无痛肠镜的筛查和内镜下治疗。操作硬件采用奥林巴斯CV290胃肠镜和爱尔博电刀系统,可实现检查过程中小息肉、早期癌前病变等问题的同步摘除,避免二次内镜下治疗。检后主任亲自对患者的肠道健康进行现场评估和反馈,现场提供后续治疗方案。如需后续治疗,亦可为患者优先安排入院,并由圆和消化科医生定期随访、同步实现用药远程配送,确保其得到专业、高效的临床医疗服务。

8. 特色口腔门诊

圆和口腔门诊全部由来自台湾的高资医师团队执业,可提供中、英、德三种语言的口腔诊治服务;引入德国先进技术,专注于口腔修复、儿科口腔、正畸治疗、牙齿美白、牙体牙髓病治疗、牙周病治疗等业务。

9. 疫苗接种服务

除国家规定接种的 I 类疫苗外,可为成人、儿童患者提供诸如 HPV 九价、HPV 四价、流感疫苗、肺炎疫苗和疱疹疫苗等的接种及对应的门诊、检验检查与接种评估等诊疗服务。疫苗均选用知名品牌,以保证其质量与接种效果。同时,疫苗中心严格按照疾控中心要求,划分成人、儿童两条独立动线,最大程度保证患者的健康与安全。

10. 圆和中法健康门诊

圆和医疗与瑞金医院合作成立圆和中法健康门诊,由瑞金医院留法高年资专科医生为在沪的法语人士提供无沟通障碍的看诊服务。

管理运行

圆和的临床管理与门诊运营体系的设计和建立以"管理式医疗（Managed Care）"的实施为核心诉求。对于每一位客人，均采取"前-中-后"三段式管理，摒弃以往就诊时单个触达点模式，采用闭环式多点触达，实现全生命周期的覆盖，实现患者健康管理成果和效能的提升。

（一）临床管理与运营体系

1. 临床管理与运营标准的建立

圆和医疗的医疗机构均按照 JCI 及英国 Circle Health 质量标准建立。门诊部从品牌创建伊始就明确了医疗管理制度要符合国家及地方的法律法规、符合各专委会要求、符合 Circle Health 及 JCI 标准，把医疗质量和安全放在首位、为患者提供同质化的医疗及健康管理服务。

为此，由公司首席医疗官缪晓辉、公司临床总监岳孟源主持建立与健全了各项医疗管理制度、优化流程；落实圆和为社会提供优质医疗及优质服务的宗旨，从圆和实际出发保证各临床部门的工作顺利展开，推进相关业务的发展。圆和医疗按照国际、国内相关标准制定了医疗质量及安全管理、各临床及辅助部门管理 SOP 达 500 余项，医疗流程 100 余项，做到各个医疗环节有章可循，按规执行；建立了质控、安全、院感、药事、设备、伦理等专业管理委员会并开始运行，有效地规范了管理，保证了安全。在创建圆和医疗品牌、建设有实力、有品质、有温度、有市场的综合门诊部的道路上迈出了坚实的步伐。在运营一段时间后将申报 JCI 评审。

2. 临床管理体系

圆和医疗的临床管理体借鉴英国 Circle Health 的管理和运营体系。采取中方和英方首席医疗官双轨制。中方首席医疗官所领导的临床团队负责亚太地区所有医疗质量控制、医疗新技术准入、国内临床标准化服务、国内临床网络搭建、圆和学科联盟构建和运行、医生技师护士全面医疗专业人才的管理。英方首席医疗官负责欧洲地区医疗资源协调、定期和中方一同进行临床质量抽查。在首席医疗官的领导下，临床团队设有临床总监岗位，并在各个医疗机构设定医务主任作为医疗机构医疗管理的核心团队。在医务主任的带领下，各医疗机构科室经理级中层管理者开展各自临床任务。

护理部直接汇报给临床总监，护理主任为第一负责人，各机构护士长向护理主任进行工作汇报，同时在每个机构都设有护士主管角色作为机构中层力量。医技部门分为检验部门、放射部门、药房。由各机构主管向机构医务主任汇报工作。分层管理的临床团队既给基层员工有明确的晋升通道和职业规划方向,又能提升管理效率、实现快速高效响应。对于医疗机构的科室管理,既接受科室经理管理和考评,也接受护理部的管理和考评,两者考评比例不同,避免科室内部"抱小团"现象,真正成为既专业又开放的合作型团队。

3. 医疗管理委员会的构建

圆和医疗成立了圆和伦理委员会、圆和生物安全管理委员会、圆和医院感染和消毒隔离管理委员会、圆和设备和物资管理委员会、圆和医疗质量和安全管理委员会、圆和药物治疗管理委员会、圆和技术临床运用管理委员会。

圆和医学伦理委员会由代表临床医生、学科联盟专家、专业律师、社区代表、公司运营等人员组成。主要负责临床新技术准入和风险评估(如种植牙等),所有拟开展的新临床诊疗项目在卫生监督部门咨询可行方案后,如需要准入开展,则医生或科室将作为第一汇报人进行专题汇报、投票,以确保该技术符合医学伦理并风险可控。

圆和医院感染和消毒隔离管理委员会和圆和技术临床运用管理委员会由医务部、护理部、代表临床医生、运营总监等共同构成,定期对于圆和所有医疗机构感染控制情况进行监督、检查、反馈、改进,并在护理部牵头下成立各医疗机构的感染控制小组,定期自查,不定期进行机构内抽查(如手卫生、物体表面等)。针对重点感染控制部门,如口腔科、手术室、内镜中心进行重点监督和监察,确保感染零风险。护理部的感控小组还承担了对保洁人员的统一培训,并进行保洁的定期考核、培训和不定期抽查,力求全机构实现感控满分。

圆和医疗质量和安全管理委员会由医务部、护理部、医技部和公司代表构成,以管辖区域卫生监督部门和质控部门要求为基准,根据圆和临床质控手册,针对各科监管质控要求进行医疗质量的整体监督和管控。并且每月开展"临床质量回头看",以实现持续改进。

圆和设备和物资管理委员会由设备科、采购部、医务部、财务部、公司总部管理层代表构成。每半年,针对已经购买的医疗设备使用情况进行回顾,以便实现供应商进一步优化管理。同时,对于临床部门因为业务需求需要购买的设备申请进行进一步调研、审批。此外,该委员会针对需要采购的供应商资格进行审核,确保所有医疗低值和高值耗材合法应用于临床。

圆和药物治疗管理委员会由药房、医生代表、医务部、采购部共同构成。对于临床药物的申请、进购实现把控,避免药物一品多类等现象发生,并且对一些特殊类药物(精麻药)进行药物管理的抽查,确保所有药物在圆和体系内合法、合规使用。

以上几个委员会监督、管控医疗工作的日常,以医务部和护理部为核心,实现对医疗质量的全面把控。

(二)临床人员招聘及培训管理体系

圆和医疗从临床招聘、培训开始狠抓技能,将"竭尽所能,病患为先"以及"为患者提供超越预期的医诊体验"理念贯彻在员工日常诊疗行为的方方面面。圆和医疗的所有临床工作人员都会经历三轮面试,从临床技术水平、服务意识水平、语言水平、价值观四个维度对候选人进行评估。

所有临床新员工入职皆按照完整的培训流程安排为期 2 周的培训,包含圆和整体介绍、工作岗位介绍、服务礼仪培训、系统操作培训、临床流程培训。此外,护理部内部实行带教制度,每位新员工会由带教老师负责,在 2 周时间内,带领新员工轮转不同科室岗位护理工作,以便全面快速地了解圆和的护理工作业务。临床部门每周组织所有人员进行培训,培训出席和考核结果将成为员工年度考评重要内容之一。

(三)以学科联盟构建卓越的临床网络

圆和医疗成立了中英学科联盟,以海内外专家和国内优质医疗资源为平台,搭建为国内医生专业成长的学科平台。目前已经成立了肿瘤学科联盟、呼吸学科联盟、神经学科联盟、内分泌学科联盟。同时,圆和邀请专家会诊合作体系的合作医院共同参与,促进中英国际医疗学术交流,为未来中英专家互派、中方海外医疗访学创造良好环境。作为中英学科联盟的重要组成环节之一,"圆和院士论坛"联通国内外院士级别学科带头人及知名学者专家,共享医疗科研及技术应用领域的最新成果。

圆和医疗将多位英国院士、学科带头人引进广慈-思南国家转化医学创新产业园区,与中方对应学科的院士、学科带头人、医疗机构进行学科共建,设立前沿性的科研项目,以促使中外学术交流,学科能力提升,围绕广慈-思南国家转化医学创新产业园区形成国际级的学术研究高地。除医疗学科的院士、学科带头人外,将引进人工智能、医疗机器人学科专家,创新"医疗+科技",为前沿的医疗科研成果转化进行科技赋能,在疾病早筛、病后康复阶段发展创新的高专业技术手段,智能化变革将大幅提升覆盖范围、使用便捷性。

圆和医疗以学科联盟和思南医学园区为载体,实现医生临床-科研能力的提升,进一步固化增强圆和全职医、技、护在内的核心专业竞争力。

（四）礼宾服务管理运营体系

圆和死亡礼宾服务管理运营体系也是圆和实体医疗的核心竞争力之一。高端医疗服务，其"服务"除了专业人员提供的医疗服务外，引入五星级酒店标准的礼宾提供贴心服务是圆和与其他医疗机构不同的一点。礼宾人员需要来自五星级酒店、航空业等传统服务行业，针对这些人员进行医疗流程、医疗常识培训。在现场为患者提供宾至如归的礼宾服务，使得患者在踏入医疗机构后快速消除对于医疗机构的陌生感和恐惧感。

圆和礼宾服务内容包含所有前台服务、结账服务、商保对客服务、酒店代订服务、接送车辆安排、会议室预订服务、现场陪同服务等。其架构分为主管-运营经理2个层级，运营经理直接向门诊总经理进行汇报。运营礼宾部门每周培训内容除了礼仪、妆容、运营流程外，心肺复苏也是必修课。此外，也可以选听部分医疗课程，以便更好地在第一线服务患者。目前礼宾可以提供多语种，如英语、韩语、法语，以便应对不同国家客户的需求。

（五）健康与疾病管理服务体系

以强大的国内、国际医疗资源为基础，以专业的临床专业体系为依托，以创新的礼宾服务为帮手，圆和开创了极富特色的、覆盖全生命周期的健康与疾病管理服务体系。

随着整体社会发展水平提升，人群对于健康的意识提高，"疾病与健康管理"类的相关服务开始蓬勃发展，无论是公立医疗机构，还是非公立社会办医的体检机构、医疗机构、健康管理机构，都尝试针对"疾病健康管理"推出服务及产品，其最终目标都是围绕如何有效地管理和改善人群的健康状态，同时也基于此目标发展出多种基于不同的逻辑理论、专业知识下的服务模式。纵观整个细分领域，尚未形成标准，也尚未被大规模应用。

除了持续不断的卫生教育之外，如何在服务方式上为用户提供一体化且便于使用的解决方案，协助用户建立起正确的健康生活方式，这是"疾病与健康管理"是否能有效应用的关键；在圆和医疗"管理式医疗"服务模式的核心理念下，以"健康生活化"作为驱动，利用科技赋能，将疾病/健康管理的服务数字化，以融入用户的日常生活场景当中，形成便于用户操作、标准可量化的服务方式；真正有效地协助用户对身体健康状况进行管理。

首先针对用户的基本信息、个人健康史、家族史、生活习惯等进行专业评估，给予个性化的管理、随访计划；除了专业机构中的身体检查、检验数据、治疗记录等，形成个人电子健康档案进行汇整,并将数据进行长期、系统性的专业管理。此外,在生活居家、延伸至机构外的场景中,按个别需求提供给用户,包含手机终端软件,搭配血压、血糖、体脂体重等检测仪器一体化的服务。对每位用户在软件上设置个性化的每日提醒任务,协助用户定期对指标进行测量;除了简单理解、便于操作、可实时显示,方便用户清楚了解检测数据结果之外,这些数据也同步上传到后台管理系统,而专业的服务人员可实时了解到每个用户的执行情况与健康数据。对于异常的执行情况进行主动联系与用户进行提示、确认;对异常的数据指标进行跟踪,并视情况提供如健康咨询、专科医诊等后续的专业服务。长时间对健康数据的管理,可达到对慢病指标的有效监测,减少疾病恶化的可能,在治疗上可以帮助专业医生更加清楚掌握用户的指标变化以作为治疗的参考依据,对用户来说亦能更清楚的了解自己的身体情况,建立良好的习惯。后续依据客户需求,个性化配套药物、营养、运动等措施,以期待达到健康促进、指标改善的效果。

(六) 数字化发展之路

面向未来,圆和医疗正在走线上转型之路。应用互联网科技、人工智能大数据,将医疗服务进行生活化发展,让健康概念走入千家万户日常生活的方方面面。其中,数据的开发与应用将成为决定成败的关键一环。"圆和客户健康画像数据中心"将是数据集成的最终呈现形式。圆和医疗构建的数字画像,将通过与其他产业的联动,帮助金融、健康险等行业完整其客户的健康画像,创新差异化的保险产品,实现精准销售和个性化的深度服务。圆和医疗师承英国 Circle Health 的大健康数据清洗治理能力,可以有效支撑医疗数据跨机构、跨行业的流转应用,并以数据链驱动产业协同落地。同时,圆和医疗将数据构建的专业能力和循证医学体系相互支撑,实现其多维度学科研究和多角度科学应用,转化为圆和医疗的转化应用能力,如:圆和学科联盟疾病早期、专项筛查研究与应用,圆和医疗临床药物试验中心,广慈-思南医学健康创新产业园区等。

在临床应用上,圆和医疗根据院内的临床数据(检查检验、住院文书、病理报告、基因检测等)以及院外可穿戴带式设备(体重、体脂、血压、血氧、血糖等),帮助建立临床的人工智能辅助决策能力和区域人工智能监测能力。

建设成效与业绩展示

2019 年,被评为丁香园医疗品牌传播百强榜新锐奖 30 强。

2019 年,获经观传媒《经济观察报》IF 创新领军者盛典"年度医疗模式创新企业"称号。

2019 年,获看医界传媒上海医交会"中国优质医疗服务创新奖"。

2020 年,获健康医疗产业保险峰会"健康管理服务创新奖"。

2020 年,获中国健康保险发展论坛"最具价值健康管理新锐奖"。

2020 年,获看医界传媒上海医交会"年度中国品牌医生团队——消化科"称号。

2020 年,获上海市社会医疗机构抗击新冠肺炎疫情先进集体称号。

2021 年,获中国保险产业国际峰会"最受信赖医疗品牌奖"。

2021 年,获健康医疗产业保险峰会"最佳健康管理品牌先锋奖"。

2021 年,被评为上海市社会医疗机构优秀护理团队。

发展思索

(一)圆和医疗的未来规划

未来圆和将着力于国内的布局和发展。2022 年,圆和上海国际医学运动康复中心将在上海黄浦区开业;2023 年,圆和北京门诊将在北京东城区开业。至 2025 年,圆和医疗计划建成华北、华东、西南、华南 4 个医疗区域中心,分别以北京、上海、成都、广州为核心城市,在 8 个城市建成 8 家高端门诊与 4 家专科医院。

(二)社会办医行业思索

新冠肺炎疫情对社会发展和人们的生活方式,尤其是对健康认知和就医方式产生了深刻的影响。可以说,人们对健康和生命的理解产生了根本性变化,对于健康的需求从单纯的"生病治病",到追求身体健康、心灵健康、家庭和睦,一个综合全面的社会健康观正在形成。

同时,国内的社会经济发展水平已经进入一个新的阶段,生活日益富足的人们对于健康和医疗的投入也在日益增长,不同人群对所能享受的健康和医疗服务也有着差异化的需求。这对社会办医机构行业的发展是利好。更多家庭和人群愿意从不同形态的健康和医疗服务机构获取健康服务,来弥补现有医疗资源的不足,包括借助社会办医机构快速获得更为方便快速的诊疗,通过家庭医生获得更为全面和便捷的日常健康咨询和用药就医意见,通过国际医疗机构到境外寻求更好的医疗资源和诊疗方案。当遇到医疗不满意时,去社会办医机构或外资医疗机构和寻找"关系"或者"熟人"成为人们的优选项。这些现象反馈出人们希望获取更为优质、可信任的医疗服务的心态,也反映出更多的人群开始意识到社会办医机构在医疗资源整合和服务上与公立医疗机构的差异化能力。相信二者相辅相成,可为"健康中国"的发展和实现创造更为有效的社会健康和医疗服务体系。另外,健康险的快速发展也为社会办医行业的发展创造了更好的机会。通过健康险的保障,更多的人群有能力和机会对健康和医疗服务进行选择。而更多人群对于健康险公司,尤其是大型健康险公司的医疗资源整合能力有着高度的信任,对于社会办医机构而言,选择与健康险企业开展合作,也将是条潜力之路。

(审稿人:刘晗　撰稿人:周璐靖　缪晓辉)

专 家 点 评

缪晓辉　上海交大社会医疗机构研究所副所长,曾担任长征医院业务副院长。

一个企业或机构是否足够优秀,特色和创新最为重要。特色和创新,既互相关联,又有区别。没有持续创新的特色,不能维持长久;不断创新,才会不断形成新的特色和提升已有的特色。上海圆和医疗,是一个既有特色又不断创新的医疗机构。

之初,我向朋友们介绍圆和医疗的体制时,不由自主地定义其为社会医疗机构,但某一次白桦先生纠正了我的定义,因为圆和有两个主要股东:太平人寿和英国 Circle Health 医疗集团,前者是大型国企,后者是外国医疗机构。所以圆和是一个混合制医疗机构。圆和的有些介绍文章称"有英国血统",对此我不以为然。与英美一些医疗机构有紧密或松散的合作关系,未必就"高大上"。但是有这么一个规律:杂交生物的健康状况和繁衍能力往往要更强一些,因为会神奇地使优质基因互补,淘汰劣质基因。单一投资来源的医疗机构,运营往往会遇到不小的挑战。这可以说是圆和天生的一个特色。

圆和的两个门诊部,靠着她的特色和创新,已经越来越不能小觑了。新太门诊部专供合法多点执业专家看诊和数个常见慢病的筛查,同时,又是线上线下相结合、国际国内相连接的 MDT 点,帮助无数家庭找到了出路,让他们看到或获得了希望。新永门诊部则实施了有所为有所不为、有大为又有小为的策略。比如胃肠镜诊治科聘请的全是上海三甲医院的资深专家,志在做强、做精、做特色;健康筛查不求多、只求精;儿科门诊虽然规模不大,但特色鲜明:专家看诊、发育评估和健康筛查三位一体,学科带头人来自上海著名的儿童医学中心;疫苗接种专科的设立完全是因为有大量的需求,追求的则是质量和安全,一直以来处于供不应求的状态,这尽管有疫苗供给不足的原因,但更是其专业性和优质服务形成的引力;口腔疾病诊疗也是新永门诊部的一大特色，未来会有很多期许。

MDT，大家都说这是未来趋势，其实中国各大医院过去和现在都钟情于这个"互联脑"的高品质疑难杂志的诊治模式。但在一个门诊部，尤其是在一个混合所有制门诊部常规性地开展由国际、国内医学专家组成的 MDT 是罕见的。圆和不仅做到了，还做得很精致。圆和邀请不同地区、不同医院、不同科室、不同国籍的著名专家在规定的时间里为疑难杂症病例会诊。诊前资料收集并形成高质量的会诊病历，会诊中让专家们充分发散思维、经验和智慧的火花，最终综合形成一个完善的诊疗计划，解决或纠正了既往诊治方案的缺陷问题，形成了意见基本一致的全新诊疗计划。三年的历程，开展了数百例各种疾病和不同病情的 MDT，其艰辛自不必多言。如果要说创利，MDT 绝对不会受私立医疗机构青睐。但在圆和，MDT 有最高规格的待遇，因为它是真正意义上的"重"医疗。

圆和门诊也非常注重患者感受。例如，门诊设置时在诊桌一侧嵌入了显示屏，主要为线上门诊或会诊所用，同时也作为看诊过程中的讲解演示屏。医生可以直接在显示屏上利用图像向患者讲解治疗相关医学问题，而患者可以即刻获取相关图像回家慢慢讨论，提升就诊体验。

圆和的管理方式也是独树一帜。讲两个故事：故事一，圆和不完全由资本说了算，首席医疗官和医疗总监是可以与 CEO 经常"吵架"的，而且越吵走得越近。在医疗红线或底线问题上，是医疗人说了算。故事二，2020 年春节之后，艰难的不只是老百姓，私立医疗可谓损失惨重。2020 年的三月和四月份圆和人在干什么？在自我培训！医务人员和非医务人员都接受与医疗相关的培训。五月份正式复工，其后的第 3 个月营业额即达到上一年度的最高水平。大家忌讳谈医疗收入，我要说的是：营业收入代表了在那个特殊时期，圆和人有活干、有工作量，说白了，有患者上门。

以上介绍的不过是圆和医疗"特色"和"创新"的一角。圆和医疗的目标是那个号称医学圣地的妙佑医疗国际。

十七、张强医生集团——国际领先的静脉病专科诊疗平台的模式创新

院长心声

回想 30 年前,那时还没有智能机,没有微信,现在触手可及的发达科技,对于那时的人们来说,几乎是天方夜谭。同样,那时的人们,也很难预料到 30 年后的医疗会发展到什么程度。

1992 年,我从上海第二医科大学研究生毕业,到当时尚有争议的浙江邵逸夫医院工作。所谓争议,是因为这是一家完全颠覆传统的现代化医院,在文化和观念上和传统医学产生了激烈的冲突。那时候,老百姓心目中的医院形象是:墙壁上白下绿,空气中弥漫着酒精气味。

邵逸夫医院开办后的五年,由美国罗马琳达大学医学中心托管,从院长到科室主任、护理部主任都来自美国。

30 年前,我们第一次进入没有酒精气味、门诊大厅里摆着鲜花和植物的医院。我们第一次知道病床之间需要用布帘隔开,以保护患者的隐私。我们第一次知道检查女性患者的时候必须要有女护士在旁。美国院长说:医院的环境要比患者家里还要温馨,患者才会感到信任和心情放松,有利于疾病的治疗。

因为一直怀揣着建立独立血管外科的梦想,2002 年,我从邵逸夫医院辞职。当时有两个选择,一是去浙江省人民医院,二是去杭州市第三人民医院。有感于后者院长的发展热情和开拓精神,我放弃了到省人民医院做血管外科主任的机会,来到当时规模相对较小的杭州市第三人民医院。

入职后第一个月,几乎没有患者。可就在一个月前,我还是邵逸夫医院的副主任医师、硕士生导师,来找我看病的患者门庭若市。我深刻意识到,中国医院平台的影响,远远超过医生个人品牌的影响。老百姓在信息不畅通的时代,看病是把医院的知名度作为选择的首要依据。我开始用在邵逸夫医院学来的理念为每一位患者服务,推出"医患沟通制",构建良好的医患关系,不断创新治疗技术,通过患者口口相传和互联网传播,建立了良好的口碑。

两年后,在杭州市卫生局的支持下,杭州市血管外科中心成立了,这是当时全国规模最大的血管专科机构。随着来访患者地域的不断扩大延伸,我又萌生了新的想法,要把自己的理念和技术展示到更大的舞台。

2007 年,我辞去杭州市血管外科中心主任的职位,前往上海,加盟同济大学附

属东方医院。在医院领导的支持下,建立了血管外科。我的医生团队很快在患者中建立了口碑,在"好大夫在线"的患者投票排名中位居血管外科首位。

做一个纯粹的医生!这个梦想一直在我的潜意识里。我的每一次自我革新,都是这个梦想在引导我。在这里,所有的门诊和手术都是预约制,患者等同于我的家人,他们可以从容地安排好自己的生活和工作,在预约的时间到达医院即可。在这里,医生可以有半个小时的时间,仔细询问病史,研究患者病情,个性化设计治疗方案。在这里,我们采取最先进的手术和麻醉技术,静脉曲张患者无须住院和使用抗生素,术后可以直接步行回家。

"褚小者不可以怀大,绠短者不可以汲深"。我们要用更扎实的知识、更宽的眼界,珍惜光阴、不负韶华,如饥似渴学习,一刻不停提高。修医德、行仁术,用优质的服务增进人民健康福祉。弘扬敬佑生命、救死扶伤、甘于奉献、大爱无疆的精神,全心全意为人民健康服务,专注疾病预防治疗、医学人才培养、医学科技发展,争当人民好医生,在祖国新的伟大征程上披荆斩棘,开拓创新,勇毅前行。

关爱患者,让人人享有优质医疗,因为我们医生自己将来也会成为患者。

张强医生集团董事长、首席医生 张强

发 展 历 程

(一) 张强医生集团创始人:张强医生

张强医生是中国医生集团奠基人,静脉病领域著名专家,优质医疗倡导者;中国民建党中央人口医药卫生委员会委员,民建上海市委医卫委员会执行主任,国家级静脉病专业委员会主任委员,五四青年奖章获得者。先后负责创办了浙江大学附属邵逸夫医院血管外科、杭州市血管外科中心和同济大学附属东方医院血管外科。2012 年 12 月,张强宣布正式离开体制,开启自由执业旅程,组建静脉病专科团队,希望自己和世界大多数发达国家的医生一样,成为一名自由执业医生,一名纯粹的医生。

(二) 开创新局面:不同的社会办医模式

张强医生集团成立于 2014 年 7 月 1 日,是中国大陆第一家医生集团,行政总部设在上海,在多个城市建立连锁的张强医生集团国际静脉病中心(Dr. Smile Medical Group International Vein Center,SIVC),为国内第一个专注于静脉系统疾病诊疗的专科中心,在下肢静脉曲张诊疗领域持续创新,拥有多项亚洲和国内首创技术及纪录,引领学术前沿。

SIVC 由自营机构(思俊外科诊所)、签约医院以及专门面向静脉病患者的在线服务平台组成,成功从个人品牌延伸为张强医生团队品牌,采取"赋能团队"的方式开拓业务和市场,后期成功延伸为全国知名的血管外科专科品牌,并快速地将自己的模式复制到其他专科,成立了多个学科的医生集团。经历了一段曲折的发展以后,于 2018 年开始回归自身学科,聚焦静脉病治疗,启动全国布局,开创了社会办医新局面,成为世界一流的静脉病治疗中心和医生集团的标杆性企业。

(三)掌握趋势:中国健康领域高速发展

2016 年,国务院印发了《"健康中国 2030"规划纲要》。纲要明确指出"创新医务人员使用、流动与服务提供模式,积极探索医师自由执业、医师个体与医疗机构签约服务或组建医生集团。"这是"自由执业""医生集团"第一次写进"国字号"的文件。

在政策的推波助澜和资本的追逐下,全国医生集团"野蛮生长",数量快速超过了 1000 家。而此时的张强医生集团,由上海、北京的原附属三甲医院的优秀外科专家团队组成,拥有多项独家医疗技术和设备,采用 PHP 模式与京沪等各大城市多家国际医院签约,多点多专科执业,业务量飞速增长。

其医生团队拥有国际化的诊疗理念和技术,为患者提供安全、微创、个体化、领先和愉悦的优质医疗服务。目前有北京和上海专家团队,拥有 20 多年、数万例临床经验,患者遍及几十个国家和地区,以一流的医学技术和良好的口碑提供安全、便捷、可及的优质医疗服务。

(四)引领学术前沿:开展国内首例 CHIVA 手术

张强医生及其团队经过多年在下肢静脉曲张诊疗领域的持续创新,拥有多项亚洲和国内首创技术及纪录,引领学术前沿。例如,1997 年,在亚洲地区首先开展内镜技术治疗静脉性滞疡(SEPS),突破顽固性滞疡的治疗难题。2002 年,开展腔内钬激光治疗下肢静脉曲张手术,拓展了钬激光在血管外科领域的应用。2010年,在国内率先开展下肢静脉曲张日间手术,改变了静脉曲张手术需要住院的传统历史。2011 年,开展静脉曲张 CHIVA 手术(保留大隐静脉的血流改道手术)治疗,引入了保留静脉的治疗理念。

CHIVA 手术是国际上治疗下肢静脉曲张的一种手术方式,最早由法国的 Claude Franceschi 医生在 20 世纪 80 年代提出。与传统的破坏性手术不同,

CHIVA 手术在治疗下肢静脉曲张时选择改变血液流向,保留所有大隐静脉的方式进行。这项手术尽管推出时间早,但因为要求医生掌握复杂的血流动力学和超声影像技术,所以真正能驾轻就熟的人寥寥无几。

在医生集团成立之初,静脉曲张手术在很多医院往往需要住院至少两三天,而在张强医生集团,静脉曲张当日手术完就能回家,无须留观。并且凭借丰富的手术经验和熟练的操作,张强医生集团治疗后的患者复发率低于 3%,而在国际上,静脉曲张手术的平均复发率达到 20%～30%。

依托这一技术,"静脉曲张当日手术"成为医生集团的招牌,这是"张强医生集团"名片的第一个"撒手锏"。从 2014 年 7 月医生集团成立,到 2015 年的上半年,张强医生集团的手术量急速上升,单日最高手术量达到 15 台。

(五) 实体诊所建立:将医疗服务送到患者可及之处

经过长时间的研究、筹备、建设,2017 年 8 月,位于中国首家共享医疗大楼内的杭州思俊外科诊所正式对外亮相,标志着张强医生集团进入线下实体医疗机构布局新阶段。"思俊"一词来自英文单词 Surgeon(外科医生)的谐音,寓意"思索、才俊",也意味着思俊外科诊所是招聚、吸引医疗才俊的地方。思俊外科诊所作为共享型诊所,向多个专科领域医生集团及医生团队开放合作,坚持以最严格的标准筛选名医专科团队入驻,采用国际同步的诊疗技术、便捷舒适的看诊流程、私密温馨的就医环境。但在张强看来,医生集团还是应以医生团队为重心,诊所只是一个项目、一个展示接触点。

2019 年 11 月,位于虹桥主城前湾地区"新虹桥国际医学中心"内的上海思俊外科诊所正式运营,与综合性医院为邻。思俊外科诊所作为国内多家外科名医团队的共享执业平台,开展外科疾病的门诊、门诊治疗、随访,对接第三方检验、影像、药房、医院等,为患者提供一站式外科医疗服务。目前入驻的有张强医生集团静脉病中心、英华儿童骨科等多家国内知名医生集团。

不仅如此,张强医生集团还与多家医疗机构合作,在北京、深圳、广州等全国十几个城市设点建立连锁静脉病中心,合作为患者提供安全、微创、个体化、领先和愉悦的优质医疗服务。开展的疾病诊疗范围为:下肢静脉曲张、下肢静脉瓣膜功能不全、后复发性静脉曲张、下肢静脉溃疡、下肢深静脉血栓、下肢深静脉血栓后遗症、先天性下肢静脉畸形等静脉病,涵盖范围广,更为患者提供更精确、独家技术的专科治疗选择。

管理运行

（一）建立专科医生团队，创新合作计酬模式

医生集团成立后，张强医生尝试在微博上发布招聘医生和护士的消息，结果出乎意料：一些年轻人的响应让张强对医生集团充满了信心。由于愿意加盟医生集团的医生有不同的外科专长，因此除血管外科外，开始尝试多专科发展，引入了疝外科、脊柱外科等多个专科的医生。

刚成立的时候，张强医生集团没有医院、没有设备，只有专科团队，每个团队也延续了公司以主诊医生名字命名的方式。为了解决团队的行医资格问题，张强把团队成员分别挂靠在不同的合作机构。

在业务承接上，张强医生集团继续选择多点执业，张强通过不断对团队的整体内部培训和个人品牌的赋能，以团队的形式和曾经合作过的医院签约。但是起初有些医院只认张强医生品牌，对张强医生团队的品牌并不认可。而且在医疗纠纷中，中国法律往往会追责医疗机构，所以对于医院来说，引进外来的医生风险很大。但张强医生集团的医生凭借着保持零事故、零投诉的成果取得了医院的信任。

在合作医院，张强医生集团按照国际通行的 CPT-CODE 标准（标准化医疗服务薪酬计算方式，即按照服务时间与难度权重计算医生的报酬）计酬，与医院的考评体系或经营业绩无关。在张强当时提出的 PHP（physician hospital partnership）模式中，医生和医院是以平等合作的形式，各自分工协作，医生通过提供医疗服务取得分成收入或保险支付，从而将医生创业成本降到了最低。张强医生集团负责品牌的建设、诊前咨询、手术门诊预约、门诊接待、医疗团队、专家团队、专科器械、术后随访。与医生集团合作的平台提供合法合规的门诊、手术室、麻醉、护理人员等。每名医生检查、治疗的费用有着完全透明的规定。通过这样的模式让医生的收入合理化，不需要用过度的医疗来增加收入，可以完全站在患者的角度来进行治疗。

（二）重视品牌管理工作，改变医生培养模式

"新技术、跨专科"是张强医生集团的初始定位，没有了体制内医院品牌的信任度，只有"新技术、跨专科"的服务才能吸引患者，通过不断打造团队影响力逐步增加"业务量"。在张强创业的过程中，逐渐意识到品牌建设和品牌管理的重要性，仅靠医生们钻研医疗技术还不够，还得有专业的人才来管理和推广。这是对医生集

团自身的突破,通过引进高质量的管理和品牌人才,打破过去医生在自己圈子里打转的模式,跳出医生固有的思维模式,才能发展得更加强大。

张强医生集团设立了平台部、医生部、发展部、行政部、财务部。之所以没有专门设置营销部门,是希望医生能够靠技术和个人品牌的打造去赢得患者。如果设置营销部,医生会容易产生依赖性,觉得品牌打造都是营销部门的事情而不花精力去琢磨。

2015年8月,此时中国尚未全面启动专科医师规范化培训。张强想要填补这块空白,所以他摒弃了传统的医疗职称系统,不遵循常规的主治医师、副主任医师和主任医师之分,而是引进国外先进的理念,实行国际通用的"attending"和"fellow"。attending就是主诊医师,在成为attending之前都是fellow,即专科训练医师。他坚定地认为,目前体制内培训出来的年轻专科医师,还不足以服务于医生集团的客户。

集团里,一个执业地设置attending两名,fellow配合attending完成工作。从管理手术到术后的随访,fellow全程跟随。当fellow的能力达到一定的水平后,通过考核可以晋升为attending,这就意味着可以独立负责患者的就诊、手术。

Attending是张强医生集团的核心医生,所有全职加入张强医生集团的医生,无论原来的职称是主治、副高还是正高,都要担任6~12个月的fellow,接受静脉病诊疗新理念和技术培训。

这种模式给医生创造了一个更大的成长空间,而且成长的背后有着很强的内心驱动力,要求医生一定要非常有激情、有好学心。这体现了医生集团不搞排资论辈,以能力与技术为重。

除此之外,张强鼓励团队医生注重品牌打造,让团队中的年轻医生逐渐走出医院品牌的限制,通过个人品牌影响力打破职称和资历的局限。

(三)匹配短期发展目标,调整商业扩张战略

2015年10月,当时的医生集团成为继互联网医疗之后的又一投资热点。张强医生集团的品牌影响力也逐渐强大,有投资机构找到张强表示愿意投资。一开始张强对资本很排斥,觉得逐利性太强,会无限追求利润,从而影响医生从医的初心。经过后续交流,张强意识到资本本身是中性的,用好资本工具能让自己想推广的医患模式更早到来。当时张强计划在杭州尝试建设日间手术中心,所以接受了第一笔5000万的融资,在白马湖附近找好了场地,当地的政府领导都出面共同探讨如何落地。但是当张强第二次到工地现场的时候,发现这工程很庞大,自己仿佛变成了建筑工地的工头,这样下去,这几年医生集团坚持打造的特质和优势将不复存在。医生集团的初心是服务患者,如果拿了地、钱一砸,基本好几年都要荒废在工地上了,那就会错过发展的黄金时期。他突然意识到重资产不应该是优先考虑的范畴,并且当时的商业模式还没有想好,拿了这笔钱对投资人是极不负责任的,经过再三考虑,他决定退回这笔投资款。

退回投资的前一天晚上,张强办公室的灯一直未熄灭,他叫上团队其他成员,坐在里面开了一晚上的会议以统一思想。第二天,张强找到投资人沟通,希望将5 000万融资退还。投资人很惊讶,第一次遇到有人退回投资,张强诚心地告诉对方,目前的商业模式不成熟,这笔钱很有可能会被浪费。经过沟通后,投资方同意取消原已达成的融资计划。

退掉了第一笔投资之后,张强开始静下心来思考商业模式,认为需要在战略上做重大调整,决定放弃重资产投入计划,认定医生集团必须是轻资产扩张。

确定了战略方向之后,医生集团自身实力足以满足现阶段轻资产模式对资金的需求,所以暂不融资能使医生集团集中精力于业务,扩张步伐反而加快。

(四)审慎融资助力发展,专注优势医疗领域

在解决了医生集团经营的各方面障碍、政策形势大好之际,2016年2月,张强医生集团重启融资,额度提升到了一个亿,并且计划在3周之内初步谈成融资事项。此次融资目的是把张强医生集团的架构打造得更加结实,在行政和运营管理团队上增加力量,筹备张强医生集团的品牌延伸,建设垂直领域的其他专科集团,为下一阶段的发展打好基础、预留空间。

这一次张强的融资洽谈比较谨慎,在接触了多家投资公司之后,深圳的分享投资是张强接触下来比较认可的,首先是分享投资对医疗行业有前瞻性,看好医疗未来的改革模式,而且给了张强医生集团7年的发展时间,充分考虑了医疗行业的慢周期,让张强产生很多共鸣,所以最终选择了分享投资,获得数千万融资。

在实施过程中,要想复制30个"张强集团"并非想象中那么容易,"人"这一关就很难解决。要复制30个张强集团,意味着要找到30个具有企业家素质的张强医生来对自己的团队进行管理。复制医生张强容易,要找到具有企业家素质的医生却很难。

于是张强把原计划中想先孵化的9个专科集团缩减到4个,到了2017年年初,准备集中力量先培育原有的4个"王牌"团队——静脉曲张手术团队、女性肛肠团队、男性乳房发育团队、疝外科团队。

在实际运行中,培育这4个专科团队还是碰到了巨大的问题。首先,走出体制的专家需要经历一个沉淀期,初期经营同以前在公立医院时的情形会形成很大落

差,这往往会让他们陷入消沉。其次,学科开发多了,品牌定位逐渐趋于模糊;并且,尽管这些专科医生也很努力,但也没有把握一定能做到第一,而医生集团要做就得做第一品牌,第二品牌要想生存下去就很困难。

在复制医生集团这一过程中,张强深刻体会到了品牌定位和团队领导力的重要性,考虑到当时他自己所领导的血管外科团队也还没有发展成熟,还没有足够的品牌影响力,要带动其他专科团队共同发展,更是难上加难。

2018年下半年,看到了在治疗下肢静脉曲张的市场优势之后,张强下定决心剥离所有子医生集团,全部精力聚焦到最具优势的静脉曲张超微创诊疗,目标是用3年时间在静脉病领域做到全球第一。在治疗下肢静脉曲张这个领域,团队离世界第一已经那么近了,那就集中力量做好一件事。

(五) 灵活调整合作模式,动态革新促进发展

在最初的医生集团发展,大多都是和医院签约的PHP模式,但这个模式也存在问题。作为流动的个体,和规范机构的长期合作很难持续,因此医生集团需要自我进化,进入规范的企业管理状态,引入管理运营团队,形成清晰的组织架构,确立企业文化,这样医疗机构与医生集团合作才能放心。

而创办线下实体就意味着要和公立医院竞争,因此在稳定的运营、构建O2O(online to offline)体系以外,还需要建立人才培养体系,形成学科影响力。

而对于有更高情怀、更大梦想,想对社会做更多贡献的医生集团,还可以建立跨地域连锁,进行产业链布局,做学科引领者,最终实现企业集团化,产生国际影响力。这也是张强医生集团接下来的目标,为此,张强医生集团引入了外籍医生,并在美国硅谷投资子公司,在意大利等欧洲国家设立办事处,逐渐实现国际化升级。

医生集团若想脱颖而出,必须具备技术创新、人才体系、品牌影响力和模式创新这四个条件。

在推动医疗行业发展的进程中,医生集团能做的事情非常多。未来,医生集团可以与医院、诊所、移动医疗、教育培训、药品器械、健康管理、人工智能、学术科研等对接,创造更大的可能性。

建 设 成 效 与 业 绩 展 示

(一) 推动静脉曲张医疗技术和质量标准的建立

为了让团队成员能够不断成长并合力打造团队品牌,规定每位医生都要保持

不断学习的心,持续更新国际前沿知识和技能,积极参加文献报告会(journal club),研发自己的产品,提升学术演讲能力。公司每年派出多批人员出国访问,与世界知名的专科医生交流前沿学术经验,参加国际会议和到世界著名医院访问交流,把握世界静脉病领域的动向。并要求专科团队对标国际上领先的专科,门诊采用国际通行的预约制;开展国际标准的日间手术;服务流程的每个环节都以患者为中心,并配有24小时随时待命的专家助理和随访团队;一次性耗材坚持做到"一人一管一抛弃"等高要求。

在团队成员们的努力下,静脉曲张手术团队医生的医疗水平也逐渐与国际接轨,逐步形成了团队影响力。2015年,张强医生集团下肢静脉曲张日间手术量居全国前列;2016年,张强医生集团开展了虚拟现实(VR)辅助局麻下的静脉曲张手术;2017年,开展下肢静脉曲张的血流动力学诊断和评估,采用CHIVA门诊治疗全面取代以往的静脉破坏性手术。

2018年11月,张强医生集团主办亚洲首次下肢静脉曲张CHIVA治疗直播研讨会,引起了国内血管外科学术界的关注,让医生们认识到CHIVA这一了不起的技术里程碑,第一次把血流动力学理念引入外科诊疗,以提高手术的精准度及有效性。会上满满的创新及实用内容吸引了来自全国各地的医生们自费参会,网络观看人数超过3 000位,包括各地的血管外科同行和部分患者,这更坚定了张强医生集团继续在技术创新方面走下去的决心,希望理念和技术的进步能为更多的患者朋友带去福音。

2019年4月,张强医生集团主办了国际静脉病论坛,并发布了亚洲首个《静脉曲张CHIVA诊疗共识》。会上邀请了下肢静脉曲张治疗术式CHIVA的创始人——法国Claude Franceschi医生来华演讲,同时在会上宣布成立静脉中心学院。在这个线上学习平台,内容均与静脉病领域的治疗和科普知识相关,平台上的授课老师也均是来自张强医生集团的医生,这些课程对大众开放,部分更加入了国家继续教育项目,同时能计入学分计算,从而吸引到众多对治疗下肢静脉曲张等静脉病感兴趣的医学同行加入。

(二)发起并推进CHIVA医疗技术标准与认证项目

2021年5月,张强医生集团与全球非营利性的医学认证组织Inteleos签署了长期战略合作备忘录,并同时启动了全球CHIVA医疗技术全球认证和教育标准开发项目的试点计划,正式缔结长期战略伙伴关系。中美双方政府代表、医界人士、商界领袖、媒体代表及各国静脉病领域的专家等各界著名人士,为推动医疗技术和质量标准的建立,让优质医疗惠及更多全球患者,共同见证这一具非凡里程碑意义的仪式。

该项目指定由张强医生集团负责召集全球静脉病专家，组建认证专家委员会。通过战略联盟，双方将建立优质全球医疗标准、认证计划、教育和培训计划。将患者安全置于首位，为全球医生、相关医疗保健社区制定风险缓解战略。创始人张强医生说："医疗创新要走远，但离初心要更近。以后将在上海建立 CHIVA 培训中心。未来将有国际患者慕名前来这里治疗，也将有其他国家的医生来这里接受培训，上海正在成为亚洲的医疗技术中心。国际影响力是推动其发展的重要组成部分。"

（三）SOP 大升级

作为下肢静脉曲张专科第一品牌，为了追求专业中的最高标准，一场为期四天、紧凑有序的门诊及手术 SOP 闭门讨论会在张强医生集团成立五周年之际拉开序幕。

全国一线骨干汇聚一堂，将想为患者提供更好医疗体验的愿望化为实际行动，成为优化流程的驱动力。从患者就诊前，到前台引导接待、医生病情讲解说明、个人化手术方案制订等，每一个环节都在此次流程升级中展现出来。为实践愿景、提供更人性化的医疗服务，集团怀着使命担当、众志成城的理念，重新检视整个流程，进行系统性、更规范的优化。随着各项指标的不断提升、服务流程的不断优化。在2019 年，张强医生集团获得了 99.6％以上的患者满意度。

（四）启动数字诊疗探索

2021 年伊始，针对后疫情时代医疗新需求，集团将线下 7 年深耕静脉病领域积累的成功诊疗经验，赋能互联网医疗，针对线上问诊特点重新思考并设计流程，首次提出互联网诊疗标准概念，推出打破时空障碍的视频问诊服务——"空中门诊"。

自上线以来，因为其便捷性、灵活性等优势帮助了许多患者。同时很多海外患者也慕名前来咨询，真正做到了名副其实，成为打破时空阻隔和疫情障碍的、受患者喜爱的医疗体验。

（五）公布 2013—2019 张强医生团队静脉曲张手术治疗数据白皮书

张强医生集团拥有多项亚洲和国内首创技术及记录，同时建立了亚洲规模首屈一指的连锁静脉曲张治疗中心。作为下肢静脉曲张超微创治疗技术的引领者，最早在国内开展下肢静脉曲的当日手术治疗，并不断推动技术迭代，积累上万成功案例，成为国内下肢静脉曲张诊疗第一品牌。部分白皮书数据如下：

（1）全球分布：选择来到张强医生集团治疗下肢静脉曲张的患者中，有 8％为慕名前来的境外患者,92%为国内患者。

（2）采用的手术方式：从早期的抽剥手术到激光、射频，再到占据半壁江山的CHIVA技术，可以看到张强医生集团下肢静脉曲张治疗技术的不断迭代以及不同手术数量的占比。大部分的手术都采用了微创的治疗。最近几年，CHIVA技术带着多项显著优势逐步取代过去的破坏性手术技术，成为张强医生集团下肢静脉曲张治疗的首选方式。

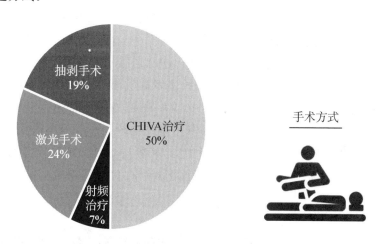

2013—2019年张强医生团队静脉曲张手术治疗数据白皮书

（3）患者满意度：从2017年开始，张强医生集团率先在国内开展下肢静脉曲张的血流动力学诊断和评估，采用CHIVA门诊治疗全面取代以往的静脉破坏性手术。随着各项指标的不断提升、服务流程的不断优化。在2019年，张强医生集团获得了99.6%以上的患者满意度。

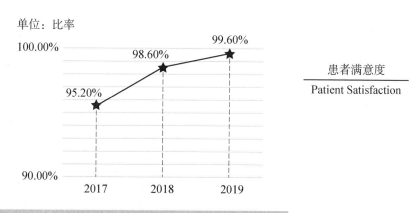

2013—2019年张强医生团队静脉曲张手术治疗数据白皮书

(六) 打造国内首家国际化静脉血栓诊疗中心

静脉血栓栓塞症(VTE)是一种具有高发生率、高致残率的疾病,包括肺栓塞(PE)和深静脉血栓(DVT)。

早在 2019 年 5 月,上海市肺栓塞和深静脉血栓防治联盟成立,极大地推动了上海整体 VTE 防治水平的提升。但相对于较为完善的预防体系,目前我国深静脉血栓的治疗体系仍存在一些缺陷。作为中国医生集团的先行者,张强医生集团和冬雷脑科医生集团一直在社会各界的关注下稳步发展。

2021 年 9 月,张强医生集团(上海)静脉血栓中心入驻上海冬雷脑科医院,强强联手,为长三角地区的中外静脉血栓患者提供国际水准的静脉血栓诊疗服务。

张强医生集团(上海)静脉血栓中心为下肢深静脉血栓相关疾病患者提供一站式的先进检测、照护和治疗服务。同时,静脉血栓会影响到各类疾病患者,除了血管外科医生以外,中心还将有相关科室专家参与,一起形成多学科协作团队,通过合作,构建高效的医疗服务流程和个体化治疗方案。

(七) 医学插画荣获全球荣誉

插画是由张强医生集团的医生团队创意发想与一目公司的专业插画师两强通力合作,把精细复杂的下肢静脉系统与血流动力学治疗机制比拟为城市水利,用 2.5D 风格化打造清新卡通的静脉病防治过程,成了一副妙趣横生、浅显易懂的作品。首次参赛就获得了 2019 年 "Still Media-Advertisementand Marketing/Promotional"奖项中的"award of excellence"(优秀奖)。

发 展 思 索

(一) 当代体制外的中国医生七大优势

1. 更通畅的晋升体系

2018 年 6 月,浙江省发文取消卫生高级专业技术职务任职资格评审委员会(不再组建省卫生高级专业技术职务任职资格评审委员会,不再颁发卫生高级专业技术职务任职资格证书),与此同时,国家有关职称改革的文件也一直不断。未来中国的非公立医疗机构可能产生一套自有的晋升体系。在社会办医政策相对较开放的上海,非公医疗机构的医生晋升制度甚至比公立医院更加灵活,制约医生流动的体系已经逐步被打破。例如,张强医生集团采用国际上通用的 attending 医师负责制,内部更是放弃了职称制度,晋升体系更加透明流畅。

2. 整体收入结构阳光化

过去中国医生阳光收入有限,其中有复杂的体制和利益因素,很难破局。医生是一个高投入、高付出、高风险的职业,但眼下中国医生的劳动价值普遍没有得到合理的体现。但随着国家医保局带量采购、4+7等政策的频繁出台,这种情况会逐渐改善,从公立医院到私立医院,包括现在的医生集团等出现,能更多元地实现医生的价值,让医生们的发展道路更加广阔。

3. 强调个人品牌塑造

在"只认庙不认和尚"的现今社会中,连最有名的公立医院医生进入社会医疗机构也很可能没有患者,让大家认为医生只是医疗流水线中的一颗螺丝钉。这也导致大部分公立医院的医生不敢走出体制。那就意味着,要真正获得患者的认可,医生塑造个人品牌形象十分重要。医生们要建立自己的影响力,提升个人价值,才能创造出更多的社会价值。

4. 办医门槛逐步放开

由于区域规划的限制,过去在上海办医院办诊所程序相对复杂,如今上海和全国其他城市一样,逐步放开了政策。2019年底,张强医生集团上海国际静脉病中心在新虹桥国际医学园区开业,在筹备诊所的过程中,无论是审批速度还是服务流程都很顺畅,让大家切身感受到政府鼓励支持社会办医的政策落实。

5. 学术壁垒日渐打破

在全球范围内,"非公立"医疗本来和公立医院相比并无高低分明。随着未来更多的优秀人才进入社会办医行列,未来社会办医的学术水平可以和三甲医院媲美,甚至赶超。

6. 行医风险可控

随着国家对医师责任险的鼓励和推广,确保社会医疗机构的行医合法性和合规性,又在风险可控的前提下明确了医生们在诊疗中的职责,最大程度降低了医疗风险。长期而言,合规合法是社会办医的发展前提和有效保障。

7. 关键软技能持续提升

公立医院的医生在成长过程中往往更专注硬技能的学习,相对缺乏组织能力、领导力、同理心、创新力等综合软技能培训,这也导致了很多医生投入市场的决心不足。不过随着职业培训市场的崛起,著名大学相继开设健康管理工商管理硕士(MBA)、高级管理人员工商管理硕士(EMBA)班,都在帮助医生们提升综合素质,迈向更广阔的市场。

（二）"互联网医院"思维

互联网医院真正的核心竞争力和价值是提供高品质的线上诊疗服务，在医生"多"与开药"快"之后，互联网医院更应该回归的是"好"和"省"。

疫情期间，张强医生集团探索尝试"空中门诊"，并在 2021 年春节期间，医院团队对国内外的线上诊疗进展进行了分析和研究，开发出 ARTV 空中门诊模式，即基于医生团队轮值的预约制实时视频虚拟门诊，获得患者的好评和认可。

"空中门诊"的探索反映出现有互联网医院存在的问题，更看到互联网医院未来大有可为。互联网医院并不是新鲜的概念，在 2015 年国内就已开始探索互联网医院医疗服务模式。前期的探索仅仅是技术上从陌生到成熟，并不具备"医院"的魂。但国家相继出台多项政策，明确支持互联网医院发展，并逐步开放医保支付。2020 年 3 月，国家医保局、国家卫健委发布《关于推进新冠肺炎疫情防控期间开展"互联网＋"医保服务的指导意见》，明确指出将符合条件的"互联网＋"医疗服务费用纳入医保支付范围。2020 年 11 月，《关于积极推进"互联网＋"医疗服务医保支付工作的指导意见》更是指出符合条件的互联网医院可以加入医保。

这也促使医院重新审视互联网医疗。如果医生团队深度介入线上咨询、认真研究线上诊疗的新技能、设计基于互联网就医场景的新流程，那么未来看病先找互联网医院的场景实现就不会太远。现在互联网医院发展不存在技术问题，真正的瓶颈是医生如何真正全身心投入到互联网医院，互联网医院不是"轻问诊"的升级和改版。互联网诊疗现在不应该只是可以挂到专家号，打通医保开药更方便，而应该提供线上高品质的诊疗服务，实现从外围到核心的业务转变。

张强医生集团要建立互联网诊疗学，从碎片化服务到专属定制服务，从没有标准到全程质量控制。高质量的线上诊疗服务，将会改变目前中国互联网医院的现状。

2021 年，张强医生集团与康爱多集团进行签约合作，双方将携手打造国内首个互联网静脉病曲张病专病中心，这是国内品牌医生团队与互联网医院跨界合作的先例。此外，张强医生还将与平安好医生达成合作，双方将共同探索互联网专病中心线上服务模式。

互联网医院需要各种元素的链接，要在高质量诊疗服务的前提下，打通医、药、险等，真正意义上的互联网诊疗将会在医生团队和第三方的合作、探索中出现。

当互联网医院真正能提供高质量诊疗服务，随着患者自费意愿的增强和商业保险的介入，互联网医院将具有更强大的"生命力"。

（三）中国数字医疗新视角

因为疫情，线上购物消费和线上医疗有了突飞猛进的发展。因为疫情，全世界各地的医生都在积极主动拥抱互联网，这也包括了张强医生集团。

过去几年，与一般民营医院不一样，张强医生集团没有做过广告和渠道，主要做了3件事。

（1）企业文化：做最好的专科团队，让人人享有优质医疗。

（2）学术地位：张强医生集团目前是两个国家级医疗专业委员会的主委单位，旗下的医生在其中任职秘书长、主委、副主委等职。

（3）连锁布局：张强医生集团在全国12座城市设立了国际静脉病中心，构建医疗服务企业的真正核心能力。

很多社会医疗机构，一开始会注重业绩。张强医生集团的医生没有任何的业绩指标，只要把患者服务好。互联网医疗的发展也一定要遵循医疗的本质，为患者服务，患者的利益是核心。

张强医生集团定义将来的数字诊疗平台（digital-healthcare），会全流程监控，医生的行为是透明的，患者可以有反馈、评价。就如同买菜，首先不是去菜场，而是找线上买菜平台。数字诊疗平台看病如果更安全、更有效、更便捷、更经济，就会取代传统的就医模式。

所有的医生和医院，是数字诊疗平台的毛细血管，三甲医院好比是稍微粗一些的血管，社会医疗机构也有，但都是毛细血管。数字诊疗平台，是从上帝视角，看到整个"森林"。

（审稿人：张强　撰稿人：冯文涛　徐烨）

专家点评

郭惊涛　看医界传媒总编辑、创始人，上海交大社会医疗机构研究所副所长，上海医交会秘书长。

在中国医疗改革的大潮中，张强医生是一位具有标志性意义的弄潮儿，是较早探索医生多点、自由执业的中国医生之一，其创办的张强医生集团是中国医生集团业态的拓荒者和引领者，一系列创新探索深刻影响了众多上海和全国医生的办医之路。

在医疗品牌领域，长期以来主要沉淀为医院品牌，医生品牌被长期忽视，医生和患者的关系较为疏远,成为医生走向市场的主要障碍之一。

张强医生集团高度重视医生个人及医生集团品牌建设,积极借助传统、新型媒体,持续创新品牌传播形式,向行业、社会民众树立阳光的医生、医生集团品牌形象,获得了较好的行业声誉和患者口碑,可谓中国医疗品牌建设的教科书式创新案例,值得广大医生、医疗机构运营管理者参考学习。

在模式创新方面,张强医生集团在中国大陆引入医生集团创新模式,率先以医生集团为主体与医疗机构开展 PHP 模式合作,为医生群体抱团实现轻资产创业铺平了道路,帮助众多医生以医生集团模式实现办医梦想,也为中国社会办医发展注入了最为宝贵的新鲜血液。

张强医生集团的实体化模式探索,也为中国医生实体化办医探索了共享医疗发展模式,通过入驻共享医疗城,大大降低了实体办医成本,也为共享医疗城的发展,提供了强力的支撑。

在技术和服务创新方面,以患者的疾病为中心来组织医疗服务,成立整合医疗单元被国际上认为更为符合医疗服务模式的发展趋势,较为典型的就是医生合伙创办的专科乃至专病医生集团,来为患者提供优质、高效的诊疗服务。

张强医生集团紧紧围绕静脉疾病,在技术和服务领域持续创新,开展的静脉曲张 CHIVA 手术治疗,实现了更快的治疗和更好的疗效,赢得了国际、国内同行及市场的认可。国际上首次由中国医生负责和发起的全球医学技术认证——CHIVA 认证项目,获得各国同行的广泛支持和配合。张强医生集团静脉病中心目前在全国多地落地,组织标准化的诊疗服务,高效服务区域患者;其探索表明,持续的技术和服务创新将是医生集团未来发展的核心竞争力。

在医疗人才培养方面,张强医生集团坚持全职制度,医生、护士均为全职,进行规范化培训,实现医疗技术服务的标准化,成功探索出一条体制外的专科医生培养模式,解决了医生集团发展的人才痛点。

中国医改的成功离不开对医生群体积极性、创造性的提升,张强医生集团在医生自由执业、医生集团领域的持续探索,是上海对于中国社会办医界乃至新医改的卓越贡献之一,吸引中国医生积极主动地担负起医改主力军的责任,为国民提供更多市场化的优质医疗服务,创造更大的社会价值和商业价值,加速实现医生收入的阳光化和合理化。

十八、上海广德中医门诊部——传承创新，独树一帜，走符合中医发展的办院之路

院长心声

　　上海广德中医门诊部（简称门诊部）在中国医疗改革的大潮中已走过了 18 个春秋，现在人们眼中的广德已经初具规模，在上海本土的社会办中医医疗机构中也幸运地成为示范标杆单位，这样的成绩离不开广德每一位员工及专家这么多年辛勤的付出，更离不开一路扶持、帮助、指导我们的上海市社会医疗机构协会及各级卫生行政部门的专家及领导。

　　广德中医的办院宗旨始终以"广结善缘承仲景之法，德泽黎民效时珍之术"为根本，继承发扬我们宝贵的祖国医学。门诊部始终秉承着传统中医经典的"大医精诚，悬壶济世"的行医理念。除此，重中之重的办医原则就是依法执业、规范行医、中医为主、中西医结合的办医方针。同时极为重视医、教、研相结合，成为全面发展的中医综合性医疗机构，更好地为人民群众提供安全、有效、方便、廉价的医疗服务。

　　忆往昔，峥嵘岁月稠。记得门诊部刚开办时，建筑面积仅有 300 平方米，职工 15 人，业务科室 5 个，年门诊量 1200 人次，年业务收入 54 万元。真可谓：软硬件建设任重道远，经济收入捉襟见肘，人才队伍十分匮乏，创业之路举步维艰。

　　如今国家对中医药事业的重视对于创办中医医疗机构是非常有利的。传承中医文化，继承中医精髓，发展中医事业，推动中医事业进步，这不仅是广德中医的使命，更是每个广德人的信念追求，是贯穿于一切工作的力量源泉。

　　看今朝，创业前景好。经过十年的不懈奋斗，广德中医已成为一所初具规模的中医综合门诊部。目前，门诊部建筑面积已达 2 200 平方米，有职工 140 余人、临床医技科室 20 多个，年收入破亿元。拥有正副主任及教授逾 50 名，中高级职称医师占比达到 80%，国家级、市级、区级等名老中医达 30 余人。在中医人才及内涵建设方面，已构建成多个市、区级名中医传承工作室，一支富有医疗实力与发展潜力的临床及科研骨干队伍在广德中医门诊部应运而生。在全体职工的共同努力下，门诊部获得了国家行业评价的最高等级"3A 五星"，并获得了市级、区级、街道等多项荣誉称号，还成为上海中医药大学等多所高等院校的实践（教学）临床基地，并在上海市卫健委牵头下与上海中医药大学附属曙光医院等多所三甲医院建立了专科联盟及医联体单位。

展未来,任重而道远。我们坚信:只要怀揣一颗真诚为中医事业发展、时刻为人民服务的心,广德人一定会继承和传承伟大的中医药事业,一定会坚持依法执业行为,用精湛的医疗质量、贴心的人文服务、更高的学术标准、深入研究中国的中医文化,使广德中医门诊部朝着规范、健康、可持续发展之路前进。

广德人的使命,广德人的追求,广德人的奉献,一定能够与时代同辉。相信广德的干部职工在不久的将来,一定能以蛟龙入海、鹰击长空的姿态,镌刻出广德更加美好的篇章。

上海广德中医门诊部院长、书记　季杰

发 展 历 程

上海广德中医门诊部位于上海市浦东新区南码头路街道,毗邻上海世博园区。2003年9月,经浦东新区社会发展局批准,门诊部正式成立,同年11月开始对外执业,是一所以名中医及"大综合,小专科"为办医特色的中医综合性门诊部,为上海市医保定点医疗机构(含大病医保)。

门诊部从开业时的业务场所300平方米扩建到现在的2200平方米,就医环境得到明显改善。科室设置从原来的5个发展到现在的20余个临床及医技科室,设有中医科[内科专业、外科专业、妇产科专业、儿科专业、针灸推拿科专业、骨伤科(针刀)专业、肿瘤科专业、皮肤专业、肛肠科专业、眼科专业、耳鼻喉科专业]、中西医结合科、西医内科、西医外科等十余个临床科室,另设医学检验科(二级生物实验室)、医学影像科(放射诊断专业、超声诊断专业)、心电图、脑电图及脑血流图诊断、肺功能等医技科室,并设有中西药房。门诊部现有职工140余人,其中国家级名老中医2名、上海市名中医11名、上海市基层名老中医5名、浦东新区名中医7名、国务院津贴专家4名,正副主任医师(教授)逾50名,医、护、技专业人员中拥有高级职称者占50%以上。门诊部于2010年先后成立了党支部、工会、团支部等党群组织。

多年来,广德中医业务量稳步上升。2020年,门诊部在疫情肆虐的大环境下,做到不裁一员,不降一薪,全年业务收入达9000万元。在全体广德人及专家的不懈努力下,2021年门诊部的业务收入突破亿元。门诊部规范的内部管理和优质的医疗质量及始终坚守依法执业的优良执业行为,得到了市、区各级部门的好评。

广德中医作为一家社会办中医医疗机构,通过全体员工的不懈努力,逐步提升业界的影响力。截至目前,广德中医已成为上海市医师协会理事单位、上海市社会医疗机构协会常务理事单位、上海市社会医疗机构协会中医药分会副会长单位、上海市医疗保险协会社会办医分会副会长单位、浦东新区中医药协会中西医结合妇科专业委员会及针刀医学专业委员会主委单位、浦东新区中医药协会妇科专业委员会及呼吸专业委员会副主委单位、浦东新区中医药协会孟河丁氏学派传承分会会长单位、上海市民间中医特色诊疗技术评价中心征集基地等。

门诊部坚持以"大医精诚、悬壶济世"的行医理念为引领,恪守"以人为本、患者至上、创优服务、共建和谐"的办医宗旨,坚决做到因病施治、合理检查、合理用药、合理收费、文明礼貌、热情服务。在医疗管理中,门诊部管理一切从严,一是强化"三基三严"训练,落实核心制度,保证临床医疗服务不出错;二是强化感控工作落实,采取分散与集中、理论与实际、共性与个性相结合的办法,提高院感控制意识,有效预防院内感染;三是加强临床药师审方制度,确保临床合理用药。定期召开专题会议对临床用药情况进行分析、评价、指导、监督、检查,促使临床用药安全、有效、合理;四是强化科室管理,建立质控小组,做到管理严格、操作规范。

同时,门诊部还把加强医疗质量管理和纠正行业不正之风专项行动有机地结合在一起,严格执行"九不准""十不得"医德医风规定。门诊部坚持公示投诉举报电话、医疗服务信息、医疗服务收费标准。

每月由党群部门开展"患者满意度"测评和回访,进一步了解患者对治疗、护理及中医药的意见建议,并将回访信息详细记录、登记,进行总结分析,努力改进、提升患者满意度。

经过多年的业务培植,广德中医逐渐形成了具有自身优势的临床专科、特色专病和众多特色科室。其中,中医呼吸科、中西医结合针刀治疗腰椎间盘突出症先后被上海市卫生局及上海市社会医疗机构协会评为"上海市社会医疗机构优势专科""上海市社会医疗机构特色专病";除此之外,门诊部也成为"上海市卫健委-上海中医药大学附属上海市中医医院-广德中医:中医肿瘤专科联盟单位""上海市卫健委-上海中医药大学附属曙光医院-广德中医:中医骨伤科专科联盟单位""上海市卫健委-上海中医药大学附属岳阳中西医结合医院-广德中医:中医妇科专科联盟单位""上海市卫健委-上海交通大学医学院附属瑞金医院-广德中医:中医结肠癌专科联盟单位""长江三角洲严氏妇科传承单位"等。

管理运行

为了向更高的目标迈进,打造一所现代化的社会办中医门诊部,广德中医门诊部紧抓"九个注重",向管理要效益,向创新要出路,向团队要质量,向人才要发展。

（一）注重顶层设计，建立内外服务管理体系

多年来，门诊部始终坚持严管理、强制度、重落实的原则。为使各项工作落到实处，门诊部采取"三个跟进"的做法：①组织跟进。建立部科二级管理制度，明确管理主体，落实各项制度，定期检查考核，及时通报反馈，以有序推进门诊部的建设与发展。②制度跟进。自成立以来，广德中医门诊部根据门诊部的发展和业务需要，及时出台、完善各项规章制度。目前，共建立各项制度近 400 篇。③考核跟进。将日常工作落实到各部门责任人，将工作完成情况纳入部门和个人目标责任制考核。

广德中医作为一家社会医疗机构，不只是简单地追求经济效益。门诊部聘请了各条线的外院质控专家作为顾问，对门诊部各个业务条线的工作进行督导，从专家的建议中不断吸取各种经验，持续不断地改进和加强管理，建立相应制度、台账，规范各项操作，并且做到有落实、有反馈，不断提高门诊部的诊疗质量，近年来在市、区两级质控督查、医保督查、中医督查等工作中均名列前茅，得到了各质控专家组的一致好评。

（二）注重名医传承，特色专科专病声名鹊起

为不断提升门诊部的综合实力，达到内强素质、外树形象的目的，门诊部依托一大批社会知名度较高的专家，配以现代医学诊疗设备，逐渐形成了众多以中医及中西医结合诊疗为特色，老、中、青三代共同发展的特色科室。

门诊部现有国家级名老中医 2 名、上海市名中医 11 名、上海市基层名老中医 5 名、浦东新区名中医 7 人、国务院津贴专家 4 人等强有力的著名专家组成的名医团队。其中，广德第一注册点的名中医占名中医总数的 50% 以上。目前，中医呼吸科、中医骨伤科、陆氏针刀科、中西医结合妇科、中医肿瘤科、中医眼科、中医陈氏外科等均已成为特色专病等中医优势科目。另外，临床超声科也是我部医技科室中的重点科室，目前聘请了原复旦大学附属肿瘤医院超声科主任黄雅芳教授、浦东新区人民医院超声科主任江泉教授（上海市超声学会秘书长）、原复旦大学附属妇产科医院超声科王诚教授为顾问并定期会诊疑难病例，超声科配备了西门子彩超及迈瑞彩超仪 3 台。

（三）注重道德建设，员工形象显著提升

门诊部坚持以人为本，重视医德医风教育，引导医务人员牢固树立以患者为中心的服务理念，不断完善服务措施，改进服务态度，提高服务技能，讲究服务艺术，

努力为患者提供优质的医疗服务。

同时,门诊部十分注重职工的思想道德教育。为了增强职工的岗位意识和责任意识,营造浓厚的学习氛围,一是举办各类专业培训班,来提升职工的职业技能和专业素养。二是努力丰富职工的业余文化生活,搭建阅览室、活动室来开展书法、英语学习班及乒乓球等体育活动。三是坚持职代会制度,每年定期召开职工代表大会,力争做到重大事项职工知晓、重要决策职工投票、改革措施职工参与、干部履职职工评议。一系列凝心聚力的措施推出后,职工对单位的满意率大大提升,满意率达95%以上,员工的流失率仅为3%。四是建立了医德医风、规范服务等相关制度,使职工在制度的约束下,更好地规范自己的言行举止,也提升了患者满意度。

(四)注重内涵建设,医教研工作取得丰硕成果

广德中医门诊部十分重视科研工作,积极利用自身的独特优势,努力做好内涵提升这篇大文章。一方面利用门诊部高级职称专家多的优势,努力提升教学质量与临床服务。另一方面,开放进取整合资源,不断加强与公立医疗机构及高等医学院校的合作,深入开展学术交流活动。目前已经成为上海中医药大学、上海中医药大学国际教育学院、南昌医学院(江西中医药大学科技学院)、上海健康医学院、安徽中医药高等专科学校等临床高等院校的临床教学基地和实习基地。

同时建立各级名中医工作室近15个。配套市区级各项课题申报20余项,课题经费200余万。目前,中医呼吸科、中医骨伤科、陆氏针刀科、中西医结合妇科、中医肿瘤科、中医眼科、中医陈氏外科等均已成为特色专病等中医优势科目。其中陆氏针刀研发国家专利2项并运用于针刀临床,黄吉赓教授呼吸协定方、陈氏外科的复方芷归软膏及黑膏药、骨伤科的传统膏药等项目均纳入浦东新区中医药科创中心立项。

(五)注重关爱奉献,强化社会责任意识

多年来,门诊部始终坚持围绕"关爱他人、关爱社会、关爱自然"的主题,积极投身社会服务。在服务内容上,门诊部着重突出3个重点,一是结合医院所能,为居民提供便捷服务、绿色通道、爱心传递等"一站式"就医服务。二是结合社会所需,为社区提供政策宣传、医疗咨询、送医上门等医院所能的"公益性"便民服务。三是结合患者所盼,提供惠民门诊。

在服务落实上,建立了三项制度,一是以服务承诺为重点,建立便民服务承诺制;二是以首问负责为抓手,建立陪同引导制度;三是以责任落实为目的,建立考核奖惩制度。进一步激发干部职工做好服务临床、奉献社会的热情。

同时,门诊部还通过社区免费医疗咨询、社区宣传栏、志愿者宣传日等宣传形

式,借助公众号、微信等现代化的沟通方式,为社区独居老人、残障人士与行动不便的老人提供上门医疗咨询服务。目前,党支部已与8家单位签订共建协议。

门诊部已连续近10年参加各级政府行政部门组织的各类慈善义诊活动。在疫情期间,党员干部带头写下请战书,全体干部职工自发捐款共计15.199万元;积极筹措防疫物资支援社区、驰援武汉的兄弟单位。门诊部在疫情期间的突出表现得到了社会各界的认可。

(六) 注重医患沟通,增进和谐医患关系

在日常工作中,门诊部将强化便民惠民服务措施作为服务的起点,明确提出"三多服务法",即多提供一个方便、多送上一个微笑、多送出一声问候,让健康和谐的医患关系走进科室、走进诊室、走进窗口。

2015年至今,门诊部开设了惠民专家门诊,由上海市基层名老中医、浦东新区名中医、高级职称及高年资主治医师坐诊,实行普通挂号收费,开设有内科、外科、儿科、眼耳鼻喉科、推拿科、针灸科、骨伤科等科室,一定程度上缓解了患者挂号难、看病贵、找知名专家难的困惑。惠民专家门诊满足了患者的问诊需求,受到一致好评。

(七) 注重党建引领,发挥先锋模范作用

门诊部党支部坚持以深化党的群众路线教育实践活动为主线,以提高党支部的领导力、执行力、凝聚力、战斗力为抓手,着力在建设政治硬、能力强、素质高、品行好的党员干部队伍上取得新突破。在党建工作中,党支部坚持"党政同责、一岗双责、齐抓共管"的基本原则,建立了以网格化管理为依托、标准化建设为手段、信息化控制为支撑、社会化监督为保障,职责清晰的党建工作体制。自建立以来,推行党支部工作年会制,设立了党务公开栏,通过"争先创优"活动,推进党支部的思想、组织、作风和制度建设,不断提高党员素质。一系列行之有效的党建工作抓手,使得党员和干部职工的学习力、执行力及创新力有了进一步的提升,党员队伍先锋模范作用得到进一步体现,党支部的战斗堡垒作用进一步增强。

每年的3月5日学雷锋日,党支部都会带领党团员医师免费为居民提供中医药咨询等服务,走进居委,为社区老人提供健康讲座,参加离休老干部组织生活会,进行结对帮扶,组织开展爱心募捐等社会援助等活动。党支部先后被上级党组织评为"十佳党建联建党组织"和"敬老集体"等。

(八) 注重学派传承,完善人才团队培养

门诊部现担任浦东新区中医药学会孟河丁氏学派传承分会会长单位。孟河丁氏学派为近代中医著名流派之一,而丁甘仁先生(丁氏第一代)也是上海中医药大学的前身——上海中医专门学校的创始人,之后由其长孙丁济万先生(丁氏第二代)继承医业,悬壶济世,施教于人。我部黄吉赓、王羲明、王冠廷、程家正、方宝华、席德治等著名教授(丁氏第三代)均为丁济万先生的高徒,在几位教授的传承下门诊部的专家队伍加注了新鲜的血液。丁氏第四代传承人有季杰主任(门诊部法人)、余小萍、吴昆仑、王忆勤、吴敏、陈光钧、邹似平、丁林宝、蒋永铭等专家教授,丁氏第五代传承人有何晓凤、孔岩、程燕妮、杨帆、牛星灿、李嘉欣、周祥旺等青年医师。孟河丁氏学派的传承通过门诊部为依托,不断传承发展孟河医派"丁氏学派"学术精髓。深入挖掘和传承"丁氏学派"学术思想,研究推广流派特色技术,通过完善继承人才团队培养、创新中医药理论技术,发扬中医药的特色优势,更好地服务患者。

(九) 注重职工关怀

每年的三八妇女节、中秋节、国庆节、重阳节、护士节、医师节等重要节日,都会为职工送上一份情义浓浓的福利。每逢员工生日,由工会牵头,党政领导班子成员共同参与,为员工准备生日小礼物。在中秋、新春佳节等节日之际,领导与留守员工一起聚餐庆祝。即便是一些已经离职的专家、员工,门诊部仍会在他们遇到困难或生病时伸出援助之手,带去慰问和帮助。此外,门诊部每年还召开迎春团拜会、组织职工外出旅游、为新入职的员工办理工会会员卡、组织职工体检,全力保障员工福利。2021 年,为解决职工中午就餐难的问题,在门诊部的大力投入下,装修创立了职工食堂,实实在在地为职工解决了就餐难的问题,力争使每一位员工有家的感觉。

建 设 成 效 与 业 绩 展 示

(一) 门诊部硬件设施及环境建设明显改善

自 2003 年创办至今,门诊部的硬件设施、诊疗环境经过数次改扩建,有了明显改善。医疗检验设备从起初的 3 台,增设到目前的 12 台。将原先的超声诊断科与心电 TCD、肺功能合并成超声影像科+心功能室,并配有西门子及迈瑞彩超仪 3 台,以及 TCD 诊断仪、十二导联心电仪、24 小时心电仪、肺功能仪、24 小时血压仪

等设备,其中心电图、动态心电图、动态血压监测等与仁济医院开展了远程诊断合作。

(二) 信用等级、服务能力得到社会和国家认可

广德中医创办 18 年来,始终坚持正确的社会办医理念,坚持规范的市场化运作,坚持中医医疗品牌建设,得到了上海市卫健委、上海中医药大学和上海社会医疗机构协会的充分肯定和社会与行业的高度认同。作为上海参与"国家级行业评价"的中医医疗机构,门诊部紧紧围绕"国家级行业评价"的目标,主动聚焦社会办医的"诚信与能力"建设,将诚信建设纳入日常考核管理体系,将能力建设纳入常态化运作的业务范畴。广德中医以只争朝夕的精神,通过 2 年的努力拼搏,于 2020年顺利通过了国家专家组的评审,获得了国家行业信用评价 AAA 级和能力评价 5星的殊荣,为行业发展起到引领和示范作用。

(三) 疫情防控不负众望,责任担当得到赞誉

在疫情防控过程中,全院干部职工秉承着"疫情防控没有局外人,驰援抗疫就是分内事"的抗疫精神,在得知上海市社会医疗机构协会需要组织医护人员、筹集医疗物资驰援武汉的消息时,门诊部党支部第一时间召开抗击新冠肺炎誓师大会,54 位白衣天使当即写下了请战书,13 位医务人员递交了入党申请书,体现了医务人员实时与武汉同仁共克时艰、共同抗疫、众志成城、我在你在的天使情怀。

为了筹集抗疫物资,季杰院长亲自指挥、全体职工积极参与,想方设法通过多渠道、多途径地筹集抗疫物资,确保在第一时间将各种防护物资送到出征在武汉的同仁手中,竭尽全力为援鄂勇士的抗疫物资增援助上一臂之力。为了献上医护团队的一片赤诚之心,门诊部发动职工为武汉抗疫重地捐款,用天使的行动诠释着广德的初心,用天使的情怀展现出医务人员的忠诚与担当。

门诊部在做好各项内部抗疫措施外,还为连日坚守在社区抗疫岗位上的派出所民警送上防护服、护目镜、外科口罩、皮肤消毒喷雾剂、紫外线消毒灯等防控物资。广德中医这种无私奉献的抗疫精神,也得到上级领导和社会的充分肯定,门诊部先后荣获中国社会办医新冠肺炎战役纪念章和上海市社会医疗机构抗击新冠肺炎疫情"先进集体"、上海市卫生系统及浦东新区"文明单位"称号。

(四) 教学科研取得突破性进展

门诊部成立以来,先后申报获批市、区级中医药类课题近 20 项、各工作室参编专著 20 余部、发表专业论文近百篇、申报获批省市级继续教育项目 1 项、承办全区

中医药类继续教育讲座并担任主讲 4 次。

（五）"6s"精细化管理

门诊部将"6s"管理作为营造职工良好工作环境的一项主打工程，定期开展"6s"管理培训，目的是为了通过规范办公环境，让全体职工养成认真做事、遵守规定、自觉维护环境整洁以及文明礼貌的习惯。

通过"6s"精细化管理，不仅达到了人造环境、环境造人的效果，更形成了良好的工作环境，降低了损耗。最主要的是创建了企业文化，提高了工作效率，愉悦了员工的身心。

发 展 思 索

门诊部深知：如今取得的每一份成长与进步，都离不开上海市社会医疗机构协会的帮助和指导，离不开每位职工的认真努力与付出，职工的每一份贡献都镌刻在广德成长的印记里，过去是，现在是，将来必定也是。

门诊部深信：一定会在全体医务职工的共同努力下，力争建成"总体布局合理、资源配置优化、学科建设领先、医疗技术精良、中医特色突出，医疗服务一流"，集医疗、保健、教学、科研于一体的中医门诊部，提升综合实力，力争达到本市同类医疗机构领先水平。

在未来发展中，门诊部将进一步建立规范、科学管理的长效机制，推进医疗服务管理的精细化、标准化建设，不断提高医疗服务与运营管理水平；重视名老中医的学术传承，加大名老中医传授带教的力度，拓展中医学术传承的厚度，充分利用社会办医这一平台，加强与公立医疗机构及高等医学院校的资源对接，力争多出一些中医学术特色成果，推动上海社会办医的技术进步与学术发展；重视深化医疗卫生体制改革，继续以提高社会诚信和服务能力为宗旨，强化内涵建设；实行新项目、新技术、新设备和新材料准入制度，积极开展中医非药物疗法技术，积极培养人才，使每个医师掌握四种以上中医特色疗法技术；各临床科室至少确定 1～2 个中医优势病种的诊疗方案，至 2023 年底中医优质护理服务达标覆盖率达 100%。

同时，中医门诊部还将努力建立优秀人才的培训与选拔机制。重视引进重点学科带头人，有计划地培养、选拔专业领域拔尖人才。充分发挥门诊部"名中医"优势效应，实施名中医培养战略，采取师承教育、定向培养、进修培训、学历教育等形式，强化对中医药人才的培养，不断满足人民群众日益增长的中医卫生需要，为全面推进中医药事业的健康发展，打造广德中医品牌效应而不懈努力！

中医药是我们中华民族的瑰宝，是中华文明的特色，是前人留给我们的珍贵医学著作，经过代代相传，发展至今。中医绝不仅仅是养生，还拥有丰富多彩的各种治疗手段，这些治疗手段也正逐步被国际社会所接受。例如针灸，现已得到大部分国家和地区的认可，并且形成了具有当地特色的治疗方式；中药虽然目前未被完全认可，但她也已经过了中国历史的洗礼和考验，为炎黄子孙的健康做出了不可磨灭及卓越的贡献。

如今的中医药事业绝不仅仅是单纯地借鉴前人的经验和智慧，通过与现代医疗相结合，中医药已经开始在临床上发挥出了其独特价值。作为中医药事业的传承人，未来一定结合现代科学，借鉴现代科技手段，不断开拓思路，让传统与创新相结合，展现出自己的特色。

（审稿人：刘斌　徐晓艳　撰稿人：杨帆）

专家点评

张怀琼　政协上海市委员会常务委员、市政协教科文卫体委员会常务副主任、中国农工民主党中央委员、农工党上海市委员会副主任委员。原上海市中医药发展办公室主任、上海市卫生计生委副主任、上海市中医药管理局副局长等。

上海广德中医门诊部是本市一家社会办医疗机构，建立于 2003 年。广德中医自创办以来，始终坚持正确的社会办医价值观，坚持规范化运作，坚持中医医疗品牌建设，坚持发挥中医药特色，成为上海社会办医的一个典型，尤其是成为本市社会办中医医疗机构具有影响力的一个品牌。广德中医通过自己近 20 年的规范化建设，以及提供具有特色和高质量的中医药服务，不仅得到了患者的充分肯定，也得到了上海市卫健委、上海市中医药管理局等政府机构，以及上海中医药大学和上海社会办医机构协会等各个层面的关注，得到社会与行业的认同。

广德中医迄今所取得的成绩，可以用三句话概括，即"名医名家集聚、中医流派荟萃、惠民品牌建设推进"。希望广德中医能够成为全国社会办医的一家中医标杆单位，为行业发展起到引领和示范作用。

广德中医已经在中医药服务上得到了社会广泛的肯定，但是广德中医要进一步树立远大的目标，因此必须在原有基础上进一步抓好三个层面的持续改进，巩固以往的成果，延伸创建之路。一是规范化举办，广德中医要总结经验，在原先取得的成绩上进一步思考深层次发展的问题，完善各类制度以及国家对社会办医的基本要求，成为行业的先行者、领头羊；二是持续打造中医特色，要继续提升名老中医、特色专科的学术内涵，充分发挥"名药、名科、名师、名院"的四大优势，把广德中医的特色专科进一步做强做深做优，力求做到传承、发展与利用并举，聚焦海派中医传统，弘扬中医文化传承，为百姓提供优质中医药服务；三是持续开展惠民品牌服务，要回应时代呼唤和民众呼声，继续怀着强烈的社会责任感，拿出最好的答卷，进一步办成真正得到老百姓认可、政府管理部门放心、经营诚实可靠的中医医疗机构，为上海中医药事业、"健康上海"建设做出贡献；四是强优势、补短板，广德中医在总结经验的基础上，继续高标准、高要求的查找存在的不足，逐项抓紧扎实整改，能改的及时改，一时还难以解决的，要积极创造条件抓实整改，对照优质服务医疗机构和打造百年老店要求，做好机构的建设管理工作。

下一步广德中医要重视做好五项工作：一要重视门诊部管理的精细化建设，切实提高社会办医医疗机构的管理水准，推动社会办医的健康有序发展。二要重视中青年中医专业人才的培养与发展，依托门诊部内名老中医的优势，建立健全培养与传承的常态机制，在构筑优质中医医疗服务平台的基础上，还要建立起新一代中青年中医人才快速成长和传承的人才平台。三要重视医疗质量这条生命线，围绕老百姓就医的关注点，进一步增强自律意识、责任意识和风险意识，提升医疗质量和保障医疗安全。四要重视名老中医的学术传承，加大总结名老中医行医精华的力度，拓展学术传承的厚度，利用好社会办医的大平台，加强与公立医疗机构及高等医学院校的对接，利用好各种资源与优势，加强组织和开展多渠道的学术交流活动，多出一些学术交流成果，推动上海社会办医的技术进步与学术发展。五要重视广德中医品牌的精细化宣传，提升品牌的专业认可度和社会影响力，尤其要通过系统化、精细化的宣传整合，更好呈现广德中医的品牌亮度、名老中医与中青年中医传承的人才高度、特色医疗的医技厚度，重视精神文明建设和社会公益活动、惠民健康的服务温度、行业内和社会声誉的影响力度，为推动上海社会医疗机构的规范、健康、可持续发展做出贡献。

十九、上海全程玖玖健康门诊部——基于互联网数字化转型的创新型医养结合健康管理

院长心声

岁月不居，天道酬勤。

伴随着移动互联网、物联网、云计算、大数据等新一代信息技术在医疗信息行业的创新应用，以及医疗服务供给侧的改革进程，医疗健康服务模式不断刷新，大健康企业迎来了真正融合创新发展的新契机。

全程玖玖健康历经数载艰辛努力、探索与实践，致力于现代医疗服务产业、现代养老服务产业，依托自身在互联网医院、智慧医疗、智能照护、品牌化运营服务方面的优势，确立和打造了全过程的健康服务模式，建立形成了完整的医养结合服务体系，已发展成为集医疗、健康、养老、护理等服务于一体的多元化服务型企业，构建了医疗、养老、长护险三大事业板块，拥有了较完整的医养结合服务产业链。

今日的全程健康立足于现代服务业，致力于国民的健康服务事业，围绕人的健康状态全过程周期，融合了健康物联网设备、互联网诊疗档案、互联网分诊就医、互联网慢病管理、互联网影像会诊、线下门诊医疗、线下居家护理、线下运动康复、线下心理咨询等专业服务，并对接区域医疗信息平台，链接了优质的医疗服务资源，搭建了"诊前、诊中、诊后"的全流程开放的管理平台。面向政府、医疗机构、养老机构、企业、个人、保险公司、第三方健康机构输出多元化健康服务产品，构筑了新型大健康产业生态体系，全程健康服务内涵不断强化，企业的核心竞争力不断提升。

砥砺奋进，继往开来。全程健康服务将紧随医疗服务供给侧的改革成效，持续以客户健康需求为导向，以提供综合健康服务产品为核心，倡导连接"人与健康"的服务，构筑"互联网＋医疗保健服务"构架下的综合健康管理服务模式。结合大健康新产业、新业态、新技术和新模式，构建全景式大健康产业生态链。

尊重生命，奋勇开拓，不断创新！

上海全程玖玖健康服务有限公司常务副总经理　封吟颖

发 展 历 程

（一）品牌创始人介绍

全程玖玖健康品牌创始人翁思跃先生是中国最早参与放射科医院 PACS 系统的建设者之一，中国第一家无胶片数字化影像医院的参与者，在医学数字影像系统及医疗信息服务领域有超过 30 年的从业经验。

2012 年，翁思跃先生成立上海万达全程健康服务有限公司，致力于信息化健康服务平台的研发、推广、运营，构建了居民健康管理信息平台，实现了"居民自测-平台预警-医生干预"的整体服务流程。经过 3 年的探索与发展，居民健康管理信息平台更名为"上海市健康云"，并被纳入上海市公共卫生三年行动计划，翁思跃先生担任该项目的副总指挥，组织策划在全市推广实施该项目，取得了良好的运营成效。目前已成为上海市新冠疫情防控的重要抓手。

随着国家深化医药卫生体制改革的推进，强调从"以治病为中心"向"以人民健康为中心"转变，着力解决看病难、看病贵问题，加快推进医疗、医保、医药联动改革。同时，也陆续出台多项政策促进社会医疗机构的发展。在此背景下，上海全程玖玖健康服务有限公司（原万达全程玖玖健康服务有限公司）于 2014 年启动上海万达全程玖玖健康门诊部的筹建工作（后更名为上海全程玖玖健康门诊部，以下简称全程玖玖健康门诊部）。

2016 年起，上海全程玖玖健康服务有限公司陆续在全市布局设立全程玖玖护理站，深耕于基层社区，以个人、家庭、社区为单位，致力于为中国家庭提供基础护理、专病护理、康复训练、情感慰藉、健康教育、健康监护、健康促进、就医协调等多样化的家庭综合健康护理服务。目前全程玖玖健康可以提供稳定、持续的长护险服务，成为上海市推进长护险业务的重要领航员。

2018 年起，上海全程玖玖健康服务有限公司依托自身的优势，参与社区养老服务事业的发展，提供社区嵌入式养老服务，整合"社区综合为老服务中心、社区康复训练中心、日间照料中心、长者照护之家"等服务功能十一体，为社区长者提供日间生活照料、康复训练、机构住养等管家式的养老服务。

至此，全程玖玖健康在翁思跃先生的带领下，构建了现代医疗、养老、护理的三大事业板块，形成了"医养结合，医护融合"的服务供应链，为全程玖玖事业的可持续发展，奠定了良好工作基础。

（二）发展历程

全程玖玖健康门诊部致力于为客户提供高品质的医疗健康服务,着力建立优质高效的整合型医疗卫生服务体系,在需求侧围绕全生命周期的健康需要,在供给侧以健康管理为主。以医疗健康为主,提供包括涵盖疾病预防、检测、筛查、医疗、健康管理在内的全程医疗健康服务。业务涵盖"基本医疗服务、个人健康管理服务、企业健康管理服务、医养结合服务"等方面。通过引进欧美私人医生健康服务模式,基于健康物联网、移动互联网的健康监测设备,结合云计算健康管理信息平台的创新应用,遵循"全面评估、全优规划、全时监测、全心诊疗"的服务理念,为客户提供便捷、高效的全程医疗健康服务。

全程玖玖健康门诊部设立有内科、外科、妇科、儿科、儿童保健科、中医科、眼科、耳鼻咽喉科、口腔科、全科医疗科、精神科、康复科等临床科室,以及药房、检验室、放射科、超声室、心电图室等医技检查科室。

2015年,上海万达全程健康门诊部正式开业,构建了"私人医生、健康助理、健康秘书、健康顾问"四位一体的私人医生全程健康管理服务模式。

2016年,探索企业健康管理服务模式,开始为中国极地研究中心"两船三站"提供远程医疗保障服务。

2017年,纳入上海市医保定点医疗机构,开始探索"医养结合、医护融合"的模式。

2018年,持续深化私人医生服务、企业健康管理服务。

2019年,正式更名为"上海全程玖玖健康门诊部",并持续扩充完善医疗服务科室。

2020年,获得中国非公立医疗机构协会"行业评价 AAA 级信用医院""医院星级评价(五星)"称号。

2020年,通过信息安全三级等保测评,并取得上海全程玖玖健康门诊部互联网医院运营资质。

2021年,上海全程玖玖健康门诊部互联网医院纳入上海市医保定点医疗机构,开启了全程玖玖医疗服务的新模式。

管理运行

（一）主动加入党工团组织,接受工作指引

经中共上海市黄浦区小东门街道工作委员会批准,上海全程玖玖健康旗下相

关分子公司纳入中共上海全程玖玖健康服务有限公司支部管理。2017年,经共青团上海市黄浦区小东门街道团委批和工会批准,先后成立了上海全程玖玖健康服务有限公司团支部和上海全程玖玖健康门诊部有限公司工会。

(二)着力企业文化建设,提升团队凝聚力

全程玖玖健康进一步细化企业文化建设工作。把"致力于现代医疗健康事业,提供连接'人与健康'的全程医疗服务"作为使命,把"成为推进创新医疗健康事业运营模式的领航者"作为愿景,把"持续改进、融合发展、多方共赢"作为服务价值观。全面推进"医养结合、医护融合、医体组合、医险联合"的运营服务合作模式。

通过建设职工之家,定期召开工作会议,强化思想交流工作,扩充日常沟通交流渠道,培养并引导岗位对职业荣誉感。编列会议及培训经费,用于员工职业培训,以确保工作岗位的前瞻性。定期组织学习党的政策文件,接受政府、卫生行政主管部门的工作领导,强化意识形态及组织观念。

在推进业务发展的同时,通过设立员工关爱基金、员工心理援助计划等措施。管理团队自上而下倡导"为员工生活及职业发展提供亲情式的职业关怀"理念,得到了员工的高度信任,企业凝聚力建设工作再上台阶。

(三)制定医养结合运营标准,助力品牌化运营管理

全程玖玖健康一方面依托自身在医养结合事业的领先优势及示范运营成效,着力于运营服务标准的建设工作。组织专业化运营团队,对旗下三大板块医疗、养老、长护险都分别建立了标准的运营服务及管理流程。突显了"医养结合、医护融合"的全程玖玖品牌化运营服务规范。明确了企业的经营理念、品牌的战略定位、品牌运营文化。提出把"医、康、养、护、乐五位一体相融合"作为特色服务,构建"专业化、标准化、流程化"的服务体系,实现品牌运营"可落地、可检验、可复制"。

另一方面还陆续牵头参与了上海市多项《智慧健康养老服务标准》,如社区食堂(老年助餐点)智能设备与系统配置要求、智慧健康养老服务标准体系建设指南、智慧健康养老服务医养转诊数据接口要求等行业标准规范。其中"社区居家养老上门服务物资装备及消毒流程要求"更是以第一作者作为牵头单位参与行业规范制定。

(四)创新企业健康管理模式,推进企业健康管理服务

(1)持续开展与市级医院特需门诊中心的业务合作,建立绿色就医服务通道,改善客户就医体验,满足客户就医的刚性需求。

（2）持续拓展商保直付机构，丰富门诊部服务支付途径，提高了商保客户的支付便捷性。

（3）创新企医服务产品，探索企医服务新模式。通过在企业职工健康服务点配置物联网健康小屋，为企业高管配备慢病管理设备，辅助企业员工建立健康档案。目前累计服务约 500 家企业。

（五）引进市级医院专家团队，保障互联网医院服务质量

针对医疗资源供需日趋严峻的今天，全程玖玖健康门诊部尝试通过多种方式进行了医疗资源的有效整合。首先建立了人才引进专项机制，加大了对人才的引进投入，旨在建立全面、专业、权威、值得信赖的私人医生团队，打造品牌优势。目前面向全国，已先后从三级甲等医院引进高年资的主任级医师、副主任级医师、主管级护师等多名。建立了一支专职的私人医生服务团队，其全面覆盖社会学、心理学、运动学、营养学、康复训练学等多个健康管理学科。这些专家均从医多年，具有丰富的临床经验及深厚的医学造诣，在各自的专业领域成绩斐然。

同时，借助全程玖玖健康自主建设并投入运营的远程医疗服务信息平台，心电诊断服务对接上海仁济医院远程心电诊断中心，数字摄影、CT 检查、钼靶检查诊断服务对接瑞金医院专家诊断平台，胶囊胃肠镜检查服务对接仁济医院专家诊断平台。这些基础信息环境的构筑，患者可在全程玖玖健康门诊部享受上海市市级医院专家的医疗服务，保障了医疗服务质量。

（六）积极参与政府科研课题，推动高新科技成果转化

目前，全程玖玖健康门诊部拥有超过 100 项技术专利，涵盖发明专利、实用新型专利、计算机著作权专利、商标注册专利等。全程玖玖健康门诊部积极参与政府科研课题的示范研究，配合实践技术专利成果的转化工作。先后参与了基于新一代信息技术的社区居民健康管理系统研发及应用示范项目、基于健康物联网心力衰竭疾病远程监护系统的项目、养老云服务平台运营及规模化应用示范项目、基于移动互联技术的全程健康云服务平台研发项目、基于互联网技术的居家医养智能照护系统研发等研究性科研课题，成为推进"产、学、研、医"科研合作项目的重要实践。

（七）提高服务内涵质量，积极塑造医养服务品牌

（1）构建现代化的远程会诊中心，支撑社区养老、居家养老服务，提供互联网＋智慧医疗、互联网＋智慧养老的服务模式，奠定互联网医疗运营基础。

（2）强化以高血压、糖尿病等慢病为主的健康管理，建立糖友之家，并将健康咨询服务延伸至社区，坚持每月一次糖友之家社区专场活动，提供现场的一对一的问诊咨询、用药指导、饮食及运动建议，耐心解答社区居民的疑问。

（3）拓展专项健康检查服务，相继开展磁控胶囊胃肠镜检查、CT 检查、钼靶检查，新增医学康复科。

（4）强化全脊柱健康管理，优化职业人群特色服务。

（5）取得家庭病床服务资质，并启动家庭病床建床服务。

（6）对接全程玖玖护理站、长者照护之家和为老服务点，探索建立医养结合的健康养老服务体系。

（八）强化对外交流合作，传递品牌优势

（1）全程玖玖健康门诊部依托自身信息技术研发及信息资源优势，加强与上海市市级医院信息技术应用、健康大数据科研、分诊协同治疗、疑难杂症会诊、出院康复随访、医养结合等方面开展基于区域大健康信息平台下的多级协同诊疗合作工作。

（2）积极加入参与业内知名行业组织：上海市社会医疗机构协会、上海市养老服务业协会、上海市社会医疗机构协会健康教育促进分会、上海市社会医疗机构协会老年护理分会、上海市社会医疗机构协会医院管理分会、上海市社会医疗机构协会影像医学专业委员会、上海市黄浦区小东门街道商会、上海市股份公司联合会、上海互联网医疗专科委员会等，以确保健康服务的可靠性、专业性、前瞻性。

（3）管理团队积极参与第三届医养结合及养老业高品质发展研讨会、上海市社会医疗机构浦江论坛、中国互联网医疗论坛、中国人工智能高峰论坛等高级别学术交流工作会议，参与社会前沿互动，传递全程玖玖健康品牌价值观。

（九）助力公益服务项目，履行社会责任

雷锋精神是一面永不褪色的旗帜，是中华民族的宝贵精神财富。全程玖玖健康门诊部秉承"学习雷锋，快乐志愿"的精神，自 2016 年来，每年参与南京东路学雷锋志愿服务项目，以雷锋精神来引领思想道德建设，践行社会主义核心价值观。在老龄化日趋严峻的今天，全程玖玖健康门诊部依托自身的专家优势，多次深入社区提供居民健康公益咨询、健康体征公益检测、公益健康知识讲座（糖友之家、高朋之家）等服务，提供社区零距离家园全程健康服务，助力社区医养结合。

自 2016 年来，全程玖玖健康门诊部多次捐赠黄浦区蓝天下挚爱慈善项目。本次新冠肺炎疫情期间，向黄浦区卫健委捐赠医疗防护用品若干件，还向云南省孟连

县捐赠扶贫援助资金,以实际行动支持黄浦区开展对口扶贫工作,更好地履行自身的社会责任。

(十) 以数字化转型为引擎,探索互联网诊疗服务场景

全程玖玖健康基于互联网医疗的居家智慧医养结合服务场景被入选为上海市智慧养老优秀应用案例,本案例应用以数字化转型为引擎,整合互联网医院、智能监护终端医养服务应用场景,通过数据服务化的全方面赋能以及服务数据化的全方面转型,构筑线上、线下全程智能医养服务体系,提升养老服务资源集成度,推进社区为老服务资源集约化运营。

以互联网医院、医保支付、电子病历以及居家养老床位管理为抓手,通过数据服务化将现有的公共医疗养老数据资源进行深入开发,对现有医疗服务资源的全方位赋能。将现有养老服务相关的医疗服务数据化,通过物联网、移动互联网等技术,实现对医疗服务过程数据的有效采集,结合数据服务化,推动现有养老服务在服务模式、服务方式上的整体性转变,从而提升养老服务效率,改变现有养老服务机构的封闭式服务向开放模式、场景化模式和生态模式转变。

建设成效与业绩展示

(一) 质量领衔,服务领先

全程玖玖健康门诊部根据医疗管理 18 项核心制度,结合门诊部工作实际,制定修改了符合全程玖玖健康运营的 29 项工作制度和 9 大重点岗位职责。针对医疗风险识别、医疗风险分析、医疗后果分析、不确定性及敏感性因素、医疗风险发生后监控和管理流程、监督和检查等事项,成立了部科二级医疗质量管理委员会,负责对门诊部的医疗质量与安全管理。同时,还制定了《医疗风险管理制度》,建立了心肺脑复苏抢救、休克抢救等 17 类应急医疗预案以及突发停水、停电、防汛、客户跌倒、IT 系统、医疗设备故障、医务人员职业防护、突发公共卫生等多个应急预案,以确保医疗安全,做到防患于未然。

一直以来,全程玖玖健康门诊部始终把服务视作企业发展的源泉,把质量视作企业生存的命脉。通过三大方案、四大数据的确立,专属私人医生团队运作,编织起全程玖玖的健康服务事业网。

1. 个人健康管理服务方案

专属的私人医生团队,围绕客户既往健康史、日常体征监测、健康体检、日常生

活等四组数据,融合营养、运动、睡眠、生活方式等多个方面,为客户进行综合健康风险评估。根据评估结果,制定专属健康管理方案,提供持续的健康跟踪指导,并将整体健康服务数据对接市、区两级卫生信息平台,自动进入个人的健康档案。

2. 企业人群健康管理服务方案

为了让企业在职人员能够享受大数据监测带来的大健康,全程玖玖健康门诊部在企业职工之家等健康服务点建立物联网健康小屋,配备便携式自助健康管理设备,根据企业需求,提供现场健康咨询、完善健康档案、专家健康教育、运动康复训练、建立专属私人医生团队与企业员工的沟通渠道,通过远程视频电话与私人医生团队就日常健康问题进行远程健康交流,也可通过全程健康官方微信查阅个人健康数据,为企业重点关注人群的异常健康体检提供远程健康干预服务。目前已为300家企业客户建立了互联网医务室,覆盖了近500万企业客户的健康管理服务,创新了新时期员工健康管理进行自我关爱的新途径。

3. 医养结合运营服务方案

在全程医疗服务的基础上,全程玖玖健康通过居家智慧医养服务信息平台的建立,运用"互联网＋智慧医疗"采用嵌入式的服务模式,将社区公共为老服务如综合为老服务中心、日间照料中心、长者照护之家、社区公共助老中心、社区护理站、养护院等医养体进行有效整合,为他们提供远程健康咨询、社区健康宣教、预约诊疗等健康管理服务。此外,全程玖玖健康门诊部还为社区长者家庭提供健康物联网、体征检测仪、智能监护、后端对接健康管家等服务。通过线下配置养老管家(由全程玖玖健康养老事业部提供服务),提供现场建档、定期远程查床、日常远程健康咨询、受理服务需求、协调服务资源、跟踪重大健康、举办社区活动、定期上门巡访、设备技术维护等可视、可控的生活照护服务,实现了智能化＋专业服务团队"O2O"全程互动的照护服务创举。

(二) 依托资源,打造团队

为了做强、做优"互联网＋智慧医疗服务",全程玖玖健康门诊部聘请了影像医学专家曹厚德教授作为首席医疗顾问,依托上海三级医院专家资源,打造全程健康私人医生服务团队,为全程玖玖健康远程医学影像平台的建设、互联网医疗技术的使用提供了强有力的人力和技术支撑。其次,在客户居家完成自我健康体征监测的同时,全程玖玖健康门诊部依托自身的信息技术研发及信息资源优势,与三级医院联手开展了信息技术应用、健康大数据科研、分诊协同治疗、疑难杂症会诊、出院康复随访、医养结合等区域大健康信息平台下的多级协同诊疗合作工作。

自 2016 年起,全程玖玖健康门诊部在瑞金医院专家的支持下,设立了糖友之家。私人医生团队建立的慢病管理服务流程,远程健康跟踪随访、健康督导,从营养健康、预防保健等角度为客户提供的综合健康指导;每月定期举办一场综合健康指导讲座,至今已累计举办 36 次,深受客户赞誉。几年来,全程玖玖健康门诊部在信息化战略规划实施以及配套服务的运营下,实现了"以人为本,以客户为中心,以业务人员为主体,全面提升门诊部决策、管理和诊疗水平"的建设目标。

(三) 科技创新,提升品位

随着"互联网+医疗"模式的深入发展,全程玖玖的服务品位不断提升,使全程玖玖勇立健康管理的战略前沿成了玖玖人不懈的追求。对此,全程玖玖健康门诊部按照《互联网诊疗管理办法(试行)》《互联网医院管理办法(试行)》《远程医疗服务管理规范(试行)》的要求,积极参与政府课题的示范研究,将技术专利成果转化日常工作实践。全程玖玖健康门诊部先后参与了"新一代信息技术的社区居民健康管理系统研发及应用""康物联网心力衰竭疾病远程监护""养老云服务平台运营及规模化应用""移动互联技术的全程健康云服务平台研发""互联网技术的居家医养智能照护"等多项知识产权,涵盖发明专利、实用新型专利、计算机著作权专利、商标注册专利的课题研究,为推进"产、学、研、医"合作项目的实施提供了有效的科研技术保障。2020 年,全程玖玖健康门诊部互联网医院申办工作以 85.47 分的成绩通过了上海市信息安全测评认证中心《互联网医院信息系统网络安全等级测评(三级)》,获得上海市公安局《信息系统安全等级保护备案证明(三级)》,成为上海市首批独立申请互联网医院运营资质的社会医疗机构。

(四) 运用技术,体现价值

全程玖玖健康门诊部利用自身优势,主动承担中国极地研究中心科考队员及船员的远程医疗保障工作,为雪龙船医务室、雪龙 2 号船医务室、泰山站医务室、长城站医务室、中山站医务室配置医疗设备、软件应用整合、信息平台对接、远程医疗服务等提供一站式服务方案,使全程玖玖的品牌首次出现在地球的最南端。同时,全程玖玖健康门诊部还积极参与社会前沿互动,如高端客户运营成效推介会、第三届医养结合及养老业高品质发展研讨会、上海市社会医疗机构浦江论坛、中国互联网医疗论坛、中国人工智能高峰论坛等高级别学术交流工作会议,传递全程玖玖健康品牌价值观。

（五）全程管家，医养结合

医养服务需求呈现多层次、多样化、专业化发展趋向，需要构建老年护理、社会工作、医学、心理学、营养学等综合型人才团队。全程玖玖健康门诊部打造了涵盖"养老管家、快乐管家、健康管家"在内的全程管家式运营服务团队。汇聚了管理者（协调各方工作，保证运营目标）、营养师（长者健康饮食管理）、康复师（协助老年人维持并改善身体基本功能）、医护人员（常见病、多发病的诊疗、紧急救治、协助转诊等）、社会工作者（精神关爱、活动组织策划）、养老护理员（老年人基本生活照料）等多个工作岗位的专业人才。突显"乐养、智养、医养、助养"的运营服务特色，提供覆盖居家颐养、社交休闲、文化娱乐到护理的全程一站式为老服务。

（六）社会荣誉

（1）2017年8月，全程慢病健康管理服务荣获上海市卫生计生系统第三批"医疗服务品牌"项目。

（2）2018年7月，荣获上海市社会医疗机构星级示范单位（四星）称号。

（3）2019年5月，荣获2017—2018年度（第十四届）上海市卫生健康系统文明单位称号。

（4）2019年12月，荣获2017—2019年度上海市社会医疗机构"先进集体"称号。

（5）2020年10月，荣获中国非公立医疗机构行业评价AAA信用医院、服务能力五星级门诊部称号。

（6）2020年，荣获上海市社会医疗机构抗击新冠肺炎疫情先进集体称号。

发 展 思 索

正在进入可持续快速发展阶段的全程玖玖健康门诊部将进一步整合保险、为老服务、信息技术、智能设备等服务资源，将智能导诊、预约挂号、报告查询、在线支付、智能提醒、健康咨询、健康评估、分组管理、随访服务、健康教育、健康档案、电子胶卷等健康服务管理手段，向个人、企业、家庭、养老机构进一步延伸；让安全、高效、快捷、优质的远程会诊、远程联合门诊、双向转诊、医技协同、远程教学、远程诊断（影像、病理）等互联网诊疗健康服务模式，立足上海，辐射全国。

全程玖玖健康门诊部作为上海市首批纳入医保支付体系的社会医疗机构互联网医院，构建了"居家养老、社区养老、机构养老"多级联动的医养结合服务体系。

融合"首诊建档、在线复诊、慢病续方、就医咨询、分诊挂号、在线结算、名医直播"等互联网诊疗基础服务,及"远程会诊、预约挂号、就医陪护、名医坐诊、专病护理"等选项服务,实现了日常健康管理、就医前导诊、就医中协诊到就医后康复期跟踪随访的全程医疗服务,助力医养结合、医护融合。

下一步将聚焦需求驱动和问题导向,探索"居家养老、社区养老、机构养老"数字化服务场景,助力城市数字化转型。

(一)面向居家智慧医养服务场景

通过在高龄独居长者家庭配置智能化监护终端设备,配置专属养老管家提供日间安全监护,并帮助长者协调可信、可行的助医、助餐、助洁、助行等为老服务资源。依托全程玖玖健康互联网医院配置的健康管家提供远程巡诊、慢病管理、处方配药等医疗照护服务。充分运用智能化技术助力养老服务数字化、养老服务资源集约化运营管理,实现供需精准对接,打造"15分钟健康生活圈"。

(1)医:解决居家长者医疗照护的现实需求。日常健康保健指导、慢病管理、在线复诊续方、远程会诊,就医前分诊转诊、就医中协诊、就医后医嘱遵从、治疗效果、病情转归、后续康复等情况的持续跟踪。

(2)养:协调可信、可靠的养老资源。打造"15分钟生活圈",打通"居民全生活链",整合社区周边为老服务资源,进行集约化运营管理,实现供需精准对接。

(二)面向社区智慧医养服务场景

通过在社区嵌入式为老服务点构建互联网诊室,依托全程玖玖健康互联网医院,为常见病、慢性病患者提供在线复诊、远程会诊、分诊挂号、预约转诊、电子病历查阅、电子处方配送等互联网诊疗服务场景。实现了老人从日常健康管理、就医前导诊、就医中协诊到就医后康复期跟踪随访,全过程的医疗健康服务,提升了社区服务的满意度和社区居民的获得感。

(1)医:让社区养老成为医养结合的牢固基石。通过互联网医院实现慢病管理、在线复诊和慢病续方、分诊协同、专业诊治等服务,提供专业、可及的医养服务。

(2)养:养老服务更专业、更全面。将现有传统的生活照料式养老服务转向医养结合,并注重精神关爱的质量型养老服务。

(三)面向机构智慧医养服务场景

导入全程玖玖健康管家式养老运营服务团队,结合时间银行、健康银行、认知症照护中心、智能照护、智慧医疗等特色运营理念。以大数据驱动管理和服务的创新,规范社区养老机构的管理标准,提升机构的运营效率和整体服务质量。结合养老服务和老人的实际情况,围绕智能照护、健康管理、老人安全等核心需求,构建智慧化养老服务应用体系,助力实施科学照护服务。

(1)医:汇聚优质医疗服务资源。对接市级专家资源多点执业,实现分诊协同、专业诊治。

(2)养:探索公共服务和社会服务领域的区块链模式。打造机构、社区和居家三维深度融合的养老服务模式,改变现有养老服务机构的封闭式服务向开放模式、场景化模式和生态模式转变。

（审稿人：翁思跃　撰稿人：封吟颖　周红波）

专家点评

鲍勇　上海交通大学教授、博士生导师。上海交大社区医学与健康管理研究所所长、上海交大中国城市治理研究院双聘教授。

新时期卫生与健康工作方针总体实现了从"以治病为中心"向"以人民健康为中心"转变。全程玖玖健康品牌的创始人翁思跃先生,结合自身在医疗卫生行业数十年的工作积累,带领团队创办了上海全程玖玖健康门诊部,致力于现代医疗健康事业,提供涵盖疾病预防、检测、筛查、医疗、健康管理在内的全程医疗健康服务。作为一家社会医疗机构,把"致力于现代医疗健康事业,提供连接'人与健康'的全程医疗服务"作为自己的企业使命,把"尊享安全、持续改进、融合发展、多方共赢"作为医疗服务价值观,其魄力和胆识受人敬佩。

全程玖玖健康致力于现代化健康医疗、养老服务产业的推广及运营,结合自身在智慧医疗、智慧养老、互联网医院、品牌化医养运营服务方面的优势。通过在线下布局全程玖玖健康门诊部、全程健康护理站、社区医养体等实体服务机构,依托新一代人工智能信息技术,着力构建了全程玖玖健康"医养结合、医护融合"的现代化健康医疗、养老服务生态体系,形成了完整的健康医、康、养、护服务供应链,成为推进现代医康养护产业的运营示范。

全程玖玖健康门诊部坚持品牌化、规范化发展思路,从自身的运营需求出发,制定7章210节院内流程整合标准、18项核心制度、29项工作制度和9大类重点岗位职责,这些标准和指南全面确保了全程玖玖医疗服务高效运营,也为社会医疗机构实施科学、安全的管理提供了示范。

在医疗服务方面,全程玖玖健康门诊部始终把服务视作企业发展的源泉,遵循

"全面评估、全优规划、全时监测、全心诊疗"的服务理念,输出多元健康服务产品,构筑了符合新型大健康产业生态的服务体系。利用自身的信息技术基础优势,开发建设云健康数据信息平台,形成了 O2O 互动医疗服务模式,有力地支撑了全程玖玖医疗服务内涵的发展。

在创新发展方面,紧紧围绕健康在"医疗-养老-护理"服务产业链,强化供给侧服务产品,注重智慧医疗、智慧养老、互联网医院、品牌化医养运营服务方面的核心竞争力提升。同时依托互联网医院,抓住城市数字化转型的发展契机,发挥互联网平台及互联网医院平台在资源融合应用上的优势,通过服务数据化和数据服务化双轮驱动的形式,提升医疗服务能级、生活服务资源利用效率,打造了可借鉴复制的数字化医养结合运营服务模式。